U0325108

妇产科护士规范化培训用书

Fuchanke Hushi *Guifanhua Peixun Yongshu*

主　审　李亚敏　肖　涛

主　编　周昔红　王　琴　黄　金

副主编　杨　卉　石理红　孙淑娟　袁　睆

编　者　（按姓氏汉语拼音排序）

董文韬　龚小兰　贺琳妍　黄　虹

黄　金　李　莉　李丽慧　柳红艳

刘瑾钰　欧阳沙媛　彭　莉　石理红

孙淑娟　孙旖旎　王　琴　王　赛

杨　卉　袁　睆　周　蓉　周俐媛

周昔红　周钰琴

湖南科学技术出版社

图书在版编目（ＣＩＰ）数据

妇产科护士规范化培训用书 / 周昔红，王琴，黄金主编. — 长沙 ：湖南
科学技术出版社，2020.9

ISBN 978-7-5710-0726-3

Ⅰ．①妇… Ⅱ．①周… ②王… ③黄… Ⅲ．①妇产科学－护理学－岗位
培训－教材 Ⅳ．①R473.71

中国版本图书馆 CIP 数据核字(2020)第 147954 号

妇产科护士规范化培训用书

主　审：李亚敏　肖　涛
主　编：周昔红　王　琴　黄　金
责任编辑：王　李
文字编辑：唐艳辉
出版发行：湖南科学技术出版社
社　　址：长沙市湘雅路 276 号
　　　　　http://www.hnstp.com
湖南科学技术出版社天猫旗舰店网址：
　　　　　http://hnkjcbs.tmall.com
印　　刷：长沙市宏发印刷有限公司
　　　　　（印装质量问题请直接与本厂联系）
厂　　址：长沙市开福区捞刀河大星村 343 号
邮　　编：410000
版　　次：2020 年 9 月第 1 版
印　　次：2020 年 9 月第 1 次印刷
开　　本：710mm×1000mm　1/16
印　　张：31.25
字　　数：576 千字
书　　号：ISBN 978-7-5710-0726-3
定　　价：59.00 元

前 言

    随着现代化医学模式的转变和医学科学技术的飞速发展，人们的健康观和保健意识出现了前所未有的转变和更新。妇产科护理学是一门诊断和处理女性对现存和潜在健康问题的反应，为女性健康和生育提供服务的科学，是现代护理学的重要组成部分。社会、环境、伦理、价值观正在不断影响着女性的健康和健康观，尤其是女性生活质量的提高和全面二孩政策的开放，女性的生育问题、保健需求发生了很大的变化，对妇产科护理工作的服务内涵和外延提出更多需求，对护士队伍的服务能力提出更高要求。因此，培养一批具有良好的专业素质、扎实的专业知识和娴熟的专业技能的临床妇产科护理专业人才是时代和学科发展的需要。如何培养高质量的妇产科护理专业人才，提高专业素质，是新时代高质量妇产科护理队伍建设的挑战。近年来，规范化培训成为了毕业后继续教育的重要阶段，是提高护士整体素质的必由之路，是护理人才梯队培养的重要环节。国内外经验表明，护士规范化培训是提高临床护理质量、保障医疗安全的有力举措，对于提高护士队伍整体素质和服务能力水平具有重要意义。鉴于此，我们组织编写了《妇产科护士规范化培训用书》，供从事妇产科护理工作人员的规范化培训使用，旨在提升专科护理水平和综合能力，从而促进护理质量改进。

    本书共 24 章，涵盖产科护理和妇科护理两部分。结合妇产科护理前沿进展，较为系统而全面地介绍了生理产科、病理产科、新生儿的基础知识与护理，妇科常见病、多发病的护理。对妇产科领域常见的各种护理问题进行了整理、归纳和更新。本书既有妇产科护理理论，又有妇产科常用护理技术、检查及手术，同时利用"互联网＋"技术，每章末置入二维码，二维码内容为练习题、案例分析题并配有答案与解析。在编写形式上，本书按照概述、病因、临床表现、辅助检查、处理原则、常见护理问题、护理措施的统一模式，体现了专科护理特色，涵盖妇产科护理理论和实践的方方面面。本书还增加了知识链接，对护理前沿新观点、新进展、新技术进行了阐述，对妇产科护士规范化培训具有指导意义。

    本书内容新颖，结构层次清晰，重点突出，简明扼要，贴近临床实际，强化临床运用，便于理解、记忆和执行，具有很强的科学性、指导性和实用性。既可作为从事临床一线的妇产科新入职护士、助产士、进修生规范化培训教材，又可作为各级各类医疗机构妇产科专科护士临床护理工作手册，还可作为护理专业学生临床实习指南，相信能对妇产科护理工作者在临床实际工作中有所帮助。

妇产科护理学科发展日新月异，而编者水平有限，书中难免存在疏漏和不足，热诚欢迎广大读者批评指正。

编者

2020 年 4 月

目　录

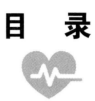

第一章 女性生殖系统解剖与生理

第一节 女性生殖系统的解剖

一、外生殖器

女性外生殖器（female external genitalia）又称为外阴，是女性生殖器官外露的部分，位于两股内侧间，前为耻骨联合，后为会阴，包括阴阜、大阴唇、小阴唇、阴蒂及阴道前庭。

【阴阜】

阴阜（mons pubis）是耻骨联合前方的皮肤隆起，皮下脂肪组织丰富。青春期发育时，其皮肤上开始生长阴毛，呈倒置的三角形分布，为女性的第二性征之一。

【大阴唇】

大阴唇（labium majus）是靠近两股内侧，自阴阜向下、向后止于会阴的一对隆起的皮肤皱襞。大阴唇外侧面为皮肤，多数有色素沉着，皮层内含皮脂腺和汗腺；内侧面皮肤湿润似黏膜。大阴唇皮下是疏松结缔组织和脂肪组织，其内含丰富的血管、神经和淋巴管。外伤后易形成大阴唇血肿，疼痛明显。未产妇女两侧大阴唇自然合拢，产后受妊娠及分娩影响而向两侧分开。绝经后妇女大阴唇萎缩，阴毛稀少。

【小阴唇】

小阴唇（labium minus）是位于大阴唇内侧的一对薄皱襞。表面为复层鳞状上皮，湿润、微红，无阴毛，富含皮脂腺，极少汗腺，富含神经末梢，极为敏感。两侧小阴唇前端融合，分为两叶包绕阴蒂，前叶形成阴蒂包皮，后叶形成阴蒂系带。大、小阴唇后端会合，在正中线形成一条横皱襞，称阴唇系带。

【阴蒂】

阴蒂（clitoris）位于两侧小阴唇顶端下方，为与男性阴茎类似的海绵体组织，具有勃起性。分为3个部分，前端为阴蒂头，暴露于外阴，富含神经末梢，为性反应器官；中为阴蒂体，后为两个阴蒂脚。

【阴道前庭】

阴道前庭（vaginal vestibule）为两侧小阴唇之间的菱形区域，前为阴蒂，后为阴唇系带。在此区域内有尿道口、阴道口。阴道口与阴唇系带之间有一浅窝，称阴道前庭窝。此区域内有以下结构：

1. 前庭球（vestibular bulb） 又称球海绵体，位于前庭两侧，由具有勃起性的静脉丛组织构成，表面覆盖有球海绵体肌。

2. 前庭大腺（major vestibular gland） 又称巴多林腺，简称巴氏腺，位于大阴唇后部，似黄豆大小，左右各一。腺管细长，1~2 cm。性兴奋时，腺体分泌黏液起润滑作用。正常情况下不能触及该腺体，若腺管口闭塞，可形成囊肿或脓肿。

3. 尿道口（urethral orifice） 位于阴蒂头下方，呈圆形，其边缘折叠而合拢。其后壁有一对尿道旁腺，开口很小，细菌常易潜伏此处。

4. 阴道口（vaginal orifice）和处女膜（hymen） 阴道口位于尿道口下方，前庭的后半部。阴道口覆有一层中央有小孔的较薄黏膜，称为处女膜。处女膜多在初次性交时发生破裂，受分娩影响进一步破损，产后仅留有处女膜痕。

二、内生殖器

女性内生殖器（female internal genitalia）位于骨盆内，包括阴道、子宫、输卵管及卵巢，后两者被合称为子宫附件（图1-1）。

【阴道】

阴道（vagina）是性交器官，月经血排出及胎儿娩出的通道。

1. 位置和形态 阴道位于真骨盆下部中央，上宽下窄，前壁与膀胱和尿道相邻，长7~9 cm，后壁与直肠贴近，长10~12 cm。上端包绕宫颈，下端开口于阴道前庭后部。环绕宫颈周围的部分称为阴道穹，分为前、后、左、右4部分，阴道穹后部位置最深，与直肠子宫陷凹紧密贴近，是盆腔最低部位，临床上常经此处穿刺或引流以诊断某些疾病或实施手术。

2. 组织结构 阴道壁自内向外由黏膜层、肌层和弹力纤维层构成。黏膜层为复层鳞状上皮组织，上端1/3受激素影响发生周期性变化，临床上阴道涂片检测在此处采集标本。阴道表面有许多横纹皱襞，使阴道壁有较大伸展性，平时前后壁贴合，自然分娩时阴道扩张，利于胎儿通过。幼女及绝经后妇女阴道黏膜层甚薄，皱襞少，伸展性差，易受伤或感染。阴道壁有丰富的静脉丛，创伤后易发生出血或形成血肿。

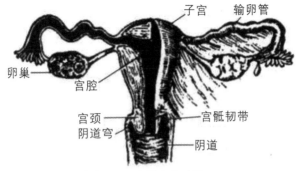

图 1-1 女性内生殖器

【子宫】

子宫（uterus）是产生月经和孕育胚胎、胎儿的空腔器官，分为宫体和宫颈两部分（图 1-2）。

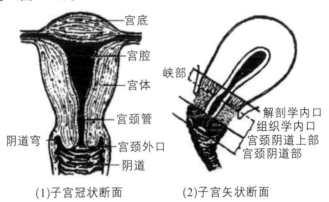

(1)子宫冠状断面　　　　(2)子宫矢状断面

图 1-2 子宫各部

1. 位置和形态　位于骨盆中央，形态似倒置的梨形。成人子宫重50～70 g，长 7～8 cm，宽 4～5 cm，厚 2～3 cm，宫腔容量约 5 mL。子宫分为子宫体和子宫颈两部分。子宫上部较宽，称为子宫体，其顶部称为子宫底。子宫底两侧为子宫角，与输卵管相通。子宫下部较窄，称为子宫颈。婴儿期子宫体与子宫颈的比例为 1∶2，成年期为 2∶1。子宫体与子宫颈之间形成的最狭窄部分，称为子宫峡部，非妊娠期长约 1 cm。子宫峡部的上端因解剖上狭窄，称为解剖学内口；下端的宫腔内膜开始转变为宫颈黏膜，故称为组织学内口。宫颈下端伸入阴道的部分称为宫颈阴道部，阴道以上部分称为宫颈阴道上部。

2. 组织结构

（1）宫体：由内向外分为子宫内膜层、肌层及浆膜层。

1）子宫内膜层：分为致密层、海绵层和基底层。致密层和海绵层受激素影响发生周期性变化，又称为功能层。基底层与子宫肌层紧贴。

2）子宫肌层：是子宫壁最厚的一层，非妊娠期厚度约为 0.8 cm，由大量平滑肌组织、少量弹性纤维和胶原纤维构成。子宫肌层分为 3 层：①外层，肌纤维多纵行，较薄，为子宫收缩的起始点。②中层，占肌层大部分，多围绕血管交织排列如网状。③内层，肌纤维环形排列，肌层内有血管穿行，肌纤维有力收缩可压迫血管，有利于子宫收缩时止血。

3）浆膜层：是子宫壁最薄的一层，为覆盖子宫体的盆腔腹膜，与肌层紧贴难以分离。在子宫后面，子宫体浆膜层向下延伸，覆盖至宫颈后方及阴道穹后部再折向直肠，形成直肠子宫陷凹，又称道格拉斯陷凹。

（2）宫颈：主要由结缔组织构成，含有少量平滑肌纤维、弹性纤维和血管。宫颈腔呈梭形，称为子宫颈管，未产妇女子宫颈管长 2.5～3 cm，其下端为子宫颈外口。未经阴道分娩的妇女宫颈外口呈圆形；经阴道分娩的妇女宫颈外口呈大小不等的横裂，分为前唇和后唇。宫颈管黏膜为高柱状单层上皮，呈纵行皱襞，受卵巢激素影响呈周期性变化。黏膜层腺体可分泌碱性黏液，形成黏液栓堵于宫颈外口。子宫颈外口柱状上皮与鳞状上皮交界处，是宫颈癌及癌前病变的好发部位。

3. 子宫韧带　共 4 对，子宫韧带的牵拉与盆底组织的支托作用，维持子宫轻度前倾前屈的位置。

（1）阔韧带：为子宫两侧一对翼形腹膜皱襞，起自子宫侧浆膜层，止于两侧骨盆壁，维持子宫在盆腔的正中位置，其内含丰富的血管、神经及淋巴管。阔韧带基底部有子宫动静脉、其他韧带及输尿管穿过。

（2）圆韧带：圆形条索状，起自两侧子宫角前面，止于大阴唇前端，穿行于阔韧带与腹股沟内，起维持子宫前倾位置的作用。

（3）主韧带：位于阔韧带下部，横行于宫颈阴道上部与子宫体下部两侧及骨盆侧壁之间，起固定子宫颈正常位置的作用。

（4）宫骶韧带：自宫颈后面上部两侧起（相当于子宫峡部水平），绕过直肠终于第 2～3 骶椎前的筋膜内。短厚而坚韧，将子宫颈向后、向上牵引，间接维持子宫前倾位置。

【输卵管】

1. 输卵管　是一对细长而弯曲的肌性管道，是卵子与精子结合的场所及受精卵输送至子宫腔的通道。长 8～14 cm，内侧与子宫角相连，外侧游离于腹腔。输卵管由内至外分为 4 部分：①间质部（interstitial portion of fallopi-

an tube），位于子宫角肌壁内，长约 1 cm。②峡部（isthmus portion of fallo-pian tube），位于间质部外侧，管腔较狭窄，长 2~3 cm。③壶腹部（ampul-la of fallopian tube），位于峡部外侧，管腔较宽大，长 5~8 cm，是正常情况下卵子与精子受精的部位。④伞部（fimbria of fallopian tube）：输卵管的末端，呈伞状，开口游离于腹腔，长 1~1.5 cm，有"拾卵"的作用。

2. 输卵管壁　分为 3 层，外层为浆膜层；中层是平滑肌层，该层肌肉收缩产生节律性蠕动，有协助拾卵、输送受精卵以及阻止经血逆流和宫腔内感染向腹腔扩散的作用；内层为黏膜层，由单层高柱状上皮覆盖。上皮细胞中含有部分纤毛细胞，纤毛向宫腔方向摆动，协助输送受精卵。输卵管黏膜受性激素影响发生周期性变化。

【卵巢】

卵巢（ovary）是一对产生和排出卵子，并分泌甾体激素的性腺体。位于输卵管的后下方，由外侧的骨盆漏斗韧带和内侧卵巢固有韧带悬于骨盆壁与子宫之间。卵巢的大小、形状随年龄变化而有差异。青春期前卵巢表面光滑；青春期开始排卵后，表面逐渐凹凸不平；成年妇女卵巢呈灰白色，大小约 4 cm×3 cm×1 cm，重 5~6 g；绝经后卵巢逐渐萎缩变小变硬，妇科检查时不易触到。

卵巢表面由单层立方上皮覆盖，又称为生发上皮。内面有一层致密纤维组织，称为卵巢白膜。再往内为卵巢实质，分为外层的皮质和中央的髓质。皮质是卵巢的主体，由大小不等的各级发育卵泡、黄体及间质组织等组成；髓质由疏松结缔组织及丰富的血管、神经、淋巴管以及少量平滑肌纤维构成。卵巢表面无腹膜，有利于成熟卵子排出，但同时也易于卵巢癌细胞播散。

三、血管、淋巴及神经

【血管】

女性内、外生殖器的血液供应，主要来自于卵巢动脉、子宫动脉、阴道动脉及阴部内动脉。除卵巢动脉来自腹主动脉分支外，其余的动脉均来自髂内动脉前干分支。盆腔静脉均与同名动脉伴行，其数目多于动脉，并在相应器官及周围形成静脉丛，并相互吻合，故盆腔感染易于蔓延。卵巢静脉右侧汇入下腔静脉，左侧汇入左肾静脉，因肾静脉较细，易发生回流受阻，故左侧盆腔静脉曲张较多见。

【淋巴】

女性生殖器官和盆腔组织具有丰富的淋巴系统，淋巴与相应的血管结伴而行，成群或成串排列，其大小、数目及确切位置变异很大。当生殖器发生感染或肿瘤时，往往沿各部回流的淋巴管扩散或转移。可分为外生殖器淋巴和盆腔淋巴两组，外生殖器淋巴组分为腹股沟深淋巴结和腹股沟浅淋巴结两部分；盆腔淋巴组包括髂淋巴组、骶淋巴组和腰淋巴组。

【神经】

女性生殖器由躯体神经和自主神经共同支配。外生殖器主要由阴部神经支配，内生殖器主要由交感神经和副交感神经支配。支配外生殖器的阴部神经由第 2~4 骶神经分支组成，含运动和感觉神经纤维，分布于会阴、阴唇、阴蒂及肛门周围。支配内生殖器的交感神经自腹主动脉前神经丛分出，下行入盆腔，分为卵巢神经丛和骶前神经丛两部分。骶前神经丛分布于子宫体、子宫颈、膀胱上部等，其含有来自第 2~4 骶神经的副交感神经纤维及向心传导的感觉纤维。

四、骨盆

骨盆（pelvis）是一左右对称的空腔结构，由骨骼、关节及韧带组成，内生殖器位于其中。是支持躯干和保护盆腔脏器的重要器官，同时也是胎儿经阴道娩出的骨性产道，其大小、形状对分娩过程有直接影响。通常女性骨盆较男性骨盆宽而浅，利于胎儿娩出。

【骨盆的组成】

1. 骨骼 骨盆由左右 2 块髋骨、1 块骶骨和 1 块尾骨组成。每块髋骨由髂骨、坐骨和耻骨融合而成（图 1-3）。

2. 关节

（1）耻骨联合：是骨盆的前方两耻骨之间的纤维软骨，妊娠期受性激素影响而变松动，分娩过程中可出现轻度分离，利于胎儿娩出。

（2）骶髂关节：骨盆后方两髂骨与骶骨相接处。

（3）骶尾关节：连接骶骨和尾骨，有一定的活动度，分娩时尾骨可后移加大出口前后径。

3. 韧带

（1）骶结节韧带：一对骶骨、尾骨和坐骨结节之间的韧带。

（2）骶棘韧带：一对骶骨、尾骨和坐骨棘之间的韧带，骶棘韧带是判断中骨盆是否狭窄的重要指标，妊娠期受性激素影响，韧带可变松弛，利于胎儿娩出。

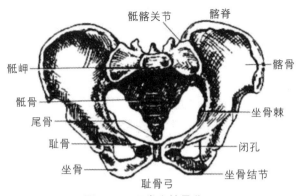

骶髂关节　髂脊

骶岬　　　　　　　　　　　　　　　　　　　　髂骨

骶骨　　　　　　　　　　　　　　　　　　坐骨棘

尾骨

耻骨　　　　　　　　　　　　　　　闭孔

坐骨　　　　　　　　　　　坐骨结节

耻骨弓

图 1-3　正常女性骨盆

【骨盆的分界】

　　骨盆以耻骨联合上缘、髂耻缘、骶岬上缘的连线为界，分界线以上部分为假骨盆，分界线以下为真骨盆。假骨盆又称大骨盆，与产道无直接关系，但临床上可通过假骨盆的某些径线间接了解真骨盆的大小情况；真骨盆又称小骨盆，是胎儿娩出的骨产道，真骨盆可分为骨盆入口、骨盆出口及骨盆腔三部分。骨盆腔前壁为耻骨联合和耻骨支，两侧为坐骨、坐骨棘和骶棘韧带，后壁是骶骨和尾骨。

【骨盆的标记】

　　1. 骶岬　骶骨上缘向前突出的部分，是妇科腹腔镜手术的重要标志之一，也是产科骨盆内测量对角径的重要指示点。

　　2. 坐骨棘　位于真骨盆腔中部，是坐骨后缘中点突出的部分，临床上行肛诊或阴道检查时可触及。坐骨棘是分娩过程中衡量胎先露部下降程度的重要标志，两坐骨棘连线的距离，称坐骨棘间径，是中骨盆平面的横径。

　　3. 耻骨弓　耻骨两降支前部相连构成，所形成的角度正常为 $90°\sim100°$，角度大小可影响骨盆出口。

【骨盆类型】

　　根据骨盆形状（按 Callwell 与 Moloy 分类），分为 4 种类型。

　　1. 女型　最常见，为正常骨盆，骨盆入口呈横椭圆形，入口横径稍长于前后径。耻骨弓较宽，坐骨棘间径≥10 cm。该类型在我国妇女骨盆类型中占 52%～58.9%。

　　2. 扁平型　较常见，骨盆入口呈扁椭圆形，入口横径大于前后径。耻骨弓宽，骶骨失去正常弯度，变直向后翘或呈深弧形，骨盆腔浅。在我国妇女骨盆类型中占 23.2%～29%。

　　3. 类人猿型　骨盆入口呈长椭圆形，入口前后径大于横径。骨盆前部较窄后部较宽，骨盆的骶骨往往有 6 节，较其他类型骨盆深。在我国妇女骨盆类型中占 14.2%～18%。

4. 男型　少见，骨盆入口略呈三角形，出口后矢状径较短。骨盆腔呈漏斗形，往往造成难产。在我国妇女骨盆类型中占 1%～3.7%。

上述 4 种基本类型只是理论上的归类，临床上多见混合型骨盆。骨盆的形态、大小因人而异，其生长发育受遗传、营养、性激素、疾病等因素影响。

五、骨盆底

骨盆底（pelvic floor）由多层肌肉和筋膜组成，封闭骨盆出口，支撑并保持盆腔脏器于正常位置。若骨盆底结构和功能发生异常，可影响盆腔脏器位置和功能，分娩可不同程度地损伤骨盆底组织。其前方为耻骨联合下缘，两侧为耻骨降支、坐骨升支和坐骨结节，后方为尾骨尖。骨盆底由外向内分为 3 层（图 1-4）。

【骨盆底外层】

骨盆底外层位于外生殖器、会阴皮肤及皮下组织的下面，由浅层筋膜及深面的 3 对肌肉、肛门外括约肌构成。此层肌肉的肌腱汇合于阴道外口与肛门之间，形成中心腱。

1. 球海绵体肌　覆盖前庭球及前庭大腺，向前附于阴蒂海绵体根部，向后与肛门外括约肌相互交织。此肌收缩时能紧缩阴道，故又称阴道缩肌。

2. 坐骨海绵体肌　始于坐骨结节内侧，沿坐骨和耻骨向上，汇合于阴蒂海绵体（阴蒂脚处）。

3. 会阴浅横肌　自两坐骨结节内侧中线向中心腱汇合。

4. 肛门外括约肌　是环绕肛门的环形肌束，有缩紧肛门的作用，前端汇合于中心腱。

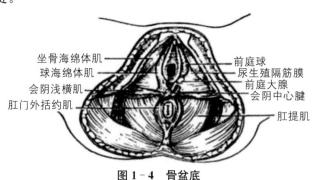

图 1-4　骨盆底

【骨盆底中层】

骨盆底中层即尿生殖膈。由上、下两层筋膜及其间的一对会阴深横肌和尿道括约肌组成，覆盖于由耻骨弓、两坐骨结节形成的骨盆出口前部三角形平面的尿生殖膈上，亦称三角韧带，其中有尿道及阴道穿过。

【骨盆底内层】

1. 内层为盆膈　是骨盆底最内层最坚韧的组织，由肛提肌及其内、外面两层筋膜构成。自前向后依次有尿道、阴道及直肠穿过。

2. 肛提肌　是位于骨盆底的一对两侧对称的三角形扁阔肌，向下、向内合成漏斗形。肛提肌构成骨盆底的大部分。每侧肛提肌自前内向后外由 3 部分构成，即耻尾肌、髂尾肌及坐尾肌。在骨盆底肌肉中，肛提肌对加强盆底托力起最重要的支持作用，因部分肌纤维在阴道和直肠周围交织，故又有加强肛门和阴道括约肌的作用。

3. 会阴　有广义与狭义之分。广义的会阴指封闭骨盆出口的所有软组织，前为耻骨联合下缘，两侧为耻骨降支、坐骨升支、坐骨结节和骶结节韧带，后为尾骨尖。狭义的会阴指位于阴道口与肛门之间的楔形软组织，又称会阴体，厚 3~4 cm，由外向内分别为皮肤、皮下脂肪、筋膜、部分肛提肌及会阴中心腱。会阴伸展性大，妊娠后期会阴组织变软，利于分娩。分娩时需注意保护，避免造成会阴裂伤。

六、邻近器官

女性生殖器与尿道、膀胱、输尿管、直肠及阑尾相邻。不仅位置相邻，血管、神经、淋巴也密切联系。当生殖器发生病变时，易累及邻近器官，反之亦然。

【尿道】

尿道（urethra）为一肌性管道，由内面的黏膜和外面的肌层两层组织构成。始于膀胱三角尖端，穿过尿生殖膈，止于尿道外口，长 4~5 cm，直径约 0.6 cm。由于女性尿道短而直，尿道外口与阴道口邻近，故易引起泌尿系统感染。

【膀胱】

膀胱（urinary bladder）为一囊状肌性器官，排空的膀胱位于子宫与耻骨联合之间。膀胱分为顶、底、体和颈 4 部分。膀胱壁由浆膜层、肌层和黏膜层组成。成人膀胱平均容量为 350~500 mL。膀胱充盈时可凸向盆腔甚至腹腔。前腹壁下部腹膜覆盖膀胱顶，向后移行至子宫前壁，两者之间形成膀胱子宫陷凹。膀胱底部内面有一三角区称膀胱三角。膀胱充盈时可影响子宫位置，手术中易误伤，且妨碍盆腔检查，故手术前和妇科检查前须排空膀胱。

【输尿管】

输尿管（ureter）为一对圆索状肌性管道，由黏膜、肌层、外膜构成。

管壁厚 1 mm，全长约 30 cm，粗细不一，内径最粗 7～8 mm，最细 3～4 mm。输尿管始于肾盂，下行进入膀胱前，在子宫颈外侧约 2 cm 处，于子宫动脉下方穿过，斜向前内穿越输尿管隧道进入膀胱。故在实施子宫及附件手术时，应避免误伤输尿管。

【直肠】

直肠（rectum）位于盆腔后部，前为子宫及阴道，后为骶骨，上接乙状结肠，下接肛管，全长 15～20 cm。肛管长 2～3 cm，周围有肛提肌和肛门内、外括约肌，产科分娩处理时应注意保护会阴，避免损伤直肠、肛管。腹膜在直肠中段折向前上方，覆盖子宫及宫颈后壁，形成直肠子宫陷凹，是盆腔内最低的部位，腹腔积液易积聚在此，盆腔肿瘤也易转移至此处。

【阑尾】

阑尾（vermiform appendix）通常位于右髂窝内，形似蚯蚓，上接盲肠，长 7～9 cm，其位置、长短、粗细的变异性大，下端有的可达右侧输卵管及卵巢位置，因此，女性患阑尾炎时易累及子宫及右侧附件。妊娠期阑尾可随增大的子宫而向外上方移位。阑尾也是黏液性肿瘤最常见的原发部位，故卵巢黏液性癌手术时应常规切除阑尾。

第二节　女性生殖系统生理

一、女性一生各阶段的生理特点

女性一生根据年龄和生理特点分为 7 个阶段，但各阶段之间无明显界限，可因遗传、环境、营养等因素影响而存在个体差异。女性从胚胎形成到衰老是一个渐进的生理过程，也是下丘脑-垂体-卵巢轴功能发育、成熟和衰退的过程。

【胎儿期】

胎儿期是指从卵子与精子结合形成的受精卵至胎儿娩出。受精卵是由父系和母系来源的 23 对（46 条）染色体组成的新的个体，其中有 1 对染色体可决定胎儿性别，称为性染色体（sex chromosome）。性染色体 XX 合子发育为女性，XY 合子发育为男性。16 周后胎儿可辨别出性别，出生前胎儿各器官均已具雏形，出生后继续发育。

【新生儿期】

新生儿期是指出生后 4 周内。此时期的女婴由于在母体内受胎盘及母体卵巢产生的性激素影响，出生后外阴较丰满，可有乳房略隆起或少许泌乳。

出生后脱离母体环境，数日内血中女性激素水平迅速下降，阴道可出现少量血性分泌物排出，即假月经。这些生理变化短期内均可自然消退。

【儿童期】

儿童期是指从出生 4 周到 12 岁。儿童早期（8 岁以前）由于下丘脑-垂体-卵巢轴的功能处于抑制状态，此期的生殖器官为幼稚型。女童阴道狭长，上皮薄，无皱襞，阴道酸度低，抗感染能力弱，故易患生殖道炎症。子宫、输卵管及卵巢位于腹腔内。儿童后期（约 8 岁以后），下丘脑促性腺激素释放激素（GnRH）抑制状态解除，在卵巢激素的作用下，生殖器官开始逐渐发育，卵巢有少量卵泡发育，但不成熟也不排卵。子宫、输卵管及卵巢逐渐降至骨盆腔内。乳房和内生殖器开始发育，脂肪分布开始显现女性特征，其他性征亦开始出现。

【青春期】

青春期是指从儿童期向性成熟期过渡的一段时期，是女性生殖器、内分泌、体格、心理等逐渐发育至成熟的阶段。世界卫生组织（WHO）规定青春期为 10~19 岁。青春期发动通常开始于 8~10 岁，此时中枢性负反馈抑制状态解除，GnRH 开始呈脉冲式释放，引起性激素水平升高。青春期发动的时间主要取决于遗传因素，此外，与地理环境、体质、营养状况以及心理、精神因素也有关。此期的生理特点如下：

1. 第一性征变化　在下丘脑和垂体促性腺激素作用下，生殖器从幼稚型变为成人型，卵巢增大，卵泡开始发育和分泌雌激素，皮质内有不同发育阶段的卵泡，卵巢表面稍呈现凹凸不平；阴阜隆起，大、小阴唇变厚并有色素沉着；阴道宽度和长度增加，阴道黏膜变厚并出现皱襞；子宫增大，子宫体与宫颈的比例为 2∶1；输卵管变粗，黏膜出现皱襞及纤毛；此时已初步具有生育能力，但整个生殖系统的功能尚未完善。

2. 第二性征出现　除生殖器官以外，女性其他特有的性征即为第二性征。乳房发育是女性第二性征的最初特征。还包括声调变高、阴毛及腋毛开始出现、骨盆变宽、胸及肩部皮下脂肪增多等。

3. 生长加速　由于雌激素、生长激素（GH）及胰岛素样生长因子-Ⅰ（IGF-Ⅰ）分泌增加，11~12 岁少女体格生长呈直线加速，平均每年生长 9 cm，月经初潮后生长减慢。

4. 月经初潮　女性第一次月经来潮称为月经初潮，是青春期开始的重要标志。月经来潮提示卵巢产生的雌激素已达到一定水平，可引起子宫内膜脱落产生月经。由于此时中枢对雌激素的正反馈机制尚未成熟，卵巢功能尚不健全，故月经周期常不规律。此外，青春期女孩心理变化十分明显，出现性意识，情绪易波动，容易出现行为偏差问题，想象力和判断力也明显增强。

【性成熟期】

性成熟期又称生育期，是卵巢生殖功能和内分泌功能最旺盛的时期。一般从 18 岁左右开始，持续约 30 年。此期女性卵巢功能成熟且周期性分泌性激素，并建立周期性排卵。生殖器官及乳房在卵巢分泌的性激素作用下发生周期性变化。

【绝经过渡期】

绝经过渡期是指从卵巢功能开始衰退直至最后一次月经的时期。可始于 40 岁，历时短至 1~2 年，长达 10 余年。月经永久性停止，称为绝经。我国妇女平均绝经年龄为 49.5 岁。1994 年 WHO 废除"更年期"这一术语，推荐采用"围绝经期"一词，是指从卵巢功能开始衰退直至绝经后 1 年内的时期。围绝经期妇女常表现为潮热、出汗、失眠、抑郁或烦躁等，称为绝经综合征。

【绝经后期】

绝经后期是指绝经后的生命时期。一般 60 岁以后妇女机体逐渐老化，进入老年期。此期生殖器官进一步萎缩退化，卵巢功能已完全衰退，雌激素水平低落，不足以维持女性第二性征；容易感染发生老年性阴道炎；骨代谢异常引起骨质疏松，易发生骨折。

二、月经

月经是指随卵巢周期性变化而出现的子宫内膜周期性脱落及出血。规律月经的出现是生殖功能成熟的重要标志。月经第一次来潮称为月经初潮。初潮年龄多为 13~15 岁。月经初潮发生的早晚主要受遗传、营养、环境、气候等因素影响。近年来，月经初潮年龄有提前趋势。

【临床表现】

1. 月经血的特征　月经血呈暗红色，不凝固，除血液外，还有子宫内膜碎片、宫颈黏液及脱落的阴道上皮细胞。

2. 正常月经的临床表现　随卵巢周期性变化，正常月经具有周期性。出血的第 1 日为月经周期的开始，两次月经第 1 日的间隔时间，称为一个月经周期。一般为 21~35 日，平均 28 日。一次月经持续时间称月经期，一般为 2~8 日，平均 5 日。经量指每次月经的总失血量，正常为 20~60 mL，超过 80 mL 为月经过多。月经属于生理现象，多数女性无特殊不适，但经期由于盆腔充血及前列腺素的作用，有些女性可出现下腹部坠胀及腰骶部酸胀不适或子宫收缩痛。也可有头痛、失眠、易激动、忧郁等神经系统不稳定症状；以及恶心、呕吐、腹泻等胃肠道症状和皮肤痤疮等，一般不影响女性正常工作和学习。

【月经周期的调节】

月经周期的调节主要通过下丘脑、垂体和卵巢三者之间的相互调节、相互影响，形成一个完整、协调的神经内分泌系统，称为下丘脑-垂体-卵巢轴。该轴受中枢神经系统影响。

1. 下丘脑 主要通过产生促性腺激素释放激素调节月经周期，包括两种激素：促卵泡激素释放素与黄体生成素释放激素。两者通过门静脉系统进入垂体，使其分泌促性腺激素影响卵巢功能。

2. 垂体 垂体受下丘脑分泌的激素刺激，分泌 3 种促性腺激素，通过血液循环作用于卵巢。①促卵泡激素（follicle-stimulating hormone，FSH），是卵泡发育必需的激素。②黄体生成素（luteinizing hormone，LH），促进卵泡发育及成熟，促进排卵并形成黄体，维持黄体功能。③催乳素（prolactin，PRL），是由腺垂体的催乳细胞分泌的多肽激素，具有促进乳汁生成的功能。

3. 卵巢 在促性腺激素的作用下，卵巢主要分泌雌激素和孕激素，对下丘脑、垂体激素的合成与分泌具有正、负反馈调节作用，使下丘脑-垂体-卵巢轴之间形成平衡。

【调节激素的周期性变化】

1. 促卵泡激素 在卵泡期的前半期激素处于较低水平，至排卵前 24 小时呈现高峰期，维持 24 小时后直线下降，而后维持在较低水平，直至月经来潮。

2. 促黄体生成素 在卵泡期的前半期激素也处于较低水平，以后逐渐上升，于排卵前 24 小时呈现一陡峰，较 FSH 水平更高，持续 24 小时左右骤降。在黄体期激素水平较 FSH 略高，至黄体后期逐渐下降，月经期前达最低水平。

3. 雌激素 在卵泡早期雌激素分泌量很少，随着卵泡的发育分泌量逐渐增加，于排卵前出现第一个高峰后下降。在黄体成熟时呈现第二个高峰后又逐渐降低，至月经期前达最低水平。

4. 孕激素 在卵泡期孕激素的分泌量极少，排卵后随着黄体发育孕激素水平显著增高，排卵后 7~8 日黄体发育成熟，孕激素分泌达高峰，以后逐渐下降，在黄体后半期骤降，月经期前达最低水平。

三、卵巢的功能及其周期性变化

【卵巢的功能】

卵巢既是女性重要的生殖器官，具有产生并排出卵子的功能；又是内分泌器官，可分泌性激素，是女性繁衍后代并维持各种生理特点的基础。

【卵巢的周期性变化】

新生儿出生时卵巢内卵泡约 200 万个，儿童期多数卵泡退化，到青春期时余下 30 万～50 万个。从青春期到绝经前，卵巢在形态和功能上均发生周期性变化，称为卵巢周期。其主要变化为：

1. 卵泡的发育和成熟　女性进入青春期后，在腺垂体分泌促卵泡激素的作用下，卵巢中的原始卵泡逐渐发育成生长卵泡。在众多生长卵泡中，一个月经周期一般只有一个卵泡能够发育成熟，称为成熟卵泡。其余的卵泡在不同发育阶段通过细胞凋亡机制自行退化，称为卵泡闭锁。成熟卵泡的结构从外向内依次为卵泡外膜、卵泡内膜、颗粒细胞、卵泡腔、卵丘、放射冠及透明带，直径可达 15～20 mm。女性一生中只有 400～500 个卵泡发育成熟并排卵。

2. 排卵　卵泡随着不断发育成熟逐渐向卵巢表面移行并向外部突出，当接近卵巢表面时，卵泡破裂，卵细胞从卵巢排出，称为排卵（ovulation）。排卵发生在下次月经来潮前 14 日左右，卵子一般由两侧卵巢轮流排出，也可由一侧卵巢连续排出。卵子排出后由输卵管伞部"拾卵"进入输卵管，在输卵管蠕动和纤毛摆动下，进入输卵管壶腹部等待受精，卵子一般在排出后 12～24 小时失去受精能力，故排卵前后是女性最易受孕的时间。

3. 黄体形成及退化　排卵后残留的卵泡壁塌陷，卵泡壁的卵泡颗粒细胞与卵泡内膜细胞向内侵入，周围由卵泡外膜包围，形成黄体。黄体期一般为 14 日。排卵后 7～8 日黄体的功能和体积达高峰，直径 1～2 cm。若卵子受精，在滋养细胞分泌的绒毛膜促性腺激素的作用下黄体转变为妊娠黄体，在妊娠 3 个月末逐渐退化。若卵子未受精，黄体在排卵后 9～10 日逐渐萎缩变小，由结缔组织取代，组织纤维化，外观呈白色，称为白体。黄体功能衰退后月经来潮，卵巢中又有新的卵泡发育，开始新的周期性变化。

【卵巢分泌的性激素及其生理功能】

卵巢分泌的性激素主要包括雌激素、孕激素及少量雄激素，3 种激素都是甾体激素。

1. 雌激素　卵巢主要分泌雌二醇（E_2）及雌酮（E_1）。E_2 是生物活性最强的雌激素。雌激素主要生理功能有：

（1）子宫：促进子宫发育，使子宫肌层增厚，子宫收缩力增强，子宫对缩宫素的敏感性增加；使子宫内膜增生变厚；使宫颈口松弛、扩张，子宫颈黏液分泌增加，变得稀薄，易拉成丝状。

（2）输卵管：促进输卵管的发育及分泌活动，增强输卵管蠕动，利于受精卵的输送。

（3）卵巢：促进卵泡发育。

（4）阴道：促进阴道上皮的增生和角化，黏膜增厚，阴道酸度增加，使阴道的局部抵抗力增加。

（5）乳房：促进乳腺腺管增生，大量雌激素可抑制乳汁分泌。

（6）代谢作用：促进水钠潴留及骨钙沉着；降低循环中胆固醇水平。

（7）下丘脑和垂体：通过对下丘脑和垂体的正负反馈调节，控制促性腺激素分泌。

（8）第二性征：促使女性第二性征发育。

2. 孕激素　主要生理功能有：

（1）子宫：使子宫肌肉松弛，降低妊娠子宫对缩宫素的敏感性，有利于胚胎和胎儿在子宫内生长发育；使子宫内膜由增生期转化为分泌期；使子宫颈黏液减少，拉丝度变短。

（2）输卵管：抑制输卵管蠕动。

（3）阴道：促进阴道上皮细胞脱落。

（4）乳房：促进乳腺腺泡发育。

（5）代谢作用：促进体内水钠排泄。

（6）下丘脑和垂体：对下丘脑和垂体的正负反馈调节，抑制促性腺激素分泌。

（7）体温：兴奋体温调节中枢，升高体温，正常女性排卵后基础体温可升高 $0.3\,℃{\sim}0.5\,℃$，此特点可作为排卵的重要指标。

3. 雄激素　女性卵巢可分泌少量雄激素，主要为睾酮。女性雄激素主要来自肾上腺。是维持女性正常生理功能的重要激素。其主要生理功能有：

（1）对生殖系统的作用：促进阴毛、腋毛的生长，促使阴蒂、阴唇等发育。

（2）代谢作用：促进蛋白质合成和肌肉生长，促进骨髓中红细胞增生。

四、生殖器官及基础体温的周期性变化

女性各生殖器官由于受卵巢激素周期性变化的影响，因而发生相应的周期性变化。其中，尤以子宫内膜的变化最明显。

【子宫的周期性变化】

以子宫内膜的周期性变化最显著，子宫内膜从形态学上分为功能层和基底层。功能层是胚胎植入的部位，受卵巢分泌激素的调节，具有周期性增殖、分泌和剥脱性变化；基底层靠近肌层，不受卵巢激素的影响，不发生剥脱，在月经期后再生并修复子宫内膜创面，重新形成子宫内膜功能层。以一个正常月经周期 28 日为例，子宫内膜在月经周期 3 个阶段的周期性变化如下：

1. 增殖期　指月经周期第 5~14 日。在卵巢分泌的雌激素影响下，子宫内膜逐渐增生变厚，腺体、间质、血管均呈增殖性变化。此期与卵巢周期中的卵泡期相对应，相当于卵泡发育至成熟阶段。

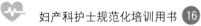

2. 分泌期　月经周期第 15～28 日。此期卵巢内分泌大量孕激素、雌激素使增殖期内膜继续增厚，腺体增长弯曲，出现分泌现象；间质疏松、水肿；血管迅速增加，更加弯曲。在排卵后 6～10 日，即月经周期第 20～24 日，分泌期的子宫内膜具有容受性，允许胚胎植入，这一时期亦称为"种植窗"。此期内膜厚且松软，呈海绵状，分泌晚期厚达 10 mm，含丰富的营养物质，有利于受精卵着床和发育。此期与卵巢周期中的黄体期相对应，相当于黄体发育、成熟、退化阶段。

3. 月经期　月经周期的第 1～4 日。若卵子未受精，黄体功能衰退，雌激素、孕激素降至最低水平，内膜螺旋小动脉节律性和阵发性收缩，远端血管壁及组织缺血坏死、剥脱，子宫内膜功能层从基底层崩解剥落，脱落的内膜碎片和血液一起从阴道排出，表现为月经来潮。

【宫颈黏液的周期性变化】

1. 排卵前　随着雌激素水平不断增高，宫颈黏液分泌量逐渐增多，稀薄而透明，利于精子通行。排卵前黏液拉丝可长达 10 cm 以上。涂片在显微镜下可见羊齿植物叶状结晶。

2. 排卵后　受孕激素影响，子宫颈黏液分泌量减少，变浑浊黏稠，拉丝易断，涂片在显微镜下可见成排的椭圆体。

【输卵管的周期性变化】

输卵管的周期性变化包括形态和功能两方面。在雌激素的影响下，输卵管黏膜上皮纤毛细胞生长，体积增大；非纤毛细胞分泌增加，为卵子提供运输及种植前的营养。在孕激素的作用下，输卵管的节律性收缩振幅受到抑制，输卵管黏膜上皮纤毛细胞的生长也受抑制，分泌细胞分泌黏液减少。在雌激素、孕激素的协同作用下，受精卵才能顺利通过输卵管到达子宫。

【阴道黏膜的周期性变化】

在雌激素、孕激素的影响下，阴道黏膜呈现周期性变化，阴道上段黏膜的变化最明显。排卵前，在雌激素的作用下，黏膜上皮增厚，表层细胞出现角化，涂片在镜下可见以表层角化细胞为主；排卵后在孕激素的作用下，黏膜上皮大量脱落，涂片镜下可见以中层细胞为主。临床上常借助阴道脱落细胞的变化间接了解体内雌激素水平和排卵情况。

第三节　乳房的解剖与生理

乳房（breast）是人类与哺乳动物特有的结构。女性乳房是一对半球形的性征器官，与生殖器官功能密切相关，乳房萌发是女性第二性征最初特征，是女性青春期发动的标志。乳房的生理活动受腺垂体、卵巢及肾上腺皮质等分泌激素的影响。妊娠和哺乳期乳房有分泌活动。

一、乳房的解剖

【正常乳房的位置与形态】

乳房外观呈一对半球形，凸出于胸前两侧，胸大肌浅表、浅筋膜的浅、深层之间。上起第 2~3 肋，下至第 6~7 肋，内侧至胸骨旁线，外侧达腋中线。乳房内侧 2/3 位于胸大肌表面，外侧 1/3 位于前锯肌表面。在女性乳房发育过程中，乳房的形态因年龄、种族、遗传、哺乳等因素而有差异。女性乳房外上狭长部分延伸至腋窝形成乳房腋尾部。

【乳房的结构】

乳房是由皮肤、脂肪组织、纤维组织和乳腺组成，其内含有神经、血管、淋巴管。乳腺腺体是乳房的基本结构，纤维组织是乳房的支架，脂肪组织如同乳腺的填充剂。随着女性年龄及生育情况的变化，三种组织的比例也随之发生变化，可导致乳房外形变化。

1. 脂肪组织　脂肪组织包绕着除乳晕外的整个乳房组织。乳房内脂肪组织的多少可决定乳房大小。脂肪组织的厚薄因年龄、生育等因素而个体差异大。

2. 纤维组织　乳腺组织包裹于富含脂肪的浅筋膜中，上连皮肤和浅筋膜浅层，下连浅筋膜深层。在乳腺小叶间垂直行走并互搭连成网状的纤维组织束，为乳腺悬韧带，又称为 Cooper 韧带，乳腺悬韧带一端连于皮肤，另一端连于胸肌表面的浅筋膜，对乳腺组织和脂肪组织起一定的支持和固定作用，并使乳房保持一定的硬度、弹性和外形。

3. 乳腺腺体　是乳房最主要的部分。成年女性的乳腺被结缔组织分隔成 15~20 个腺叶，以乳头为中心呈放射状排列。每个腺叶分成若干腺小叶，腺小叶由许多腺泡和小乳管组成。乳腺小叶是乳腺的基本单位。腺泡是泌乳的场所，腺泡内有泡腔，分泌的乳汁存在腺泡腔内。

4. 导管　每一腺叶有各自相应的导管系统，各导管系统之间无吻合支。多个小乳管汇集成小叶间乳管，多个小叶间乳管汇聚成 15~20 根输乳管，又称大乳腺管。每一个腺叶有一条输乳管单独开口于乳头，以乳头为中心呈放射状分布，汇集于乳晕，开口于乳头，称为输乳孔。乳腺导管在乳头部较狭窄，在乳头基底部扩大形成较为膨大的壶腹，称为乳窦，分泌的乳汁贮积于此，挤压乳晕，乳汁从乳头排出。

5. 乳头和乳晕　乳头突起于乳房表面的中央，表面凹凸不平，表面有 15~20 个输乳管的开口，为哺乳时乳汁的排出口。双侧乳头基本对称，略朝向外下。少数人可因先天发育不良导致乳头内陷，严重的乳头内陷不仅影响美观，且易发生感染，乳汁不易排出，影响正常哺乳。乳头周围皮肤有环形色素沉着区，称为乳晕。乳晕部皮肤有毛发、汗腺和皮脂腺。乳晕区皮脂腺，又称乳晕腺、蒙哥马利腺，呈小结节状隆起于皮肤表面，分泌油脂状物，滋润保护乳晕皮肤，还可分泌一种特殊气味，吸引新生儿寻乳。乳头、乳晕部有较多的平滑肌纤维，当有机械刺激，如婴儿吸吮，可使平滑肌收缩，乳头勃起、变小、变硬，并挤压导管排出内容物。乳头和乳晕部皮肤比较娇嫩，容易损伤，哺乳时应注意保护。

二、乳房的生理

乳腺的生理活动受腺垂体、卵巢及肾上腺皮质等分泌的激素的影响。如腺垂体分泌催乳素，卵巢和肾上腺皮质在卵巢促卵泡激素和促肾上腺皮质激素的作用下，均分泌雌激素，促使乳房的发育和生长。乳腺的发育和正常功能受这些激素的影响，在妊娠和哺乳期激素活动达到最高峰，此时乳腺变化最明显。

在妊娠期和哺乳期，受胎盘分泌的大量雌激素和垂体分泌生乳素的影响，乳腺明显增生，腺管延长，腺体数量增加。停止哺乳后，乳腺复原退化而处于相对静止状态。在月经周期的不同阶段，乳腺的生理活动在各种激素的影响下，呈现周期性变化。部分女性在经前期有乳房肿胀和疼痛感，可能与乳腺管扩张、充血以及乳房间质水肿有关。由于雌、孕激素撤退，月经来潮后症状减退。

在哺乳期，乳房的主要功能是分泌乳汁，供婴儿生长发育。婴儿吸吮刺激乳头的神经末梢，并将神经冲动传递至腺垂体，使其产生催乳素，催乳素通过血液循环运送至乳腺，刺激乳腺分泌乳汁，这一过程称为泌乳反射。催乳素的血液浓度可随婴儿吸吮频率和吸吮持续时间的增加而升高，使泌乳增多，这是促进泌乳的关键机制。因此，为了使母亲体内产生更多催乳素，母亲应根据婴儿需求进行哺乳，且婴儿每次吸吮持续时间应在30分钟以上。

（贺琳妍　周昔红）

本章测试题扫二维码可见

第二章 妊娠期妇女的护理

第一节 妊娠生理

【概述】

妊娠是指胚胎和胎儿在母体内发育成长的过程。成熟卵子受精是妊娠的开始，胎儿及附属物自母体排出是妊娠的终止。从末次月经第 1 日算起，妊娠期约 40 周（280 日），妊娠是一个变化非常复杂又极其协调的生理过程。

【受精与着床】

1. 受精 精液射入阴道后，精子离开精液经宫颈管进入子宫腔及输卵管，受阴道分泌物中 α 与 β 淀粉酶作用，解除精子顶体酶上的"去获能因子"，此时精子具有受精能力，此过程称为精子获能。成熟卵子自卵巢排出后，经输卵管伞端"拾卵"作用进入输卵管，停留于输卵管壶腹部与峡部连接处等待受精。精子与卵子结合的过程称为受精。一般发生在排卵后 12 小时内，整个受精过程约 24 小时。已受精的卵子称为受精卵。

2. 受精卵的运送与发育 受精卵进行有丝分裂的同时，借助着输卵管蠕动和输卵管上皮纤毛的摆动，向宫腔方向移动，约于受精后第 3 日分裂为 16 个细胞的实心细胞团，称桑椹胚，随后形成早期囊胚。约于受精后第 4 日，早期囊胚进入宫腔内。受精后第 5~6 日，早期囊胚的透明带消失，在宫腔内继续分裂发育为晚期囊胚。

3. 受精卵着床 晚期囊胚侵入到子宫内膜的过程，称为孕卵植入，又称受精卵着床。于受精后第 6~7 日开始，11~12 日结束。着床经过定位、黏附和侵入 3 个阶段。完成着床的条件是：①透明带消失。②囊胚滋养层分化出合体滋养层细胞。③囊胚与子宫内膜同步发育并相互配合。④孕妇体内有足够量孕酮，子宫有一个极短窗口期，允许受精卵着床。

4. 蜕膜的形成 受精卵着床后，受孕激素、雌激素的影响，子宫内膜腺体增大，腺上皮细胞内糖原增多，结缔组织细胞增大，血管充血，此时的子宫内膜称蜕膜。依其与孕卵位置的关系分为3部分：

（1）底蜕膜：即受精卵着床处的蜕膜，位于受精卵与子宫肌层之间，是囊胚与滋养层接触的部位，以后发育成胎盘的母体部位。

（2）包蜕膜：覆盖在胚泡上的蜕膜，孕12周左右在羊膜腔增大、宫腔消失时，与壁蜕膜相贴融合。

（3）壁蜕膜：除底蜕膜、包蜕膜以外，覆盖宫腔表面的蜕膜。

【胎儿附属物】

胎儿附属物是指胎儿以外的组织，包括胎盘、胎膜、脐带和羊水。它们对维持胎儿宫内的生命及生长发育起着重要的作用。

1. 胎盘

（1）胎盘的形成：胎盘是由底蜕膜、叶状绒毛膜和羊膜组成，是母体与胎儿间进行物质交换的重要器官。

1）底蜕膜：是组成胎盘的母体部分，底蜕膜的螺旋小动脉和小静脉开口于绒毛间隙，动脉因压力高，把血液喷入绒毛间隙，再向四周扩散，经蜕膜小静脉回流入母血循环，绒毛间隙充满母血。

2）叶状绒毛膜：是构成胎盘的主要部分，在受精卵着床后，滋养层细胞迅速增殖，内层是滋养细胞，外层是合体滋养细胞，滋养层内面有一层细胞称为胚外中胚层，与滋养层共同组成绒毛膜。绒毛滋养层合体细胞溶解周围的蜕膜形成绒毛间隙，大部分绒毛游离其中，称为游离绒毛。少数绒毛紧紧附着于蜕膜深部起固定作用，称为固定绒毛。

3）羊膜：位于胎盘的胎儿面，是胎盘的最内层，是胎膜内层之羊膜的延续，为光滑，无血管、神经或淋巴管的半透明薄膜。

（2）胎盘的结构：胎盘于妊娠6～7周开始发育，3个月时完全形成，足月妊娠的胎盘呈圆形或椭圆形盘状，约为足月初生儿体重的1/6，重450～650 g，直径16～20 cm，厚1～3 cm，中间厚，边缘薄。胎盘分胎儿面和母体面，胎儿面光滑，灰白色，表面为羊膜。母体面粗糙，暗红色，由18～20个胎盘小叶组成。

（3）胎盘的功能：胎盘维持胎儿在宫腔内正常发育，具有气体交换、营养物质供应、排出代谢产物、防御、合成和免疫等功能。

1）气体交换：母儿间 O_2 和 CO_2 以简单扩散方式进行交换，相当于胎儿呼吸系统的功能。子宫动脉血氧分压（PO_2）高于绒毛间隙中血 PO_2 和胎儿脐动脉血 PO_2，但胎儿血红蛋白对 O_2 亲和力强，能从母血中获得充分的 O_2。CO_2 的扩散速度比 O_2 快20倍左右，且胎儿血对 CO_2 的亲和力低于母血，故

胎儿 CO_2 容易通过绒毛间隙直接向母体迅速扩散。

2）营养物质供应：葡萄糖是胎儿代谢的主要能源，以易化扩散的方式通过胎盘，胎儿体内的葡萄糖都来自母体。氨基酸、钙、磷、碘及铁以主动运输方式通过胎盘。游离脂肪酸、水、钾、镁、钠、维生素 A、维生素 D、维生素 E、维生素 K 以简单扩散方式通过胎盘。

3）排出胎儿代谢产物：胎儿的代谢产物如尿酸、尿素、肌酸、肌酐等，经胎盘输入母血，由母体排出体外。

4）防御功能：胎盘的屏障作用极为有限。各种病毒（如风疹病毒、巨细胞病毒等）及大部分药物都可通过胎盘，影响胎儿的生长发育。细菌、弓形虫、衣原体、螺旋体等不能通过胎盘屏障，但可在胎盘部位形成病灶，破坏绒毛结构后进入胎体，从而感染胚胎及胎儿。母血中的免疫抗体如 IgG 可以通过胎盘，使胎儿在出生后短时间内得到抗体，对胎儿起保护作用。

5）合成功能：胎盘合体滋养细胞合成多种激素、酶、神经递质及细胞因子，对维持正常妊娠具有重要作用。

2. 胎膜　胎膜是由外层的平滑绒毛膜和内层的羊膜组成。平滑绒毛膜是由非着床部位的绒毛膜退化形成，妊娠晚期与羊膜紧贴，但能与羊膜分开。羊膜为不含淋巴、平滑肌和神经组织的无血管薄膜，与覆盖胎盘、脐带的羊膜层相连接。

3. 脐带　脐带是连接胎儿和胎盘的条索状结构。脐带一端连接于胎儿腹壁脐轮，另一端附着于胎盘的子面。妊娠足月胎儿的脐带长 30～100 cm，平均 55 cm，直径 0.8～2.0 cm，脐带表面为羊膜覆盖，内有一条脐静脉和两条脐动脉；血管周围有保护脐血管的胶样胚胎结缔组织，称华通胶。胎儿通过脐带血液循环与母体进行气体、营养和代谢物质的交换。若脐带受压使血流受阻时，可致胎儿窘迫，甚至危及胎儿生命。

4. 羊水　羊水是充满在羊膜腔内的液体。妊娠早期的羊水主要是由母体血清经胎膜进入羊膜腔内的透析液，妊娠中期以后，胎儿尿液成为羊水的重要来源，妊娠晚期胎肺参与羊水的生成，每日约 350 mL 液体从肺泡分泌至羊膜腔。胎儿吞咽是羊水吸收的主要方式。妊娠 18 周开始胎儿出现吞咽动作，近足月时每日能吞咽 500～700 mL 液体。因羊水相较于母体血浆是低渗液体，羊水吸收的另一个主要途径是经羊膜-绒毛膜界面的膜内转运向胎儿胎盘血管的转移，其中只有微量羊水转移至母体血浆，因此，膜内运输可能与胎儿吞咽协同作用，共同来维持羊水量的稳定。另外，脐带每小时可吸收羊水 40～50 mL；妊娠 20 周以前，胎儿角化前皮肤也有吸收羊水的功能，但量很少。

羊水在羊膜腔内不断进行液体交换，以保持羊水量的动态平衡。母儿间的液体交换主要通过胎盘，每小时约为 3600 mL；母体与羊水的交换主要通过胎膜，每小时约为 400 mL。羊水与胎儿的交换量较少，主要通过胎儿呼吸道、消化道、泌尿道等途径进行，故羊水是不断更新以维持母体、胎儿、羊水三者之间液体平衡。随着胚胎的发育，羊水量逐渐增加，妊娠 8 周，羊水量为 5~10 mL，妊娠 36~38 周达高峰，可达 1000~1500 mL，此后羊水量逐渐减少，正常足月妊娠羊水量为 800~1000 mL。妊娠早期羊水为无色澄清液体。妊娠足月时，羊水略混浊、不透明，羊水内可见小片状物（胎脂、胎儿脱落上皮细胞、毛发、毳毛、少量白细胞、尿酸、白蛋白等）。羊水中含大量激素和酶。足月妊娠时羊水比重为 1.007~1.025，呈中性或弱碱性，pH 约为 7.20，内含水分 98%~99%，1%~2% 为无机盐和有机物。

羊膜和羊水在胚胎发育中起着重要的保护作用，羊膜腔内恒温，适量的羊水对胎儿起缓冲作用，避免胎儿受挤压，防止胎体粘连，避免子宫肌壁或胎儿对脐带直接压迫致胎儿宫内窘迫；临产时，羊水使宫缩压力均匀分布，避免胎儿局部受压导致胎儿窘迫；胎儿吞咽或吸入羊水可能促进胎儿消化道和胎肺的发育，羊水过少可引起胎肺发育不全。羊水还可以减少胎动给母体带来的不适感；临产后，前羊水囊借助楔形水压扩张子宫颈口及阴道；破膜后羊水冲洗和润滑阴道，减少感染机会。

【胎儿发育及生理特点】

1. 胎儿发育　孕周从末次月经的第 1 日开始计算，妊娠全过程约 280 日，即 40 周。妊娠 10 周（受精后 8 周）内的人胚称胚胎，为主要器官完成分化的时期；自妊娠第 11 周（受精第 9 周）起称胎儿，为生长、成熟的时期。胚胎及胎儿发育的特征大致为：

8 周末：胚胎初具人形，头大，占整个胎体的一半。能分辨出眼、耳、鼻、口，四肢已具雏形，各器官正在分化发育，心脏已形成且有搏动。

12 周末：胎儿身长约 9 cm，顶臀长 6~7 cm。胎儿外生殖器能初辨性别。胎儿四肢可活动。

16 周末：胎儿体重约 110 g，身长约 16 cm，顶臀长约 12 cm。从胎儿外生殖器能确定性别。头皮已长出毛发，胎儿已开始有呼吸运动。皮肤菲薄呈深红色。部分孕妇自觉有胎动。

20 周末：胎儿体重约 320 g，身长约 25 cm，顶臀长 16 cm。全身覆盖毳毛，皮肤暗红，开始出现排尿及吞咽运动。

24 周末：胎儿体重约 630 g，身长约 30 cm，顶臀长约 21 cm。各脏器已发育，皮下脂肪开始沉积，因量不多皮肤仍呈皱缩状，眉毛和睫毛出现，肺泡和细小支气管已经发育。出生后可有呼吸，但生存能力极差。

28 周末：胎儿体重约 1000 g，身长约 35 cm，顶臀长约 25 cm。皮下脂肪沉积不多，皮肤粉红，表面覆盖胎脂，出生后若加强护理，可以存活，但易患特发性呼吸窘迫综合征。

32 周末：胎儿体重约 1700 g，身长约 40 cm，顶臀长约 28 cm。皮肤深红色仍呈皱缩状。生存力尚可，此期出生如注意护理能存活。

36 周末：胎儿体重约 2500 g，身长约 45 cm，顶臀长约 32 cm。皮下脂肪发育良好，面部皱褶消失，指（趾）甲已超过指（趾）端，出生后能啼哭及吸吮，生存能力良好。

40 周末：胎儿体重约 3400 g，身长约 50 cm，顶臀长约 36 cm。胎儿已发育成熟，皮肤呈粉红色，足底皮肤有纹理。男性睾丸下降至阴囊内，女性大小阴唇已发育良好。出生后哭声响亮，吸吮能力强，可很好存活。

2. 胎儿生理特点

（1）循环系统：胎儿营养供给和代谢产物的排出，都需经胎盘传输由母体来完成。由于胎儿期肺循环阻力高及胎盘脐循环的存在，胎儿期与新生儿期心血管循环系统不同。

胎儿血液循环特点：①来自胎盘的血液分为 3 支进入胎儿体内，一支直接入肝，一支与门静脉汇合后入肝，此两支血液最后经肝静脉入下腔静脉；另一支经静脉导管直接注入下腔静脉。下腔静脉血是混合血，有来自脐静脉含氧量较高的血，也有来自胎儿身体下半部含氧量较低的静脉血。②卵圆孔位于左右心房之间，其开口处位于下腔静脉入口，下腔静脉进入右心房的血液绝大部分直接经卵圆孔进入左心房。上腔静脉进入右心房的血液直接流向右心室进入肺动脉。③肺循环阻力较高，肺动脉血液大部分经动脉导管流入主动脉，只有部分血液经肺静脉入左心房，左心房血液迅速进入左心室，继而入升主动脉直至全身，然后经腹下动脉，再经脐动脉进入胎盘，与母血进行气体及物质交换。胎儿体内是动静脉混合血，无纯动脉血，各部分血液的含氧量也不同，进入肝、心、头部及上肢的血液含氧量和营养较高以适应需要。注入肺和身体下部的血液含氧量及营养较少。

（2）血液系统：

1）红细胞生成：受精第 3 周，卵黄囊开始造血，以后肝、骨髓、脾逐渐出现造血功能。妊娠足月时，至少 90% 的红细胞由骨髓产生。至妊娠 32 周红细胞生成素大量产生，故妊娠 32 周以后出生的新生儿红细胞数均较多，约为 6.0×10^{12}/L。胎儿期红细胞生命周期短，约 90 日，需不断生成红细胞。

2）血红蛋白生成：妊娠前半期均为胎儿血红蛋白，妊娠最后 4～6 周，成人血红蛋白增多，临产时胎儿血红蛋白仅占 25％。

3）白细胞生成：妊娠 8 周以后，胎儿血液循环中出现粒细胞，妊娠 12 周出现淋巴细胞，成为体内抗体主要来源。妊娠足月时白细胞可高达（15～20）×10⁹/L。

（3）呼吸系统：胎儿期胎盘代替肺功能，母儿血液通过胎盘进行气体交换，胎儿出生前已具有呼吸道（包括气管及肺泡）、肺循环及呼吸肌。妊娠 11 周时超声检查可见胎儿胸壁运动，妊娠 16 周时胎儿出现呼吸运动，新生儿出生后肺泡扩张，开始具有呼吸功能。出生时胎肺不成熟可导致胎儿窘迫，影响新生儿存活能力。

（4）神经系统：胎儿大脑随妊娠进展逐渐发育，胚胎期脊髓已长满椎管，随后生长变缓慢。妊娠 6 个月开始形成脑脊髓和脑干神经根的髓鞘，但主要在出生后 1 年内。妊娠中期胎儿内、外及中耳均已形成，妊娠 24～26 周胎儿已可听见一些声音。妊娠 28 周胎儿眼出现对光反应，对形象和色彩的视觉出生后才逐渐形成。

（5）消化系统：妊娠 11 周小肠开始蠕动，妊娠 16 周胃肠功能基本建立，胎儿可吞咽羊水，吸收水分、葡萄糖、氨基酸和其他可溶性营养物质。胎儿肝脏功能不健全，肝内缺乏许多酶，以致不能结合因红细胞破坏产生的大量游离胆红素。胆红素主要经过胎盘由母体肝脏代谢后排出体外，只有小部分在胎儿肝内结合，经过胆道氧化成胆绿素排出。胆绿素的降解产物使胎粪呈黑绿色。

（6）泌尿系统：妊娠 11～14 周胎儿肾已具有排尿功能，妊娠 14 周时胎儿膀胱内已有尿液。妊娠后半期，胎儿通过排尿参与羊水循环，胎尿是羊水的重要来源之一。

（7）内分泌系统：胎儿期发育的第一个内分泌腺是甲状腺。妊娠 6 周甲状腺开始发育，妊娠 10～12 周即能合成甲状腺激素。胎儿肾上腺发育最为突出，其重量与胎儿体重之比远超于成年人，胎儿肾上腺皮质主要是由胎儿带组成，可产生大量甾体激素，与胎儿肝脏、胎盘母体共同完成雌三醇的合成及排泄。胎儿胰腺于妊娠 12 周开始分泌胰岛素。

第二节　妊娠期母体变化

【生理变化】

妊娠期在胎盘产生的激素作用下，孕妇体内各系统发生了一系列适应性生理变化，以满足胎儿生长发育和分娩的需求，同时也为产后哺乳做好准备。

1. 生殖系统的变化

（1）子宫：妊娠期子宫的重要功能是孕育胚胎及胎儿，同时在分娩过程中起着重要的作用。是妊娠期和分娩后变化最大的器官。

1）子宫大小：子宫体随着妊娠进展逐渐增大变软。妊娠足月时子宫体积增大至 35 cm×25 cm×22 cm；容量约 5000 mL，是非孕时的 500～1000 倍；重量约 1100 g，增加近 20 倍。妊娠早期子宫呈球形且不对称，受精卵着床部位的子宫壁突出明显。妊娠 12 周以后，增大的子宫逐渐超出盆腔，在耻骨联合上方可触及。妊娠晚期子宫多呈不同程度的右旋，与乙状结肠占据在盆腔左侧有关。

子宫增大主要是肌细胞的肥大、延长，也有少量肌细胞的数目增加。细胞质内充满具有收缩功能的肌动蛋白和肌球蛋白，为临产后子宫收缩提供物质基础。子宫肌壁厚度非孕时约 1 cm，妊娠中期逐渐增厚至 2.0～2.5 cm，妊娠末期又逐渐变薄为 1.0～1.5 cm 或更薄。子宫各部位的增长速度不一。宫底于妊娠后期增长速度最快，宫体含肌纤维最多，子宫下段次之，子宫颈部最少，以适应临产后子宫收缩由宫底向下逐渐递减，有利于胎儿娩出。

自妊娠 12～14 周开始，子宫出现不规律无痛性收缩，其特点为稀发、不规律和不对称，随着妊娠进展逐渐增加。宫缩时宫腔内压力低，通常为 5～25 mmHg，不伴子宫颈扩张，这种生理性无痛性宫缩称之为 Braxton Hicks 收缩。

2）子宫峡部：是位于子宫体与子宫颈之间最狭窄的部分。非孕时长约 1 cm，随着妊娠进展，子宫峡部逐渐伸展拉长变薄，扩展成为宫腔的一部分，临产后长 7～10 cm，成为产道的一部分，称为子宫下段。

3）子宫颈：在激素的作用下，子宫颈充血、组织水肿，宫颈管内腺体肥大，使宫颈自妊娠早期逐渐变软，呈紫蓝色。宫颈主要成分为胶原丰富的结缔组织，这些结缔组织在不同时期重新分布，使妊娠期宫颈关闭维持至足月，分娩期宫颈扩张以及产褥期宫颈迅速复旧。妊娠期宫颈黏液分泌增多，形成黏稠的黏液栓，内富含免疫球蛋白和细胞因子，保护宫腔免受外来感染侵袭。

（2）卵巢：妊娠期卵巢略增大，排卵和新卵泡发育均停止。妊娠 6～7 周前产生大量雌激素和孕激素，以维持妊娠。妊娠 10 周后胎盘取代黄体功能，妊娠 3～4 个月时，黄体开始萎缩。

（3）输卵管：妊娠期输卵管伸长，但肌层并不增厚。黏膜层上皮细胞变扁平，在基质中可见蜕膜细胞。有时黏膜也可呈蜕膜样改变。

（4）阴道：妊娠期阴道黏膜水肿充血呈紫蓝色（Chadwick 征），阴道壁皱襞增多、黏膜增厚，周围结缔组织变松软，肌细胞肥大，伸展性增加，有利于分娩时胎儿通过。阴道脱落细胞，分泌物增多呈白色糊状。阴道上皮细胞含糖原水平增加，乳酸含量增多，使阴道 pH 降低，有利于防止感染。

（5）外阴：妊娠期外阴局部充血，皮肤增厚，大小阴唇色素沉着，大阴唇内血管增多，结缔组织变松软，伸展性增加，有利于分娩时胎儿的通过。妊娠期由于增大子宫的压迫，盆腔及下肢静脉血液回流障碍，部分孕妇可出现外阴或下肢静脉曲张，产后大多自行消失。

2. 乳房的变化　妊娠期胎盘分泌大量雌激素刺激乳腺腺管的发育，分泌大量孕激素刺激乳腺腺泡发育。垂体催乳素、人胎盘生乳素、胰岛素及皮质醇等参与乳腺发育。妊娠早期乳房开始增大，充血明显，妊娠早期孕妇自觉乳房发胀。随着乳腺腺泡增生，乳腺增大并出现结节。乳头增大、着色，易勃起，乳晕颜色加深，其外围皮脂腺肥大形成散在的小隆起，称蒙氏结节（Montgomery's tubercles）。妊娠末期，尤其在近分娩期时挤压乳房，可有少量稀薄黄色液体溢出称为初乳（colostrum）。妊娠期间乳腺充分发育完善，为泌乳做准备，但并无乳汁分泌，可能与大量雌激素、孕激素抑制乳汁的生成有关。产后胎盘娩出后，雌激素、孕激素水平急速下降，新生儿吸吮乳头时，乳汁开始分泌。

3. 循环系统的变化

（1）心脏：由于妊娠增大的子宫使膈肌升高，心脏向左、向上、向前方移位，心脏沿纵轴顺时针方向扭转，加之血流量增加和血流速度加快，心浊音界稍扩大，心尖搏动向左移 1～2cm。部分孕妇心尖区可闻及柔和的吹风样收缩期杂音，第一心音分裂及第三心音，产后逐渐消失。心脏容量至妊娠末期增加约 10%，心率于妊娠晚期休息时每分钟增加 10～15 次。

（2）心排血量：伴随外周血管阻力下降，心率增快及血容量增加，心排血量约自妊娠 10 周逐渐增加，妊娠 32～34 周达高峰，维持此水平至分娩。左侧卧位时心排血量较未孕时增加约 30%。有基础心脏病的孕妇在妊娠 32～34 周、分娩期及产褥期最初 3 日内，因心脏负荷增大，需密切观察病情，防止心力衰竭。

（3）血压：妊娠早期及中期血压偏低，妊娠 24～26 周后，血压轻度升高。收缩压通常无变化，舒张压因受外周血管扩张、血液稀释及胎盘形成动静脉短路而有轻度降低，使脉压略增大。孕妇体位影响血压，妊娠晚期若孕妇长时间仰卧位，引起回心血量减少、心排血量减少使血压下降，形成仰卧位低血压综合征（supine hypotensive syndrome），侧卧位可解除子宫压迫，改善血液回流。因此，妊娠中、晚期鼓励孕妇休息时取侧卧位。

妊娠期下肢静脉压显著升高，加之右旋增大的子宫压迫下腔静脉使血液回流受阻，导致下肢水肿、静脉曲张和痔疮的发生率增加，同时也增加深部静脉血栓的发生风险。

4. 血液的改变

（1）血容量：于妊娠 6～8 周开始增加，妊娠 32～34 周达高峰，增加 40％～45％，平均增加 1450 mL，维持此水平直至分娩。其中血浆增加约 1000 mL，红细胞增加约 450 mL。血浆增加多于红细胞增加，出现生理性血液稀释。妊娠期血容量的增加以适应子宫胎盘和各组织器官增加的血流，对维持胎儿的生长发育极为重要，也是对妊娠期和分娩期出血的一种保护机制。

（2）血液成分：

1）红细胞：妊娠期骨髓不断产生红细胞，网织红细胞轻度增加。由于血液稀释，红细胞计数约 $3.6 \times 10^{12}/L$（非妊娠妇女约为 $4.2 \times 10^{12}/L$），血红蛋白值约为 110 g/L（非妊娠妇女约为 130 g/L），血细胞比容由非妊娠时 0.38～0.47 降为 0.31～0.34。

2）白细胞：妊娠期白细胞轻度增加，一般为 $(5\sim12) \times 10^9/L$，有时可达 $15 \times 10^9/L$。主要为中性粒细胞增加，淋巴细胞增加不明显，单核细胞和嗜酸性粒细胞均无变化。产后 1～2 周白细胞水平恢复正常。

3）凝血因子：妊娠期血液呈高凝状态，为防止围产期出血做准备。凝血因子Ⅱ、Ⅴ、Ⅶ、Ⅷ、Ⅸ、Ⅹ均增加，仅凝血因子Ⅺ、Ⅻ降低。目前对于妊娠期血小板计数的变化尚不明确。

4）血浆蛋白：由于血液稀释，血浆蛋白于妊娠早期即开始降低，妊娠中期为 60～65 g/L，主要为白蛋白减少，以后维持此水平直至分娩。

5. 泌尿系统的变化　妊娠期肾脏略增大。肾血浆流量（renal plasma flow，RPF）及肾小球滤过率（glomerular filtration rate，GFR）妊娠早期均增加，整个妊娠期维持高水平。与非妊娠时相比，RPF 增加 35％，GFR 增加 50％，导致代谢产物尿素、肌酐等排泄增多。RPF 与 GFR 均受体位的影响，孕妇仰卧位时尿量增加，故夜尿量多于日尿量。妊娠期由于 GFR 增加，而肾小管对葡萄糖重吸收能力未能相应增加，约 15％孕妇餐后出现妊娠期生理性糖尿，应注意与糖尿病鉴别。

妊娠期由于增大的子宫压迫膀胱，输尿管内压力增高，受孕激素影响，泌尿系统平滑肌张力降低。输尿管增粗及蠕动减弱，尿流缓慢，且右侧输尿管常受右旋妊娠子宫的压迫，可致肾盂积水，孕妇易发生急性肾盂肾炎，且以右侧居多。妊娠早期膀胱受增大子宫压迫，可出现尿频，子宫长出盆腔后症状逐渐缓解。妊娠晚期胎头入盆后，膀胱及尿道压力增加，部分孕妇出现尿频及尿失禁。

6. 呼吸系统的变化　妊娠期孕妇的胸廓横径及前后径加宽使周径加大，膈肌上升，呼吸时膈肌活动幅度增加。妊娠中期，孕妇肺通气量约增加 40%，耗氧量增加 10%～20%，过度通气有利于供给孕妇及胎儿所需的氧气，通过胎盘排出胎儿血中的二氧化碳。妊娠期呼吸次数变化不大，每分钟不超过 20 次，但呼吸较深。受雌激素的影响，上呼吸道（鼻、咽、气管）黏膜轻度充血、水肿，易发生上呼吸道感染。

7. 消化系统的变化　妊娠早期，约有半数孕妇出现不同程度的恶心、呕吐，清晨起床时更为明显。饮食习惯和食欲均有改变，如食欲不佳，厌油腻，喜食酸咸食物，甚至偏食等，称早孕反应，一般妊娠 12 周左右自行消失。受雌激素影响，牙龈充血、水肿、增生，晨间刷牙时有牙龈出血。孕妇常伴有唾液增多，有时有流涎。

由于孕激素的影响，胃贲门括约肌松弛，胃内酸性内容物可逆流至食管下部，产生胃烧灼感。肠蠕动减弱，粪便在大肠停留时间延长易出现便秘，加之直肠静脉压增高，孕妇还易发生痔疮或原有痔疮加重。妊娠期增大的子宫使胃、肠管向上及两侧移位，如发生阑尾炎可表现为侧腹中部或上部疼痛。

8. 内分泌系统的变化　妊娠期垂体增大，尤其在妊娠末期，腺垂体增大 1～2 倍，嗜酸细胞肥大、增多，形成"妊娠细胞"，于产后 10 日左右恢复。产后有出血性休克者，可使肥大、增生的垂体缺血、坏死，导致希恩综合征 (Sheehan syndrome)。

妊娠黄体和胎盘分泌的大量雌激素、孕激素，对下丘脑及腺垂体的负反馈作用，使促性腺激素分泌减少，故妊娠期卵巢内的卵泡不再发育成熟，也不排卵。妊娠 7 周左右，催乳素开始增多，随妊娠进展而逐渐增加，足月分娩前达高峰，约为 150 μg/L，为非妊娠妇女的 10 倍。催乳素与其他激素协同作用，促进乳腺发育，为产后泌乳做准备。

妊娠期促肾上腺皮质激素（ACTH）、促甲状腺激素（TSH）分泌增加，因皮质醇及游离的甲状腺素不多，孕妇无甲状腺、肾上腺皮质功能亢进的表现。

9. 皮肤的变化　妊娠期促黑素细胞激素分泌增加，加之雌激素、孕激素增多，有黑色素细胞刺激效应，使黑色素增加，使孕妇面颊、乳头、乳晕、腹白线、外阴等处出现色素沉着。颧颊部、眼周、前额、上唇和鼻部色素沉着，边缘较明显，呈蝶状褐色斑，称为妊娠黄褐斑，产后逐渐消退。妊娠期间肾上腺皮质分泌的糖皮质激素增多，该激素分解弹力纤维蛋白，使弹力纤维变性，加之妊娠子宫增大使孕妇腹壁皮肤弹力纤维断裂，腹壁皮肤呈紫色或淡红色不规律平行略凹陷的裂纹，称为妊娠纹，产后逐渐变为银白色。

10. 新陈代谢的变化

（1）基础代谢率：妊娠早期略下降，妊娠中期渐增高，至妊娠晚期可增高 15％～20％。妊娠期额外需要的总能量约为 33.5 MJ（8000 kcal）。

（2）体重：妊娠 12 周前体重无明显变化，以后体重每周增加约 350 g，妊娠期间体重约增加 12.5 kg，主要来自子宫及其内容物、乳房、组织间液、增加的血容量以及少量母体脂肪和蛋白储存。

（3）糖类（碳水化合物）代谢：妊娠期胰岛素分泌增多，胎盘产生的胰岛素酶、激素等拮抗胰岛素致其分泌相对不足。孕妇空腹血糖值略低于非妊娠妇女，餐后高血糖和高胰岛素血症，有利于对胎儿葡萄糖的供给。妊娠期糖代谢的特点及变化可致妊娠期糖尿病的发生。

（4）脂肪代谢：妊娠期能量消耗增多，母体脂肪积存多，糖原储备少。当能量消耗过多时，体内动用大量脂肪，使血中酮体增加，容易发生酮血症。妊娠剧吐、产程过长、能量消耗过大时，使糖原储备量相对减少，孕妇尿中可出现酮体。

（5）蛋白质代谢：妊娠期间孕妇对蛋白质的需要量增加，呈正氮平衡。孕妇体内需储备足够的蛋白质，除供给胎儿生长发育、子宫增大及乳房发育的需要外，还需为分娩期消耗做准备。若蛋白质储备不足，血浆蛋白减少，组织间液增加，可出现水肿。

（6）矿物质代谢：妊娠期总钾、钠储存量增加，因妊娠期血容量增加，血清中钾、钠浓度与非妊娠期相近。妊娠期血清磷无变化，血清镁浓度下降。胎儿生长发育需要大量的钙，足月妊娠胎儿体内含钙约 30 g，其中 80％于妊娠最后 3 个月内积累。因此，妊娠中、晚期应注意加强饮食中钙的摄入，并补充钙剂。妊娠期孕妇约需 1000 mg 的铁，其中 300 mg 转运至胎盘、胎儿，500 mg 用于母体红细胞的生成，200 mg 通过各种生理途径（主要是胃肠道）排泄。妊娠期铁的需求主要在妊娠晚期，为 6～7 mg/d，多数孕妇铁的储存量不能满足需要，在妊娠中、晚期需补充铁剂，以满足胎儿生长和孕妇的需要。

11. 骨骼、关节及韧带的变化 妊娠期间骨质通常无变化，部分孕妇自觉腰骶部及肢体疼痛不适，可能与胎盘分泌的松弛素使骨盆韧带和椎骨间关节、韧带松弛有关。部分孕妇耻骨联合松弛、分离，出现明显疼痛、活动受限，产后往往自行消失。妊娠晚期孕妇身体重心前移，为保持身体平衡，孕妇头部、肩部向后仰，腰部向前挺，形成典型的孕妇姿势。

【心理－社会调适】

妊娠期，孕妇和家庭成员的心理会随妊娠的进展而出现不同的变化。虽然妊娠是一种自然生理现象，但对于妇女而言，仍是一种挑战，是家庭生活的转折点，常会伴随不同程度的压力和焦虑。随着新生命的到来，家庭角色会发生新的定位和认同。因此，准父母的心理、社会方面需重新适应和调整。妊娠期良好的心理适应能力有利于产后亲子关系的建立和母亲角色的调整。了解妊娠期孕妇和家庭成员的心理变化，有助于护理人员为孕妇提供护理照顾，让孕妇及家庭很好地调适，迎接新生命的来临。

1. 孕妇常见的心理反应

（1）惊讶和震惊：在妊娠初期，不管是否为计划妊娠，几乎所有的孕妇均会产生惊讶和震惊的反应。

（2）矛盾心理：在惊讶和震惊的同时，孕妇还可能出现爱恨交加的矛盾心理，尤其是未做计划妊娠准备的孕妇。此时既享受妊娠的欢愉，又觉得妊娠不是时候，可能因工作、学习等原因暂时不想要孩子或因计划生育原因不能生孩子所致；也可能由于初为人母，既缺乏抚养孩子的知识和技能，又缺乏可以利用的社会支持系统，经济负担太重，或工作及家庭条件不允许，或第一次妊娠，对恶心、呕吐等一系列生理变化无所适从所致。当孕妇自觉胎儿在腹中活动时，多数孕妇会从心里接受妊娠。

（3）接受：妊娠早期，孕妇对妊娠的感受仅为停经后的各种不适反应，并未真实感受到"孩子"的存在。随着妊娠的进展，胎动的出现，孕妇真正感受到"孩子"的存在，出现"筑巢反应"：计划给孩子准备衣服、睡床等，关心孩子的喂养和生活护理等方面的知识。有些孕妇甚至计划着孩子未来的职业。

妊娠晚期，因子宫明显增大，孕妇行动不便，甚至出现睡眠障碍、腰背疼痛等症状，大多数孕妇期待着分娩日期的到来。随着预产期的临近，孕妇因胎儿将要出生而感到愉快，又因可能产生的分娩之痛而焦虑，担心可否顺利分娩、分娩过程中母儿的安危、胎儿有无畸形，也有孕妇担心家人能否接受胎儿的性别等。

（4）情绪波动：孕妇的情绪波动较大，易激动，常为一些极小的事情而生气、哭泣，让配偶觉得茫然不知所措，严重者影响夫妻间感情。

（5）内省：妊娠期多数孕妇表现出以自我为中心，变得专注于自己，注重穿着、体重和饮食，同时也较关心自己的休息，这种专注让孕妇能计划、调节、适应，以迎接新生儿的来临。内省行为可能使配偶及家庭成员感到冷落而影响相互之间的关系。

2. 孕妇的心理发展任务　美国妇产科护理学专家鲁宾（Rubin，1984）提出了妊娠期孕妇为接受新生命诞生，维持个人及家庭的功能完整，必须完成4项妊娠期母性心理发展任务：

（1）确保自己及胎儿能安全顺利地度过妊娠期、分娩期：为确保自己和胎儿的安全，孕妇的注意力集中在胎儿和自己的健康，寻求良好的产科护理方面的知识。如阅读相关书籍、遵守医师的建议和指示，使整个妊娠期保持最佳的健康状况；孕妇自觉听从建议，摄取均衡饮食，补充维生素，保证足够的休息和睡眠等。

（2）促使家庭重要成员接受新生儿：孩子的出生将会对整个家庭产生影响。最初是孕妇自己不接受新生儿，随着妊娠进展，尤其是胎动的出现，孕妇逐渐接受孩子，并寻求家庭重要成员对孩子的接受和认可。在此过程中，关键人物是配偶，由于他的支持和接受，孕妇才能完成妊娠期心理发展任务和形成母亲角色的认同。

（3）学习对孩子贡献自己：无论是生育或养育新生儿，都包含许多给予的行为。孕妇必须发展自制的能力，学习延迟自己的需要来迎合另一个人的需要。妊娠期必须开始调整自己，从而顺利担负起产后照顾孩子的重任。

（4）情绪上与胎儿连成一体：随着妊娠的进展，孕妇和胎儿间建立起亲密的感情，尤其是胎动出现以后。孕妇常借着抚摸、对着腹部讲话等行为表现她对胎儿的情感。这种情绪和行为的表现为她日后与新生儿建立良好情感奠定基础。

第三节　妊娠诊断

【概述】

妊娠期从末次月经第一日开始计算约为280日（40周），临床上分为3个时期：妊娠13周末以前称早期妊娠，第14～27周末称中期妊娠，第28周及其后称晚期妊娠。

【早期妊娠诊断】

1. 健康史

（1）停经：月经周期规律的育龄期妇女，有性生活史，一旦月经过期，应考虑到早期妊娠的可能。若停经已达 8 周，尤应高度怀疑妊娠。妊娠最早的症状是停经，停经不是妊娠的特有症状，服用避孕药物、精神、环境因素可引起闭经，应予以鉴别。哺乳期妇女的月经虽未恢复，但也可能妊娠。

（2）早孕反应：有半数左右的妇女，停经 6 周左右出现畏寒、头晕、乏力、嗜睡、晨起恶心、呕吐、食欲减退、喜食酸物或偏食等症状，称早孕反应，部分病人有情绪改变。一般多在妊娠 12 周左右自然消失。

（3）尿频：妊娠早期因增大的子宫压迫膀胱所致，至 12 周左右，增大的子宫进入腹腔后，尿频症状自然消失。

2. 临床表现

（1）乳房变化：妊娠 8 周起，在雌激素、孕激素的作用下，乳房体积逐渐增大。孕妇自觉乳房轻度胀痛，乳头及周围乳晕着色加深，有深褐色蒙氏结节出现。哺乳期妇女妊娠后乳汁明显减少。

（2）妇科检查：子宫逐渐增大变软，妊娠 6~8 周时，阴道黏膜及子宫颈充血呈紫蓝色。子宫随停经月份逐渐增大，子宫峡部极软，子宫颈与子宫体似不相连，称为黑加征（Hegar sign）。随着妊娠进展至 8 周时，子宫为非妊娠子宫的 2 倍，妊娠 12 周时，子宫为非妊娠子宫的 3 倍，可以在耻骨联合上方触及。

3. 辅助检查

（1）妊娠试验：孕卵着床后滋养细胞分泌 HCG，根据 HCG 经孕妇尿中排出的原理，用放射免疫法测定受检者血液或尿中 HCG 含量，协助诊断早期妊娠。但要确定是否为宫内妊娠，需超声检查。

（2）超声检查：是确定早期妊娠快速准确的方法。阴道 B 超最早在停经 4~5 周时，宫腔内可见到圆形或椭圆形妊娠囊。停经 6 周时，可见胚芽和原始心管搏动。停经 14 周，测量胎儿头臀长度可较准确地估计孕周，纠正预产期。停经 9~14 周 B 超检查可排除无脑儿等严重的胎儿畸形。B 超检测胎儿颈项透明层厚度和胎儿鼻骨等，可作为妊娠早期染色体疾病筛查的指标。

（3）宫颈黏液检查：宫颈黏液黏稠、量少，拉丝度差，涂片干燥后光镜下可见排列成行的椭圆体，无羊齿植物叶状结晶，则为早期妊娠的可能性较大。

（4）基础体温测定：每日清晨醒来后，尚未起床、谈话、进食等活动前，测量体温 5 分钟，并记录于体温单上，按日连成曲线。如有感冒、发热、用药治疗等情况，注明于体温单上。具有双相型体温的妇女，停经后高温相持续 18 日不下降者，早孕可能性大；若高温相持续 3 周以上，则早孕可能性更大。

若就诊时停经时间短，根据病史、体征及辅助检查难以确定早孕时，嘱1周后复诊。避免将妊娠试验阳性来作为唯一的诊断依据，导致误诊。

【中、晚期妊娠诊断】

1.病史　有早期妊娠的经过，孕妇自觉腹部逐渐增大。初产妇妊娠20周自觉有胎动，经产妇感觉早于初产妇。腹部可触及到胎体，听诊有胎心音，容易确诊。

2.临床表现

（1）子宫增大：随着妊娠进展，子宫逐渐增大。手测子宫底高度或用尺测耻上子宫高度，可以估计胎儿大小与妊娠周数是否相符。子宫底高度因孕妇的脐耻间距离、胎儿发育情况、单胎、多胎、羊水量等有差异，增长过速或过缓均可能为异常。

（2）胎动：胎儿的躯体活动称为胎动（fetal movement，FM）。妊娠18~20周时开始自觉胎动，胎动随妊娠进展而逐渐增强，妊娠32~34周达高峰，妊娠38周后逐渐减少。胎动每小时3~5次。腹壁薄且松弛的孕妇，腹壁可见胎动。

（3）胎心音：妊娠12周用多普勒胎心听诊仪经孕妇腹壁能探测到胎心音，妊娠18~20周时用一般听诊仪经孕妇腹壁可听到胎心音。胎心音呈双音，第一音与第二音相接近，似钟表"滴答"声，速度较快，每分钟110~160次。胎心音应与子宫杂音、腹主动脉音及脐带杂音相鉴别。

（4）胎体：妊娠20周后，经腹壁可触及子宫内的胎体。妊娠24周后，运用四步触诊法可以区分胎头、胎背、胎臀及胎儿肢体。胎头圆而硬，用手经阴道轻触胎头并轻推，有胎儿浮动又回弹的感觉，称为浮球感，又称浮沉胎动感。

3.辅助检查　B超检查不仅能显示胎儿数目、胎心搏动、胎方位、胎盘位置、羊水量，评估胎儿体重，还能测定胎头双顶径、头围、股骨长等多条径线，了解胎儿生长发育情况。妊娠18~24周，采用超声进行胎儿系统检查，可筛查胎儿有无结构畸形。超声多普勒可探及胎心音、胎动音、脐带血流音及胎盘血流音。

【胎产式、胎先露、胎方位】

妊娠28周前，羊水相对较多、胎体较小，胎儿在宫内的活动范围较大，胎儿位置不固定。妊娠32周后，胎儿生长迅速、羊水相对减少，胎儿贴近子宫壁，胎儿在宫内的位置与姿势相对恒定。胎儿在子宫内的姿势，称胎姿势。正常胎姿势为胎头俯屈，颏部与胸壁贴近，脊柱略前弯，四肢屈曲交叉于胸腹部前方。整个胎体成为头端小、臀端大的椭圆形，适应妊娠晚期子宫腔的形状。由于胎儿在宫内位置和姿势的不同，因此有不同的胎产式、胎先露及胎方位。

1. 胎产式　胎体纵轴与母体纵轴之间的关系称为胎产式。胎体纵轴与母体纵轴平行者称纵产式，占足月妊娠分娩总数的 99.75%。胎体纵轴与母体纵轴垂直者称横产式，仅占足月妊娠分娩总数的 0.25%。胎体纵轴与母体纵轴交叉者称斜产式，斜产式属暂时的，在分娩过程中可转为纵产式，偶尔转成横产式。

2. 胎先露　最先进入骨盆入口的胎儿部分称胎先露。纵产式有头先露和臀先露，横产式有肩先露。头先露可根据胎头屈曲程度不同分为枕先露、前囟先露、额先露及面先露。臀先露可分为单臀先露、完全臀先露、不完全臀先露，不完全臀先露可分为单足先露、双足先露等。偶见胎头先露或臀先露与胎手或胎足同时入盆，称为复合先露。

3. 胎方位　胎儿先露部的指示点与母体骨盆的关系称为胎方位。枕先露以枕骨、臀先露以骶骨、面先露以颏骨、肩先露以肩胛骨为指示点。每个指示点与母体骨盆左、右、前、后、横的不同位置构成不同的胎位。头先露、臀先露各有 6 种胎方位，肩先露有 4 种胎方位，如枕先露时，胎头枕骨位于母体骨盆左前方，为枕左前位，依次类推。

第四节　妊娠期管理

【概述】

围生医学是研究在围生期内加强围生儿及孕产妇卫生保健的一门学科，对降低围生期母儿死亡率和病残儿发生率、保障母儿健康具有重要意义。围生期是指产前、产时和产后的一段时间。对孕产妇而言，需经历妊娠、分娩及产褥期 3 个阶段。对胎儿而言，需经历受精、细胞分裂、繁殖及发育，从不成熟至成熟及出生后开始独立生活的复杂变化过程。我国现阶段围生期是指从妊娠满 28 周（即胎儿体重≥100 g 或身长≥35 cm）至产后 1 周。围生期死亡率是衡量产科和新生儿科质量的重要指标。因此，围生期保健的关键是妊娠期管理。妊娠期管理包括对孕妇的定期产前检查以明确孕妇及胎儿的健康状况，指导妊娠期营养、用药，及时发现和处理异常情况，监测胎儿宫内情况，保证孕妇及胎儿的健康至安全分娩。

【护理评估】

1. 健康史

（1）个人资料：

1）年龄：年龄过小者易发生难产；年龄过大者，尤其是 35 岁以上的高龄初产妇，易并发妊娠期高血压疾病、妊娠期糖尿病、产力及产道异常等，需予以重视。

2）职业：放射线可诱发基因突变，导致染色体异常，妊娠早期接触放射线，可导致流产、胎儿畸形。铅、汞、苯、有机磷农药及一氧化碳中毒等，均可引起胎儿畸形。

3）其他：孕妇的受教育程度、婚姻状况、经济状况、宗教信仰、住址、电话等资料。

（2）目前健康状况：询向孕妇以前的饮食习惯，包括饮食内容、饮食型态、摄入量；怀孕后有无饮食习惯的改变及早孕反应对孕妇饮食的影响程度等。询问孕妇的休息和睡眠情况、排泄情况、日常活动与自理情况、有无特殊嗜好等。

（3）既往史：重点了解有无高血压、糖尿病、心脏病、血液病、肝肾疾病、传染病（如结核病）等，注意发病时间及治疗情况，有无手术史及手术名称；既往有无甲状腺功能亢进症或糖尿病等内分泌疾病史；有无胃肠道疾病史；有无食物过敏史。

（4）月经史：询问月经初潮的年龄、月经周期及月经持续时间。月经周期的长短因人而异，了解月经周期有利于准确推算预产期，如月经周期 40 日的孕妇，预产期需相应推迟 10 日。

（5）家族史：询问家族中有无高血压、心脏病、糖尿病、双胎、结核病等病史。对有遗传疾病家族史者，可在妊娠早期行绒毛活检，或在妊娠中期做胎儿染色体核型分析；请专科医师进行遗传咨询，减少遗传病儿的出生率。

（6）配偶健康状况：重点了解有无烟酒等不良嗜好及遗传性疾病等。

（7）孕产史：

1）既往孕产史：了解既往的孕产史及分娩方式，有无流产、早产、难产、死胎、死产、产后出血史。

2）本次妊娠经过：了解此次妊娠早孕反应的时间、严重程度，有无病毒感染史及用药情况，胎动开始的时间，妊娠期有无阴道流血、头痛、心悸、下肢水肿等症状。

（8）预产期的推算：询问末次月经的日期，推算预产期。计算方法：末次月经第一日起，月份减 3 或加 9，日期加 7。若为农历，月份减 3 或加 9，日期加 15。分娩日期与推算的预产期可相差 1～2 周。若孕妇记不清末次月经的日期，可根据早孕反应的出现时间、子宫底高度和 B 超检查的胎囊大小、胎头双顶径、头臀长度及股骨长度值来推算出预产期。

2. 身体评估

（1）全身检查：观察发育、营养、精神状态、步态及身高。身材矮小者常有骨盆狭窄。血压测量，正常孕妇不应高于 140/90 mmHg。体重测量，计算体重指数（body mass index，BMI）＝体重（kg）/身高^2（m^2），可用来评估营养状态。妊娠晚期体重每周增加不可超过 500 g，超过者需注意水肿或隐性水肿的发生。检查心肺功能，乳房发育情况、乳头大小和有无乳头凹陷；脊柱和下肢有无畸形。

（2）产科检查：包括腹部检查、骨盆测量、阴道检查及肛门指检。检查前应先告知孕妇检查的目的、步骤，检查时动作应尽量轻柔，以取得配合。如检查者为男护士，应有女护士的陪同，注意保护隐私。

1）腹部检查：孕妇排尿后，仰卧于检查床上，头稍抬高，露出腹部，双腿稍屈曲分开，放松腹肌。检查者站于孕妇右侧。

A. 视诊：注意腹形及大小，腹部有无手术瘢痕、妊娠纹、水肿。对腹部过大者，需考虑双胎、巨大儿、羊水过多的可能；对腹部过小、子宫底过低者，需考虑孕周推算错误、胎儿生长受限等；若孕妇腹部向前突出（尖腹，初产妇多见）或向下悬垂（悬垂腹，经产妇多见），需考虑有骨盆狭窄的可能。

B. 触诊：注意腹部肌肉的紧张度，腹直肌有无分离，注意羊水量及子宫肌的敏感度。用手测宫底高度，用软尺测量耻骨上方至子宫底的弧形长度和腹围值。用四步触诊法检查子宫大小、胎先露、胎产式、胎方位及先露是否衔接。

C. 听诊：胎心音在靠近胎背侧上方的腹壁上听得最清楚。枕先露时，胎心音在脐部下方右侧或左侧；臀先露时，胎心音在脐部上方右侧或左侧；肩先露时，胎心音在脐部下方听得最清楚。当腹壁紧、子宫敏感性高，难以确定胎背方向时，可借助胎心音及胎先露来综合分析判断胎位。

2）骨盆测量：了解骨产道的情况，判断胎儿可否经阴道分娩。分为骨盆外测量和骨盆内测量两种。

A. 骨盆外测量：

髂棘间径：孕妇取仰卧位，双腿伸直，测量两侧髂前上棘外缘的距离，正常值为 23～26 cm。

髂嵴间径：孕妇取仰卧位，双腿伸直，测量两侧髂嵴外缘最宽的距离，正常值为 25～28 cm。以上两径线能间接推测骨盆入口横径的长度。

骶耻外径：孕妇取左侧卧位，右腿伸直，左腿弯曲，测量第5腰椎棘突下凹陷处至耻骨联合上缘中点的距离，正常值为18～20 cm。此径线能间接推测骨盆入口前后径的长短，为骨盆外测量中最重要的径线。

坐骨结节间径：又称出口横径。孕妇取仰卧位，两腿弯曲，双手抱膝。测量两侧坐骨结节内侧缘之间的距离，正常值为8.5～9.5 cm，平均值为9 cm。

出口后矢状径：指坐骨结节间径中点至骶骨尖的距离，正常值8～9 cm。如出口横径与出口后矢状径之和大于15 cm，一般足月胎儿可以娩出。

耻骨弓角度：用两拇指尖斜着对拢，放置于耻骨联合下缘，左右两拇指平放在耻骨降支之上，测量两拇指之间的角度为耻骨弓角度。正常90°，小于80°则为异常。

B. 骨盆内测量：孕妇取膀胱截石位，外阴消毒，检查者戴消毒手套并涂以润滑油。适用于骨盆外测量狭窄者。常用径线有：

对角径：又称骶耻内径，是耻骨联合下缘至骶岬上缘中点的距离。检查者一手示、中指伸入阴道，用中指尖触及骶岬上缘中点，示指上缘紧贴耻骨联合下缘，另一手示指固定标记此接触点。测量中指尖至此接触点的距离，即为对角径。正常值为12.5～13 cm，用此值减去1.5～2.0 cm，则为真结合径值，正常值为11 cm。

坐骨棘间径：测量两侧坐骨棘间的距离。正常值约为10 cm。检查者一手示指、中指伸入阴道，分别触及两侧坐骨棘，估计其间的距离。坐骨切迹宽度：是坐骨棘与骶骨下部间的距离，即骶棘韧带的宽度。将伸入阴道内的示指、中指并排放于韧带上，若能容纳3横指（5.5～6.0 cm）为正常，否则为中骨盆狭窄。

3）阴道检查：妊娠期可行阴道检查，妊娠最后1个月及临产后，应避免不必要的检查。如若确实需要，应外阴消毒及检查者戴消毒手套，以防感染。

4）肛诊：以了解胎儿先露部、坐骨棘及坐骨切迹宽度、骶骨前面弯曲度以及骶骨关节活动度。

3. 心理-社会评估 评估孕妇的家庭经济情况、孕妇在家庭中的角色、居住环境以及宗教信仰等。评估支持系统，重点是配偶对此次妊娠的态度。对准父亲而言，这是一项心理压力，将经历与准母亲同样的情感与冲突。他可能会为自己的生育能力而骄傲，也会为即将来临的责任及生活型态的改变而感到焦虑。他会为妻子在妊娠过程中的身心变化感到惊讶和迷惑，时常因需适应妻子多变的情绪而不知所措。因此，评估准父亲的感受与态度，才能有针对性地帮助他承担父亲的角色，继而成为妻子强有力的支持者。

（1）妊娠早期：评估孕妇对妊娠的态度以及影响因素。评估孕妇对妊娠的接受程度：孕妇遵循产前指导的能力，筑巢行为，是否能主动地或在鼓励下谈论妊娠感受和困惑，妊娠期与家人及配偶的关系等。

（2）妊娠中、晚期评估：孕妇对妊娠有无不良情绪反应，对即将为人母和分娩有无焦虑和恐惧的心理。孕妇在妊娠中、晚期，强烈意识到将有一个新生儿，同时，妊娠晚期子宫明显增大，在体力上给孕妇加重负担，出现行动不便，甚至出现睡眠障碍、腰背痛等症状，使多数孕妇都急切盼望着分娩日期的到来。随着预产期的临近，孕妇常常因新生儿将要出生而感到愉快，但又因对分娩可能产生的痛苦而焦虑，担心能否顺利分娩、分娩过程中母儿的安危、新生儿有无畸形，担心家人能否接受新生儿的性别等。

4. 高危因素评估　重点评估孕妇是否存在以下高危因素：年龄<18 岁或≥35 岁；残疾；遗传性疾病史；既往有无流产、异位妊娠、早产、难产、死产、死胎、畸胎史；有无妊娠合并症，如心脏病、高血压、肝病、肾病、糖尿病等；有无妊娠并发症，如妊娠期高血压疾病、胎盘早剥、前置胎盘、过期妊娠、羊水异常、胎儿生长受限、母儿血型不合等。

5. 辅助检查

（1）常规检查：血常规、尿常规、肝功能、肾功能、血型（ABO 和 Rh）、空腹血糖、HBsAg、梅毒螺旋体、HIV 筛查等。

（2）超声检查：妊娠 18～24 周进行胎儿系统超声检查，筛查胎儿有无严重畸形；超声检查可以观察胎儿的生长发育情况、胎位、羊水量、胎盘位置、胎盘成熟度等。

（3）妊娠糖尿病（GDM）筛查：可先行口服 50 g 葡萄糖筛查，如 7.2 mmol/L≤血糖≤11.1 mmol/L，则需进行 75 g 口服葡萄糖耐量试验（OGTT）。国际最近推荐的方法是可直接行 75 g OGTT，其正常值为空腹血糖 5.1 mmol/L，1 小时血糖 10 mmol/L，2 小时血糖 8.5 mmol/L。或通过检测空腹血糖来作为筛查标准。

【常见护理问题】

1. 便秘　与妊娠引起的肠蠕动减弱有关。

2. 知识缺乏　缺乏妊娠期保健相关知识。

3. 胎儿有受伤的危险　与遗传、感染、胎盘功能障碍有关。

【护理措施】

1. 一般护理　告知孕妇产前检查的意义与重要性，解释产前检查的内容。一般情况下从确诊早孕开始行产前检查，主要目的是：①确定孕妇及胎儿的健康状况。②估计与核对妊娠期或胎龄。③制订完整的产前检查计划。世界卫生组织（2016 年）建议产前检查次数至少 8 次，分别为：妊娠＜12 周、20 周、26 周、30 周、34 周、36 周、38 周和 40 周。根据我国《孕前和孕期保健指南（2018 年)》，目前推荐的产前检查孕周分别是：妊娠 $6\sim13^{+6}$ 周，$14\sim19^{+6}$ 周，$20\sim24$ 周，$25\sim28$ 周，$29\sim32$ 周，$33\sim36$ 周，$37\sim41$ 周（每周 1 次）。有高危因素者，需酌情增加次数。

2. 心理护理　了解孕妇对此次妊娠的心理适应程度，鼓励孕妇抒发内心情感和想法，针对其需要帮助解决问题。告知孕妇，母体是胎儿生活的小环境，孕妇的生理和心理活动都将影响胎儿，需保持心情愉快、轻松。孕妇的情绪变化可通过血液与内分泌调节的改变对胎儿产生影响，如孕妇经常心境不佳、焦虑、恐惧、紧张、悲伤等，会引起胎儿脑血管收缩，减少脑部的供血量，影响胎儿脑部发育。过度紧张、恐惧甚至还可以造成胎儿的大脑发育畸形。大量研究资料证明，情绪困扰的孕妇容易发生妊娠期及分娩期并发症。

3. 症状护理

（1）恶心、呕吐：妊娠 6 周左右部分妇女出现早孕反应，于 12 周左右消失。在此期间应尽量避免空腹，清晨起床时可先吃几块饼干或面包，起床时动作宜缓慢，避免突然起身；少量多餐，每天进食 5～6 餐，避免空腹状态；两餐之间可进食液体；食用清淡食物，避免油炸、难以消化的食物；给予孕妇精神鼓励与支持，以减少心理的困扰与忧虑。如妊娠 12 周以后仍有呕吐，甚至影响孕妇营养时，需考虑妊娠剧吐的可能，应住院治疗，纠正水电解质的紊乱。

（2）尿频、尿急：一般发生在妊娠初 3 个月及妊娠末 3 个月。如因妊娠子宫压迫所致，且没有任何感染征象，需给予解释，不必处理。孕妇无需以减少液体摄入量的方式来缓解症状，有尿意时应及时排空膀胱。此现象产后逐渐自行消失。

（3）白带增多：妊娠初 3 个月及妊娠末 3 个月较明显，属妊娠期正常的生理变化。但需排除念珠菌、淋病奈瑟球菌、滴虫、衣原体等感染。嘱孕妇每日行外阴清洗或经常洗澡，以避免分泌物刺激，保持外阴清洁，严禁行阴道冲洗。指导孕妇穿透气性好的棉质内裤，勤更换。若孕妇分泌物过多，可用卫生巾并经常更换，增加舒适感。

（4）水肿：孕妇在妊娠后期容易发生双下肢水肿，经休息后可自行消退。如下肢明显凹陷性水肿或经休息后仍不消退者，应及时就诊，警惕发生妊娠期高血压疾病。嘱孕妇左侧卧位，缓解右旋增大的子宫对下腔静脉的压迫，下肢可稍垫高，避免长时间站立或久坐，以免加重水肿的发生。长时间站立的孕妇，可双下肢轮流休息，收缩下肢肌肉，有利于血液回流。孕妇应适当限制盐的摄入，但不必限制水分。

（5）下肢、外阴静脉曲张：孕妇需避免长时间站立或两腿交叉、行走，并注意多抬高下肢；指导孕妇穿弹力裤或袜，避免穿影响血液回流的紧身裤；会阴部有静脉曲张者，休息时可在臀下垫枕，抬高髋部。

（6）便秘：妊娠期常见的症状，尤其是妊娠前有便秘的孕妇。嘱孕妇养成每日按时排便的习惯，多吃蔬菜、水果等富含纤维素的食物，同时增加每日饮水量，注意适当活动。未经医师允许，不能随意用药。

（7）腰背痛：指导孕妇不穿高跟鞋，在抬举或俯拾物品时，保持上身直立、膝部弯曲，用双下肢的力量抬起。若疼痛严重，必须卧床休息（硬床垫），局部热敷。

（8）下肢痉挛：指导孕妇增加饮食中钙的摄入，如因钙磷不平衡所致，则限制牛奶（含大量的磷）的摄入或服用氢氧化铝乳胶，以吸收磷质来平衡体内钙磷之浓度。嘱孕妇避免腿部疲劳、受凉，伸腿时避免脚趾尖向前伸，走路时脚跟先着地。出现下肢肌肉痉挛时，嘱孕妇站直前倾或背屈肢体以伸展痉挛的肌肉，或局部行热敷按摩，直至痉挛消失。必要时可遵医嘱口服钙剂。

（9）仰卧位低血压综合征：嘱左侧卧位后症状可自行消失，不必过度紧张。

（10）失眠：坚持每日户外活动，如散步。睡前可用梳子梳头，温水泡脚，喝热牛奶等方式都有助于入眠。

（11）贫血：孕妇应适当增加饮食中铁的摄入，如动物肝脏、瘦肉、蛋黄、豆类等。如病情需要补充铁剂时，用水果汁或温水送服，可促进铁的吸收，且需在餐后 20 分钟服用，以减轻铁剂对胃肠道的刺激。向孕妇解释，服用铁剂后可能导致便秘或轻度腹泻，大便可能会变黑，不必担心。

4. 健康教育

（1）异常症状的判断：孕妇出现下列症状需立即就诊，妊娠 3 个月后仍持续呕吐，寒战发热，阴道流血，腹部疼痛，头痛、眼花、胸闷、心悸、气短，胎动计数明显增多或减少等。

（2）营养指导：孕妇的营养状况直接或间接影响自身和胎儿的健康。妊娠期间孕妇必须增加营养的摄入以满足自身与胎儿的需要。

1）制订备妊娠期及妊娠期合理的饮食计划，以满足孕妇自身和胎儿的需要，并为分娩和哺乳做准备。备孕妇女的营养状况关系着孕育和哺育新生命的质量，将长期影响妇女及其下一代的健康。妊娠期营养对母儿双方的远期和近期健康都将产生重要的影响。妊娠期妇女的膳食应根据胎儿生长速度与母体生理及代谢的变化适当进行调整。妊娠期妇女的膳食应是由多样化食物组成的营养均衡的膳食。中国营养学会《中国妊娠期妇女膳食指南(2016)》建议妊娠期妇女的膳食应在普通人群的膳食基础上增加下列 5 项内容：①补充叶酸，常吃含铁丰富的食物，选用碘盐。叶酸可有效预防神经管畸形及高同型半胱氨酸血症、促进红细胞成熟与血红蛋白的合成。妊娠期叶酸推荐摄入量 600 μg DFE/d，比非妊娠时增加 200 μg DFE/d，除常吃含叶酸丰富的食物外，还需补充叶酸 400 μg DFE/d。为预防流产、早产，满足妊娠期血红蛋白合成增加与胎儿铁储备的需要，妊娠期需常吃含铁丰富的食物，如铁缺乏严重可在医师指导下适量补铁。碘是调节新陈代谢和促进蛋白质合成的必需微量元素，是合成甲状腺素的原料，妊娠期碘的推荐摄入量比非妊娠时增加 110 μg/d，除补充碘盐外，每周还需摄入 1~2 次含碘丰富的海产品。②孕吐较明显或食欲不佳的孕妇不必特别强调平衡膳食，但每日必须摄入至少 130 g 糖类（碳水化合物），首选容易消化的粮谷类食物，如 180 g 米或面食，550 g 鲜玉米或薯类，少量多餐，确保摄入含必要量糖类的食物。孕吐严重或进食少者需寻求医师帮助。③妊娠中晚期适量增加摄入奶、禽、蛋、鱼、瘦肉，妊娠中期每日共计增加 50 g，到妊娠晚期再增加 75 g 左右；妊娠中期开始，每日增加 200 g 奶，使总摄入量达 500 g/d；深海鱼类含较多 n-3 多不饱和脂肪酸，其中二十二碳六烯酸（DHA）有益于胎儿脑和视网膜功能的发育，每周最好食用 2~3 次。④适量身体活动，维持妊娠期体重的适宜增长，健康的孕妇每日应进行不少于 30 分钟的中等强度身体活动，如散步、游泳、体操等。若体重增长不足，可适当增加摄入能量密度高的食物；若体重增长过多，应先保证营养素供应，同时注意控制总能量的摄入。⑤禁烟酒，烟草中的尼古丁和烟雾中的一氧化碳、氰化物可导致胎儿缺氧、营养不良、发育迟缓。酒精可通过胎盘进入胎儿体内导致胎儿发育不良、中枢神经系统发育异常等。

2）定期测量体重，监测体重增长情况。孕妇体重增长可影响母儿健康。近年来肥胖与超重的孕妇增加，妊娠期体重增长过多增加了难产、产伤、妊娠期糖尿病等的风险；妊娠期体重增长不足增加了胎儿生长受限、早产儿、低出生体重儿等不良妊娠结局。因此需重视妊娠期体重管理。妊娠早期体重变化不大，可每月测量 1 次，妊娠中、晚期应每周测量。应当在第一次产检时确定妊娠前 BMI，提供个性化的孕妇增重、饮食及运动指导。

3）饮食符合自然、均衡的原则，采用正确的烹饪方法，避免破坏食物的营养素。避免烟、酒、浓咖啡、浓茶及辛辣食物，选择易消化、无刺激的饮食。

4）孕妇的饮食宜尽量摄取高蛋白质、高维生素、高矿物质、适量脂肪及碳水化合物、低盐饮食。孕妇和乳母需合理均衡膳食，维持机体所需的不饱和脂肪酸，如二十二碳六烯酸水平，有助于婴儿早期神经和视觉功能发育、改善妊娠结局，也可能有益于改善产后抑郁及婴儿免疫功能和睡眠模式等。

（3）清洁和舒适：妊娠期养成良好的刷牙习惯，进食后均需刷牙，选用软毛牙刷；妊娠期排汗量增多，需勤淋浴，勤换内衣。孕妇宜穿宽松、柔软、舒适，冷暖适合的衣服。不穿紧身衣或袜裤，以免影响血液循环与胎儿发育。胸罩以选择舒适、合身、能支托增大的乳房为标准，减轻不适感。妊娠期穿轻便舒适的鞋，鞋跟宜低，但不完全平跟，以能支撑体重而且感到舒适为宜；避免穿高跟鞋，以防身体失平衡和腰背痛。

（4）活动与休息：一般孕妇能坚持工作到 28 周，28 周后可适当减轻工作量，避免重体力劳动、长时间站立或久坐。坐时抬高下肢，以减轻下肢水肿的发生。接触放射线或有毒物质的工作人员，妊娠期需予以调离。妊娠期因身心负荷加重，孕妇易感疲倦，需要充足的休息与睡眠。每日需有 8 小时的睡眠，午休 1~2 小时。卧床时取左侧卧位，以增加胎盘血供。运动能促进孕妇的血液循环，增进食欲和睡眠，还可以强化肌肉为分娩做准备，因此，妊娠期要保证适当的运动量。妊娠期适宜的活动包括：一切家务操作均可正常进行，注意不可攀高举重。孕妇最适宜的运动是散步，但需注意不要到空气不佳、人群拥挤的公共场所。

（5）胎教：是有目的、有计划地为胎儿的生长发育实施最佳的措施。现代科学技术对胎儿的研究发现，胎儿的眼睛可随送入的光亮而活动，轻触其手足可产生收缩反应；外界音响能传入胎儿听觉器官，并可引起心率的改变。因此，有人提出两种胎教方法：①对胎儿进行音乐训练。②对胎儿进行抚摸训练，激动胎儿的活动积极性。

（6）妊娠期自我监护：胎心音和胎动计数是孕妇自我监护胎儿宫内情况的重要手段。教会孕妇及家庭成员听胎心音与计数胎动，并做好记录，不仅可以了解胎儿宫内情况，而且还可以和谐孕妇及家庭成员之间的关系。胎动计数正常为≥6 次/2 小时，若<6 次/2 小时或减少 50％者，均应考虑子宫胎盘功能不足，胎儿宫内缺氧，应及时就诊，进一步诊断与处理。

（7）药物的使用：许多药物通过胎盘进入胚胎内影响胚胎的发育。尤其是在妊娠最初 2 个月内，是胚胎器官发育形成时期，此时用药应特别注意。妊娠期合理用药的原则：应选择单独用药，避免联合用药；选用小剂量药物，避免大剂量药物；选用疗效肯定的药物，避免用尚未确定的对胎儿有不良反应的药物；严格掌握用药剂量和药物持续时间，注意及时停药。

（8）性生活指导：妊娠前 3 个月及妊娠末 3 个月，均需避免性生活，防止流产、早产及感染。

（9）识别先兆临产：临近预产期的孕妇，如出现阴道血性分泌物或规律宫缩（间歇 5~6 分钟，持续 30 秒），需尽快到医院就诊。如阴道突然有大量液体流出，嘱孕妇取平卧位，抬高臀部，以防脐带脱垂而危及胎儿生命。

第五节　分娩的准备

大多数孕妇，尤其是初产妇，因缺乏有关分娩方面的相关知识，加之对分娩时疼痛和不适的错误理解，担忧分娩过程中自身和胎儿的安全等，使其产生焦虑和恐惧心理，而这些心理问题又将影响产程的进展和母儿的安全，因此，帮助孕妇做好分娩的准备非常重要。分娩准备包括：如何识别先兆临产、分娩物品的准备、分娩时不适的应对技巧等。

【识别先兆临产】

分娩发动前，出现一些预示孕妇不久即将临产的症状，如不规律宫缩、胎先露下降感、阴道少量淡红色分泌物（俗称见红），称为先兆临产。

1. 假临产　分娩发动前，孕妇常会出现假临产，其特点为：宫缩持续时间短（<30 秒）且频率不一致，间歇时间长而不规则；宫缩的强度未逐渐加强；不伴有宫颈管消失和宫口扩张；常在夜间出现而于白天消失；给予镇静剂可以将其抑制。

2. 胎儿下降感　随着胎先露下降入骨盆，使宫底下降，孕妇会感觉上腹部较前舒适，进食量增加，呼吸轻快。由于下降的胎先露入盆压迫膀胱，孕妇常出现尿频症状。

3. 见红　在分娩发动前 24~48 小时内（少数 1 周内），因宫颈内口附近的胎膜与该处的子宫壁分离，毛细血管破裂而阴道少量出血，与宫颈管内的黏液相混合排出，称为见红，是分娩即将开始的较可靠征象。若出血量达到或超过月经量，则不应认为是见红，而应考虑为妊娠晚期出血性疾病。

【分娩的物品准备】

年轻准父母缺乏抚养孩子的知识和技能，应指导其准备产妇和新生儿物品。

1. 母亲的用物准备　包括足够的内衣和内裤、消毒卫生巾，大小合适的胸罩及吸奶器（以备吸空乳汁用）等。

2. 新生儿的用物准备　包括舒适、柔软、宽大、便于穿脱的衣物，选用质地柔软、透气性好的纯棉织品尿布或一次性纸尿裤。此外，还需准备婴儿包被、毛巾、梳子、爽身粉、温度计等。对不能母乳喂养的新生儿，还需准备奶瓶、奶粉等。

【产前运动】

妊娠期做运动的目的是减轻身体的不适，伸展会阴部肌肉，使分娩顺利进行；同时能强化肌肉，有助于产后身体迅速有效地恢复。产前运动包括以下几种：

1. 腿部运动　双手扶椅背，左腿固定，右腿做 360°的转动，做毕后还原。双腿交替进行。目的在于增加会阴部肌肉的伸展性，增进骨盆肌肉的强韧度。

2. 腰部运动　双手扶椅背，慢慢吸气，双手同时用力，将身体重心集中在椅背上，脚尖立起使整个身体抬高，腰部伸直后使下腹紧靠椅背，然后慢慢呼气的同时，放松双手，脚还原。目的是减轻腰背部疼痛，并能在分娩时增加会阴部肌肉的伸展性及腹压。

3. 盘腿坐式　平坐床上，双小腿平行交接，一前一后，双膝分开，双小腿不可重叠。在看电视或聊天时可采取此姿势。目的是加强腹股沟肌肉与关节处韧带的张力，预防妊娠期增大子宫的压力产生的痉挛或抽筋；伸展会阴部肌肉。

4. 盘坐运动　平坐床上，将两跖骨并拢，双膝分开，双手轻放于双膝上，然后用手臂力量，将膝盖慢慢压下，配合做深呼吸运动，再将手放开，持续 2~3 分钟。目的在于加强小腿肌肉的张力，避免腓肠肌痉挛。

5. 骨盆与背部摇摆运动　平躺仰卧，双腿弯曲，双腿分开与肩同宽，用足部、肩部的力量，将背部与臀部抬起，然后双膝并拢，收缩臀部肌肉，再分开双膝，慢慢将背部与臀部放下。重复运动 5 次。目的是锻炼腰背部及骨盆底肌肉，增加其韧性与张力。

6. 骨盆倾斜运动　双手和双膝支撑于床上，背部缓慢弓起，放松复原；取仰卧位，两手背沿肩部伸展，双膝屈曲，双脚支撑，缓慢抬高腰部，放松复原。此项运动可站立式进行。

7. 脊柱伸展运动　平躺仰卧，双手抱住膝关节下缘使双膝屈曲，头部与上肢往前伸展，将脊柱、背部至臀部肌肉弯曲成弓字形，使头与下巴贴近胸部，然后放松复原，恢复平躺姿势。

8. 双腿抬高运动　平躺仰卧，两腿垂直抬高，足部抵住墙，坚持 3~5 分钟。目的是锻炼臀部肌肉张力，伸展脊椎骨，促进下肢血液循环。

妊娠早期即可开始进行 1、2 两项运动；妊娠 3 个月后可进行 3、4 两项运动；妊娠 6 个月以后开始进行 5~7 三项运动，可以减轻腰背部酸痛。孕妇进行产前运动时，需注意：于妊娠 3 个月后开始锻炼，做到循序渐进，持之以恒；锻炼前排空大小便；如有流产、早产现象应立即停止锻炼。

【减轻分娩不适的方法】

目前有多种方法能有助于减轻分娩时的疼痛。这些方法有 3 个重要前提：第一，孕妇在分娩前已获取分娩方面的相关知识，妊娠 8~9 个月时已进行腹式呼吸运动的练习，且已会运用腹式呼吸运动减轻分娩时的不适；第二，临产后子宫收缩时，保持腹部放松，可减轻阵痛的不适感；第三，疼痛可借分散注意力来得到缓解。目前常用减轻分娩时不适的方法有：

1. 拉玛泽分娩法（Lamaze method）又称"精神预防法"，由法国医师拉玛泽提出，是目前运用较广的预习分娩法。首先，根据巴甫洛夫条件反射的原理，于分娩过程中，训练孕妇当感觉收缩开始或听到口令"开始收缩"时，让自己自动放松；其次，孕妇需学习集中注意力于自己的呼吸，利用先占据脑中用来识别疼痛的神经细胞，使痛的冲动无法被识别，达到减轻疼痛的目的。

2. 瑞德法（Dick-Read method）由英国医师迪克·瑞德所提出。其原理是：恐惧可导致紧张，造成或强化疼痛。如能打破恐惧－紧张－疼痛的链环，便可减轻分娩时收缩引起的疼痛。瑞德法还包括采用腹式呼吸技巧与放松技巧。具体做法为：

（1）放松技巧：孕妇侧卧，头下垫一小枕，使腹部的重量施于床垫上，身体的任何部位均不交叠。

（2）腹式呼吸：孕妇平卧，集中精神让腹肌提升，缓慢呼吸，每分钟呼吸 1 次（30 秒吸气，30 秒呼气）。在分娩末期，当腹式呼吸已不能应付时，则改用快速的胸式呼吸。此法目的是转移注意力，以减轻全身肌肉的紧张性；迫使腹部肌肉升起，使子宫能在收缩时不受限制；能维持子宫良好的血液供应。

3. 布莱德雷法（Bradley method）由罗伯特·布莱德雷医师提出，又称"丈夫教练法"。其放松与控制呼吸的技巧同前，重点强调丈夫在妊娠、分娩及新生儿出生后最初几日中的重要性。分娩过程中，丈夫可鼓励产妇适当活动而促进产程，并可以用转移注意力的方法来减轻产妇的疼痛与不适。

（石理红）

------- 本章测试题扫二维码可见 -------

第三章　分娩期妇女的护理

【概述】

妊娠满 28 周（196 日）及以后的胎儿及其附属物，从临产开始到从母体娩出的全过程，称为分娩。妊娠满 28 周至不满 37 足周（196～258 日）间分娩，称为早产。妊娠满 37 周至不满 42 足周（259～293 日）间分娩，称为足月产。妊娠满 42 周及以后（294 日及 294 日以上）分娩，称为过期产。

第一节　分娩动因

分娩发动的原因目前仍不清楚。有关分娩发动的一些学说如炎症反应学说、子宫下段形成及宫颈成熟学说、神经介质理论、免疫学说、机械性理论以及内分泌控制理论等试图给予解释，但都不能圆满阐述分娩动因。随着研究的深入，相关研究理论可以集中归纳为妊娠稳定失衡学说与缩宫素诱导学说，目前认为子宫生理性改变和胎儿成熟可能是分娩发动的必要条件。

一、子宫的生理性变化

【分娩前及分娩时子宫的生理性变化】

临产前阶段子宫静息状态结束，子宫肌层与宫颈的形态及结构发生生理性改变。此期的特点表现为：①子宫肌层缩宫素受体剧增。②子宫肌细胞内钙离子浓度增加。③子宫肌细胞间隙连接增加。④宫颈软化成熟及子宫下段的形成。

分娩阶段的特点为：①子宫平滑肌对缩宫素的敏感性增强。②子宫规律性收缩导致宫颈扩张。

【子宫的生理性变化机制】

1. 子宫肌细胞间隙连接增多　妊娠期间的肌细胞间隙连接数量少，分娩过程持续增加，产后会急剧下降。细胞间隙连接可使肌细胞兴奋同步化，协调收缩活动，增强子宫的收缩力和肌细胞对缩宫素的敏感性。

2. 子宫肌细胞内钙离子浓度增加　子宫肌细胞收缩需要肌动蛋白和磷酸化肌浆球蛋白及能量供应。子宫肌细胞内的钙离子浓度增加，可激活肌浆球蛋白轻链激酶，并可加速肌浆球蛋白磷酸化与肌动蛋白结合形成调节单位使ATP酶活化，ATP转化为ADP，为子宫收缩提供能量。

3. 子宫肌层白细胞募集　外周血白细胞于分娩发动前募集至子宫肌层，产生炎性细胞因子，在子宫肌层局部形成正反馈回路，可能参与子宫收缩的启动和持续。

4. 母体的内分泌调节

（1）前列腺素的作用：妊娠期子宫蜕膜、绒毛膜、羊膜、脐带、胎盘和子宫平滑肌以及胎儿下丘脑-垂体-肾上腺系统均能产生前列腺素。前列腺素能诱发宫缩、增加子宫的敏感性并能促进宫颈成熟。

（2）雌激素的作用：①增加间隙连接蛋白和缩宫素受体合成，促进子宫功能转变。②刺激蜕膜及羊膜合成与释放前列腺素，并促进子宫收缩及宫颈软化成熟。③促进钙离子内流从而促使子宫收缩。

（3）孕激素的作用：以往研究认为孕酮可抑制子宫收缩，而给予孕酮拮抗剂（米非司酮）可提高其对缩宫素的敏感性。目前孕激素撤退对人类分娩启动的作用尚未得到公认，但可成为将来研究的热点。

（4）缩宫素的作用：①促使蜕膜前列腺素合成与释放。②促进肌细胞间隙连接蛋白的合成。③增强子宫肌层对缩宫素的敏感性。④促进宫颈成熟及子宫下段形成。

二、胎儿成熟后的内分泌调节

一直以来，研究学者就猜想，胎儿作为分娩的重要参与要素在分娩的启动中发挥着重要作用。有研究发现胎盘可产生大量的促性腺激素释放激素，而有些研究提示胎儿可以通过下丘脑-垂体-肾上腺的相互作用，提供分娩信号。主要是刺激分泌促肾上腺皮质激素，刺激肾上腺皮质合成较多的皮质醇，同时胎盘部位形成更多的脱氢表雄酮，进入母体血液循环后可打破子宫的稳态。因此，有推测在人类胎儿成熟后，相似的机制促进硫酸脱氢表雄酮产生，并经过胎盘芳香化酶的作用，转化为 17β-雌二醇，进入母体血液循环发挥作用，其机制可能同前述的雌激素对分娩的作用。

第二节　影响分娩的因素

决定分娩的因素包括产力、产道、胎儿及产妇的精神心理因素。子宫收缩力是临产后最主要的产力，腹压是第二产程中胎儿娩出的重要辅助力量，肛提肌收缩力可协助胎儿内旋及胎头仰伸。骨盆三个平面的大小与形状、子宫下段的形成、宫颈管消失与宫口扩张、会阴体伸展等均可直接影响胎儿能否顺利通过产道。胎儿大小与胎方位也是分娩难易的重要影响因素。精神心理因素会影响分娩的全过程，产妇良好的精神心理状态对分娩非常重要。在分娩过程中，产力、产道、胎儿及产妇的精神心理因素这四种因素正常并相互协调适应，胎儿顺利经阴道自然娩出，则为正常分娩。

一、产力

将胎儿及其附属物从子宫内逼出的力量称为产力，包括子宫收缩力、腹壁肌和膈肌收缩力和肛提肌收缩力。

【子宫收缩力】

子宫收缩力是临产后的主要产力，贯穿于整个分娩过程中。临产后的正常宫缩具有以下特点：

1. 节律性　是临产的标志。每次宫缩都是由弱到强（进行期），维持一定时间（极期，一般为 30～40 秒），随后从强逐渐减弱（退行期），直至消失进入间歇期（一般为 5～6 分钟，图 3 - 1）。当宫口开全时，间歇期仅 1～2 分钟，宫缩可持续 60 秒。宫缩如此反复，直至分娩结束。宫缩强度随产程进展逐渐增强，间歇期宫腔压力仅为 6～12 mmHg，临产初期升至 25～30 mmHg，第一产程末可达 40～60 mmHg，第二产程期间增至 100～150 mmHg。宫缩时，子宫肌壁血管和胎盘受压，使子宫和胎盘绒毛间隙的血流减少，但宫缩间歇期，子宫血流量又恢复至原来水平，胎盘绒毛间隙的血流重新充盈。宫缩的节律性有利于胎儿适应分娩过程。

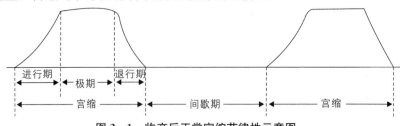

图 3 - 1　临产后正常宫缩节律性示意图

2. 对称性　正常宫缩起自两侧子宫角部，迅速向子宫底中线集中，左右对称，再以每秒 2 cm 的速度迅速向子宫下段扩散，约在 15 秒内均匀协调地遍及整个子宫，此为宫缩的对称性。

3. 极性　宫缩以子宫底部最强、最持久，向下逐渐减弱，此为子宫收缩的极性，子宫底部收缩力的强度是子宫下段的 2 倍。

4. 缩复作用　每当宫缩时，子宫体部肌纤维短缩变宽，间歇期肌纤维虽然松弛变长变窄，但不能恢复到原来的长度，经反复收缩，肌纤维越来越短，这种现象称为缩复作用。缩复作用可使宫腔容积逐渐缩小，迫使胎先露部下降，宫颈管逐渐缩短直至消失。

【腹壁肌及膈肌收缩力】

腹壁肌及膈肌收缩力是第二产程时胎儿娩出的重要辅助力量。宫口开全后，每次宫缩时，前羊膜囊或胎先露部压迫骨盆底组织及直肠，反射性地引起排便动作。产妇表现为主动屏气，喉头紧闭向下用力，腹壁肌及膈肌收缩使腹内压增高，促使胎儿娩出。过早使用腹压易导致产妇疲劳、宫颈水肿，可使产程延长。第三产程时，腹壁肌及膈肌收缩力可迫使已剥离的胎盘尽早娩出，减少产后出血的发生。

【肛提肌收缩力】

肛提肌收缩力可协助胎先露部在骨盆腔进行内旋转。当胎头枕部露于耻骨弓下时，能协助胎头仰伸及娩出。胎儿娩出后，当胎盘降至阴道时，肛提肌收缩力能协助胎盘娩出。

二、产道

产道是胎儿娩出的通道，分骨产道与软产道两部分。

【骨产道】

骨产道指真骨盆，其大小、形态与分娩有密切关系。骨盆腔可分 3 个平面，每个平面由多条径线组成。

1. 骨盆入口平面　为骨盆腔上口，呈横椭圆形，上口前方为耻骨联合上缘，两侧为髂耻缘，后方为骶岬前缘。骨盆入口平面有 4 条径线（图 3-2）。

（1）入口前后径：即真结合径。为耻骨联合上缘中点至骶岬前缘正中间的距离，平均长 11 cm，其长度与胎先露衔接关系密切。

（2）入口横径：两髂耻缘间的最大距离，平均长 13 cm。

（3）入口斜径：左右各一。左侧骶髂关节至右侧髂耻隆突间的距离为左斜径；右侧骶髂关节至左侧髂耻隆突间的距离为右斜径，平均长 12.75 cm。

2. 中骨盆平面　此平面是骨盆最小平面，是骨盆腔最狭窄部分，呈前后径长的纵椭圆形。其前方为耻骨联合下缘，两侧为坐骨棘，后方为骶骨下端。有2条径线（图3-3）。

（1）中骨盆前后径：耻骨联合下缘中点通过两侧坐骨棘连线中点至骶骨下端间的距离，平均长11.5 cm。

（2）中骨盆横径：又称坐骨棘间径。为两坐骨棘间的距离，平均长10 cm。此径线与分娩机制有重要关系，是衡量胎先露部能否通过中骨盆的重要径线。

3. 骨盆出口平面　为骨盆腔下口，由2个在不同平面的三角形所组成。坐骨结节间径为两个三角形共同的底，前三角的顶端为耻骨联合下缘，两侧为耻骨降支；后三角的顶端为骶尾关节，两侧为骶结节韧带。有4条径线（图3-4）。

（1）出口前后径：耻骨联合下缘至骶尾关节间的距离，平均长11.5 cm。

（2）出口横径：两坐骨结节间的距离，又称坐骨结节间径，平均长9 cm。此径线与分娩关系密切。

（3）出口前矢状径：耻骨联合下缘中点至坐骨结节间径中点间的距离，平均长6 cm。

（4）出口后矢状径：骶尾关节至坐骨结节间径中点间的距离，平均长8.5 cm。当出口横径稍短，而出口横径与后矢状径之和＞15 cm时，正常大小胎儿可以通过后三角区经阴道娩出。

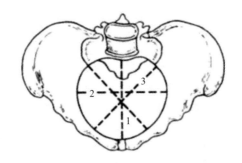

1. 前后径11 cm；2. 横径13 cm；3. 斜径12.75 cm

图3-2　骨盆入口平面各径线

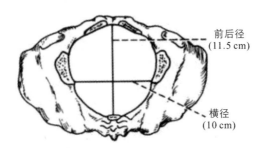

图3-3　中骨盆平面各径线

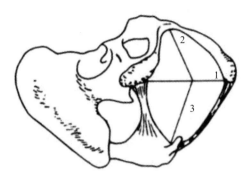

1. 出口横径约 9 cm；2. 出口前矢状径 6 cm；3. 出口后矢状径 8.5 cm

图 3-4 骨盆出口平面各径线

4. 骨盆轴与骨盆倾斜度

（1）骨盆轴：为连接骨盆各假想平面中点的曲线。此轴上段向下、向后，中段向下，下段向下、向前。分娩时，胎儿即沿此轴娩出，助产时也应按此轴方向协助胎儿娩出。

（2）骨盆倾斜度：指妇女直立时，骨盆入口平面与地平面所形成的角度，一般为 60°。若角度过大，可影响胎头衔接。产妇在分娩时所采取的体位不同也会影响骨盆倾斜度。

【软产道】

软产道是由子宫下段、宫颈、阴道及骨盆底软组织构成的弯曲管道。

1. 子宫下段的形成 由非妊娠时约 1 cm 的子宫峡部伸展形成。在妊娠 12 周后子宫峡部已扩展成宫腔的一部分，至妊娠末期被拉长形成子宫下段。临产后规律宫缩进一步使其拉长至 7~10 cm，肌壁变薄成为软产道的一部分。由于子宫肌纤维的缩复作用，子宫上段肌壁越来越厚，子宫下段肌壁被牵拉越来越薄，此时因子宫上、下段的肌壁厚薄不同，在两者之间的子宫内面形成一个环状隆起，称为生理缩复环，正常情况下，此环不易自腹部见到。

2. 宫颈的变化

（1）宫颈管消失：临产前宫颈管长 2~3 cm，初产妇较经产妇稍长。临产后的规律宫缩牵拉宫颈内口的子宫肌纤维及周围韧带，加之胎先露部支撑前羊水囊呈楔状，致使宫颈内口水平的肌纤维向上牵拉，使宫颈管形成漏斗形，此时宫颈外口变化不大，随后宫颈管逐渐短缩直至消失。初产妇多是宫颈管先消失，宫口后扩张；经产妇多是宫颈管消失与宫口扩张同时进行。

（2）宫口扩张：临产前，初产妇的宫颈外口仅容一指尖，经产妇能容一指。临产后，宫口扩张主要是子宫收缩及缩复向上牵拉的结果。由于子宫下段蜕膜发育不良，胎膜容易与该处蜕膜分离而向宫颈管突出形成前羊膜囊，同时胎先露部衔接使前羊水滞留于前羊膜囊，协同扩张宫口。胎膜多在宫口近开全时自然破裂。破膜后，胎先露部直接压迫宫颈，宫口扩张的作用更显著。

3. 骨盆底、阴道及会阴的变化　前羊水囊及胎先露部将阴道上部撑开，破膜后胎先露部下降直接压迫骨盆底，使软产道下段形成一个向前弯的长筒，前壁短后壁长，阴道外口开向前上方，阴道黏膜皱襞展平使阴道扩张。肛提肌向下及两侧扩展，肌束分开，肌纤维拉长，使 5 cm 厚的会阴体变成 2~4 mm，以利胎儿通过。

三、胎儿

胎儿大小、胎位以及有无造成分娩困难的胎儿畸形均与分娩能否正常进行有关。

【胎儿大小】

胎儿大小是决定分娩难易的重要因素之一。胎儿过大致胎头径线过大时，尽管骨盆大小正常，也可因相对性头盆不称导致难产。

1. 胎头颅骨　由顶骨、额骨、颞骨各两块及枕骨一块构成。两顶骨间为矢状缝，顶骨与额骨间为冠状缝，枕骨与顶骨间为人字缝，颞骨与顶骨间为颞缝，两额骨间为额缝。两颅缝交界空隙较大处称囟门，位于胎头前方的菱形囟门称前囟（大囟门），位于胎头后方呈三角形的称后囟（小囟门）。颅缝与囟门之间有软组织覆盖，使胎头具有一定可塑性。分娩过程中，颅骨轻度移位重叠使头颅变形，头颅体积缩小，有利于胎头娩出。过熟儿颅骨过硬，胎头不易变形，可引起难产。

2. 胎头径线

（1）双顶径：为两顶骨隆突间的距离，足月胎儿平均值 9.3 cm，是胎头的最大横径。

（2）枕额径：为鼻根上方至枕骨隆突的距离，足月胎儿平均值约 11.3 cm，胎头常以此径衔接。

（3）枕下前囟（小斜径）：前囟中点至枕骨隆突下方的距离，足月胎儿的平均值为 9.5 cm，胎头俯屈后以此径通过产道。

（4）枕颏径（大斜径）：颏骨下方中央至后囟顶部间的距离，足月胎儿平均值为 13.3 cm。

【胎位】

若为纵产式，胎体纵轴与骨盆相一致，胎儿容易通过产道。头先露时，胎头先通过产道，其余胎体较易娩出。臀先露时，胎臀先娩出，因胎臀较胎头周径小且软，产道未能充分扩张，胎头娩出时又无变形机会，易致胎头娩出困难。肩先露时，胎体纵轴与骨盆轴垂直，足月活胎不能通过产道，对母儿威胁极大。

【胎儿畸形】

胎儿某一部分发育异常，如脑积水、连体儿等，由于胎头或胎体过大，通过产道困难。

四、精神心理因素

分娩对于产妇是一种压力源，会引起一系列特征性的心理情绪反应，常见的情绪反应是焦虑和恐惧。产妇在很多情况下都可能产生焦虑和恐惧，如担心胎儿畸形、胎儿性别与自己期望的不一致、难产、分娩疼痛、分娩中出血、分娩意外、住院造成的陌生感、医院环境的刺激以及与家人分离的孤独感等。焦虑和恐惧的心理状态使机体产生一系列变化并影响分娩的顺利进展。如心率加快、呼吸急促致使子宫缺氧而发生宫缩乏力、宫口扩张缓慢、胎先露部下降受阻。同时，交感神经兴奋，释放儿茶酚胺，血压升高，导致胎儿缺血缺氧而出现胎儿窘迫。焦虑时，去甲肾上腺素降低可使子宫收缩力减弱而对疼痛的敏感性增加。

第三节 分娩机制

分娩机制是指胎儿先露部为适应骨盆各平面的不同形态，被动地进行一系列适应性转动，以其最小径线通过产道的全过程。临床上枕先露占 95.55%~97.55%，以枕左前位最多见，故以枕左前位为例说明分娩机制，包括衔接、下降、俯屈、内旋转、仰伸、复位及外旋转、胎儿娩出等动作（图 3-5）。

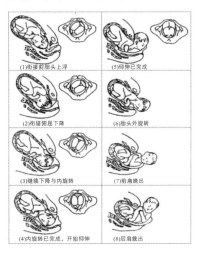

(1)衔接前胎头上浮　(5)仰伸已完成
(2)衔接俯屈下降　(6)胎头外旋转
(3)继续下降与内旋转　(7)前肩娩出
(4)内旋转已完成，开始仰伸　(8)后肩娩出

图 3-5 枕左前位分娩机制示意图

1. 衔接　胎头双顶径进入骨盆入口平面，胎头颅骨最低点接近或达到坐骨棘水平，称衔接。胎头以半俯屈状态进入骨盆入口，以枕额径衔接。因枕额径大于骨盆入口前后径，胎头矢状缝坐落于骨盆入口右斜径上，胎头枕骨在骨盆的左前方。经产妇多在分娩开始后胎头衔接，部分初产妇可在预产期前 1~2 周内胎头衔接，若初产妇临产后胎头仍未衔接，应考虑有无头盆不称。

2. 下降　胎头沿骨盆轴前进的动作称为下降，是胎儿娩出的首要条件。下降贯穿于整个分娩的始终，与其他动作相伴随，下降动作呈间歇性。宫缩时胎头下降，间歇时胎头又稍退缩。初产妇胎头下降速度因宫口扩张缓慢和软组织阻力大，故较经产妇慢。临床上以胎头下降的速度作为判断产程进展的重要标志。促使胎头下降的因素有：①宫缩时通过羊水传导，压力经胎轴传至胎头。②宫缩时宫底直接压迫胎臀。③宫缩时胎体伸直延长有利于压力传递。④腹肌收缩使腹压增加，压力经子宫传至胎儿。

3. 俯屈　当胎头以枕额径进入骨盆腔降至骨盆底时，处于半俯屈状态的胎头枕部遇肛提肌阻力，借杠杆作用进一步俯屈，使下颏接近胸部，变胎头衔接时的枕额径为枕下前囟径，以适应产道的最小径线，有利于胎头进一步下降。

4. 内旋转　胎头为适应骨盆轴而旋转，使其矢状缝与中骨盆及出口前后径相一致。内旋转使胎头适应中骨盆及出口前后径大于横径的特点，有利于胎头下降。胎头于第一产程末完成内旋转动作。枕先露时，胎头枕部位置最低，到达骨盆底时，肛提肌收缩力将胎头枕部推向阻力小、部位宽的前方，枕左前位的胎头向前旋转 45°，后囟转至耻骨弓下方。

5. 仰伸　完成内旋转后，胎头下降达阴道外口时，宫缩和腹压继续迫使胎头下降，而肛提肌收缩力又将胎头向前推进，两者共同作用使胎头沿骨盆轴下段向下向前的方向转向前，胎头枕骨下部达耻骨联合下缘时，以耻骨弓为支点，使胎头逐渐仰伸，胎头的顶、额、鼻、口、颏相继娩出。胎头仰伸时，胎儿双肩径进入骨盆入口左斜径上。

6. 复位及外旋转　胎头娩出时，胎儿双肩径沿骨盆入口左斜径下降。胎头娩出后，为使胎头与胎肩恢复正常关系，胎头枕部向左旋转 45°，称复位。胎肩在盆腔内继续下降，前（右）肩向前向中线旋转 45°时，胎儿双肩径转成与出口前后径相一致的方向，胎头枕部需在外继续向左旋转 45°，以保持胎头与胎肩的垂直关系，称外旋转。

7. 胎肩及胎儿娩出　胎头完成外旋转后，胎儿前（右）肩在耻骨弓下先娩出，随即后（左）肩从会阴前缘娩出。胎儿双肩娩出后，胎体及胎儿下肢随之顺利娩出，完成分娩全过程。分娩机制各动作虽分别介绍，却是连续进行的，下降动作始终贯穿于整个分娩过程中。

第四节 产程的分期及护理

一、临产与产程

【临产】

临产开始的标志为有规律且逐渐增强的子宫收缩，持续 30 秒或以上，间歇 5~6 分钟，同时伴随进行性宫颈管消失、宫口扩张和胎先露下降。此时用镇静药物不能抑制宫缩。

【总产程及产程分期】

分娩全过程是从出现规律宫缩开始至胎儿胎盘娩出为止，称分娩总产程。临床上分为 3 个产程：

1. 第一产程 从间歇 5~6 分钟的规律宫缩开始，到宫口开全。初产妇需 11~12 小时，经产妇需 6~8 小时。

2. 第二产程 从宫口开全到胎儿娩出。初产妇需 1~2 小时，经产妇一般数分钟即可完成，但也有长达 1 小时者。

3. 第三产程 从胎儿娩出后到胎盘娩出，需 5~15 分钟，不应超过 30 分钟。

二、第一产程妇女的护理

第一产程是产程的开始，又称宫颈扩张期，是从临产开始到宫颈口完全扩张的过程。第一产程时间长，可发生各种异常，须严密观察产程，确保产程进展顺利。

【临床表现】

1. 规律收缩 产程开始时，宫缩持续时间较短（约 30 秒）且强度弱，间歇期较长（5~6 分钟）。随着产程进展，持续时间渐长（50~60 秒），且强度不断增加，间歇期渐短（2~3 分钟）。当宫口近开全时，宫缩持续时间可长达 1 分钟或 1 分钟以上，间歇期仅 1 分钟或稍长。

2. 宫口扩张 通过阴道检查，可以确定宫口扩张程度。当宫缩渐频且不断增强时，宫颈管逐渐缩短直至展平，宫口逐渐扩张。宫口开全时，宫口边缘消失，与子宫下段及阴道形成产道。根据 2014 年中华医学会妇产科学分会产科学组颁布的新产程标准及专家共识，根据宫口扩张曲线将第一产程分为潜伏期和活跃期。潜伏期是指从临产后规律宫缩开始，至宫口扩张达

6 cm。此期初产妇不超过 20 小时，经产妇不超过 14 小时。活跃期是指从宫口扩张 6 cm 至宫口开全。此期宫口扩张速度明显加快，需 1.5～2 小时。

3. 胎头下降　是决定能否经阴道分娩的重要观察指标。随着产程进展，先露部逐渐下降，一般在宫颈扩张的最大加速期，胎头下降速度达最高水平，并保持不变，直到先露部到达外阴及阴道口。为能准确判断胎头下降程度，应行肛查或阴道检查，以明确胎头颅骨最低点的位置，并能协助判断胎方位。坐骨棘平面是判断胎头高低的标志。胎头颅骨最低点平坐骨棘时，以"0"表示；在坐骨棘平面上 1 cm 时，以"−1"表示；在坐骨棘平面下 1 cm 时，以"＋1"表示，其余依此类推。潜伏期胎头下降不显著，活跃期下降加速，平均下降 0.86 cm/h，可作为估计分娩难易的有效指标。

4. 胎膜破裂　简称破膜。宫缩时，子宫羊膜腔内压力增高，胎先露部下降，将羊水阻断为前、后两部，在胎先露部前面的羊水不多，约为 100 mL，称为前羊水，形成前羊水囊。它有助于扩张宫口。宫缩继续增强，子宫羊膜腔内压力更高，当羊膜腔压力增加到一定程度时自然破膜，破膜多发生在宫口近开全时。

【辅助检查】

1. 实验室检查　常规检测血常规、出凝血时间、尿常规、血型、ECG 等。

2. 胎心监护　可以监测宫缩情况及胎心变化，了解产程进展及胎儿在宫内情况。

【常见护理问题】

1. 分娩疼痛　与子宫收缩有关。

2. 舒适度减弱　与子宫收缩、膀胱充盈、胎膜破裂等有关。

3. 焦虑　与缺乏对分娩过程的了解，担心自己和胎儿的安全有关。

4. 潜在并发症　胎儿窘迫、子宫破裂。

【护理措施】

1. 一般护理

（1）心理支持：产妇入院时，既要面对陌生的环境，又要面对一连串的检查和询问，同时对分娩充满恐惧，常感到紧张、焦虑，护理人员要提供心理支持。向产妇及家属介绍产房环境，包括工作人员、产房常规、待产室及产房设备，以及待产过程中可能遇到的问题，改变孕妇对分娩的不正确认知。安抚其不良情绪，让其认识到自己在正常分娩过程中的主动地位和作用，增强对自然分娩的信心，避免紧张。运用语言及非语言沟通技巧，让产妇了解护士扮演的是支持者、照顾者及信息提供者的角色，同时适当运用抚摸技巧。对产妇的行为表示赞同和理解，指导产妇采取积极的应对措施。检查操作前给予以解释、说明，争取产妇合作。为产妇提供信息支持，包括分娩过程、产程进展情况、每次检查、处理的目的和结果等。

（2）生命体征监测：临产后宫缩频繁，出汗较多，加上阴道血性分泌物及胎膜破裂羊水流出，易发生感染，应注意体温监测。第一产程期间，宫缩时血压常升高 5～10 mmHg，间歇期恢复原状，应每隔 4～6 小时测量 1 次。若发现血压升高，应增加测量次数，并予以相应的处理。

（3）提供舒适的环境：为待产妇安排一个安静舒适的环境，最好为单间，房间布置温馨、人性化，允许家属陪伴。室内的光线尽量采纳自然光，保持空气清新、温湿度适宜。

（4）补充液体和热量：临产过程中长时间的呼吸运动及流汗，使产妇体力消耗较大，并感口干舌燥。在宫缩间歇期，护理人员应鼓励产妇少量多次进食，进食高热量、易消化、清淡的食物，并注意摄入足够的水分。因呕吐明显无法进食或因剖宫产概率高需禁食时，应静脉补液给予营养支持以保证精力和体力。

（5）活动与休息：临产后，可鼓励孕妇室内适当活动，孕妇采取站、蹲、走等多种方式，有利于产程进展。初产妇如果休息不佳，临产早期估计胎儿短期内不会娩出者，可遵医嘱给予肌内注射盐酸哌替啶让产妇休息。有下列情况之一者不宜自由活动体位：①胎膜已破，胎头高浮或臀位者应卧床休息，防脐带脱垂。②并发重度妊娠期高血压者。③有异常出血者。④横位已出现先兆临产征象者。⑤妊娠合并心脏病者。

（6）维持身体清洁舒适：临产过程中，出汗、见红、羊水会弄湿产妇的衣服和床单、会阴垫，产妇常有不适感，护理人员应帮助产妇擦汗，经常更换会阴垫和床单。破膜后，为保持会阴部的清洁以增进舒适并预防感染，必要时可给予会阴擦洗。

（7）排尿与排便：临产后，应鼓励产妇每 2～4 小时排尿 1 次，以免膀胱充盈影响宫缩及胎头下降。若因胎先露压迫引起排尿困难者，应警惕有无头盆不称，必要时可导尿。产妇有便意时，需判断是否有大便及宫口扩张程度，排便时须有人陪伴，嘱产妇不要长时间屏气用力排便，避免加重宫颈水肿。

2. 密切观察产程

（1）子宫收缩：产程中需观察并记录子宫收缩情况，包括宫缩的持续时间、间歇时间及强度。潜伏期每 2～4 小时观察 1 次，活跃期每 1～2 小时观察 1 次，一般需要连续观察至少 3 次宫缩。用手触摸观察宫缩，宫缩时宫体部隆起变硬，间歇时宫体松弛变软。也可用胎儿电子监护仪观察宫缩强度、频率、持续时间及宫缩或胎动时胎心率的变化。

（2）胎心：胎心率是产程中非常重要的观察指标。正常胎心率为110～160次/分。临产后应严密监测胎心的频率、节律和宫缩后胎心有无变异，并注意与孕妇的脉搏区分。潜伏期每1小时听胎心音1次，活跃期15～30分钟听1次。在宫缩间歇期每次听诊1分钟。第一产程末期，当宫缩时胎头受压，颅内压增高，脑血流量一时性减少，容易出现早期减速，但可以迅速恢复。若宫缩后胎心率不能恢复，或胎心率<110次/分或>160次/分，均提示胎儿缺氧，应立即查找原因并通知医师，给产妇吸氧，改为左侧卧位等处理。

（3）宫口扩张及先露部下降：通过阴道检查判断宫口扩张程度及先露下降程度。阴道检查能直接摸清胎头，触及矢状缝及囟门，确定胎方位，了解宫口扩张、先露下降及内骨盆情况。如果胎膜已破，则应上推胎头了解羊水和胎方位，如果胎方位异常、产程进展好，则可继续观察至宫口开全；若产程进展不好，应评估宫缩情况，宫缩差则加强宫缩；宫缩好可通过改变产妇体位以助改变胎方位。

常用产程图来描记和反映宫口扩张与胎先露下降情况，以便指导产程处理。按照产程曲线的画法可分为交叉型和伴行型两种。交叉型产程图横坐标为临产时间（小时），纵坐标左侧为宫颈扩张程度，由下至上是0～10 cm，右侧为胎先露下降程度，由上至下是－5 cm～＋5 cm。将每次检查结果记录在产程图上，随时间推移连续描记，形成宫口扩张曲线与胎先露下降曲线，两条曲线相交叉。伴行型产程图不同的是胎先露下降程度由下至上是－5 cm～＋5 cm，两条曲线随时间推移相伴而行，逐渐上升。使用产程图使产程进展情况一目了然，便于指导产程处理。

（4）破膜：胎膜多在宫口近开全时破裂，前羊水流出。一旦胎膜破裂，应立即听胎心，并观察羊水颜色、性状和流出量，记录破膜时间。正常羊水的颜色随孕周增加而改变。足月以前，羊水为无色、澄清的液体；足月时因有胎脂及胎儿皮肤脱落细胞、毳毛、毛发等物质混悬其中，羊水则呈轻度乳白色并混有白色的絮状物。若胎头高浮未衔接，应嘱产妇立即卧床休息，同时抬高臀部，以防脐带脱垂；若破膜超过12小时未分娩，应遵医嘱使用抗生素。

3.疼痛护理

（1）一般护理：询问孕妇对宫缩阵痛的感受，观察孕妇面部表情，了解疼痛程度，可选择不同的疼痛评估工具，如数字评分法、面部表情疼痛评定法等进行疼痛评估；建立以产妇为中心的整体化服务系统；设置温馨、舒适的家庭化待产和分娩环境；准父亲或其他家庭成员参与陪伴；协助产妇采取舒适体位，如坐、站、蹲、前倾位、侧卧位、手膝位等，并提供分娩球、分娩凳等支持工具，助产士陪伴在产妇身边，协助产妇保持身体平衡；在不同体位给予产妇腰背部按摩，减轻疼痛。

（2）非药物性分娩镇痛：根据疼痛评估的结果以及产妇的具体情况选用合适的分娩镇痛方法，首选非药物镇痛。如呼吸调节、精神松弛、注意力集中、音乐疗法、慢舞、导乐陪伴分娩、水中分娩等。具体方法详见本章第五节"分娩期疼痛妇女的护理"。

【知识链接】

新产程标准及处理的专家共识（2014 年）

产程正确处理对减少手术干预，促进安全分娩至关重要。目前，针对分娩人群的特点，如平均分娩年龄增高，孕妇和胎儿的平均体质量增加，硬脊膜外阻滞等产科干预越来越多，审视沿用多年的 Friedman 产程曲线，一些产程处理的观念值得质疑和更新。2014 年，在综合国内外相关领域文献资料的基础上，结合美国国家儿童保健和人类发育研究所、美国妇产科医师协会、美国母胎医学会等提出的相关指南及专家共识，中华医学会妇产科学分会产科学组专家对新产程的临床处理达成以下共识，以指导临床实践。

一、第一产程

1. 潜伏期　潜伏期延长（初产妇>20 小时，经产妇>14 小时）不作为剖官产指征；破膜后且至少给予缩宫素静脉滴注 12~18 小时，方可诊断引产失败；在除外头盆不称及可疑胎儿窘迫的前提下，缓慢但仍然有进展（包括宫口扩张及先露下降的评估）的第一产程不作为剖官产指征。

2. 活跃期　以宫口扩张 6 cm 作为活跃期的标志。活跃期停滞的诊断标准：当破膜且宫口扩张≥6 cm 后，如宫缩正常，而宫口停止扩张≥4 小时可诊断活跃期停滞；如宫缩欠佳，宫口停止扩张≥6 小时可诊断活跃期停滞。活跃期停滞可作为剖官产的指征。

二、第二产程

1. 第二产程延长的诊断标准　①对于初产妇，如行硬脊膜外阻滞，第二产程超过 4 小时，产程无进展（包括胎头下降、旋转）可诊断第二产程延长；如无硬脊膜外阻滞，第二产程超过 3 小时，产程无进展可诊断。②对于经产妇，如行硬脊膜外阻滞，第二产程超过 3 小时，产程无进展（包括胎头下降、旋转）可诊断第二产程延长；如无硬脊膜外阻滞，第二产程超过 2 小时，产程无进展则可以诊断。

2. 由经验丰富的医师和助产士进行阴道助产是安全的，鼓励对阴道助产技术进行培训。

3. 当胎头下降异常时，在考虑阴道助产或剖官产之前，应对胎方位进行评估，必要时进行手转胎头到合适的胎方位。

来源：中华医学会妇产科学分会产科学组. 新产程标准及处理的专家共识（2014）[J]. 中华妇产科杂志，2014，49（7）：486.

三、第二产程妇女的护理

第二产程是胎儿娩出期，产妇宫缩强度达到最强，间隔时间最短，开始出现屏气用力，胎头拨露、着冠，最终胎儿娩出。在此时期，应密切观察胎心、宫缩、先露下降，正确指导孕妇使用腹压。

【临床表现】

1. 子宫收缩　第二产程宫缩的强度及频率都达到高峰，宫缩持续约1分钟甚至更长，间隙仅1～2分钟。此时胎头抵达盆底压迫肛提肌，产妇于宫缩时不由自主地向下屏气用力，主动增加腹压，使胎儿下降直至娩出。

2. 胎儿下降及娩出　当胎先露部降至骨盆出口压迫骨盆底组织时，产妇有排便感，会不自主地向下屏气。会阴逐渐膨隆和变薄，肛门括约肌松弛。随着产程进展，胎头在宫缩时露出阴道口，随宫缩进展露出面积越来越大，间歇时又缩回阴道内，称为"拨露"。如胎头双顶径已越过骨盆出口，宫缩间歇时胎头则不能回缩，称为"着冠"。此时会阴极度扩张，产程继续进展，随后胎头仰伸、复位、外旋转，肩与身体娩出，后羊水随之涌出。经产妇的第二产程短，有时仅需几次宫缩，即可完成胎头的娩出。

【辅助检查】

采用多普勒胎心仪、电子胎儿监护仪监测胎儿宫内情况。

【常见护理问题】

1. 焦虑　与缺乏顺利分娩的信心和担心胎儿安全有关。

2. 知识缺乏　缺乏分娩时正确使用腹压的知识。

3. 有受伤的危险（会阴撕裂，新生儿产伤）　与会阴保护不当，接生手法不当有关。

【护理措施】

1. 密切观察产程进展　此期宫缩频而强，需密切观察胎儿有无急性缺氧，应密切监测胎心，通常5～10分钟听一次，必要时连续进行胎心监护，若发现胎心减慢，应立即行阴道检查，并尽早结束分娩。宫口开全后，胎膜多已自然破裂，若未破膜应行人工破膜。

2. 照顾与支持　护理人员应陪伴产妇，给予其安慰、支持、鼓励，可缓解、消除产妇的紧张和恐惧心理。同时协助产妇完成擦汗、饮水等生理需求，并于宫缩间歇期给予产妇少量温开水或含电解质饮料。

3. 指导产妇屏气　宫口开全后指导产妇运用腹压，方法是让产妇双足蹬在产床上，两手握住产床上的把手，一旦出现宫缩，先深吸气屏住，然后如解大便样向下用力屏气以增加腹压。于宫缩间歇时，产妇呼气并使全身肌肉放松，安静休息。宫缩再现时，再做同样的屏气动作，以加速产程进展。护理人员需反复地提醒产妇用力的技巧，若产妇做得好，护理人员应立即给予肯定和鼓励。

4. 接产准备 初产妇宫口开全、经产妇宫口扩张 4 cm 且宫缩规则有力时，应将产妇送至分娩室，做好接生准备工作。产妇仰卧于产床上（有条件的医院可采取自由体位），两腿屈曲分开，露出外阴部，在臀下放便盆或塑料布，消毒液消毒外阴 2~3 次，顺序是大阴唇、小阴唇、阴阜、大腿内上 1/3、会阴及肛门周围。如外阴清洁情况较差，可以先用消毒棉球蘸肥皂水擦洗外阴部 2~3 次，接着用温开水冲洗肥皂水，为防止冲洗液进入阴道，用消毒干纱球盖住阴道口，最后以聚维酮碘或其他消毒液消毒外阴。随后铺消毒巾于臀下。接生者按无菌操作外科洗手，穿手术衣，戴无菌手套，打开产包，铺好消毒巾准备接产。

5. 接产

（1）评估是否需要行会阴切开术：综合评估胎儿大小、会阴体长度及弹性后，确定是否需行会阴切开术，防止发生严重会阴裂伤。

（2）保护会阴要领：保护会阴的同时，协助胎头俯屈，使胎头以最小径线（枕下前囟径）在宫缩间歇期缓慢通过阴道口，这是预防会阴撕裂的关键。接生者还必须正确娩出胎肩，胎肩娩出时也要注意保护好会阴。

（3）接产步骤：接产者站在产妇右侧，当胎头拨露使会阴后联合紧张时，开始保护会阴。具体的方法为：会阴部盖上一块消毒巾，接生者右肘支在产床上，右手拇指与其余四指分开，利用手掌大鱼际肌顶住会阴部。每当宫缩时，应向上内方托压，同时左手应轻轻下压胎头枕部，协助胎头俯屈和缓慢下降。宫缩间歇期，保护会阴的右手稍放松，以免压迫过久引起会阴水肿。当胎头枕部在耻骨弓下露出时，左手应按分娩机制协助胎头仰伸。此时若宫缩强，应嘱产妇哈气解除腹压的作用。让产妇在宫缩间歇时稍向下屏气，使胎头缓慢娩出。当胎头娩出后，右手仍应注意保护会阴，不要急于娩胎肩，而应以左手自鼻根部向下颏挤压，挤出口鼻内的羊水和黏液。胎头娩出后，耐心等待下一次宫缩（1~2 分钟），待胎头自然复位后，在胎儿下降过程中适度协助胎头外旋转，使胎儿双肩径与骨盆出口前后径相一致。接产者的左手将胎儿颈部向下轻压，前肩自耻骨弓下先娩出，继之再托胎颈向上，后肩从会阴前缘缓慢娩出。后肩娩出后，保护会阴的右手方可放松，然后双手协助胎体及下肢相继以侧位娩出。胎儿娩出后，将一聚血盆置于产妇臀下，以测量出血量。记录娩出时间。

四、第三产程妇女的护理

第三产程从胎儿娩出到胎盘胎膜娩出，需 5~15 分钟，不超过 30 分钟。

【临床表现】

1. 胎盘剥离征象　胎儿娩出后，子宫底降至脐平，产妇感到轻松，宫缩暂停，数分钟后又重复出现。由于子宫腔容积突然明显缩小，而胎盘不能相应缩小，使胎盘与子宫壁发生错位而剥离。剥离面有出血，形成胎盘后血肿。同时子宫继续收缩，剥离面积增加，最后胎盘完全剥离并排出。胎盘剥离征象有：①子宫体变硬呈球形，宫底升高达脐上。②阴道少量流血。③阴道口外露的一段脐带自行延长。④用手掌尺侧在产妇耻骨联合上方轻压时，宫体上升而外露的脐带不再回缩。

2. 胎盘排出方式

（1）胎儿面娩出式：又称希氏法。胎盘胎儿面先排出。胎盘从中央开始剥离，而后向周围剥离，其特点是胎盘先排出，随后见少量阴道流血，此方式临床上多见。

（2）母体面娩出式：又称邓氏法。胎盘母体面先排出。胎盘从边缘开始剥离，血液沿剥离面流出，其特点是先有较多的阴道流血，胎盘后排出，这种娩出方式少见。

【常见护理问题】

1. 潜在并发症　产后出血、软产道损伤、新生儿窒息。

2. 有关系无效的危险　与疲乏、会阴切口疼痛或新生儿性别与期望不符有关。

【护理措施】

1. 产妇护理

（1）协助胎盘娩出：正确处理胎盘娩出，可以减少产后出血的发生率。助产者切忌在胎盘尚未完全剥离之前，用手按揉、下压宫底或用力牵拉脐带，以免引起胎盘部分剥离而导致出血或拉断脐带，甚至造成子宫内翻。当确认胎盘已完全剥离时，于宫缩时以左手握住宫底（拇指置于子宫前壁，其余4指放于子宫后壁）并按压，同时右手轻拉脐带，协助胎盘娩出。当胎盘娩出至阴道口时，接生者用双手捧住胎盘。向一个方向旋转并缓慢向外牵拉，协助胎膜完全剥离排出。若胎膜排出过程中发现胎膜部分断裂，可用血管钳夹住断裂上段的胎膜，再继续向原方向旋转，直至胎膜完全排出。胎盘胎膜娩出后，按摩子宫，刺激其收缩以减少出血。同时注意观察并测量出血量。

（2）检查胎盘胎膜：将胎盘铺平，用纱布清除胎盘母体面上的血液凝块，检查母面的形状、色泽、质地，胎盘小叶有无缺损及钙化、梗死等，测量胎盘直径与厚度。然后将脐带提起，检查胎膜是否完整，测量胎膜破裂口距胎盘边缘的距离。再检查胎盘胎儿面，查看脐带附着部位、有无脐带真假结、是否为单脐动脉、有无脐带水肿等，测量脐带长度。最后检查胎盘胎儿面边缘有无血管断裂，及时发现副胎盘。如有副胎盘、部分胎盘胎膜残留时，应在无菌操作下，行宫腔探查，取出残留组织。若确认仅有少量胎膜残留，可给予子宫收缩剂促进其自然排出。称重胎盘并测量胎盘大小，记录上述检查结果。

（3）检查软产道：胎盘娩出后，应仔细检查会阴、小阴唇内侧、尿道口周围、阴道及宫颈有无撕裂，有无活动性出血，若有撕裂，应立即按照解剖位置逐层缝合。

（4）预防产后出血：正常分娩出血量多数不超过 300 mL，常规在胎儿前肩娩出时，给予缩宫素 10U 肌内注射或静脉滴注。如胎盘未完全剥离而出血多时，应行手取胎盘术。若胎儿已娩出 30 分钟，胎盘仍未排出，出血又不多时，应注意排空膀胱，再轻轻按压子宫底，仍不能使胎盘排出时，再行手取胎盘术。

（5）产后 2 小时护理：在产房观察 2 小时，注意子宫收缩、宫底高度、膀胱充盈情况、阴道流血量，会阴、阴道有无血肿等，并测量血压、脉搏。若阴道流血量不多，但子宫收缩不良、子宫底上升者，提示宫腔内有积血，应挤压宫底排出积血，并给予子宫收缩剂。如产妇自觉有肛门坠胀感，应行肛门检查排除阴道壁血肿，确诊后给予及时处理。产后应为产妇及时更换床单及会阴垫，为产妇擦汗更衣，提供清淡、易消化食物，帮助其恢复体力。产后 2 小时，将产妇连同新生儿送至母婴同室。

（6）促进亲子互动：在产后初期，产妇虽身体上感到疲惫，然而情绪上显得相当兴奋，若新生儿情况稳定，护理人员应协助产妇与新生儿尽早开始互动，鼓励亲子间皮肤与皮肤的接触，在产后 1 小时内进行早吸吮。

2. 新生儿护理

（1）清理呼吸道：胎儿娩出断脐后，继续清除呼吸道的黏液和羊水，用吸耳球或新生儿吸痰管轻轻吸出新生儿口及鼻腔的黏液和羊水，以免发生吸入性肺炎。当确认呼吸道黏液和羊水已吸净而仍未啼哭时，可用手轻弹新生儿足底，新生儿大声啼哭，表示呼吸道已通畅。

（2）完成初步的新生儿阿普加评分（Apgar score）：用以判断有无新生儿窒息及窒息严重程度，以出生后一分钟的心率、呼吸、肌张力、喉反射及皮肤颜色 5 项体征为依据，每项为 0~2 分，满分为 10 分（表 3-1）。8~10 分属正常新生儿；4~7 分为轻度窒息（青紫窒息），需清理呼吸道、人工呼吸、吸氧、用药等处理；0~3 分为重度窒息（苍白窒息），需紧急抢救，气管插管给氧。新生儿窒息者，应在出生后 5 分钟、10 分钟时再次评分，直至连续两次评分≥8 分。1 分钟评分反映胎儿在宫内的情况；5 分钟及以后评分反映复苏效果，有助于判断预后。新生儿阿普加评分以呼吸为基础，皮肤颜色最灵敏，心率是最终消失的指标。临床恶化顺序为皮肤颜色→呼吸→肌张力→反射→心率。复苏有效顺序为心率→反射→皮肤颜色→呼吸→肌张力。肌张力恢复越快，预后越好。

表 3-1 新生儿阿普加评分法

体 征	评分标准		
	0 分	1 分	2 分
每分钟心率	0	<100 次	≥100 次
呼吸	0	浅慢，且不规则	佳，哭声响
肌张力	松弛	四肢稍屈曲	四肢屈曲，活动好
反射	无反射	有些动作	咳嗽、恶心
皮肤颜色	全身苍白	身体红，四肢青紫	全身粉红

（3）断脐及脐带结扎：正常分娩应在脐带停止搏动时或娩出 1～3 分钟时进行断脐。用两把血管钳钳夹脐带，两钳相隔 2～3 cm，在其中剪断。脐带结扎可用多种方法，如气门芯、脐带夹、双重结扎脐带法等。目前常用气门芯套扎法，即用消毒后系有丝线的气门芯套入止血钳，用止血钳夹住距脐根部 0.5 cm 处的脐带，在其上端的 0.5 cm 处将脐带剪断，套拉丝线将气门芯套住脐带，取下止血钳，用 5%聚维酮碘溶液或 75%乙醇消毒脐带断面，最后用无菌纱布覆盖脐带断面并固定好。处理脐带时，应注意新生儿保暖。

（4）保暖：因产房环境和母体内温度的差异，新生儿出生时全身潮湿，加上新生儿体温调节功能不成熟，在新生儿娩出后，应先以无菌巾擦干其全身的羊水和血迹，并在完成常规处理后快速包裹保暖，以防身体热量散失过快。护理人员在产妇进入第二产程时，预先将新生儿辐射保暖台打开并预热，以让新生儿娩出后即有一个舒适的环境，并可在辐射保暖台上进行所有的常规处理。

（5）一般护理：测量新生儿的身长和体重，并同时检查其身体外观各部分是否正常，确定新生儿有无唇裂、腭裂、尿道下裂，无肛门、多指症等畸形。擦净新生儿足底胎脂，打足底印及母亲的拇指印于新生儿病历上，将标明新生儿性别、体重、出生时间、母亲姓名和床号、住院号的手圈系在新生儿手腕及脚腕上。将新生儿抱给母亲进行母婴皮肤接触及母乳喂养。

【知识链接】

世界卫生组织推荐：产时管理改进分娩体验

2018 年 WHO 发布了"产时管理改进分娩体验"的推荐建议。该推荐共计 56 条，其中 26 条为新制定的，30 条为整合了现有 WHO 其他相关指南后的推荐。本推荐是按产程进展的先后顺序依次呈现的，即第一、第二、第三产程，新生儿娩出后即刻母儿的管理等。所有推荐分为以下 4 类："推荐""不推荐""特定条件下推荐"、"仅在严格设计的研究中推荐"。其中，"推荐"指应当实施相关的推荐或干预措施；"不推荐"指不建议实施相关的推荐或干预措施；"特定条件下推荐"指仅该推荐中描述的特定情况、机构或人群可以实施；"仅在严格设计的研究中推荐"指此类干预措施有重要的不确定性，但在某些研究中仍可大规模实施，这些研究应针对与该措施有效性、可接受性和可行性相关的未解决的问题和不确定因素。以下为推荐的全部建议列表。

WHO 产时管理改进分娩体验的推荐建议

保健内容	推荐内容	推荐分类
产程和分娩期保健 尊重产妇	1. 为所有妇女提供的保健服务应维护其尊严、私密性和保密性，确保其免受伤害和错误治疗，产妇在产程和分娩期间有知情选择权，并可得到持续的保健支持	推荐
有效沟通	2. 医护人员与产妇之间应使用简单和易于对方接受的方式进行有效沟通	推荐
产程和分娩期陪伴	3. 所有产妇在产程和分娩全过程中均可选择陪伴者	推荐
持续保健	4. 在具有良好的助产士服务的机构，可以采取以助产士为主导的持续保健模式，即由 1 位或 1 个小组的助产士在产前、产时和产后为每位孕产妇提供连续保健服务	特定条件 下推荐
第一产程 第一产程潜伏期和活跃期的定义	5. 推荐采用以下定义（初产妇、经产妇均适用）： 第一产程潜伏期是以伴有疼痛的宫缩和宫颈不同程度变化为特征的时期，包括宫颈不同程度容受和宫口缓慢扩张到 5 cm 以下 第一产程活跃期以伴有阵痛的规律宫缩和宫颈消失及宫口从 5 cm 快速扩张到开全为特征	推荐
第一产程持续时间	6. 应告知产妇，目前第一产程潜伏期的持续时间没有确定标准，产妇间个体差异很大。但是，初产妇活跃期（宫口从 5 cm 到开全）一般不超过 12 小时，经产妇不应超过 10 小时	推荐
第一产程进展	7. 对于自然临产的孕产妇，因活跃期宫口扩张速度低于 1 cm/h（即产程图上的警戒线）而判定其可能发生不良分娩结局是不准确的	不推荐

续表 1

保健内容	推荐内容	推荐分类
	8. 对部分孕产妇而言，把活跃期宫口扩张最低速度界定为 1 cm/h 是不切实际的，因此不推荐将此作为产程进展正常与否的标准。仅仅是宫口扩张速度低于 1 cm/h，不能作为产科干预的常规指征	不推荐
	9. 宫口扩张到 5 cm 之前，产程一般不会自然进入加速期。因此，如果母胎状况良好，不推荐在宫口开大 5 cm 前采用医疗干预加速产程进展（如使用缩宫素加强宫缩或剖宫产）	不推荐
进入产房的时间	10. 在严格设计的研究中，对于自然临产的健康产妇，推荐推迟至进入第一产程活跃期后再进入产房	仅在严格设计的研究推荐中
入产房时骨盆测量	11. 已经临产的健康产妇，不推荐在进入产房时常规进行骨盆测量	不推荐
临产入产房时常规胎儿状态评估	12. 自然临产的健康产妇，入产房时不推荐常规胎心监护来评估胎儿状态	不推荐
	13. 入产房时推荐采用多普勒超声或胎心听诊器听诊胎心以评估胎儿状态	推荐
会阴部备皮（剃除阴毛）	14. 不推荐阴道分娩前常规备皮	不推荐
入产房后灌肠	15. 不推荐为了减少催产药物使用而灌肠	不推荐
阴道指诊检查	16. 对于低危产妇推荐每 4 小时进行 1 次阴道指检评估活跃期进展	推荐
产程中持续胎心监护	17. 对于自然临产的健康产妇不推荐进行持续的胎心监护	不推荐
产程中间断进行胎心听诊	18. 对于健康的产妇，推荐在产程中间断使用多普勒超声或胎心听诊器听诊胎心	推荐
硬膜外麻醉分娩镇痛	19. 对于产程中要求镇痛的健康产妇，应根据其意愿使用硬膜外麻醉镇痛	推荐
阿片类镇痛药使用	20. 对于产程中要求镇痛的健康产妇，推荐根据其意愿使用注射用阿片类药物，如芬太尼、吗啡、哌替啶	推荐
疼痛管理的放松技巧	21. 对于产程中要求镇痛的健康产妇，推荐根据其意愿在产程中采用一些放松技巧缓解疼痛，如渐进式肌肉放松法、呼吸调节、音乐、冥想等	推荐

续表 2

保健内容	推荐内容	推荐分类
疼痛管理手法	22. 对于产程中要求镇痛的健康产妇，推荐根据其意愿采用一些手法缓解疼痛，如按摩或热敷等	推荐
为防止产程延长而镇痛	23. 不推荐为防止产程延长或减少催产药物应用而进行镇痛	不推荐
口服液体和食物	24. 对于低危产妇，推荐产程中进水和进食	推荐
产妇活动和姿势	25. 鼓励低危产妇在产程中适当活动并采用直立体位	推荐
阴道消毒	26. 不推荐产程中为预防感染使用氯己定消毒阴道	不推荐
积极处理产程	27. 不推荐为防止产程延长积极处理产程	不推荐
常规人工破膜	28. 不推荐为防止产程延长而单独使用人工破膜术	不推荐
早期人工破膜和缩宫素	29. 不推荐为防止产程延长而在产程早期使用人工破膜术和缩宫素	不推荐
硬膜外镇痛产妇的缩宫素使用	30. 对于采用硬膜外镇痛的产妇，不推荐为防止产程延长而使用缩宫素	不推荐
肌肉松弛药	31. 不推荐为防止产程延长而使用肌肉松弛药	不推荐
静脉输液预防产程延长	32. 不推荐为缩短产程使用静脉输液	不推荐
第二产程 　第二产程定义和持续时间	33. 推荐采用以下定义和持续时间： 第二产程是指从宫口开全到胎儿娩出的时间段，其间由于子宫收缩，产妇会不自主地向下用力 应告知产妇第二产程持续时间因人而异。初产妇通常不超过 3 小时，经产妇通常不超过 2 小时	推荐
分娩体位（无硬膜外镇痛的产妇）	34. 对于未采用硬膜外镇痛的产妇，鼓励其自由选择分娩体位，包括直立体位	推荐
分娩体位（有硬膜外镇痛的产妇）	35. 对于有硬膜外镇痛的产妇，鼓励其自由选择分娩体位，包括直立体位	推荐
产妇向下用力的方法	36. 在第二产程中用力的阶段，应鼓励和支持产妇在自己有向下用力的感觉时用力	推荐
产妇向下用力的方法（有硬膜外镇痛的产妇）	37. 对于有硬膜外镇痛的产妇，如果机构内有足够的资源延长第二产程观察时间，且能够及时评估和处理产程中的缺氧，则宫口开全后，推荐延迟 1～2 小时或待产妇恢复向下用力的知觉后，再开始用力	特定条件下推荐
避免会阴损伤的措施	38. 第二产程中推荐根据产妇意愿和实际条件，采用某些减少会阴损伤和利于自然分娩的措施（包括会阴按摩、热敷和会阴保护）	推荐

续表 3

保健内容	推荐内容	推荐分类
会阴侧切术	39. 对于阴道自然分娩的产妇不推荐常规或无条件使用会阴侧切术	不推荐
宫底加压	40. 不推荐第二产程中人为宫底加压加速胎儿娩出	不推荐
第三产程		
预防性应用宫缩剂	41. 推荐所有产妇在第三产程使用宫缩剂预防产后出血	推荐
	42. 缩宫素（10 U，肌内或静脉注射）是预防产后出血的推荐用药	推荐
	43. 没有缩宫素的医疗机构，推荐使用其他注射用宫缩剂（麦角新碱/甲基麦角新碱，或固定剂型的缩宫素和麦角新碱合剂）或口服米索前列醇（600 μg）	推荐
延迟断脐	44. 为改善母儿健康和营养状态，推荐延迟断脐（不早于生后 1 分钟）	推荐
控制性脐带牵引（controlled cord traction，CCT）	45. 在有熟练的助产人员的机构，如果医护人员和产妇一致认为有必要在一定程度上减少阴道出血量和缩短第三产程，则推荐 CCT	推荐
子宫按摩	46. 对于已预防性使用了缩宫素的产妇，不推荐为预防产后出血而采取持续子宫按摩	不推荐
新生儿保健		
常规口鼻吸引	47. 对于出生时羊水清亮且生后已建立自主呼吸的新生儿，不推荐采用口鼻吸引	不推荐
母婴皮肤接触（skin-to-skin contact，SSC）	48. 没有合并症的新生儿应在生后 1 小时内与母亲进行 SSC，以预防低体温和促进母乳喂养	推荐
母乳喂养	49. 在母儿临床状况稳定且准备好的情况下，所有新生儿，包括能够母乳喂养的低出生体重儿，生后均应尽早放到母亲胸前尽早开奶	推荐
维生素 K 预防出血性疾病	50. 所有新生儿出生后应肌内注射 1 mg 维生素 K_1（即在新生儿出生 1 小时后注射，因为 1 小时内新生儿需进行 SSC 且开始母乳喂养）	推荐

续表4

保健内容	推荐内容	推荐分类
洗澡及其他新生儿生后早期保健	51. 洗澡应推迟至出生24小时后。如果由于文化习俗原因不能推迟至24小时后，至少也应推迟至6小时后。推荐根据环境温度给婴儿穿适宜的衣物，即应比成人多一层或两层衣物，并戴帽子。应24小时母婴同室，母儿不应分开	推荐
产妇的产后保健 子宫收缩状况评估	52. 推荐对所有产妇进行产后子宫收缩情况的评估，尽早发现宫缩乏力	推荐
正常阴道分娩抗生素的使用	53. 对于正常阴道分娩的产妇不推荐常规预防性应用抗生素	不推荐
会阴侧切常规预防性应用抗生素	54. 对于行会阴侧切术的产妇不推荐常规预防性应用抗生素	不推荐
常规产后评估	55. 自产后1小时起至产后24小时期间，应常规对所有产妇定时进行产后评估，包括阴道出血、子宫收缩情况、宫底高度、体温和心率（脉搏）。胎儿娩出后应立即测量血压，如果血压正常，则应在6小时内再次测量。分娩后6小时内还应记录尿量	推荐
正常阴道分娩后的出院时间	56. 在医疗保健机构的正常阴道分娩，如果母婴健康，应观察至少24小时后再出院	推荐

本推荐建议的相关条目来源：①WHO推荐：开展产前保健促进积极妊娠体验；②WHO推荐：预防和治疗孕产妇围产期感染；③WHO推荐：产程中加强宫缩；④WHO推荐：预防和治疗产后出血；⑤WHO指南：延迟断脐改善母儿健康和营养状况；⑥WHO指南：新生儿基本复苏；⑦WHO推荐：常见儿童疾病管理：口袋书的证据更新；⑧WHO推荐：新生儿健康；⑨WHO推荐：母亲及新生儿产后保健。本推荐还包括对于新生儿生后的即刻评估，以及生后1小时左右和出院前的全面体检。

来源：张小松，周敏，杨慧霞. 世界卫生组织推荐：产时管理改进分娩体验 [J]. 中华围产医学杂志，2018，21（9）：645-647.

第五节　分娩期疼痛妇女的护理

【概述】

国际疼痛研究学会定义，疼痛是机体组织遭受损伤后（暂时或永久）伴发的一种不愉快的情绪体验，是一种复杂的心理过程，是人体的主观感受，完全建立在情绪感受上，缺乏客观衡量指标。分娩期疼痛是每一位产妇都要经历的最主要身体不适，约50%的产妇认为是难以忍受的剧烈疼痛，35%的产妇认为是可以忍受的中等程度疼痛，15%的产妇认为是轻微疼痛。分娩疼痛可对母婴产生不良影响，表现为：产痛时副交感神经反射使呼吸加深加快，可导致过度通气，导致呼吸性碱中毒，母体血红蛋白释氧量降低，胎盘氧交换下降，导致胎儿宫内缺氧。加上副交感神经反射致大量出汗、恶心、呕吐，使产妇发生脱水、酸中毒，胎儿也可出现酸中毒。此外，紧张疼痛综合征使神经介质分泌增加，可影响子宫收缩，导致产程延长。

【原因】

1. 子宫肌阵发性收缩　宫缩时子宫肌纤维拉长或撕裂，子宫血管受压，组织缺血缺氧，刺激神经末梢，产生电冲动沿腰神经丛传递到脊髓，再上传到大脑痛觉中枢。

2. 胎儿对产道压迫　胎儿通过产道时，产道受压，尤其是子宫下段、宫颈、阴道及会阴，造成牵拉及损伤。

3. 分娩过程中膀胱、尿道、直肠受压。

4. 会阴切开或裂伤及其修复。

5. 产时心理因素　紧张、焦虑、恐惧可使体内肾上腺皮质激素、皮质醇、儿茶酚胺类物质增加，与疼痛有关，导致害怕-紧张-疼痛综合征。

【临床表现】

分娩疼痛是一种很独特的疼痛，疼痛的性质多为痉挛性、压榨性、撕裂样疼痛。一般由轻、中度疼痛开始，随宫缩的增强而逐渐加剧。分娩疼痛源于宫缩，但不只限于下腹部，会放射至腰骶部、盆腔及大腿根部。大多数产妇会表现为呻吟、愁眉苦脸、咬牙、坐立不安等，一些产妇会表现为寒战样哆嗦、哭泣、呕吐等。疼痛可影响产妇情绪，产生烦躁、恐惧等。

【分娩镇痛的原则】

分娩镇痛遵循自愿、安全的原则，以达到最大限度地降低产妇疼痛，最小限度地影响母婴结局的目的。包括非药物性分娩镇痛法和药物性分娩镇痛法。分娩疼痛受多方面因素影响，镇痛措施应为综合模式：一方面应遵循WHO倡导的非药物镇痛原则；另一方面，应科学地使用有效镇痛措施，对疼痛感受强烈的产妇采用起效快、药量小、安全性高的镇痛方法，以减轻分娩疼痛。

【常见护理问题】

1. 分娩疼痛　与子宫收缩有关。

2. 舒适度减弱　与分娩疼痛有关。

3. 恐惧　与疼痛威胁而感到不安有关。

【护理措施】

1. 产前对孕妇讲解分娩的生理过程　告知孕妇正常的产程时限和宫口扩张的速度，使她们认识到分娩是一个生理过程，消除孕妇的恐惧心理，并树立对自然分娩的信心。

2. 建立支持系统

（1）建立以产妇为中心的整体化服务系统。

（2）设置温馨、舒适的家庭化待产和分娩环境，提供分娩球等设施协助产妇采取舒适体位。

（3）准父亲或其他家庭成员参与陪伴。

3. 非药物性分娩镇痛

（1）呼吸技术：指导产妇在分娩过程中采取各种呼吸技术，达到转移注意力、减少紧张和恐惧、放松肌肉、提高产妇的自我控制感、减轻分娩疼痛的目的。如拉玛泽呼吸减痛法。

（2）集中和想象：集中注意力和分散注意力有助于缓解分娩疼痛。如准备产妇最喜欢的图片，在产时贴在她视线可及的地方，当子宫收缩时，注视图片可转移产妇对疼痛的注意，缓解对疼痛的感知。利用意念想象，深慢地呼吸，感觉自己像花一样在慢慢地绽放，宫口在慢慢开大。进行自我安慰和自我暗示，如反复自言自语："我很顺利，我不感觉疼痛。"这些技术可以帮助产妇更好地放松。

（3）音乐疗法：选择产妇最喜欢、最熟悉、最能唤起愉快情绪的音乐，以舒缓、柔和的曲调为主，通过聆听音乐可以分散产妇的注意力，增加"内啡呔"的释放，增强内源性镇痛的作用。音乐可引导产妇全身放松，如能同时有效运用呼吸法，则可以更好地减轻焦虑和疼痛。

（4）慢舞：陪伴者双手环腰抱住产妇，产妇的头靠在陪伴者的肩部或胸前，双手下垂，二人随音乐慢舞，并根据音乐的节奏进行呼吸。慢舞有利于骨盆关节的活动，使胎儿更易下降和旋转；音乐及其节奏使产妇感觉舒适；陪伴者给予产妇腰部的压力可以减轻腰部疼痛；如果陪伴者是产妇的爱人，可增加产妇的幸福感。

（5）开展导乐陪伴分娩：指在整个分娩过程中有一个富有生育经验的妇女时刻陪伴在旁边，传授分娩经验，给予产妇持续的心理、生理及情感上的支持与鼓励，使产妇能在舒适、安全、轻松的环境下顺利分娩。根据产妇的需求和医院的条件可选择接受专门培训的专职人员陪伴或医护人员陪伴。

（6）水中分娩：通过温热的水温和按摩的水流缓解产妇紧张、焦虑的情绪；温暖的水有助于消除疲劳，使体内儿茶酚胺物质分泌下降，子宫血流灌注增加，有利于宫颈扩张；适宜的水温可以减少疼痛信号向大脑传递，使痛感下降；水的浮力支撑作用使身体及腿部肌肉放松，增加会阴部和软产道的弹性；加上水的向上托力减轻胎儿对会阴部的压迫；在温水中还便于孕妇休息和翻身，减少孕妇在分娩过程中的阵痛。

（7）经皮神经电刺激疗法：通过使用表皮电刺激神经刺激器，持续刺激背部胸椎和骶椎的两侧，使局部皮肤和子宫的痛阈提高，并传递信息到神经中枢，激活体内抗痛物质和内源性镇痛物质产生从而达到镇痛目的。此法是一种简单、有效的止痛方法，对产妇和胎儿没有危害。建议使用无线装置，不会限制产妇活动。

（8）其他：其他非药物镇痛疗法有热疗和冷疗、抚触和按摩、催眠术等。

4. 药物性分娩镇痛

（1）肌内或静脉注射：①哌替啶，50~100 mg 肌内注射，10~20 分钟后起作用，1~1.5 小时后达到高峰，4 小时后消退。肌内注射哌替啶在镇痛的同时可调整宫缩协调性，如果在使用后 4 小时内分娩，则有可能导致新生儿呼吸抑制，因此主要用于潜伏期。②地西泮，10 mg 静脉缓慢注射，作用时间短，可缓解产妇的精神紧张，当产妇疲劳时静脉注射后，可迅速进入睡眠状态。

（2）椎管内麻醉：椎管内阻滞镇痛是目前公认的、效果肯定的分娩镇痛措施。①硬膜外镇痛（连续硬膜外镇痛，产妇自控硬膜外镇痛）：镇痛效果较好，常用的药物为布比卡因、芬太尼，其优点为镇痛平面恒定，较少引起运动阻滞。②腰麻-硬膜外联合阻滞：用药剂量少，镇痛效果快，运动阻滞较轻。③连续蛛网膜下腔阻滞镇痛（连续腰麻镇痛）：镇痛效果比硬膜外阻滞或单次腰麻阻滞更具优势，但可能出现腰麻后头痛。

【知识链接】

拉玛泽呼吸减痛法

拉玛泽分娩减痛法，又称心理预防式的分娩准备法，这个方法的基础理论源于巴甫洛夫反射理论，由法国产科医师 Lamaza 于 1951 年首创，以后迅速在欧美各国被广泛应用。拉玛泽减痛分娩法是在产前对孕妇（孕 8 个月至分娩）通过对神经肌肉的控制运动、呼吸技巧的训练，把注意力集中在呼吸技巧上，从而转移疼痛，适度放松肌肉，达到加快产程，让婴儿顺利出生的目的。应用拉玛泽分娩法，训练过程中可增强与分娩相关韧带的弹力和力度，同时通过神经肌肉的控制训练，使产妇掌握肌肉的放松技巧，有利于身心调节，保持体力，避免身心疲惫，减少继发宫缩乏力、产后出血的发生。应用拉玛泽减痛分娩法，由于产妇掌握了呼吸技巧，使其情绪稳定，避免了因过度换气或换气不足而造成的母亲耗氧和胎儿宫内缺氧现象。适度放松肌肉，又可减少体力消耗，保持体力，从而达到顺利分娩的目的。

1. 廓清式呼吸　眼睛注视一个焦点，用鼻子慢慢吸气至腹部膨起，坚持5~8秒，然后用嘴唇像吹蜡烛一样慢慢呼气，在5~8秒吐完。

2. 胸式呼吸　较快速的呼吸运动，适用于宫口开大2~3 cm时，眼睛注视一定点，由鼻子吸气，由口吐气，腹部保持放松，每分钟6~9次吸气和吐气，每次速度平稳，吸呼气量均匀。

3. 浅而慢加速呼吸　适用于宫口开大4~8 cm，产痛较重时。由鼻子吸气，由口吐气，随着子宫收缩增强而加速，随其减弱而减缓。

4. 浅的呼吸　当宫缩强且频率高，宫口开大8~10 cm时，微张嘴吸吐（发出嘻嘻嘻音），保持高位呼吸，在喉咙处发音，呼吸速度依子宫强度调整，吸及吐的气量一样，避免换气过度，连续4~6个快速吸吐再大力吐气，重复至子宫收缩结束。

5. 哈气运动　用于宫口未开全而有强烈便意感时，以及当胎头接近娩出时，嘴巴张开，像喘息式的急促呼吸。提供安静温馨的环境，告知产妇可以按自身感到适合的方式呼吸，尽可能深而慢吸气和吐气，避免过度过快的呼吸，肌肉放松。

来源：余艳红，陈叙．助产学［M］．北京：人民卫生出版社，2017.

（周昔红）

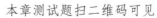

本章测试题扫二维码可见

第四章　产褥期妇女的护理

第一节　正常产褥期妇女的生理心理变化

【概述】

从胎盘娩出至产妇全身各器官（除乳腺外）恢复或接近正常非妊娠状态所需的一段时期，称为产褥期（puerperium），一般约 6 周。产褥期妇女各个系统在产后一段时间内会发生生理变化，以恢复至未孕时的生理状态。在面对新的家庭关系时，产褥期妇女也会出现心理调适，这一时期是产妇身体和心理恢复的关键时期，做好产褥期妇女的护理对保证母婴健康、促进家庭和谐发展极为重要。

【产褥期妇女的生理变化】

产褥期妇女在产后的生理变化可分为两种型态：退行性变化（如子宫、阴道的复旧）和进行性变化（如泌乳）。

1. 生殖系统

（1）子宫：胎盘娩出后的子宫逐渐恢复至非妊娠状态的过程称子宫复旧（involution of uterus），产褥期子宫的变化最明显，主要表现为子宫体复旧和子宫内膜再生。

1）子宫体肌纤维缩复：子宫的缩复不是肌细胞数目的减少，而是肌细胞胞质蛋白自体溶解作用后的肌细胞体积缩小。胎盘剥离娩出后，子宫立即产生强力收缩，其大小缩小至 17 cm×12 cm×8 cm，重量约 1000 g，宫底位置在脐与耻骨联合之间。分娩 12 小时后，子宫底升至脐水平，随后每日下降 1~2 cm，产后 1 周在耻骨联合上方可扪及，子宫缩小至妊娠 12 周大小；产后 10 日子宫底降至骨盆腔内，耻骨联合上方扪不到宫底，子宫的重量约为 500 g；产后 6 周子宫重量约 50 g，较非妊娠期子宫稍大。

2）子宫颈：胎儿娩出后的子宫颈松软、壁薄，呈环状，由于收缩作用，产后 2 日内子宫颈口 2~3 cm。产后 1 周子宫颈增厚，宫颈管形成，宫颈内口几乎完全闭合。初产妇的宫颈外口 3 点和 9 点处容易发生轻度裂伤，子宫颈口由产前的圆形（未产型）变成产后的"一"字形（已产型，图 4-1）。分娩后宫颈处较大裂伤如未缝合，容易造成持续出血。

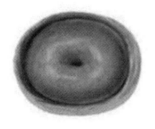 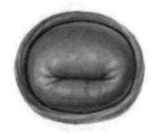

圆形(未产型)   "一"字形(已产型)

图 4-1　宫颈口

3）子宫内膜再生：胎盘自子宫剥离后胎盘附着面立即缩小为原来一半，开放的螺旋动脉和静脉窦被压缩变窄，出血逐渐减少直至停止。胎盘剥离处的子宫蜕膜与胎盘分离，子宫蜕膜的表面变得不规则。产后最初几日，蜕膜的海绵层排出体外，遗留的基底层表层蜕膜逐渐变性、坏死、脱落、排出；新基底层依靠子宫内膜腺体和结缔组织的有丝分裂和增生再生新的功能层。胎盘附着面的子宫内膜恢复较慢，子宫内膜完全修复大约需要 6 周。分娩后子宫内膜从子宫壁脱落，自阴道排出的血液及坏死的蜕膜组织统称为恶露（lochia）。正常恶露分 3 种（表 4-1）。

表 4-1　正常恶露特征

名称	时间	特征
血性恶露	产后 1~3 日	恶露呈深红色、量中等，大部分为血液，少量蜕膜组织
浆液恶露	产后 3~10 日	恶露颜色变淡，由粉红色至棕色，量逐渐减少，为少量血液、坏死蜕膜组织、宫颈黏液、细菌
白色恶露	产后 10 日以后	恶露呈黄、白色，为坏死退化蜕膜、表皮细胞、大量白细胞和细菌等

正常恶露有血腥味，无臭，持续 4~6 周，总量为 250~500 mL，但个体差异较大。血性恶露持续 3 日后逐渐变为浆液恶露，2 周后转为白色恶露，约持续 3 周干净。通常体位改变后，恶露排出量会增加。如果在浆液或白色恶露时期出现血性恶露，或恶露有臭味，提示有宫腔感染、出血的可能。

（2）盆底组织：妊娠和分娩会对盆底神经、肌肉、筋膜和韧带造成不同程度的损伤，这种损伤在产后可有一定程度的恢复，但很难完全恢复到妊娠前水平。子宫韧带随着妊娠子宫增大而伸展，分娩后变得松弛，如产褥期坚持盆底肌锻炼，可促进盆底肌收缩，提高盆底肌张力，帮助盆底肌恢复至接近非妊娠状态。若在产褥期过早参加体力劳动，可能引起阴道壁膨出，甚至子宫脱垂。

（3）阴道及会阴：分娩后，由于生产过程的伸展、牵拉，阴道腔增大，阴道壁肌张力降低，黏膜皱襞减少甚至消失。于产褥期阴道腔逐渐缩小，黏膜皱襞在产后 3 周重新出现，阴道壁肌肉张力逐渐恢复，但阴道于产褥期结束时都无法恢复至未妊娠时的状态。分娩撕裂后的处女膜裂口边缘形成不规则的残缺痕迹称为处女膜痕，该现象可用来分辨是否有阴道分娩的经历。会阴与肛门不适是产褥期产妇不舒适的主要原因之一。分娩后，会阴可有水肿、皮下瘀斑及轻度触痛。外阴轻度水肿，可于产后 2~3 日内自行缓解。会阴切开伤口在 3~5 日内愈合。许多产妇在妊娠期间就有痔疮存在，分娩期由于屏气用力痔疮可脱垂外翻和水肿，甚至出血，痔疮引起的疼痛会持续数日，产后痔疮可逐渐缩小直至痊愈，但也有持续发展成为慢性者。

（4）排卵及月经：分娩后排卵和月经一般发生于产后 6~8 周，但个体之间存在差异。母乳喂养的产妇排卵及月经重现时间延迟，因母乳喂养会刺激催乳素分泌，血中的高催乳素水平可抑制排卵。采取纯母乳喂养的产妇通常月经可延迟至产后 25~30 周，甚至整个哺乳期均无月经。但因产妇无月经期间也可出现排卵，母乳喂养期并不是避孕的安全期，因此母乳喂养期仍需采取措施避孕。

2. 乳房　妊娠期间，为了准备哺乳，在雌激素和孕激素的作用下，乳腺管发生增生与分化，乳腺小叶及腺泡发育成熟，产生泌乳。泌乳过程的神经体液调节复杂，与泌乳有关的激素有催乳素、促肾上腺皮质激素、生长激素、甲状腺素、促卵泡素、促黄体生成素等。随着胎盘剥离排出，产妇体内孕激素和雌激素水平急剧下降，对催乳素的抑制作用随即下降，腺垂体催乳素合成及释放增加，催乳素能抑制排卵，促进乳腺上皮细胞增殖及乳汁形成，使糖类代谢增加。影响泌乳的因素包括喂哺次数和乳房的排空情况，产妇的情绪亦会影响乳汁分泌。乳汁排出受神经内分泌的作用，哺乳不仅使垂体脉冲式释放催乳素，还反射性地引起神经垂体释放缩宫素，缩宫素可作用于乳腺腺泡周围的肌上皮细胞，使其产生收缩，排出储存在乳窦的乳汁，此即为射乳反射。吸吮是射乳反射的关键，射乳受产妇周围环境及情境等刺激的影响，与婴儿有关的刺激可使缩宫素分泌增加，乳汁排出增加。如果产妇受紧张、焦虑、疼痛、寒冷等不良刺激，乳汁分泌会减少。因此，为产妇提供舒适、轻松的哺乳环境，使产妇保持良好的情绪有利于母乳喂养。

3. 血液及循环系统　产后循环血量增加15%～25%。产后由于子宫缩复和子宫胎盘血液循环的停止，大量血液涌入体循环，同时由于下腔静脉压迫解除，组织间液回流增加，体循环负荷增加产生高心排血量，这种状态直到产后72小时后方有缓解，心脏病的产妇此时极易发生心力衰竭。增加的血量可由产后利尿作用排出多余水分。心排血量在产后2～3周恢复至孕前水平。随着产后心排血量减少，产后6～10日可有心率减慢的现象，如果心率反而加快须注意产妇可能有产后出血、感染、发热、焦虑、疲倦或者心脏疾病存在。

产后最初几日白细胞总数可增至（14～25）×10^9/L，增加的白细胞主要为中性粒细胞，产后嗜酸性细胞及淋巴细胞数增加不明显；由于红细胞增生和脱水作用，分娩初期血红蛋白和红细胞比容可暂时性升高，如果产后红细胞计数、血红蛋白和血细胞比容低于产前，需警惕是否有产后出血现象；妊娠期增快的红细胞沉降率于产后3～4周降至正常；分娩后凝血因子Ⅰ、Ⅱ、Ⅷ、Ⅸ、Ⅹ很快恢复正常，纤维蛋白原、凝血酶原、凝血酶于产后2～4周恢复正常。产后产妇血液高凝状态有利于胎盘剥离面血栓的形成，防止发生产后出血。产后血液高凝状态可持续一段时间，需警惕静脉血栓形成。凝血因子持续升高容易造成静脉血栓性疾病，如果同时存在长期不活动、感染和受伤等情况，则有发生下肢静脉血栓栓塞或肺栓塞的危险。

4. 消化系统　分娩过程中由于体液丢失及体力消耗等因素，产妇刚分娩完后常感到饥饿和口渴，喜食流质或半流质饮食，但由于胃液中盐酸分泌减少，产妇产后通常食欲较差。产后腹压骤降，肌张力降低，使用麻醉剂等均可导致产后肠蠕动减慢，加上产后饮食习惯改变、会阴切口和痔疮的疼痛、缺少运动等原因，产妇很容易发生便秘及胀气。产后胃肠功能的恢复需1～2周。

分娩时羊水、胎儿、胎盘排出，产后血液丢失可导致怀孕时增加的体重在分娩后立即减轻，在利尿及产后缩复作用下，产后2～4日，体重进一步减轻。由于产前、产后体重变化，许多产妇对于身材和体重显得十分关心，容易产生身体心像改变，产后产妇的身体心像较孕前、孕中的身体心像正向。

5. 泌尿系统　阴道分娩时，由于胎儿通过压力的影响，膀胱产生暂时性张力消失，产妇尿意敏感性降低，产后尿道周围组织肿胀、瘀血、血肿，会阴局部麻醉和会阴伤口疼痛均可导致产妇对膀胱胀满的敏感度降低，产生尿潴留。产后胀满的膀胱盆腔占位，将子宫推向右侧，影响子宫收缩力，极容易发生产后出血。膀胱充盈时，在耻骨联合上能清楚看到卵圆形的隆起，叩诊时产生浊音，触诊膀胱一侧能扪及子宫轮廓。胎儿娩出后，母体肾脏的分泌功能增强，产生利尿作用，产妇可出现排尿增加的现象，产后 2～5 日，尿量可从平时的 1500 mL/24 h 增加到 3000 mL/24 h，排尿增加现象可持续 1～3 周。产后 1～2 日，由于子宫壁产生自溶现象，还可出现轻微蛋白尿。如果分娩时膀胱受到创伤，可出现血尿，如果血尿持续 2～3 周，则可能存在膀胱感染。妊娠期发生的输尿管及肾盂扩张，产后需 2～8 周恢复正常。

6. 内分泌系统　胎盘娩出以后，雌激素、孕激素、绒毛膜促性腺素、胎盘催乳素等急剧下降，产后雌激素和孕激素于产后 1 周降至孕前水平，产后 6 小时胎盘生乳素则已测不出。由于抑制催乳素的雌激素、孕激素作用减弱，垂体释放催乳素增加。垂体催乳素水平因是否哺乳而不同，哺乳的产妇催乳素于产后下降，但仍高于孕前水平；不哺乳的产妇则于产后 2 周降至孕前水平。

7. 运动系统　产后肌肉张力的恢复有赖于平衡的饮食、运动和休息。产后由于腹直肌分离（diastasis recti abdominis），且孕激素在胎盘娩出后对肌张力的影响消失，产妇的腹部变得松弛，如果妊娠期有多胞胎、羊水过多、体重增加过多或产妇为经产妇等容易导致肌肉过度拉伸的情况，腹部松弛会更严重。由于分娩过程中肌肉过度紧张，产妇常常在 24 小时内感到下肢肌肉酸痛和无力感。另外，如果产妇在分娩过程中使用麻醉剂也会导致下肢感觉敏感度降低。

8. 皮肤　产后由于雌激素、孕激素下降，黑色素释放激素也随之下降，妊娠期间的色素沉着逐渐消退，腹部和大腿部妊娠纹由紫红色变为银白色。产后皮肤排汗量大增，尤其在产后第一周内，许多产妇夜间排汗增加，很容易引起寒战和不适，影响休息和睡眠。部分产妇在产后数周内出现轻微及暂时性掉发，这种现象在短时间内能恢复正常。

9. 生命体征　产后体温多在正常范围，如有产程延长、剖宫产术后 24 小时内可有体温升高，但不超过 38 ℃。产后乳胀体温可达 38.5 ℃，一般持续时间不超过 12 小时。产后脉搏可略缓慢，为 60～70 次/分，与子宫胎盘循环停止及卧床有关。

【正常产褥期妇女及家属的心理变化】

1. 产妇的心理变化　产妇在产褥期不仅要面对身体各系统改变，还需要面对由分娩带来的心理变化，如果产妇不能正确应对，将会产生严重的心理问题甚至精神疾病。分娩后多数产妇感到心情舒畅，但保守、固执及内向型性格的产妇，其缺乏信心、依赖、被动、忧郁较为明显。其中部分产妇在产后进一步发展成产后抑郁症。

产妇学习母亲职责行为，对其母亲身份感到自在的适应过程称为母亲角色。母亲角色从怀孕之后形成，持续至产后 3~10 个月，在母亲角色的形成及发展过程中，母亲的年龄、个性、社会地位、支持系统、新生儿的气质及家庭的经济状况等均会影响其形成。因此，护理人员在评估产妇心理状况时，也应了解产妇母亲角色的适应情况，以便提供个性化的护理，促进母亲角色的执行。

默瑟（Mercer）将母亲角色分为 4 个阶段：

（1）期待阶段（anticipatory stage）：始于妊娠期。孕妇想象自己如何为人母，并且开始模仿学习母亲角色，模仿对象通常为自己的母亲。

（2）正式阶段（formal stage）：始于新生儿出生。产妇除了继续模仿他人，还会努力扮演好母亲角色，以符合社会对其角色的期望。

（3）非正式阶段（informal stage）：产妇经过一段时间的模仿扮演学习，探索出自己的母亲角色，并且知道如何才能最好地执行母亲角色。

（4）个人阶段（personal stage）：当产妇能够熟练扮演母亲角色后，逐渐习惯于这一角色行为，母亲角色开始成为其最重要的角色之一。

罗宾（Rubin）将产后初期母亲角色的行为态度分为 3 个时期：

（1）依赖期（taking-in phase）：出现于产后前 3 日，表现为被动、依赖特性，犹豫不决，此时产妇的焦点集中于自己的需求，尤其注重睡眠和饮食需求，产妇较健谈，喜欢谈论怀孕、分娩的过程，与他人分享分娩经验。

（2）依赖-独立期（taking-hold phase）：产后第 3~10 日，产妇显得活跃，对眼前的事物比较关心，开始关注周围的人际关系，能主动参与活动，但产妇情绪可能会出现焦虑、不耐烦，并有睡眠不足的现象。此阶段产妇注意力集中于学习母亲职责及恢复身体功能，能主动参与照顾新生儿，是健康教育的最佳时期。

（3）放手期（letting-go phase）：此段时期产妇需要重新适应并接受胎儿已经成为与母体分离的独立个体的事实。由于新生儿具有自己独特的个性及生活规律，不会完全按照母亲的想法来活动，因此母子之间需要一段调试时间让彼此相互认识、协调。在这段时间，产妇需要放弃期待的分娩经验及怀孕时对胎儿的幻想，接受眼前真实的婴儿。产妇可有不自觉的哀伤反应。

2. 父亲及祖父母的心理变化　父亲与新生儿的依附关系始于妊娠期，而在新生儿的照顾上，祖父母是一个重要的角色模式。新生儿出生后，父亲对其外观、反应会产生浓厚兴趣，表现出经常注视新生儿，对新生儿微笑，渴望摸、抱他，并有眼睛的对视、与新生儿说话等语言或非语言沟通方式，并且尝试学习亲自喂食照顾新生儿，喜欢与旁人谈论新生儿的外观特征。从祖父母身上得到的支持和劝告是亲子关系发展的一个重要资源。祖父母对新生儿的到来会表现出欣喜和释怀，并且设法与新生儿接近，建立特殊关系。祖父母不仅能协助料理家务，避免新手父母因照顾孩子陷入冲突情境，还会传授家庭惯例和传统仪式。新手父母应给祖父母照顾新生儿的机会，使他们从新生儿护理中获得天伦之乐。

由于父亲缺乏新生儿护理知识，但对与新生儿护理有关的知识非常敏感，产褥期向父亲讲解新生儿护理知识，可以帮助新父亲尽快适应角色。父亲角色的适应也受产妇情绪、家庭关系、经济状况、社会支持等因素的影响，如果适应不良，新父亲也会产生抑郁症状。父亲的文化程度、新生儿性别、胎次也可影响其与新生儿依附关系的建立。

祖父母在给新家庭提供协助时，也可能出现一些负向的角色行为如剥夺新母亲的照顾机会、执行某些不合理的"月子"习俗等，祖父母在照顾新生儿时花费过多的时间和精力，忽视了其他活动，也会导致家庭成员之间的冲突，不利于他们的身心健康。

第二节　正常产褥期妇女的护理

【概述】

产褥期是产妇身体、心理恢复的关键时期，产褥期护理的目的是帮助解决产妇在母亲角色、身体改变、社会支持方面的需要及可能存在的护理问题，协助新手父母及家庭成员适应新生命降临以后的角色转换及家庭关系，使产妇、新生儿和整个家庭成员身心健康。

【临床表现】

1. 生命体征

（1）体温：产妇产后的体温多正常，部分产妇由于分娩时用力过度及体液丢失产后体温可稍升高，但不超过 38 ℃，且多在 24 小时内恢复正常，如果在产后 24 小时后至 10 日内，体温上升超过 38 ℃，持续时间超过 2 日，则需评估是否有产后感染的现象。产后 3～4 日因奶胀导致乳房血管、淋巴管极度充盈而出现体温升高，体温可升高达 37.8 ℃～39 ℃，此称为泌乳热，一般持续 4～16 小时后降至正常。部分产妇在胎儿娩出后会立即出现寒战，持续时间一般不会超过 15 分钟，与发热无关。产后寒战的原因可能有：

①环境温度低。②产程中肌肉用力产热导致体内外温差大。③产后血管收缩、舒张不稳定或神经反射。④静脉输液速度过快。但也需警惕病理情况如羊水栓塞，出现产后寒战除了保暖外，还应评估是否出现呛咳、气急、呼吸困难、发绀、烦躁不安、出血等异常表现。

（2）脉搏：产后脉搏为 60～80 次/分，若产后脉搏一直持续超过 100 次/分，需评估血压，产后出血量、腹部或会阴伤口情况，并触摸子宫的位置及坚硬程度。产后出血、感染、疼痛、心脏疾病、焦虑也可造成脉搏改变。

（3）呼吸：产后呼吸速率通常维持 14～16 次/分。如呼吸速率增快则需评估产妇是否有感染、疼痛、焦虑等现象。

（4）血压：产褥期血压无明显变化，如血压偏低，则需评估产后出血量、会阴及腹部伤口、恶露的量、颜色、气味及有无血块，并触摸子宫位置及坚硬程度，妊娠期高血压疾病产妇的血压通常于产后明显降低。

2. 生殖系统

（1）子宫：每日评估子宫底的高度，了解子宫复旧的情况。评估方法：产妇排空膀胱，取平卧位，评估者一手置于耻骨联合上方支托，防止按压宫底导致子宫下垂，另一只手从脐上 3 cm 处往下寻找宫底位置（图 4-2）。产后子宫应位于腹中央，如子宫偏向一侧，应进一步评估膀胱充盈情况。子宫底坚硬，高度随着产后天数逐渐下降。产后 1 小时，子宫底平脐水平或稍高，以后每日下降 1 cm。产后 10 日，子宫降到盆腔内，此时在耻骨联合上已不能扪及宫底。如产后子宫质地软、宫底不易触及可能有子宫收缩乏力或子宫复旧不良。

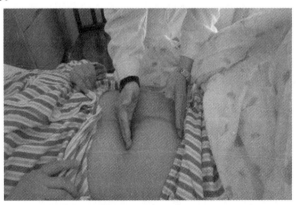

图 4-2 宫 底

（2）恶露：产后恶露的评估包括量、颜色、气味、有无血块等。可用杰克布森（Jacobson）的评估方法评估恶露量，根据每小时卫生巾上的恶露量分为四个等级（图 4-3）：①微量，出血量小于 2.5 cm。②小量，出血量小于 10 cm。③中量，出血量小于 15 cm。④大量，整块卫生巾都浸湿。

一般产后头几日的恶露量为小量至中量，一日卫生巾的用量为 4~8 块。

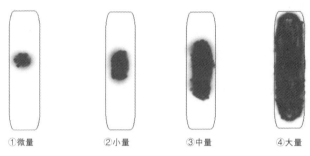

①微量　　②小量　　③中量　　④大量

图 4－3　恶露量分级

（3）会阴：会阴评估包括了解是否有创伤和感染征兆，可采用 REEDA 法，即是否出现红（redness）、肿（edema）、瘀斑（ecchymosis）、分泌物（discharge）以及会阴伤口缝合的边缘是否完整（approximation）。产后第一日会阴部可出现红肿，但伤口边缘完整没有分泌物。如果会阴伤口处有严重红肿、瘀斑和分泌物产生，则需警惕感染。

（4）乳房：正常乳房两侧对称，形态及大小一致。母乳喂养的产妇产后每日需评估乳房和哺乳的情况。乳房的评估包括：

1）视诊：了解乳房的轮廓、形状、对称性及乳头、乳晕的状况，是否充血发红或乳漏，是否存在影响母乳喂养的因素如扁平乳头、乳头凹陷等。

2）触诊：用手挤压乳晕，了解乳汁的分泌情况。检查乳房的皮肤温度及乳晕周围结节，了解是否有乳房胀痛和乳头皲裂。产后 1~3 日，由于乳房充血、肿胀，产妇可有乳房胀痛感；乳头皲裂也可使产妇产生剧烈疼痛、水泡、红肿、裂痕，甚至出血。乳头皲裂产生的原因多为哺乳姿势不正确，不正确的乳头清洗方法如用肥皂、乙醇清洗乳头，乳垫潮湿未及时更换，使用吸奶器时间过长或吸引力过大等均可导致乳头皲裂。如果乳房有发热、压痛、红肿甚至出现波动感，需进一步评估是否出现乳腺炎及乳腺脓肿。

3）泌乳：产后 1~2 日乳房较软，哺乳新生儿可吸出乳汁 2~20 mL，产后 3~4 日乳汁分泌量逐渐增加，皮肤变红、紧绷而光滑，开始出现乳房肿胀、坚硬、压痛甚至发热，这是乳房充盈的表现。乳汁分泌与产妇的哺乳次数密切相关，吸吮越多，乳汁分泌就越多。

3. 排尿　产后需评估膀胱充盈及第一次排尿情况。评估内容包括了解产妇排尿型态，有无尿道感染、尿潴留等病史，目前的尿量、颜色、比重、排尿次数、能力、尿液排空后的感觉，是否有尿急、尿频、尿痛等异常症状。由于产妇产后对膀胱充盈的敏感性下降，容易产生尿潴留，护理人员需认真评估膀胱充盈状况。膀胱的评估方法：产妇平卧，观察腹部有无凸出的轮廓，当膀胱充盈达 500 mL 以上时，可于下腹部见到一凸出包块，见到凸出轮廓需触诊子宫，膀胱充盈时子宫通常被推至腹部一侧（图 4-4）。在产妇耻骨联合上约 5cm 处往下行膀胱区叩诊，叩诊为浊音。

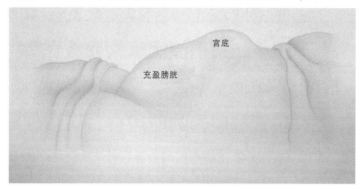

图 4-4 膀胱充盈状态

4. 排便　在分娩过程中，产妇由于进食少、脱水以及产后肠蠕动减弱、腹壁松弛、卧床等原因容易出现便秘。产后评估包括平日的排便习惯、最后一次大便的时间和性质、产后活动程度、饮食与液体的摄入情况、会阴和直肠不适程度、药物的使用情况等。

5. 排汗　产后潴留的水分通过皮肤排出，产后排汗在睡眠时尤为明显，产妇通常醒来发现满头大汗，称为"褥汗"，"褥汗"现象约持续 1 周。

6. 活动与休息　了解产妇平日的活动、睡眠习惯及住院后的活动、睡眠状况，评估产妇是否有病房环境嘈杂、访客、执行新生儿护理措施及生理上的不适（如会阴伤口、痔疮疼痛、子宫收缩痛等）影响产妇活动与睡眠的因素。产妇血液呈高凝状态，加上产后卧床缺乏活动，是深静脉血栓的高危人群，因此产后应评估活动能力及下肢的功能状态。下肢的评估包括视诊、触诊及诊断检查。

（1）视诊：皮肤颜色，有无静脉曲张、肿胀，双下肢是否等大。

（2）触诊：触摸下肢皮肤温度，了解有无局部发红、发热，指压胫骨前侧、足踝、足背处，检查有无凹陷性水肿。如果下肢水肿合并局部血管发红、发热、压痛，需警惕是否有血栓性静脉炎，进一步行霍曼征（Homan's sign）检查。

（3）霍曼实验（Homan's test）：产妇腿伸直，检查者立于右侧，一手固定腘窝，另一手将足部向背面弯曲（图 4-5），如果有下肢血栓性静脉炎，足背弯曲时会引起腓肠肌疼痛，表明霍曼征（＋），该实验的检查目的为甄别是否有下肢深静脉血栓。

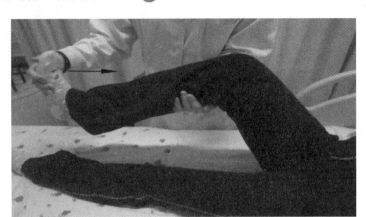

图 4-5 霍曼实验

7. 心理社会情况　产后需评估产妇的心理状况及社会支持系统情况，了解产妇的分娩体验、产后情绪、态度、家人对产妇及新生儿的反应，评估内容包括：

（1）分娩体验：由于产妇分娩的经历不同及性格差异，其产后的感受及情感表达也不一样。评估时，护理人员可观察产妇的语言及非语言表达，判断有无兴奋、得意、异常欣快或是安静、冷淡、退缩等现象，或者通过产妇与家人、朋友、新生儿的互动来了解产妇的精神及情绪状态。

（2）行为适应状况：产妇的心理适应时间约 2 周，评估产妇的行为表现可以了解产妇从依赖期到独立期的过渡情况，如产妇表现为喜悦而积极地学习新生儿护理知识与技能、遵从医嘱有效地恢复锻炼等，则是适应性行为；如产妇不愿接触、喂哺新生儿或在与新生儿接触的过程中表现烦躁、不悦、不语等，说明产后行为适应不良。

（3）社会支持系统：与母性行为的适应程度成正比，当母亲了解到新生儿被配偶、亲友接受，可增进产妇对母亲角色的接受和适应，与家人、亲友互动良好的产妇能更轻松地进入母亲角色。社会支持系统的评估可观察产妇人际交往的状态，如鲜花、访客、礼物、电话等，评估时可主动询问产妇对家人对待新生儿反应的感受，也可以通过观察产妇与配偶及亲友的互动来评估。

【辅助检查】

产后 24~48 小时行血、尿常规检查，观察有无感染、贫血等情况，如有高热需做细菌培养，必要时行药物敏感试验等。

【处理原则】

保证营养供给，满足产妇不同时期的需求，提供充足的休息时间及舒适的休养环境，让产妇参与自我护理和新生儿护理。

【常见护理问题】

1. 舒适改变　与褥汗、疼痛、疲乏有关。

2. 尿潴留　与分娩压迫性损伤、活动减少及不习惯床上小便有关。

3. 有体液不足的危险　与产时出血及分娩摄入减少、体液浓缩有关。

4. 母乳喂养无效　与母乳喂养知识缺乏、哺乳技能不娴熟等有关。

5. 知识缺乏　缺乏产褥期护理的相关知识。

6. 角色扮演改变　与家庭成员人数及角色发生改变有关。

【护理措施】

1. 一般护理　提供通风良好、空气清新、安静的休息环境，保持房间空气流通，温湿度适宜，夏季谨防中暑，冬季防止着凉。每日开窗定时通风，保持床铺平整、干燥，指导产妇及时更换衣物、会阴垫，以免产生异味。保持良好的卫生习惯，勤换内衣、裤，衣服被汗液浸湿及时更换，以免受凉。每日洗脸、漱口、梳头、擦浴或洗脚。正常分娩的产妇根据体力状况可在产后几小时淋浴，避免长时间洗浴，水温不可过高，产褥期不可盆浴。注意手卫生，接触新生儿、哺乳、换尿布前后应洗手。

2. 休息与活动　保持环境安静，减少探视，保证产妇有足够的休息和睡眠时间；护理操作尽量集中进行，以不打扰产妇休息为准，指导产妇尽可能与新生儿的睡眠时间同步休息。向产妇讲解产后早期活动的好处，减少尿潴留、腹胀、便秘及静脉血栓的发生；根据产妇的体力状况逐渐增加产后活动，产后首次下床活动容易发生直立性低血压，护理人员应做好防跌倒措施；首次下床遵循逐渐改变体位原则，起床前在床边坐 5～10 分钟，无不适床旁试行走，下蹲后起立宜缓慢。避免重体力劳动或长时间站立、蹲位，防止子宫脱垂。活动前进温热流食，活动时专人陪伴。

3. 排尿　产后 4～6 小时内产妇需自解小便，如超过 6 小时不能排尿可采取以下措施：①保持如厕的隐秘环境。②协助产妇坐位或下床排尿。③温水冲洗下腹膀胱区及外阴，或听流水声诱导排尿。④膀胱区行热敷、理疗、针灸关元、气海及三阴交等穴位。⑤甲硫酸新斯的明 1 mg 肌内注射。如协助诱导排尿无效予以留置导尿，保留尿管 1～2 日，拔导尿管前每 6 小时 1 次开放导尿管，锻炼膀胱肌肉的容受性。

4. 排便　产后容易便秘，保持大便通畅的方法：①早下床活动。②每日饮水 3000 mL。③多食新鲜水果、蔬菜、谷类、全麦面包等粗纤维食物。④养成规律排便的习惯。⑤ 24 小时内冷敷，24 小时后热敷可减轻会阴伤口的疼痛，避免疼痛影响排便。⑥如便秘超过 3 日可使用开塞露帮助排便。

5. 病情观察

（1）生命体征：产后 1 小时，每 15～30 分钟测量呼吸、脉搏、血压；产后 1～24 小时内每 4～6 小时测量 1 次，2～3 日每日 4 次测量生命体征，3 日后测量频率为每日 2 次。如有异常，遵医嘱增加监测次数。

（2）子宫复旧：产后观察子宫底的高度及恶露特征，产后即刻、30 分钟、1 小时、2 小时各观察 1 次，2 小时后每 2～4 小时观察 1 次；24 小时后每日至少观察 1～2 次。

6. 子宫复旧　及时排空膀胱，子宫收缩不良时行子宫按摩，并使用子宫收缩剂。子宫按摩时应将一手在耻骨联合上沿支托子宫，以防子宫脱垂或内翻；给产妇讲解恶露观察、子宫按摩的方法和作用，如恶露有异味，提示有感染的可能，应配合医师做好相关检查及治疗。产后 24 小时内，禁止热敷止痛，以免子宫肌肉松弛造成产后出血。

7. 产后痛　产后头几日，由于子宫间歇性收缩引发的不舒适感称为产后痛。哺乳会增加产后痛。产后痛多发生于经产妇、多胎、羊水过多、胎儿过大的产妇，初产妇由于子宫收缩力强且多呈连续紧张性收缩，因此较少经历产后痛。产后痛通常不超过 3 日，疼痛严重时可减少子宫收缩剂的剂量，运用呼吸放松技巧减轻疼痛，如疼痛影响休息可使用止痛药。

8. 会阴护理　指导产妇正确使用会阴垫，采取会阴切口对侧卧位。每次大小便后用温水清洗外阴，保持会阴伤口清洁，清洗顺序从前往后，避免将水冲入阴道。会阴伤口肿胀疼痛者，产后 24 小时内可用冰敷；会阴水肿明显者，24 小时后可以用 50% 的硫酸镁配合远红外线灯照射行湿热敷。会阴切口缝合是否拆线根据所用缝线的类型而定，拆线时间为产后 2～5 日；痔疮不适时可使用 0.2% 高锰酸钾温水坐浴，也可涂上润滑剂进行回纳，由于患有痔疮的产妇不敢用力大便，容易造成便秘，而便秘会进一步加重痔疮，应保持大便通畅，预防便秘。

9. 产后营养　指导产妇获取合适、均衡的饮食，以促进身体和身材恢复。阴道分娩的产妇产后即可进清淡饮食，食物应富有营养、荤素搭配，增加鱼、蛋、禽、瘦肉和海产品摄入，适当增饮奶类，多喝汤水，不宜进食辛辣、刺激食物，忌烟酒，避免浓茶、咖啡，适当补充维生素和铁剂。哺乳产妇比未哺乳产妇每日应增加 2085 kJ（498 kcal）热量。

10. 产后运动　产后日常活动和产后运动应逐渐开始，护理人员可与产妇根据体重指数和饮食一起制订体重管理计划。阴道分娩的产妇产后第 1 日即可进行适度活动，剖宫产的产妇产后 3 日开始产后运动，产后运动的方式包括：慢跑、快走、散步、产褥期保健操等。运动前应做好准备工作，运动时注意安全，强度适中，最佳的运动效果是运动时心率达到最大心率的 60%

~80％（最大心率＝220－年龄）。运动频率以每周运动 3～5 次为宜，每次至少 30 分钟。产后运动配合饮食管理，使产妇体重逐渐下降直至恢复正常，较胖者产后体重下降以每周减少 0.5 kg 为宜。

（1）原则：由简单的单一项目开始，逐日递增一项，每日多时间段运动。

（2）目的：①促进子宫复旧，预防产后出血。②增强肌张力，促进体型、体力及活力恢复。③促进全身血液循环，预防深静脉血栓。④促进肠蠕动，增进食欲，预防便秘。⑤促进盆底肌肉收缩，预防子宫脱垂、阴道壁膨出、尿失禁等问题。⑥减轻焦虑和压力，帮助产妇适应母亲角色。

（3）运动前准备：向产妇解释运动目的，排空膀胱，以免活动时造成不适。衣着宽松、透气，选择安静、宽敞、空气新鲜的活动场所，最好能在硬板床上进行。

（4）注意事项：避免饭前、饭后 30 分钟内及奶胀时运动；运动呈渐进式，逐渐增加运动项目数和运动量，每日持之以恒，连续运动至少 2～3 个月；运动时如有出血增加或异常不适时应立即停止活动，并咨询医师。

（5）运动项目：

1）深呼吸运动：产妇平躺，全身放松，使用腹式深呼吸运动扩张胸部。

2）扩胸运动：仰卧平躺，两臂向左右两侧伸直后上举，重复进行。

3）颈部运动：平卧，头部前屈，使下颌贴近胸部。

4）抬腿运动：平卧，单腿上举，两腿交替 5 次后双腿同时抬高，速度逐渐增加。

5）屈腿运动：一腿上举，尽量靠近腹部，足背下压，放平，两腿交替进行。

6）膝胸卧位运动：产妇取膝胸卧位后做提肛运动。

11. 健康指导

（1）一般指导：保持居室清洁、通风，饮食注意合理营养，讲究个人卫生，保持良好心境，合理安排护理婴儿、家务与休息的时间，适应新的家庭生活方式。产褥期避免重体力劳动。

（2）避孕和性生活：产褥期禁止性生活。一旦开始性生活应及时采取避孕措施，母乳喂养的夫妻以工具避孕为宜，不哺乳者可选用药物避孕。正常分娩产妇产后 3 个月可放置宫内节育器，剖宫产术后半年放置。

（3）识别异常症状：向产妇和家属讲解产后的异常症状，如有下列情况需及时就诊：①发热。②乳房红、肿、热、痛。③持续腹胀。④盆腔充盈感。⑤持续外阴疼痛。⑥尿频、尿急、尿痛。⑦恶露增加，色鲜红或有血块、恶臭等。⑧会阴或腹部切口红、肿、热、痛。⑨下肢红肿、发热，小腿肌肉疼痛等。

（4）产后检查：包括产后健康检查和产后访视两部分。产后 42 日产妇及婴儿回分娩医院进行产后检查，了解产妇各器官恢复及婴儿的生长发育情况。内容包括：①一般检查，如血压、脉搏、血常规、尿常规。②产妇的饮食、睡眠、大小便、恶露、子宫复旧、会阴或腹部切口的愈合情况。③新生儿的生长发育状况及母乳喂养情况。④计划生育指导。产后访视一般进行 3 次，分别于出院后 3 日、产后 14 日、产后 28 日进行，访视主要了解产妇和新生儿的健康情况。产后检查如发现有异常，应及时指导、处理，视情况需要转诊。

12. 心理护理

（1）依赖期：正向分娩体验可促进产妇更好地适应母亲角色，而负向体验则会影响产妇自信心，甚至产生永久的不良记忆。分娩之后形象改变也会导致产妇自我形象紊乱。在此期护理人员应耐心倾听并分享产妇的分娩经验，主动了解产妇需求，提供良好的心理及生理照顾。让产妇接受分娩的现实，接受新生儿已与她分离，成为一个独立个体的事实。

（2）依赖-独立期：产妇在此阶段对眼前的事物比较关心，能主动参与活动，是进行健康教育的最佳时期。但产妇可有焦虑、不耐烦等情绪，并有睡眠不足的现象，护理人员应该予以适当的支持与鼓励，以建立其照顾新生儿的信心。

（3）独立期：在这段时间，产妇需要放弃理想中期待的分娩经验，以及放弃怀孕时对胎儿性别、外表和大小的幻想，渐渐接受眼前真实的婴儿。产妇难免有不自觉的哀伤反应，护理人员应在此期提供机会让产妇抒发不舒服的情感，协助产妇调整家庭关系，以适应新生儿的到来。

第三节　母乳喂养及母婴同室

母乳是婴儿最好的食物，世界卫生组织在全球范围内推广爱婴医院运动，希望通过良好的爱婴环境和人员培训，促成产妇成功母乳喂养，促进母婴健康。2018 年 4 月，世界卫生组织和联合国儿童基金会发布了有关母乳喂养的最新指导意见《成功促进母乳喂养的十项措施》，旨在增进对医疗机构提供母乳喂养的支持。

1. 关键管理规范

（1）完全遵守《国际母乳代用品销售守则》和世界卫生大会相关决议；制定书面的婴儿喂养政策，并定期与员工及家长沟通；建立持续的监控和数据管理系统。

（2）确保工作人员有足够的知识、能力和技能以支持母乳喂养。

2. 重要的临床实践

（1）与孕妇及家属讨论母乳喂养的重要性和实现方法。

（2）分娩后即刻开始不间断的肌肤接触，帮助母亲尽快开始母乳喂养。

（3）支持母亲开始并维持母乳喂养及处理常见的困难。

（4）除非有医学上的指征，否则不要为母乳喂养的新生儿提供母乳以外的任何食物或液体。

（5）让母婴共处，并实践 24 小时母婴同室。

（6）帮助母亲识别和回应婴儿需要进食的迹象。

（7）告知母亲使用奶瓶、人工奶嘴和安抚奶嘴的风险。

（8）协调出院，以便父母与其婴儿及时获得持续的支持和照护。

一、母乳喂养

【母乳的特点】

母乳是动态的食物，其成分与内容随泌乳及哺乳的不同阶段而不同。按泌乳的阶段不同分为：

（1）初乳（colostrum）：指产后 7 日内分泌的乳汁，呈淡黄色，质稠，容易消化，富含 β-胡萝卜素、蛋白质、矿物质及分泌型 IgA、IgG、IgM，初乳热量较高，脂肪及糖含量较成熟乳少，但维生素 K 含量较成熟乳高，这些特点符合初生新生儿需要高热量且消化能力弱的特性，所以是新生儿早期最理想的天然食物。

（2）过渡乳：为产后 7~14 日内分泌的乳汁，过渡乳蛋白质含量逐渐减少，乳糖和脂肪含量逐渐增多。

（3）成熟乳：产后 14 日以后分泌的乳汁，脂肪含量较高，白色，蛋白质及无机盐的含量比例较少。

按哺乳的阶段不同分为：

（1）前乳：为前半段分泌的乳汁，颜色清淡，富含蛋白质、乳糖，前乳水分含量较多，前 6 个月的婴儿除母乳外不需额外补充水分。

（2）后乳：为后半段分泌的乳汁，颜色较白，富含脂肪，热量比前乳高，哺乳时应尽量排空一侧乳房，不要在婴儿未吸够后乳前停止或过早更换至另一侧哺乳。

【母乳喂养的好处】

母乳能提供婴儿生长发育所需要的营养素和抗体，母乳喂养除了满足婴儿的需要外，对母亲也有好处，母乳喂养的好处如下：

1. 对婴儿的好处　①母乳的蛋白质以乳清蛋白为主，容易被婴儿消化吸收，较少引起过敏反应；母乳所含氨基酸及不饱和脂肪酸可促进婴儿脑部细胞发育，母乳还含有矿物质，能提供婴儿从出生至 6 个月所需的全部营养，是最适合婴儿的食物。②母乳中的抗体能保护婴儿呼吸道和胃肠道，增强婴儿抵抗力，减少婴儿受感染的机会。③母乳新鲜、卫生，无需消毒，可以直接喂哺婴儿，既可免除消毒程序，也可避免从不清洁奶瓶感染病菌的机会。④吸吮动作可增加婴儿口腔运动，促进婴儿牙龈发育及语言发展，吸吮动作还能提供良好的早期口腔经验，对于日后控制食欲及减少肥胖风险可有积极作用。⑤母乳喂养能满足婴儿吸吮的本能，满足爱与安全的需要，母乳喂养通过触觉刺激及互动，可促进亲子关系的建立，有助于日后人格和情绪的良性发展。

2. 对母亲的好处　①母乳喂养能刺激分泌缩宫素，可促进产后子宫复旧，减少产后出血。②母乳喂养可刺激腺垂体分泌泌乳素，抑制排卵，延迟月经，达到避孕作用。③母乳喂养时产妇与婴儿的皮肤接触能促进亲子关系建立，使产妇更好适应母亲角色。④母乳喂养能帮助恢复身材，消耗产妇热量，降低母亲罹患乳腺癌和卵巢癌的概率。⑤母乳喂养安全、方便、经济、卫生，可节省家庭在购买配方奶、奶瓶、奶嘴的花费，也可节省配奶、清洁、消毒的时间。

【母乳喂养的影响因素】

母乳喂养虽然有许多好处，但由于种种原因，仍有部分产妇选择非母乳喂养方式，母乳喂养常见影响因素有：母亲的教育程度、母乳喂养知识、他人的参考经验、医护人员的态度与支持、政府与医疗机构的政策、母乳喂养支持组织等。护理人员在鼓励母乳喂养的同时，应考虑到这些影响因素。

【护理评估】

1. 健康史　评估产妇的孕产史、分娩史、既往病史，了解文化程度、家庭收入、家庭结构、母乳喂养态度、母乳喂养知识掌握度；了解有无限制母乳喂养的疾病如遗传代谢性疾病、妊娠合并心脏病、传染病急性期、妊娠合并甲亢病情严重的产妇等。

2. 身体评估　评估房间温、湿度及清洁度，了解环境是否安全、清洁、舒适；了解产妇的生命体征、面色及精神状态，评估有无身体虚弱、疲惫、产后出血、疼痛等影响母乳喂养的因素；检查皮肤的清洁度及手部卫生状况，了解产妇的卫生习惯及健康知识；评估新生儿一般情况、是否处于饥饿状态，检查新生儿尿片。

3. 心理社会状况 评估产妇的心理状况及家人的喂养态度及支持状况。了解是否有产后沮丧、抑郁，产妇是否受到不科学喂养经验的影响，有无母乳喂养支持组织。

【处理原则】

做好早吸吮、皮肤早接触，实行母婴同室，产后 6 个月内纯母乳喂养，不给婴儿喂母乳之外的任何食物和饮料，不使用人工奶头和安抚奶嘴。

【常见护理问题】

1. 知识缺乏 缺乏母乳喂养及乳房护理的相关知识。

2. 无效性母乳喂养 与母乳喂养经验不足有关。

3. 潜在并发症（急性乳腺炎） 与不正确的喂养习惯及奶胀有关。

【护理措施】

1. 促进母乳喂养成功的措施 成功的母乳喂养需从产前开始准备，成功的关键在于产妇顺利泌乳、新生儿有效吸吮。促进母乳喂养成功的措施包括：

（1）母乳喂养的意义：产前为产妇和家属提供正确信息，使她们了解母乳喂养的好处和意义，以帮助其正确选择母乳喂养新生儿。

（2）协助早吸吮：生后 15～30 分钟是新生儿的清醒期，具有强有力的吸吮反射，此阶段是早吸吮和建立亲子关系的最佳时期。护理人员应在产后 60 分钟内协助新生儿开始早吸吮，建立亲子关系。

（3）婴儿主导的母乳喂养（baby-led breastfeeding）：鼓励健康婴儿不限制哺乳的时间和次数，婴儿想吃就喂奶，夜间亦是如此。早产儿或是有疾病的婴儿因其神经功能尚不完善，不能很好表达进食需求，需由专业人士及时评估及制订喂养方案。

（4）母婴同室：除医疗护理操作外，母亲和婴儿 24 小时在一起，医疗护理操作时母婴分离的时间也不会超过 1 小时。母婴同室可及早建立母乳吸吮形态，让母亲早期了解新生儿的活动和睡眠状态，有利于母乳喂养。

（5）指导正确的母乳喂养技巧：正确的母乳喂养技巧是建立母乳喂养信心的关键。母乳喂养技巧包括：①采取正确舒适的喂奶姿势，喂养姿势有多种，如侧躺式、交叉式、摇篮式、橄榄球式等，产妇可以根据条件灵活选择，选择遵循母亲舒适、婴儿舒服的原则。②哺乳前先洗手，哺乳时婴儿脸及身体面向乳房，使婴儿和产妇胸贴胸，腹贴腹，下颌贴乳房，可用乳头刺激婴儿上唇，或从嘴角向唇中滑动，当婴儿张嘴的瞬间，将乳头和大部分乳晕放入婴儿口中。③如果喂奶姿势正确，婴儿上下嘴唇外翻成"鱼嘴"形，吸吮时脸颊有节律地呈凹凸状，奶水充足时还可听到婴儿吞咽的声音。④两次哺乳的间隔时间为2~3小时，哺乳时两侧乳房交替进行，先喂哺排空一侧，再喂哺另一侧乳房。⑤母乳喂养完毕，应轻轻叩击婴儿背部排空胃内气体，以免吐奶。

（6）维持泌乳：母婴分离的情况下或者为了缓解奶胀，可采取人工排空的方法维持泌乳。常用的方法有：

1）手法挤奶：洗手，准备干净容器，将拇指和食指分别置于乳晕（距离乳头2 cm）上下缘，两指相对往后胸壁方向挤压，挤压及放松手指均不离开皮肤，连续挤压一侧乳房时间不超过5分钟，两侧交替进行。

2）吸奶器挤奶：吸奶器包括手动和电动，吸奶器应清洁、消毒后使用，电动吸奶器从最小的压力开始调节，两侧乳房轮流泵出，使用完毕应彻底清洗，保持吸奶瓶干燥。

（7）纯母乳喂养：婴儿出生至6个月内，除母乳喂养外不添加任何食物和水。世界卫生组织及联合国儿童基金会指出：除非有医学指征，不准给母乳喂养的新生儿提供任何食物包括水和糖水。护理人员应尽量避免提供水、糖水、配方奶等给婴儿，以免影响婴儿对母乳的摄取需要。

（8）不使用人工奶嘴：不给母乳喂养的婴儿使用人工奶嘴或安抚奶嘴，以免产生乳头错觉。

（9）建立母乳喂养支持组织：母乳喂养问题多出现在出院后1~2周，出院后，应将母亲和婴儿交给社区母乳喂养支持组织，使母亲和婴儿能得到持续咨询和协助。

2. 母乳喂养的常见问题及护理

（1）婴儿吸吮欠佳的原因：①姿势不对，没有将乳头和大部分乳晕含入婴儿口中。②人工奶嘴造成的乳头错觉。③婴儿不饿或睡着了。

解决办法：①尽早开始吸吮。②哺乳时将乳头和大部分乳晕含入口中。③除了母乳外不给婴儿添加其他食物。④不用人工奶嘴喂哺，如果新生儿已经产生乳头错觉，应耐心纠正，训练其吸吮能力，使婴儿渐渐习惯母亲乳头。

（2）母乳不足常见的原因有：①未做到充分有效的母乳喂养。②吸吮姿势不正确。③母亲疲倦。④没有做到纯母乳喂养，除了母乳外不给婴儿喂食其他食物。

解决办法：①产后早吸吮、早开奶，按需哺乳，增加喂养的频率和次数，坚持夜间哺乳。②保证产妇有充足的睡眠休息时间，休息时间尽量做到与婴儿同步。③采用正确的喂奶姿势。④婴儿 6 个月以前纯母乳喂养,除母乳外不额外补充食物和水。

(3) 乳头疼痛的原因有:①婴儿没有正确含住乳头和乳晕。②婴儿吸吮太有力。③清洁乳头方法不正确。

解决办法:①每次哺乳时确保婴儿吸吮姿势正确。②如中途需要停止哺乳,不能生硬牵拉乳头,以免乳头受伤,可用手指轻压婴儿下颌解除口腔负压后,再将乳头移出。③以清水清洁乳头,避免用肥皂、乙醇清洁。如果乳头破裂,可在每次哺乳后挤出少许乳汁涂抹破口以促进愈合,乳头皲裂不随意涂抹药膏,无需停止哺乳。

(4) 乳房充盈和肿胀:一般发生在产后 2~4 日,常见原因为没有做到有效而充分的母乳喂养。

解决办法:①产后尽早开始母乳喂养,除了母乳外不给婴儿喂食其他食物。②按需哺乳,增加母乳喂养的频率和次数,坚持夜间哺乳。③吸吮姿势正确。④局部热敷后螺旋形按摩乳房乳腺管,利于手法和吸奶器排出多余乳汁,保持乳房排空状态。⑤如果因其他原因需要放弃母乳喂养,使用药物回奶。

(5) 乳头过短或凹陷:为乳房结构性异常,但乳头的伸展性比长短更重要,婴儿吸吮时通常需要包裹大部分乳晕,只要有效含接大部分乳晕,婴儿可以借助多次练习学习适应乳头过短或凹陷,护理人员在指导喂养时应多些耐心,配合产妇不同体位,训练婴儿学习含接乳晕,还可借助吸奶器和矫形器帮助乳头突出(图 4-6)。

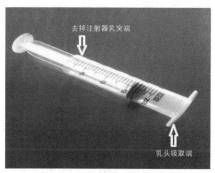

图 4-6 自制乳头矫形器

3. 职业女性的母乳喂养 许多职业女性上班后,由于劳动强度加大、休息时间减少、母婴分离会影响乳汁分泌及母乳喂养。为了保持泌乳,可于上班前或上班休息期间每隔 3 小时挤奶 1 次,将母乳挤出储存在冰箱,等哺乳时间再喂哺婴儿。母乳储存的时间:室温下(16 ℃~29 ℃)可存放 4 小时,非常干净的条件下可存放 6~8 小时。冰箱冷藏成熟乳以 4 日为佳，最多可存放 5~8 日，−18 ℃冷冻条件下储存以 6 个月为佳，12 个月内可接受。冷藏母乳取出来后置于流动温水中加温，勿置于火炉或微波炉直接加热，以免破坏母乳成分，冷冻母乳预先置于冷藏柜解冻，加温方法同冷藏母乳。解冻后的乳汁持续冷藏不超过 24 小时，加热后的乳汁需在 2 小时内喝掉或者丢弃，完全解冻后的乳汁一般不建议再次冷冻。此外，哺乳妇女在上班前及下班回家后应立即哺乳，休息期间及夜间增加哺乳次数，宜穿着宽松的胸罩以免抑制乳汁分泌。如因种种因素需放弃母乳喂养者，需提前做好准备，改用配方奶和母乳交替喂养，让婴儿慢慢适应，切忌猛然断奶。

二、母婴同室管理

母婴同室指产妇与婴儿 24 小时在一起，医疗护理操作时母婴分离的时间不超过 1 小时。母婴同室是保证母乳喂养成功的重要措施之一。

1. 病室要求及布局　母婴同室应温度适宜、空气新鲜、美观整洁、舒适安全。除具有一般病区设置外，还应有：沐浴室、母乳喂养宣教室、抚触室，病室应有保证母婴安全的措施，如监控系统、身份识别、门禁系统等。产妇床与婴儿床各 1 张，一个床单元（产妇床和婴儿床）所占面积不少于 $6m^2$。靠椅、靠垫、脚凳等，有利于产妇哺乳，房间装饰宜颜色柔和，家居物件摆放尽量营造家的感觉。在宣教室内应有关于母乳喂养宣传的海报、书面资料或示范模型等，有供母乳喂养宣传的电视机和录像机；病区过道应有母乳喂养知识宣传栏及母乳喂养制度；母婴同室房间内、沐浴室和抚触室应有母乳喂养宣传、促进母婴情感的图片等。

2. 消毒隔离

（1）工作人员必须身体健康，检查或护理有隔离要求的新生儿应洗手、穿隔离衣，工作人员患一般感冒需戴双层口罩工作。母婴如患有传染性、感染性疾病时，患病母婴均应与正常母婴分离，并严格执行消毒措施，产妇在传染病急性期应暂停母乳喂养。

（2）产妇哺乳前清洁双手及乳头，哺乳用具做到一人一用一消毒，隔离婴儿用具需单独使用并消毒。

（3）新生儿沐浴、游泳、抚触用具均应做到一人一用一消毒，避免院内交叉感染。

（4）每间母婴同室病房均应备有洗手消毒设备。以湿擦法行日常清洁，建立定期大扫除及消毒制度。

（5）严格执行探陪制度，控制每日探视人数及时间，探视者洗手后方可进入母婴同室病房，传染病流行期间禁止探视。

（6）出院后床单位和恒温箱实施终末消毒，以消毒水擦拭消毒。

（7）按医院感染要求做好细菌监测并记录。

3. 母婴同室的管理

（1）阴道分娩的新生儿在出生 60 分钟、剖宫产的新生儿在产妇有应答后 60 分钟内进行皮肤早接触和早吸吮。

（2）评估了解产妇对母乳喂养知识的掌握程度，并进行针对性的健康教育。

（3）教会产妇识别婴儿饥饿的信号：变得清醒、张嘴或觅食反射、活动性增加，一旦出现这些反应即是婴儿饥饿的表现，应立即进行母乳喂养。鼓励产妇勤哺乳促进泌乳。

（4）实行 24 小时按需喂养，由婴儿的需求决定哺乳频率及时间长短，不限制时间和量，每日最少母乳喂养 8~12 次。

（5）母婴同室病房内不能使用人工奶头及安抚奶嘴，如确有医学指征需要提供配方乳，应由医院统一供给。

（6）正常新生儿的医疗护理操作应在床旁进行，母婴分离时间不应超过 1 小时。病理情况下母婴分离应尽量创造探视条件，让产妇有探望、接触及护理新生儿的机会，母婴分离 6 小时内指导产妇如何保持泌乳，高危儿提供母乳喂养的场所和时间。

（7）发放母乳喂养宣教手册，每日对产妇及家庭成员进行母乳喂养宣传及新生儿护理指导。

（8）家庭成员应积极支持母乳喂养，遵守病区规章制度。

（杨卉）

———— 本章测试题扫二维码可见 ————

第五章　高危妊娠管理

第一节　高危妊娠的概述

【定义】

高危妊娠（high risk pregnancy）是指妊娠期具有各种危险因素，可能危害到孕妇、胎儿及新生儿的健康安全或者导致难产的妊娠。护士应对孕妇的高危因素进行筛查，及时发现并将其纳入高危妊娠管理系统，以促良好的妊娠结局。

【高危因素】

高危妊娠的范畴广，几乎涵盖所有的病理产科。高危因素包括：

1. 社会经济因素及个人条件　如孕妇年龄<16 岁或者≥35 岁、身高<145 cm、妊娠前体重过轻或超重、孕妇受教育时间<6 年、有明显的遗传性疾病或先天发育异常。孕妇及其丈夫的职业稳定性差、收入低、居住条件差、卫生习惯不良、未婚或独居、营养不良、未做或极晚做产前检查者。孕妇有酗酒、吸烟、吸毒等不良嗜好。

2. 疾病因素

（1）产科病史：如自然流产、异位妊娠、早产、难产（包括剖宫产史及中位产钳）、死产、死胎、新生儿畸形或有先天性或遗传性疾病、新生儿死亡、新生儿溶血性黄疸、巨大儿等。

（2）各种妊娠合并症：如高血压、心脏病、糖尿病、肝炎、肾脏病、甲状腺功能亢进症、病毒感染及性病、血液病、恶性肿瘤、智力低下、明显的生殖器发育异常、明显的精神异常等。

（3）各种妊娠并发症：如妊娠期高血压疾病、胎盘早剥、前置胎盘、母儿血型不合、羊水过多或过少、过期妊娠、胎儿宫内发育迟缓等。

（4）可能导致难产的因素：如多胎妊娠、过期妊娠、胎位异常、骨盆异常、软产道异常、妊娠期接触大量放射线、化学性毒物或服用过对胎儿有不良影响的药物等。

3. 心理因素　如焦虑、恐惧、沮丧、悲伤、抑郁等。

具有高危妊娠因素的孕妇称高危孕妇。高危妊娠经过良好的婚前、妊娠前、妊娠期监护，适时的诊治与护理，可降低其危险性，确保母婴安全。

第二节　高危妊娠的监护

【高危妊娠评分】

为了早期识别是否为高危人群，可用高危评分法对孕妇进行动态监护。在第一次产前检查时，可根据孕妇病史及体征按"高危妊娠评分指标"（修改后的 Nesbitt 评分指标）进行评分（表 5-1）。评分指标的总分为 100 分，当减去各种危险因素的评分后低于 70 分者属高危妊娠范畴。属于高危妊娠的孕妇应给予高危监护。随着妊娠继续，护士应及时发现高危因素再重新评分。

表 5-1　Nesbitt 评分指标

指标	评分	指标	评分
1. 孕妇年龄		流产 3 次以上	−30
15～19 岁	−10	早产 1 次	−10
20～29 岁	0	早产 2 次以上	−20
30～34 岁	−5	死胎 1 次	−10
35～39 岁	−10	死胎 2 次以上	−20
40 岁以上	−20	新生儿死亡 1 次	−10
2. 婚姻状况		新生儿死亡 2 次以上	−30
未婚或离婚	−5	先天性畸形 1 次	−10
已婚	0	先天性畸形 2 次以上	−30
3. 产次		新生儿损伤：骨骼	−10
0 产	−10	新生儿损伤：神经	−20
1～3 产	0	骨盆狭小：临界	−10
4～7 产	−5	骨盆狭小：狭小	−30
8 产以上	−10	先露异常史	−10
4. 过去分娩史		剖宫产史	−10
流产 1 次	−5		

续表

指标	评分	指标	评分
5.妇科疾病		糖尿病	−30
月经失调	−10	慢性高血压：中度	−15
不育史：少于2年	−10	重度	−30
多于2年	−20	合并肾炎	−30
子宫颈不正常或松弛	−20	心脏病：心功能Ⅰ～Ⅱ级	−10
子宫肌瘤：>5 cm	−20	心功能Ⅲ～Ⅳ级	−30
黏膜下	−30	心力衰竭史	−30
卵巢肿瘤（>6 cm）	−20	贫血：Hb100～110 g/L	−5
子宫内膜异位症	−5	90～100 g/L	−10
6.内科疾病与营养		<90 g/L	−20
全身性疾病		血型不合：ABO	−20
急性：中度	−5	Rh	−30
重度	−15	内分泌疾病：垂体、肾上腺、甲状腺疾病	−30
慢性：非消耗性	−5	营养：不适当	−10
消耗性	−15	不良	−20
尿路感染：急性	−5	过度肥胖	−30
慢性	−25		

【具体监护措施】

1. 确定胎龄　根据末次月经、早孕反应时间、第1次胎动的时间、B超检测下胎儿身体不同解剖部位的参数等推算胎龄。

2. 宫底高度及腹围　测量孕妇的宫底高度、腹围，预估胎儿大小及胎龄，间接了解胎儿宫内发育情况。宫底高度是指耻骨联合上缘中点至宫底的弧形长度，测量前指导孕妇取平卧位，两腿伸直，腹部放松，排空膀胱。腹围指以无弹性塑料软尺经脐绕腹一周的数值，妊娠晚期每周腹围平均增长0.8 cm。每次产前检查都要监测这两个指标。简易的估算方法为胎儿体重（g）＝宫底高度×腹围＋200，其中宫底高度和腹围均是以厘米为单位测得的数值。

3. 计数胎动　在不同的妊娠时期、昼夜不同的时间和胎儿不同的生理状况下均有变化。正常情况下每日胎动30～40次，个体计数差异较大，都有自己的胎动规律。胎动计数一般应从妊娠28周开始，每周记录1次；妊娠

32~36 周，每周记录 2 次；36 周后每日早、中、晚 3 次在固定的时间进行胎动计数，3 次数之和乘 4，则得出 12 小时的胎动数，若胎动计数>30 次/12 小时，表示胎儿在宫内存活良好。如果孕妇自觉胎动减少，12 小时内胎动累计少于 10 次或低于自我监测胎动规律的 50%，在排除药物（镇静药、硫酸镁）影响后，表示胎儿有缺氧的可能，应考虑胎儿宫内窘迫。如果孕妇在常规的胎动监护过程中发现胎儿活动突然明显增多，称为胎动急剧。胎儿在急剧活动后停止，往往提示胎儿急性宫内缺氧而死亡。

4. 监测胎心

（1）胎心听诊：是临床上最简单实用的方法。可用听诊器或多普勒胎心仪监测，判断胎儿是否存活、宫内缺氧，缺点是不能分辨瞬间变化。正常值为 110~160 次/分，规律、有力。如果胎心率持续少于 110 次/分或高于 160 次/分，表示胎心率异常。

（2）电子胎儿监护：既可连续记录胎心率（fetal heart rate，FHR）的变化，还可同时观察胎动、宫缩对胎心率的影响。胎心监护包含内、外监护两种形式。外监护是指将胎心探头和宫缩描绘探头直接放在孕妇的腹壁上，操作方便，不发生感染，但受外界干扰可影响监测结果；内监护是指在宫口开大 1 cm 以上，将单极电极经宫口与胎头直接连接进行监测，需在破膜后操作，有感染的机会，但记录较准确。

5.B 超检查 既能显示胎儿数目、胎位、胎心率、胎盘位置及成熟度，也可测量胎头的双顶径、胸径、腹径，估计孕龄、胎儿体重及预产期，还可发现胎儿畸形。

6. 胎盘功能检查法 可采用孕妇血、尿雌三醇测定，孕妇血清妊娠特异性 β 糖蛋白测定，孕妇血清人胎盘催乳素（HPL）测定，胎盘酶的测定，阴道脱落细胞检查等方法判定胎盘功能。

7. 胎儿成熟度检查 抽取羊水进行分析是常用的正确判断胎儿成熟度的方法，常用的有检测羊水中卵磷脂/鞘磷脂比值（L/S），羊水中胆红素类物质含量、肌酐值、淀粉酶值及脂肪细胞出现率等。

8. 胎儿缺氧程度检查 常用检测方法：胎儿头皮血气测定，胎儿血氧饱和度测定，胎儿头皮血乳酸测定或用羊膜镜观察羊水的量及性状等。

9. 胎儿先天性/遗传性疾病的筛查

（1）胎儿遗传学检查：可在妊娠早期取绒毛，或妊娠 16~20 周进行羊膜腔穿刺，也可取孕妇外周血，分离胎儿细胞进行遗传学检查，检测染色体疾病。

（2）测定羊水中蛋白、酶：测羊水中甲胎蛋白（AFP），诊断胎儿开放性神经管缺陷。测羊水中酶，诊断代谢性缺陷病。

（3）胎儿心电图监测：是通过将电极贴于母体腹壁或胎儿体表，记录胎儿心脏活动的电位变化和其在心脏传导过程的图形。以胎儿心脏活动的客观指标来及早诊断胎儿宫内缺氧或先天性心脏病等。

第三节　高危妊娠的护理

【辅助检查】

1. 实验室检查　血、尿、大小便常规检查；肝、肾功能测定；血糖及葡萄糖耐量；血小板计数、出凝血时间等。

2. B超检查　通常从妊娠 22 周起，每周胎儿双顶径值增加 0.22 cm。若双顶径达 8.5 cm 以上，则 91% 的胎儿体重超过 2500 g。还可及时了解胎儿有无畸形、羊水的量和胎盘功能分级等。

3. 电子胎儿监护　电子胎儿监护可连续观察和记录胎心率，可观察胎心率受胎动、宫缩影响时的动态变化，反映胎心率与胎动、宫缩之间的关系，可预测胎儿宫内储备能力。

（1）监测胎心率：胎心率基线（FHR-baseline，BFHR）是指在无胎动、无子宫收缩影响时，10 分钟以上的胎心率平均值。正常的 BFHR 由交感神经和副交感神经共同调节。FHR 的正常值为 110~160 次/分，若 FHR<110 次/分或>160 次/分，历时 10 分钟，称为心动过缓或心动过速。

1）胎心率基线变异：是指 BFHR 在振幅和频率上的不规则波动或小的周期性波动，又称基线摆动，包括胎心率的摆动幅度和摆动频率。摆动幅度指胎心率上下摆动波的高度，正常波动范围为 6~25 次/分。摆动频率是指 1 分钟内波动的次数，正常为≥6 次/分。BFHR 变异提示胎儿储备能力可，是健康的表现。基线波动活跃则频率增高，基线平直则频率降低或消失，BFHR 变平即变异消失，提示胎儿储备能力丧失。

2）胎心率一过性变化：受胎动、宫缩、声响及触诊等刺激，胎心率暂时性加快或减慢，随后又能恢复到基线水平，称为胎心率一过性变化，分为加速和减速两种情况，是判断胎儿安危的重要指标。

3）加速：指在宫缩时 FHR 增加≥15 次/分，持续时间≥15 秒，提示胎儿情况良好，可能与胎儿躯干局部或脐静脉暂时受压有关。散发、短暂的胎心率加速对胎儿无害，但脐静脉持续受压可发展为减速。

4）减速：宫缩时出现 FHR 减慢。包括 3 种情况：

A. 早期减速：FHR 曲线下降几乎与宫缩曲线上升同时开始，曲线最低点与宫缩曲线高峰相一致，即波谷对波峰，下降幅度<50 次/分，持续时间<15 秒，子宫收缩后马上恢复正常，不受体位、吸氧而改变。提示胎儿有缺氧的危险。

B. 变异减速：FHR 减速与宫缩关系不恒定，下降迅速且幅度大，下降幅度>70 次/分，持续时间长短不一，但恢复迅速。提示脐带有可能受压。若存在变异减速并伴 FHR 基线变异消失，提示胎儿可能存在宫内缺氧。

C. 晚期减速：FHR 减速多在宫缩高峰后出现，即波谷落后于波峰，时间差多在 30~60 秒，下降幅度<50 次/分，恢复时间较长。提示胎盘功能不良或胎儿有宫内缺氧。

（2）预测胎儿宫内储备能力：

1）无应激试验（non-stress test，NST）：指在无宫缩、无外界负荷刺激下，用电子胎儿监护仪进行胎心率与胎动的观察和记录，以了解胎儿储备能力。指导孕妇取坐位或侧卧位，一个探头放于胎心音区，另一个宫缩压力探头置于宫底下三指处，一般监护 20 分钟。由于胎儿存在睡眠周期，NST 可能需监护 40 分钟或更长时间。本试验根据胎心率基线、胎动时胎心率一过性变化（变异、减速和加速）等分为 NST 反应型和 NST 无反应型。①NST反应型，指监护时间内出现 2 次或以上的胎心加速。妊娠 32 周前，加速在基线水平上≥10 次/分、持续时间≥10 秒，已证明对胎儿正常宫内状态有足够的预测价值。②NST 无反应型，指超过 40 分钟没有足够的胎心加速。

2）缩宫素激惹试验（oxytocin challenge test，OCT）：又称宫缩应激试验（contraction stress test，CST），其目的为观察和记录宫缩后胎心率的变化，了解宫缩时胎盘一过性缺氧的负荷变化，评估胎儿的宫内储备能力。对已处于亚缺氧状态的胎儿，在宫缩的刺激下缺氧逐渐加重，将诱导出现晚期减速。宫缩的刺激还可引起脐带受压，从而出现变异减速。如果产妇自发的宫缩≥3 次/10 分钟，每次持续≥40 秒，无需诱导宫缩，否则可通过刺激乳头或静脉滴注子宫收缩药诱导宫缩。

3）OCT/CST 图型的结果判断：①阴性，无晚期减速或明显变异减速。②阳性，50%以上的宫缩后出现晚期减速。③可疑阳性，间断出现晚期减速或明显的变异减速。④可疑过度刺激，宫缩>5 次/10 分钟或每次宫缩持续时间>90 秒时出现胎心减速。⑤不满意的 OCT/CST，宫缩频率<3 次/10 分钟或出现无法解释的图形。

4. 胎盘功能检查

（1）孕妇尿雌三醇（E_3）测定：一般测 24 小时尿 E_3 的含量，正常为>15 mg/24 h，10~15 mg/24 h 为警戒值，<10 mg/24 h 为危险值。如妊娠晚期连续多次测得此值<10 mg/24 h，提示胎盘功能低下。但此值受饮食、休

息等很多因素的影响，同时测量方法不同，数值变异也较大，并且需收集 24 小时尿，所以目前应用相对较少。

（2）孕妇血清游离雌三醇测定：采用放射免疫法，正常足月妊娠的临界值为 40 nmol/L，若连续测定每周 2～3 次，E_3 值都在正常范围表明胎儿情况良好；若出现 E_3 值持续缓慢下降，则可能是过期妊娠；下降较快者，可能为胎儿宫内发育迟缓或重度妊娠期高血压疾病；急骤下降或下降＞50％时，表明有胎儿宫内死亡的危险。

（3）孕妇血清人胎盘催乳素（HPL）测定：采用放射免疫法，足月妊娠时应为 4～11 mg/L，若足月妊娠时该值＜4 mg/L 或突然降低 50％时，提示胎盘功能低下。

（4）孕妇血清妊娠特异性 β_1 糖蛋白测定：若此值在足月妊娠时＜170 mg/L，表示胎盘功能障碍。

（5）脐动脉血流 S/D 值：通过测定 S/D 比值可反映胎盘血流动力学的改变，正常妊娠晚期 S/D 值＜3，若此值≥3 为异常，需及时处理。

5. 胎儿成熟度检查

（1）羊水中卵磷脂/鞘磷脂比值（L/S），用来评估胎儿肺成熟度，是最常用的方法。L/S＞2 提示胎儿肺成熟。

（2）羊水中肌酐值、胆红素类物质含量、淀粉酶值及脂肪细胞出现率分别用于评估胎儿肾、肝、唾液腺及皮肤成熟度。羊水泡沫试验见两试管羊水液面均有完整泡沫环提示胎儿肺部成熟；肌酐值≥176.8 μmol/L，提示胎儿肾成熟；胆红素类物质值＜0.02，提示胎儿肝成熟；淀粉酶值≥450 U/L，提示胎儿唾液腺成熟；脂肪细胞出现率达 20％，则提示胎儿皮肤已成熟。

6. 羊膜镜检查　若羊水呈黄绿色、绿色时提示胎儿宫内窘迫，是因胎儿缺氧可致迷走神经兴奋，使肠蠕动增加、肛门括约肌松弛导致胎粪排于羊水中。胎死宫内时，羊水呈棕色、紫色或暗红色混浊状。

7. 甲胎蛋白测定　其异常增高是胎儿患有开放性神经管缺损的重要指标。死胎、多胎妊娠及胎儿上消化道闭锁等也会有 AFP 值的升高。

【处理原则】

预防和治疗引起高危妊娠的病因因素。

1. 一般处理

（1）增加营养：孕妇的健康及妊娠期的营养状态对胎儿生长发育极为重要。严重营养不良或贫血往往会导致新生儿体重过轻。有胎盘功能减退及胎儿宫内发育迟缓的孕妇应指导高蛋白、高能量饮食，补充足够的维生素和钙铁碘等矿物质及微量元素。

（2）卧床休息：一般指导孕妇取左侧卧位，避免增大的子宫对下腔静脉的压迫，可改善肾脏及子宫胎盘血液循环，减少脐带受压，增加雌三醇的合成和排出量。

2. 病因处理

（1）遗传性疾病：早发现，及时处理，预防为主。对已有下列情况的孕妇应做羊水穿刺遗传学诊断：年龄≥35岁；曾生育先天愚型患儿或有家族史；有开放性神经管畸形儿妊娠史；有先天性代谢障碍（酶系统缺陷）疾病或染色体异常的家族史等。一般在妊娠16～20周做羊水穿刺，有异常者需终止妊娠。

（2）妊娠并发症：如前置胎盘、妊娠期高血压疾病、胎盘早期剥离等。易引起胎儿宫内发育障碍或死胎，甚至危及母儿生命等，应加强围生期保健，及时发现高危人群，积极预防并发症和不良妊娠结局的发生。

（3）妊娠合并症：指导孕妇加强妊娠期保健，增加产检项目及次数，指导孕妇合理饮食、休息和活动，遵医嘱予以给药，适时终止妊娠。

3. 产科处理

（1）提高胎儿对缺氧的耐受力：如10%葡萄糖500 mL加维生素C注射液2g静脉缓慢滴注，每日1次，5～7日一个疗程，并观察用药效果。

（2）间歇吸氧：特别对胎盘功能减退的孕妇，可改善胎儿的血氧饱和度，如每日早、中、晚各1次，每次30分钟。

（3）预防早产：指导孕妇避免剧烈的运动和活动，必要时遵医嘱使用药物延长怀孕时间。

（4）适时用引产或剖宫产方式终止妊娠：对需终止妊娠而胎儿成熟度较差者，可在终止妊娠前用肾上腺皮质激素促进肺表面活性物质的形成与释放，促进胎儿肺成熟，预防新生儿呼吸窘迫综合征。

（5）产时严密观察胎心率的变化，给予吸氧。尽量少用麻醉镇静药物，避免加重胎儿宫内缺氧。

（6）阴道分娩者应尽量缩短第二产程，若有胎儿窘迫的症状和体征，应及早结束分娩，并做好新生儿的抢救准备。

【常见护理问题】

1. 有母体与胎儿双方受干扰的危险　与高危妊娠因素导致胎儿血氧供应、利用异常有关。

2. 自尊紊乱　与分娩的愿望和对孩子的期望得不到满足有关。

3. 功能障碍性悲伤　与现实的状况或胎儿结局不良有关。

4. 知识缺乏　缺乏相关疾病的知识。

【护理措施】

1. 心理护理

（1）评估孕妇的心理状态，鼓励本人表达内心感受。

（2）各种检查和操作之前均应向孕妇解释，告知全过程及相关注意事项。采取必要的手段转移和减轻孕妇的焦虑和恐惧。

（3）鼓励和指导家人的参与和支持，提供有利于孕妇倾诉和休息的环境，避免不良刺激。

（4）若有胎儿或新生儿死亡，协助产妇及家属顺利度过悲伤期，使其慢慢接受现实，以良好的心态迎接下一次妊娠。

2. 一般护理

（1）增加营养，满足胎儿发育需要，与孕妇讨论食谱及烹饪方法，尊重饮食喜好，同时提出参考建议。

（2）对胎盘功能减退、胎儿发育迟缓的孕妇给予高能量、高蛋白饮食，补充维生素、钙、铁及多种氨基酸；对胎儿增长过快者则要指导控制饮食。

（3）嘱孕妇一般取左侧卧位休息，改善子宫胎盘血液循环。

（4）注意个人清洁卫生，勤换衣裤；保持室内空气新鲜，定期开窗通风。

3. 病情观察　对高危孕妇应仔细观察病情变化及做好记录。观察一般情况，包括生命体征、活动耐受力，有无腹痛、阴道流血、水肿等症状和体征；注意胎心、胎动，若有异常及时告知医师并记录处理经过。产时严密观察胎心率变化及羊水的色、量、味及性状，做好母儿监护及监护记录。

4. 检查及治疗配合　认真执行医嘱并配合处理。妊娠合并糖尿病孕妇应做好血糖监测，正确留取血、尿标本。妊娠合并心脏病者按医嘱正确给药，并提供用药指导及用药后观察，间歇吸氧，控制输液速度。前置胎盘者做好合血、输血、输液准备。如需人工破膜、阴道检查、剖宫产术应做好相关用物准备及配合工作，同时做好新生儿的抢救准备及配合工作，如为早产儿或极低体重儿准备好暖箱，并将高危儿列为重点护理对象。

5. 健康指导　根据孕妇的高危因素给予相应的健康指导。提供相应的信息，指导孕妇自我监测，加强围生期保健，鼓励孕妇及家属参与孕妇学校，宣传定期产检的重要性，及早筛查出高危孕妇，便于系统管理和监护。

（彭莉　黄金）

———————— 本章测试题扫二维码可见 ————————

第六章　妊娠期并发症妇女的护理

第一节　自然流产

【概述】

凡妊娠不足 28 周、胎儿体重不足 1000 g 而终止妊娠者，称为流产（a-bortion）。流产发生在妊娠 12 周以前者称早期流产；发生于妊娠 12 周至不足 28 周者称晚期流产。流产又分为自然流产和人工流产，本节仅阐述自然流产。自然流产的发生率占全部妊娠的 10%～15%，其中 80% 以上为早期流产。

【病因】

导致自然流产的原因有很多，除了胚胎本身外，还有母体的子宫环境、内分泌状态及其他因素等。主要包括以下几个方面：

1. 胚胎因素　染色体异常是自然流产最为常见的原因。在早期自然流产中存在 50%～60% 的妊娠产物有染色体的异常。染色体异常大多为数目异常，如某条染色体出现 3 条、X 单体，或者三倍体、多倍体等；其次是结构异常，如染色体缺失、断裂或易位。染色体异常的胚胎多数会发生流产，极少数可继续发育成胎儿，就算出生后也会出现某些功能异常或合并畸形。若已流产，妊娠产物有时仅为一空泡或已退化了的胚胎。

2. 母体因素

（1）全身性疾病：妊娠期高热可引起子宫收缩而发生流产；病毒或细菌毒素可进入胎儿体内循环，致胎儿死亡而发生流产。孕妇患严重贫血或心力衰竭，引起胎儿缺氧，可引起流产。此外，内分泌功能失调，精神或身体的创伤均可导致流产。

（2）免疫因素：妊娠后母儿双方免疫不适应，母体排斥胎儿可导致流产；母体内有抗精子抗体也可导致早期流产。

（3）生殖器官异常：子宫畸形、子宫发育不良、子宫肌瘤、宫腔粘连等均可影响胎儿的生长发育而引起流产；子宫颈重度裂伤，宫颈内口松弛易因胎膜早破而导致晚期流产。

（4）其他：如母儿血型不合（如 Rh 或 ABO 血型系统等）可引起晚期流产。妊娠早期行腹部手术、性交、过度劳累或有吸烟、喝酒，吸毒等不良习惯等诱因，均可刺激子宫收缩而引起流产。

3. 胎盘因素　滋养细胞的发育与功能不全、前置胎盘、胎盘内巨大梗死、胎盘早剥等可导致流产。

4. 环境因素　过多接触有害的化学物质和物理因素均可直接或间接对胚胎或胎儿造成损害，导致流产。

【临床表现】

停经、腹痛及阴道出血是流产的主要临床症状。在流产发展的不同阶段，其症状发生的时间、程度不同。

1. 先兆流产　经常表现为停经后先出现少量阴道流血，少于月经量，可伴有轻微下腹痛，腰痛、腰坠。

妇科检查：子宫大小与停经周数相符，宫颈口未开，胎膜未破，妊娠产物未排出。经休息及治疗后，如流血停止或腹痛消失，妊娠可继续进行；如流血增多或腹痛加剧，可能会发展为难免流产。

2. 难免流产　由先兆流产发展而来，流产已不可避免。表现为阴道流血量增多，阵发性腹痛加剧。

妇科检查：子宫大小与停经周数相符或略小，宫颈口已扩张，但组织还未排出；晚期难免流产还可见羊水流出或有胚胎组织或胎囊堵于宫口。

3. 不全流产　由难免流产发展而来，妊娠产物已部分排出体外，还有部分残留于宫内，而影响子宫收缩，致阴道流血持续不止，严重时可导致出血性休克，下腹痛减轻。

妇科检查：一般子宫小于停经周数，宫颈口已扩张，不断有血液从宫颈口内流出，有时还可见胎盘组织堵于宫颈口或部分妊娠产物已排出于阴道内，而部分仍残留在宫腔内，有时宫颈口已关闭。

4. 完全流产　妊娠产物已经完全排出，阴道流血逐渐停止，腹痛逐渐消失。

妇科检查：子宫接近正常大小或略大，宫颈口已关闭。

5. 稽留流产　又称过期流产，指胚胎或胎儿已死亡，但滞留在宫腔内尚未自然排出者。胚胎或胎儿死亡后，子宫不再增大反而缩小，早孕反应也消失，若是妊娠中期，孕妇不感腹部增大，胎动消失。

妇科检查：子宫小于妊娠周数，宫颈口关闭。听诊未能闻及胎心。

6. 复发性流产 指同一性伴侣连续发生 3 次或 3 次以上的自然流产。复发性流产多为早期流产，常见原因为胚胎染色体、免疫功能异常或黄体功能不全、甲状腺功能低下等；少数为晚期流产，最常见的原因为子宫畸形、宫颈内口松弛、子宫肌瘤等。

7. 流产合并感染 流产过程中，若阴道出血时间过长、有组织残留于宫腔内或非法堕胎等，也可导致宫腔内感染。严重时感染可扩展到盆腔、腹腔乃至全身，并发盆腔炎、腹膜炎、败血症或感染性休克等，称流产合并感染。

【辅助检查】

1. 妇科检查 了解宫颈口是否扩张，羊膜是否破裂，有无妊娠产物堵塞于宫颈口；子宫大小是否与停经周数相符，有无压痛等，并应检查双侧附件有无肿块、增厚及压痛等。

2. 实验室检查 连续监测血 β-HCG、人胎盘催乳素（HPL）、孕激素等动态变化，有利于妊娠诊断和预后判断。

3. B超 超声显像可显示有无胎囊、胎心、胎动等，从而可诊断并鉴别流产及其类型。

【处理原则】

1. 先兆流产 卧床休息，禁止性生活；保持外阴部的清洁；减少刺激；必要时给予对胎儿危害小的镇静剂；对于黄体功能不足的孕妇，按医嘱每日肌内注射黄体酮 20 mg，有利于保胎；并注意及时进行超声检查，了解胚胎或胎儿的发育情况，避免盲目保胎。

2. 难免流产 应尽早使胚胎及胎盘组织完全排出，预防出血感染。

3. 不全流产 应行吸宫术或钳刮术及时清除宫腔内残留组织，给予抗生素预防感染。

4. 完全流产 无感染征象，不需特殊处理。

5. 稽留流产 及时促使胎儿和胎盘排出，以防死亡胎儿及胎盘组织在宫腔内稽留而导致严重的凝血功能障碍及弥散性血管内凝血（DIC）。处理前需做凝血功能检查。

6. 复发性流产 以预防为主，在受孕前男女双方均应进行详细检查。查出原因，及时在妊娠前期治疗。

7. 流产合并感染 控制感染并尽快清除宫内残留物。

【常见护理问题】

1. 有感染的危险 与长时间阴道流血、宫腔内有残留组织等因素有关。

2. 焦虑 与担心胎儿预后等有关。

【护理措施】

1. 先兆流产孕妇的护理

（1）需卧床休息，禁止性生活、禁止灌肠等，减少各种刺激。为其提供生活护理，遵医嘱给孕妇适量镇静剂、孕激素等。

（2）随时评估孕妇的病情变化，如是否阴道流血量增多、腹痛加重等。

（3）需注意观察孕妇的情绪反应，加强心理护理，稳定孕妇情绪，增强保胎信心。

（4）需向孕妇及家属讲明以上保胎措施的必要性，取得孕妇及家属的理解和配合。

2. 妊娠不能再继续者的护理 积极采取措施，做好终止妊娠的准备，协助医师完成手术过程，使妊娠产物完全排出，同时建立静脉通路，做好输液、输血准备。并严密监测孕妇的血压、脉搏、体温，观察其面色、阴道流血、腹痛及与休克有关征象。有凝血功能障碍应予以纠正，然后再行引产或手术。

3. 预防感染 监测孕产妇的体温、脉搏及阴道流血、分泌物的性质、颜色、气味等，严格执行无菌操作，加强会阴部护理。指导孕妇勤换会阴垫，保持会阴部清洁，维持良好的卫生习惯。有感染征象应及时报告医师，并按医嘱行抗感染处理。

4. 健康指导

（1）孕妇因失去胎儿，常出现伤心、悲哀等情绪反应。护士应予以同情和理解，帮助孕妇及家属接受现实，顺利度过悲伤期，以良好的心态面对下一次妊娠。

（2）与孕妇及家属共同讨论此次流产的原因，向他们讲解流产的相关知识，帮助他们为下次妊娠做好准备。有复发性性流产史的孕妇，在下一次妊娠确诊后应卧床休息，加强营养，保持良好心态，禁止性生活，补充维生素C、维生素B、维生素E等，治疗期必须超过以往发生流产的妊娠月份。

（3）病因明确者，积极接受相应治疗。如黄体功能不足者，遵医嘱正确使用黄体酮治疗，来预防流产；子宫畸形者应在妊娠前先行矫治手术，如宫颈内口松弛者应在未妊娠前做宫颈内口松弛修补术。如已妊娠，可在妊娠14~16周时行子宫内口缝扎术。

（4）嘱病人流产后1个月返院门诊复查，确定无禁忌证后，才可性生活。

（5）做好自我监测，学会自我调适。

第二节 早 产

【概述】

早产（premature delivery）是指妊娠满 28 周至不满 37 足周之间的分娩者。此期间娩出的新生儿称早产儿，出生体重大多小于 2500 g，各器官发育均未成熟。早产儿中大约有 15％于新生儿期死亡，而且据统计，围生儿死亡中与早产儿有关者占 75％，因此预防早产是降低围生儿死亡率的重要环节之一。

【病因】

发生早产的常见原因有：孕妇、胎儿和胎盘方面的因素。

1. 孕妇因素 如合并有感染性疾病（尤其性传播疾病）、子宫肌瘤、子宫畸形、急慢性疾病和妊娠并发症时易诱发早产，并且若孕妇有吸烟、酗酒不良行为或精神受到刺激或承受巨大压力时也可导致早产。

2. 胎儿、胎盘因素 胎膜早破、绒毛膜羊膜炎最常见，30％～40％的早产与此有关。此外，妊娠合并症与并发症、下生殖道及泌尿道感染、子宫过度膨胀（多胎、羊水过多等）及胎盘因素如前置胎盘、胎盘早剥等，均可引起早产。

【临床表现】

早产的主要临床表现是子宫收缩，起初为不规则宫缩，往往伴有少许阴道血性分泌物或出血。易发生胎膜早破，较足月临产多，继而可发展为规律有效宫缩，跟足月临产相似，使宫颈管消失及宫口扩张。

妊娠满 28 周后至 37 周前出现明显的规律宫缩（至少每 10 分钟一次）并伴有宫颈管缩短，可诊断为先兆早产。若在妊娠 28～37 周间，出现 20 分钟≥4 次且每次持续≥30 秒的规律宫缩，并伴有宫颈管缩短≥75％，宫颈口进行性扩张 2 cm 以上者，可诊断为早产临产。

【辅助检查】

通过全身检查及产科检查，测量宫高、腹围，评估胎儿体重，结合阴道分泌物的生化指标检测，核实孕周，评估胎儿成熟度、胎方位等。

【处理原则】

1. 若胎儿存活，无胎儿宫内窘迫、胎膜未破，通过休息和药物治疗抑制宫缩，促使妊娠尽量维持至足月。

2. 若胎膜已破，早产不可避免时，则应尽可能地预防新生儿合并症，以提高早产儿的存活率。

【常见护理问题】

1. 有新生儿受伤的危险　与早产儿各器官发育尚未成熟有关。

2. 焦虑　与担心早产儿预后有关。

【护理措施】

1. 预防早产

（1）孕妇保持良好的身心状况可减少早产的发生，突然的精神或身体创伤也可诱发早产，故应做好妊娠期保健工作、指导孕妇加强营养，保持平静轻松愉悦的心情。

（2）避免诱发宫缩的活动，如手提重物、抬举重物、性生活等。

（3）高危孕妇必须多卧床休息，以左侧卧位为宜，改善子宫血液循环，改善胎儿供氧，并应慎做肛查和阴道检查等，积极治疗合并症，宫颈内口松弛者应于孕 14~16 周或更早些时间做子宫内口缝合术，预防早产的发生。

2. 用药护理　先兆早产最为主要的治疗是抑制宫缩，与此同时，还需积极控制感染、治疗合并症和并发症。护士应明确各种具体药物的作用、用法及药物的副作用，以避免药物毒性作用的发生，同时，应对病人做好相应的健康宣教。

常用抑制宫缩的药物包括以下几类：

（1）β-肾上腺素受体激动药：其作用是激动子宫平滑肌 β 受体，从而抑制宫缩。此类药物的副作用是出现心跳加快、血压下降、血钾降低、血糖增高、恶心、头痛、出汗等。常用药物有盐酸利托君、沙丁胺醇等。

（2）硫酸镁：镁离子直接作用于肌细胞，使子宫平滑肌松弛，从而抑制子宫收缩。首次量为 5 g，加入 5％葡萄糖液 20 mL 中，在 5~10 分钟内缓慢静脉注射（或稀释后半小时内静脉滴注），以后以每小时 2 g 静脉滴注，宫缩抑制后继续维持 4~6 小时后改为每小时 1 g，直到宫缩停止后 12 小时。使用硫酸镁时，应密切观察病人的呼吸、尿量、脉搏、膝反射等，注意有无镁离子中毒迹象。

（3）钙通道阻滞药：阻滞钙离子进入肌细胞而抑制宫缩。常用硝苯地平 10 mg 舌下含服，每 6~8 小时一次。也可首次负荷量给予 30 mg 口服，再根据宫缩情况以 10~20 mg 口服。用药时密切注意孕妇心率、血压的变化，对已用硫酸镁者应慎用，以防血压急剧下降。

3. 预防新生儿合并症的发生

（1）在保胎过程中，每日行胎心监护，教会病人自数胎动，有异常及时采取应对措施。

（2）对妊娠 35 周前的早产者，分娩前遵医嘱给孕妇糖皮质激素如倍他米松、地塞米松等促胎肺成熟，可明显降低新生儿呼吸窘迫综合征的发病率。

4. 为分娩做准备

（1）如早产已不可避免，应尽早决定合理的分娩方式，如臀位、横位，评估胎儿成熟度低，且产程又需较长时间者，可选剖宫产术终止妊娠。经阴道分娩者，应考虑使用产钳和会阴切开术来缩短产程，因此可减少分娩过程中对胎头的压迫。

（2）充分做好早产儿保暖、复苏的准备，临产后慎用镇静药，避免新生儿呼吸抑制的情况发生。

（3）产程中应予以孕妇吸氧，以改善胎儿供氧。

（4）新生儿出生后，立即结扎脐带，防止过多母血进入胎儿循环，造成胎儿循环系统负荷过重的状况。

5. 心理护理

（1）可与孕妇进行开放式的讨论，让其了解早产的发生并非她的过错。但也要避免为减轻其内疚感而给予过于乐观的保证。

（2）早产大多是出乎意料的，孕妇多没有精神、心理和物质准备，对产程中的孤独感、无助感甚为敏感，因此，鼓励丈夫、家人陪伴在身旁提供支持。

（3）可帮助孕妇重建自尊，以良好的心态来承担早产儿母亲的角色。

第三节 妊娠期高血压疾病

【概述】

妊娠期高血压疾病（ hypertensive disorders in pregnancy）是妊娠期间所特有的疾病，包含妊娠高血压、先兆子痫、子痫、妊娠合并慢性高血压及慢性高血压并发先兆子痫。其中妊娠高血压、先兆子痫和子痫曾统称为妊娠高血压综合征。发病率我国为 9.4%～10.4%，国外报道为 7%～12%。本病命名强调生育年龄妇女出现高血压、蛋白尿症状与妊娠之间的因果关系。多数病例在妊娠期会出现一过性高血压、蛋白尿症状，分娩后随之消失。该病会严重影响母婴健康，是孕产妇、围生儿高发病率及高死亡率的主要原因之一。

【病因】

妊娠期高血压疾病的发病原因至今尚未明确，但是，在临床工作中确实会发现一些因素与妊娠期高血压疾病的发病关系密切，称为易发因素。

1. 易发因素　据流行病学调查发现，妊娠期高血压疾病可能与以下因素有关：①初产妇。②年轻孕产妇（年龄≤20 岁）或高龄孕产妇（年龄≥35岁）者。③精神过度紧张或受刺激致使中枢神经系统功能紊乱者。④寒冷季节或气温变化过大，特别是气温升高时。⑤有慢性高血压、糖尿病、慢性肾炎等病史的孕妇。⑥营养不良，如贫血、低蛋白血症者等。⑦体型矮胖者，体重指数［体重（kg）/身高^2（m）^{2}］>24 者。⑧子宫张力过高（如羊水过多、双胎妊娠、多胎妊娠、糖尿病巨大儿等）者。⑨有高血压家族史，特别是孕妇之母有重度妊娠高血压史者。

2. 病因学说

（1）免疫学说：妊娠被认为是成功的自然同种异体移植。从免疫学观点出发，认为妊娠期高血压疾病病因是胎盘某些抗原物质免疫反应的变态反应，与移植免疫的观点很相似。但与免疫的复杂关系需要进一步证实。

（2）子宫-胎盘缺血缺氧学说：临床上发现妊娠期高血压疾病易发生于初产妇、羊水过多、多胎妊娠者。此学说认为因子宫张力增高，子宫血液供应受影响，造成子宫-胎盘缺血缺氧所致。此外，全身血液循环不适应子宫-胎盘需要的情况，若孕妇有严重贫血、糖尿病、慢性高血压等也易伴发本病。

（3）血管内皮功能障碍：有研究发现妊娠期高血压疾病者，细胞毒性物质与炎性介质如氧自由基、血栓素 A_2、过氧化脂质等含量增高，而维生素 E、前列环素、血管内皮素等减少，诱发血小板凝聚，且对血管紧张因子敏感，血管收缩使血压升高，并导致一系列病理变化。此外，精神紧张、气候寒冷也是本病的主要诱因。

（4）营养缺乏及其他因素：依据流行病学调查发现妊娠期高血压疾病的发生可能与钙缺乏有关。妊娠易引起母体缺钙，致妊娠期高血压疾病发生，而妊娠期补钙可降低妊娠期高血压疾病的发生率，但其发生机制尚未完全清楚。另外，以缺乏白蛋白为主的低蛋白血症，锌、硒等的缺乏与子痫前期的发生发展均有关。其他如遗传、胰岛素抵抗等因素与妊娠期高血压疾病发生的关系也有所报道。

【临床表现及分类】

1. 妊娠高血压　妊娠期间首次出现 BP≥140/90 mmHg，且产后 12 周恢复正常；尿蛋白（－）；病人可伴有上腹部不适或血小板减少。产后才可确诊。

2. 先兆子痫

(1) 轻度：妊娠 20 周后出现 BP≥140/90 mmHg；尿蛋白≥0.3 g/24 h 或随机尿蛋白（＋）；可伴有上腹部不适、头痛、视物模糊等症状。

(2) 重度：BP≥160/110 mmHg；尿蛋白≥2.0 g/24 h 或随机尿蛋白（＋＋）；血清肌酐＞10^6 μmol/L；血小板＜$100×10^9$/L；出现微血管溶血（LDH升高）；血清 ALT 或 AST 升高；持续性头痛或其他脑神经或视觉障碍；持续性上腹不适。

3. 子痫　在先兆子痫的基础上出现抽搐或伴昏迷，称为子痫。子痫多发生在妊娠晚期或临产前，称产前子痫；少数发生在分娩过程中，称产时子痫；个别发生在产后 24 小时内，称产后子痫。

子痫典型发作过程：首先表现为眼球固定，瞳孔散大，牙关紧闭，头扭向一侧，而后口角及面部肌肉颤动，几秒后全身及四肢肌肉强直，双臂伸直，双手紧握，发生强烈的抽动。抽搐时呼吸暂停，面色青紫。持续 1 分钟左右，抽搐强度减弱，全身肌肉松弛，随后深长吸气而恢复呼吸。此期间病人神志丧失。病情好转时，抽搐次数减少、易苏醒，若抽搐频繁且持续时间较长时，病人可陷入深昏迷状态。抽搐过程中易发生唇舌咬伤、摔伤甚至骨折等各种创伤，昏迷时呕吐可造成吸入性肺炎甚至窒息。

4. 慢性高血压并发先兆子痫　高血压孕妇在妊娠 20 周以前无蛋白尿，如果孕 20 周后出现尿蛋白≥0.3 g/24 h；或突然出现尿蛋白增加、血压进一步升高；或血小板减少（＜$100×10^9$/L）。

5. 妊娠合并慢性高血压　妊娠前或妊娠 20 周前血压≥140/90 mmHg，但妊娠期无明显加重，或妊娠 20 周后首次诊断高血压并持续至产后 12 周以后。

【辅助检查】

1. 尿常规检查　根据蛋白定量来评估病情的严重程度；根据镜检出的管型来判断肾功能受损情况。

2. 血液检查　测定全血细胞计数、血红蛋白含量、血细胞比容、血浆黏度、全血黏度来了解血液浓缩的程度，重症病人还需测定血小板计数、凝血时间等，了解有无凝血功能异常。测定血电解质及二氧化碳结合力，及时了解有无电解质紊乱与酸中毒。测定丙氨酸氨基转移酶、血尿素氮、尿酸及肌酐等，来了解肝、肾功能。

3. 眼底检查　眼底检查可出现眼底小动脉痉挛，动静脉管径比例由正常的 2∶3 变为 1∶2，甚至是 1∶4，或出现视网膜水肿、渗出、出血，甚至可出现视网膜剥离性失明。

4. 其他检查　如心电图、超声心动图、胎盘功能检查、胎儿成熟度等，可视病情而定。

【处理原则】

镇静、解痉、降压、利尿，适时终止妊娠以预防子痫发生，降低孕产妇及围生儿发病率、病死率和预防严重后遗症的发生。

1. 轻症　加强妊娠期产检，密切观察病情变化，注意休息、调节饮食、采取左侧卧位，以防发展为重症。

2. 先兆子痫　需住院治疗，积极处理，以防发生子痫及并发症。治疗原则为解痉、降压、镇静，合理扩容与利尿，适时终止妊娠。

常用的药物有：

（1）解痉药：首选硫酸镁。有预防子痫及控制子痫发作的作用，适用于先兆子痫和子痫。

（2）镇静药：镇静药兼有镇静与抗惊厥作用，常用地西泮及冬眠合剂，可用于硫酸镁有禁忌或疗效不佳者，分娩期应慎用，避免药物通过胎盘对胎儿的神经系统产生抑制作用。

（3）降压药：不作为常规，仅用于血压过高，特别是平均动脉压≥140 mmHg 或舒张压≥100 mmHg 者，以及原发性高血压妊娠前已用降血压药者。选用的药物以不影响心排血量、肾血流量及子宫胎盘灌注量为宜。常用药物有硝普钠、肼屈嗪、卡托普利等。

（4）扩容药：一般不主张，仅用于低蛋白血症、贫血的病人。采用扩容治疗应严格掌握其适应证和禁忌证，并应严密观察病人的脉搏、血压、呼吸及尿量，以防肺水肿和心力衰竭的发生。常用的扩容药有：人血白蛋白、全血、低分子右旋糖酐和平衡液等。

（5）利尿药：一般不主张，仅用于全身性水肿、肺水肿、脑水肿、急性心力衰竭或血容量过多且伴有潜在性脑水肿者。用药过程中密切监测病人的水、电解质平衡情况，并注意药物的毒副反应。常用药物有呋塞米、甘露醇等。

（6）适时终止妊娠：是彻底治疗妊娠期高血压疾病的重要手段。其指征有：①重度先兆子痫孕妇经积极治疗 24～48h 无明显好转者。②重度先兆子痫孕妇的孕龄<34 周，但胎盘功能减退，胎儿估计已成熟者。③重度先兆子痫孕妇的孕龄>34 周，经治疗好转者。④一旦子痫控制后即可考虑终止妊娠。终止妊娠的方式，应根据具体情况选择剖宫产或阴道分娩。

3. 子痫病人的处理　子痫是本疾病最严重的阶段，直接危及母儿安全，应积极处理。处理原则：控制抽搐，纠正缺氧和酸中毒，在控制抽搐、血压的基础上终止妊娠。

（1）控制抽搐：①立即用 25％硫酸镁 20 mL 加于 25％葡萄糖液 20 mL 静脉注射，时间＞5 min，继之以 2 g/h 的速度静脉滴注，来维持血药浓度。②应用地西泮 10 mg 静脉注射。③用 20％甘露醇 250 mL 快速静脉滴注降低颅内压。

（2）血压过高者给予降压药。

（3）纠正缺氧和酸中毒：间断面罩吸氧，根据二氧化碳结合力及尿素氮的值给予适量的 5％碳酸氢钠纠正酸中毒。

（4）及时终止妊娠：抽搐控制后 2h 可考虑终止妊娠，应放宽剖宫产指征。

【常见护理问题】

1. 体液过多　与增大子宫的压迫下腔静脉使血液回流受阻或营养不良性低蛋白血症有关。

2. 有受伤的危险　与出现子痫抽搐有关。

3. 潜在并发症　胎盘早期剥离。

【护理措施】

1. 妊娠期高血压疾病的预防指导

（1）加强妊娠期教育：应重视妊娠期的相关健康教育工作，使孕妇及家属了解妊娠期高血压疾病的知识及其对母儿的危害，从而促使孕妇自觉于妊娠早期开始主动坚持定期产检，以便及早发现异常，及时得到治疗和健康指导。

（2）进行休息及饮食指导：孕妇多采取左侧卧位休息，以增加胎盘绒毛血供。同时保持心情轻松愉悦，有助于妊娠期高血压疾病的预防。指导孕妇合理饮食，减少脂肪和盐的摄入，钠盐以每日摄入 6 g 左右为宜。增加富含蛋白质、维生素以及铁、钙、锌的食物，对预防妊娠期高血压疾病有一定作用。也可从妊娠 20 周开始，每日补充钙剂 1~2 g，可降低妊娠期高血压疾病的发生。

2. 一般护理

（1）保证休息：轻度妊娠期高血压疾病孕妇可住院治疗，也可在家休息，但建议先兆子痫病人住院治疗。保证充足的睡眠，每日休息不少于 10 小时。在休息和睡眠时，以左侧卧位为宜，可减轻子宫对腹主动脉、下腔静脉的压迫，增加回心血量，改善子宫胎盘的血供。左侧卧位 24 小时可使舒张压降低 10 mmHg。

（2）调整饮食：轻度妊娠期高血压孕妇需摄入足够的蛋白质（100 g/d 以上）、蔬菜，补充维生素、铁和钙剂。食盐不必严格限制，因长期低盐饮食可导致低钠血症，易引起产后血液循环衰竭。低盐饮食还会影响食欲，蛋白质的摄入减少，对母儿均不利。但全身水肿的孕妇需限制食盐摄入量。

（3）密切监护母儿状态：护士应询问孕妇有无头痛、视力改变、上腹不适等症状。每日测体重及血压，每日或隔日复查尿蛋白。定期监测胎儿发育状况及胎盘功能。

（4）间断吸氧：可增加血氧含量，改善全身主要脏器和胎盘的氧供。

3. 用药护理　硫酸镁是目前治疗子痫前期和子痫的首选解痉药物，护士应明确硫酸镁的用法、毒性反应及注意事项。

（1）用药方法：硫酸镁可肌内注射或静脉用药。

1）肌内注射：25%硫酸镁溶液 20 mL（5g），臀部深部肌内注射，每日 1～2 次。通常在用药 2 小时后血药浓度达高峰，且体内浓度下降缓慢，作用时间长，但局部刺激性强，注射时应使用长针头行深部肌内注射，也可加利多卡因于硫酸镁溶液中，以缓解局部疼痛刺激，必要时可行局部热敷或按揉，促进肌肉组织对药物的吸收。

2）静脉给药：25%硫酸镁溶液 20 mL 加入 10%葡萄糖 20 mL，静脉注射，5～10 分钟内静脉注射；或 25%硫酸镁溶液 20 mL 加入 5%葡萄糖 200 mL 中，静脉滴注（1～2 g/h），每日 4 次。静脉用药后可使血药浓度迅速达到有效水平，约 1 小时血药浓度可达高峰，停药后血浓度下降较快，但可避免肌内注射引起的不适。

（2）毒性反应：因硫酸镁的治疗浓度和中毒浓度相近，故在行硫酸镁治疗时需严密观察其毒性作用，并严格控制硫酸镁的入量。通常硫酸镁的滴注速度以 1 g/h 为宜，不超过 2 g/h。每日用量 15～20 g。硫酸镁过量会抑制呼吸及心肌收缩功能甚至危及生命。中毒现象最先出现的为膝反射减弱或消失，随着血镁浓度的增加可出现全身肌张力减退及呼吸抑制，严重者可心跳骤停。

（3）注意事项：护士在用药前及用药过程中均需监测孕妇血压，同时还需监测以下指标：①膝腱反射必须存在。②呼吸不少于 16 次/分。③尿量每 24 小时不少于 400 mL，或每小时不少于 17 mL。尿少提示排泄功能受抑制，镁离子易积蓄而发生中毒。镁离子中毒时应缓慢静脉注射 10%葡萄糖酸钙，注射时间在 5 分钟以上，必要时可每小时重复 1 次，直到呼吸、排尿及神经抑制恢复正常，但 24 小时内使用不超过 8 次。

4. 子痫病人的护理

（1）协助医师控制抽搐：病人一旦发生抽搐，应尽快控制。硫酸镁为首选药物，必要时可加用强有力的镇静药物。

（2）防止受伤：子痫发生后，先保持呼吸道通畅，并及时给氧，用开口器或于上、下臼齿牙间放置一压舌板，用舌钳固定舌，以防唇舌咬伤或致舌后坠的发生。固定床栏，防止坠地跌伤，宜取头低侧卧位，以防黏液吸入呼吸道或舌头阻塞呼吸道，也可避免发生低血压综合征。及时清除口腔内分泌物和呕吐物，以免发生窒息及吸入性肺炎。

（3）减少刺激以免诱发抽搐：应将病人安置于单人暗室，保持绝对安静，避免声、光刺激；一切治疗活动和护理操作尽量轻柔且相对集中进行，避免打扰病人。

（4）严密监护：密切注意血压、呼吸、脉搏、血氧、体温及尿量、记出入量。及时进行必要的血、尿化验和特殊检查，严密观察病情变化，及早发现心力衰竭、肺水肿、脑出血、急性肾衰竭等并发症，并积极处理。

（5）为终止妊娠做好准备：子痫发作后多自然临产，应严密观察，及时发现产兆，并做好母子抢救准备。若经治疗病情得以控制仍未临产者，应在孕妇清醒后 24～48 小时内引产；或子痫经药物控制后可考虑及时终止妊娠。

5. 妊娠期高血压孕妇的产时及产后护理　妊娠期高血压孕妇的分娩方式应根据母子的情况而定。

（1）若决定经阴道分娩需加强各产程护理：在第一产程中，密切监测病人的血压、脉搏、呼吸、血氧、尿量、胎心及子宫收缩情况，有无自觉症状；血压升高时应及时告知医师。在第二产程中，尽量缩短产程，避免产妇用力，初产妇可行会阴侧切或产钳或抬头吸引术助产。在第三产程中，需预防产后出血，在胎儿娩出前肩后立即予以缩宫素静脉注射，禁用麦角新碱，及时娩出胎盘并按摩子宫，观察血压变化，重视病人的主诉及自觉症状。

（2）开放静脉，测量血压：病情较重者于分娩开始则开放静脉通路。胎儿娩出后测量血压，病情稳定后可送回病房。在产褥期仍需继续监测血压，产后 48 小时内，应至少每 4 小时监测 1 次血压。

（3）继续硫酸镁治疗，加强用药护理：重症病人产后需继续硫酸镁治疗 1～2 日，产后 24 小时至 5 日内仍有子痫发生的可能，因此不可放松治疗及相关护理。此外，产前未发生抽搐的病人，产后 48 小时也有发生的可能，故产后 48 小时内仍需继续硫酸镁的治疗和护理。使用大量硫酸镁的孕妇，产后易发生子宫收缩乏力，恶露较常人多，故需严密观察子宫复旧及阴道出血情况，严防产后出血。

6. 健康指导

（1）轻度妊娠期高血压疾病的病人，予以饮食指导并嘱其保证充足休息，以左侧卧位为主，加强胎儿监护，掌握自数胎动，了解自觉症状，加强产前检查，定期接受产前保健措施。

（2）重度妊娠期高血压疾病病人，指导病人明确识别不适症状及用药后的不良反应。还需了解产后的自我护理方法，加强指导母乳喂养。

（3）注意对家属的健康教育，使孕妇得到生理和心理上的支持。

第四节　妊娠肝内胆汁淤积症

【概述】

妊娠肝内胆汁淤积症（intrahepatic cholestasis of pregnancy，ICP）指发生在妊娠中、晚期，以皮肤瘙痒和胆汁酸高值为特点，主要危及胎儿安全，使围生儿发病率和死亡率升高。发病率为 0.8%～12.0%，有着明显的地域和种族差异，以智利和瑞士发病率最高，而国内上海市、四川省等地发病率较高。

【病因】

目前尚不清楚，可能与高雌激素水平、遗传及环境等因素有关。

1. 雌激素　妊娠期体内雌激素水平大幅度增加。临床研究发现：①高雌激素水平的多胎妊娠，ICP 的发病率比单胎妊娠高 5 倍以上。②ICP 仅在孕妇中发生，并在产后迅速消失。③应用避孕药或孕激素的妇女发生胆汁淤积性肝炎类似于 ICP 的临床表现。

2. 遗传和环境因素　遗传学研究发现，母亲和姐妹中有 ICP 病史的孕妇中，ICP 发病率明显增高，其完全外显的特性及母婴垂直传播的特性，符合孟德尔显性遗传规律。而流行病学研究发现，冬季明显高于夏季，世界各地 ICP 的发病率明显不同，表明遗传及环境因素在 ICP 的发生中起一定作用。

【临床表现】

ICP 孕妇由于母体脂溶性维生素 K 吸收减少，肝脏合成的凝血因子减少，致产后出血发生率增加。因母血中胆汁酸含量过高可引起子宫平滑肌收缩导致流产、早产的发生率增加；胎盘病理改变使胎盘功能低下，引起胎儿宫内窘迫、生长受限、死胎、死产的发生率均明显增加；此外，还可引起新生儿神经系统后遗症及新生儿颅内出血等。ICP 孕妇的典型症状和体征有：

1. 瘙痒　皮肤瘙痒为首发症状，约 80% 孕妇 30 周以后出现，个别出现较早。一般始于手掌、脚掌，逐渐延及小腿、大腿、上肢、前胸及腹部，甚至发展到颜面部瘙痒，表现程度不一，日轻夜重，甚至全身严重瘙痒，无法入睡，分娩后数小时或数日内瘙痒症状迅速消失。

2. 黄疸　20%～50%孕妇在有瘙痒后数日或数周内出现黄疸，少数与瘙痒同时发生。黄疸程度通常较轻，或仅有巩膜黄染，并伴有尿色加深，粪色变浅等高胆红素的表现，分娩后数日内消失。ICP孕妇有无黄疸与胎儿预后密切相关，有黄疸者的新生儿窒息与围生儿死亡率明显增加。

3. 其他症状和体征　瘙痒严重时可引起失眠和情绪上的改变，四肢皮肤可见抓痕。少数孕妇可伴有厌油感、食欲减退、恶心、呕吐、疲劳等症状。临床上可无急、慢性肝病体征，肝大但质软，可有轻微压痛。

【辅助检查】

1. 血清胆酸测定　ICP孕妇血清胆酸较正常可升高10～100倍，并且可持续至产后下降，产后5～8周可恢复正常。由于血清胆酸升高是ICP最特异的指标，且与胎儿预后密切相关，其水平越高，则病情越重。故动态检测孕妇的血清胆酸值是判断病情严重程度及胎儿预后的最敏感指标。

2. 肝功能测定　多数孕妇的谷草转氨酶（AST）、谷丙转氨酶（ALT）轻度升高，高于正常值2～10倍。ICP病人的ALT较AST更为敏感。合并黄疸者，血清胆红素轻、中度升高，很少超过85.5 μmol/L，其中直接胆红素占50%以上。

3. NST检查及胎儿生物物理评分法　将胎心率基线变异消失作为预测ICP胎儿缺氧的指标。

【处理原则】

积极对症处理，加强母儿监护，适时终止妊娠，改善妊娠结局。

1. 一般处理　适度卧床休息，嘱其取左侧卧位、给予间断吸氧，以增加胎盘血流量及胎盘血供给。

2. 药物治疗　给予高渗葡萄糖、维生素及能量护肝，防止产时或产后出血，可提高胎儿对缺氧的耐受性；腺苷蛋氨酸静脉滴注防止雌激素升高；熊去氧胆酸降胆汁酸；地塞米松促胎儿肺部成熟；苯巴比妥改善瘙痒症状。

3. 产前监护　从妊娠34周开始，每周行电子胎心监护，必要时行胎儿生物物理评分，以便及时发现隐性胎儿宫内缺氧；每日测胎动，若12小时内胎动少于10次，应考虑胎儿宫内窘迫；定期行B超检查，警惕羊水过少的发生。

4. 适时终止妊娠　孕妇出现黄疸，胎龄已达36周；无黄疸、妊娠已足月或胎肺已成熟者；有胎盘功能减退或胎儿宫内窘迫者应及时终止妊娠。以剖宫产为宜，阴道分娩可加重胎儿缺氧，甚至死亡。

【常见护理问题】

1. 有皮肤完整性受损的危险　与瘙痒抓伤有关。

2. 睡眠型态紊乱　与夜间瘙痒症状加重，或全身严重瘙痒有关。

3. 有胎儿受伤的危险　与胎儿宫内缺氧有关。

4. 潜在并发症　产后出血。

【护理措施】

1. 一般护理

（1）保持病室环境舒适、安静，温湿度适宜，床铺干净整洁。指导孕妇穿宽松、舒适、透气性和吸水性良好的纯棉内衣裤袜，并保持良好的卫生习惯。

（2）避免搔抓以加重瘙痒及皮肤损伤而引起皮肤感染，可局部压拍以减轻痒感，并保持手部清洁卫生。禁用过热的水洗浴，勿用肥皂擦洗。

（3）有计划地安排护理活动，减少对孕妇睡眠的影响。若因瘙痒严重而影响睡眠时，可遵医嘱予以抗组胺类或镇静、安眠类药物，并观察疗效。

（4）指导孕妇以高维生素、清淡饮食为宜，禁食辛辣刺激性食物及蛋白含量高的食物，多食蔬菜和水果，补充各种维生素及微量元素。

2. 加强母儿监护，预防并发症发生

（1）增加产前检查的次数，定期测定孕妇血中胆酸、转氨酶及胆红素水平，动态地了解病情变化。因 ICP 孕妇常并发突然胎死宫内，目前主张孕 34 周后每周行 NST 检查，并将胎心率基线变异消失作为预测 ICP 胎儿宫内窘迫的指标。结合胎动必要时行胎儿生物物理评分法，用以早期发现隐性胎儿宫内窘迫。

（2）对于在 32 周内发病的 ICP 病人，伴有黄疸、妊娠期高血压疾病或双胎妊娠，或既往有死胎、死产等不良孕产史者，应立即住院监护，每日吸氧 3 次，每次 30 分钟。适当增加休息时间，取左侧卧位，改善胎盘循环。同时遵医嘱给予高渗葡萄糖、维生素及能量，既达到保肝作用又可提高胎儿对缺氧的耐受性，从而改善妊娠结局。

（3）出现黄疸的孕妇，胎龄达 36 周；无黄疸而妊娠足月或胎儿肺成熟者；胎盘功能减退或胎儿宫内窘迫者应及时终止妊娠，降低围生病死率。因阴道分娩会加重胎儿缺氧，以剖宫产为宜，以减少母儿并发症。于分娩前遵医嘱补充维生素 K，积极预防产后出血。

（4）在分娩期和产后，由于 ICP 产妇维生素 K 的吸收量较少，故应注意缩短第二产程；胎儿娩出后积极按医嘱给产妇注射止血药物，防止产后出血。

3. 心理支持

（1）孕妇常因瘙痒影响休息而心情烦躁，护理人员应耐心倾听孕妇的叙述和提问，评估瘙痒程度及睡眠质量，为其提供良好的休息环境。

（2）孕妇常因担心胎儿及新生儿预后而焦虑，护理人员应鼓励孕妇诉说内心感受，详细讲解疾病的相关知识，帮助孕妇认识疾病并保持良好心态，积极配合治疗。

（3）鼓励家人陪伴，发挥家庭支持作用，减轻其心理应激，增加孕妇的心理耐受性和舒适感，使其顺利地度过妊娠期和分娩期。

4. 用药护理　药物可减轻胆汁淤积，改善瘙痒和围生儿预后。临床中常用药物有考来烯胺、熊去氧胆酸、苯巴比妥、地塞米松等。因考来烯胺可影响脂溶性维生素 A、维生素 D、维生素 K 及脂肪的吸收，用药时需注意补充维生素；苯巴比妥可增加新生儿呼吸抑制的危险，故临产前不宜使用；地塞米松促胎肺成熟，用后需逐渐减量至停药，以防不良反应的发生。

5. 健康教育

（1）指导产妇及家人正确评估产后身心健康状况，定期检测肝功能。

（2）指导正确的避孕方法，不可服用含雌激素、孕激素的避孕药，以免诱发肝内胆汁淤积。

（彭莉　杨卉）

本章测试题扫二维码可见

第七章　胎儿及其附属物异常的护理

第一节　双胎妊娠

【概述】

一次妊娠宫腔内同时有两个胎儿时称为双胎妊娠（twin pregnancy）。双胎妊娠对孕妇易引起妊娠期高血压疾病、妊娠期肝内胆汁淤积症、羊水过多、胎膜早破、早产、胎盘早剥、产后出血等；对胎儿的影响包括双胎输血综合征、胎儿畸形、双胎中某一胎儿死亡、选择性胎儿生长受限、胎头交锁及胎头碰撞、脐带异常缠绕或扭转等。临床上分为双卵双胎和单卵双胎，双卵双胎约占双胎妊娠的 2/3，单卵双胎约占双胎妊娠的 1/3。双胎妊娠与单胎妊娠的比例约为 1∶89。近年来，随着促排卵药物的应用和辅助生殖技术的开展，双胎妊娠的发生有增长趋势。

【临床表现】

妊娠早期早孕反应较重，子宫大于孕周。妊娠中后期腹部增大，体重增加迅速，下肢水肿，静脉曲张等压迫症状出现较早并明显，妊娠晚期常有胃部受压、腹胀，呼吸困难，孕妇易感疲劳和腰背部疼痛。

【辅助检查】

1. 超声检查　妊娠 6 周后，宫腔内可见两个原始心管搏动。

2. 多普勒听胎心音　不同部位可听到两个胎心，其间隔有无音区，或同时听诊 1 分钟，两个胎心率相差 10 次以上。

【处理原则】

1. 妊娠期　及早诊断出双胎妊娠，增加产检次数，进食高蛋白、高维生素、必需脂肪酸的食物，注意补铁、叶酸及钙。增加卧床休息时间，减少活动量。防治早产，及时防治妊娠并发症。监测胎儿生长发育情况及胎位变化。

2.分娩期 严密观察产程进展、胎心变化及产妇情况。如发现产程延长、宫缩乏力，应及时处理。第二产程必要时行会阴后-侧切开，减轻胎头受压。第一个胎儿娩出后，胎盘侧脐带必须立即夹紧，以防第二个胎儿失血。助手应在腹部固定第二胎儿为纵产式，并密切观察胎心、宫缩及阴道流血情况，及时阴道检查了解胎位及排除脐带脱垂，及早发现胎盘早剥。若无异常，等待自然分娩，通常在20分钟左右第二个胎儿娩出，若等待15分钟无宫缩，可行人工破膜并静脉滴注低浓度缩宫素，促进子宫收缩。无论阴道分娩还是剖宫产，均积极防治产后出血。

3.产褥期 第二个胎儿娩出后应立即肌内注射或静脉滴注缩宫素，腹部放置沙袋，防止腹压骤降，减少回心血量。及早进行早接触、早吸吮，同时要预防产后出血。

【常见护理问题】

1.营养失调：低于机体需要量 与营养摄入不足，不能满足双胎需要有关。

2.有出血的危险 与子宫收缩乏力、软产道损伤有关。

3.潜在并发症 早产、脐带脱垂、胎盘早剥。

【护理措施】

1.一般护理 增加产检次数，妊娠晚期确定胎方位，选择合适的分娩方式。补充足够营养，注意休息。

2.心理护理 加强孕妇心理指导，保持心情愉快，并指导双胎家庭准备双份新生儿用物。

3.病情观察 双胎妊娠属高危妊娠，易引起妊娠期高血压疾病、妊娠期肝内胆汁淤积症、贫血、胎膜早破及早产、产后出血、胎儿发育异常等并发症。单绒毛膜双胎还可能合并双胎输血综合征、选择性生长受限等特殊并发症，因此，应加强病情观察，及时发现并处理。

4.治疗配合

（1）严密观察产程进展和胎心率变化，发现异常，及时处理。

（2）第二产程必要时行会阴后-侧切开术，助手固定第二个胎儿为纵产式，严密观察，及时发现脐带脱垂、胎盘早剥或胎位异常。由于约20%发生第二胎儿胎位变化，需做好阴道助产和剖宫产准备。

（3）预防产后出血：产程中建立静脉通路，做好输液、输血准备，检查软产道，如有损伤，及时缝合。使用缩宫素促进子宫收缩，腹部加压沙袋，防止减少回心血量，防止腹压骤降。

5.健康教育 指导孕妇加强饮食，注意休息。产后注意阴道流血和子宫复旧情况，防治产后出血及产褥感染。进行母乳喂养指导，指导避孕措施。

【双胎妊娠分娩时机及方式选择】

1. 分娩时机选择　对于无并发症及合并症的双绒毛膜性双胎可期待至妊娠 38 周时再考虑分娩，最晚不应超过 39 周。无并发症及合并症的单绒毛膜双羊膜囊双胎可以在严密监测下至妊娠 35~37 周分娩。单绒毛膜单羊膜囊双胎的分娩孕周为 32~34 周。复杂性双胎如双胎输血综合征、选择性胎儿生长受限及双胎贫血-红细胞增多序列症需要结合每个孕妇及胎儿的具体情况制订个体化的分娩方案。

2. 分娩方式选择　如果双胎妊娠计划阴道试产，无论何种胎方位，由于大约 20% 发生第二胎儿胎位变化，需做好阴道助产及第二胎儿剖宫产术的准备。第一胎儿为头先露的双胎妊娠可经阴道分娩。若第一胎儿为头先露，第二胎儿为非头位，第一胎儿阴道分娩后，第二胎儿需要阴道助产或剖宫产的风险较大。如第一胎儿为臀先露，当发生胎膜破裂时，易发生脐带脱垂；而如果第二胎儿为头先露，有发生两胎儿胎头绞锁的可能，可放宽剖宫产指征。

第二节　胎儿窘迫

【概述】

胎儿窘迫指胎儿在子宫内因急性或慢性缺氧危及其健康和生命的综合征，发生率为 2.7%~38.5%。胎动减少为胎儿缺氧的重要表现。急性胎儿窘迫多发生在分娩期；慢性胎儿窘迫常发生在妊娠晚期，但在临产后常表现为急性胎儿窘迫。急性胎儿窘迫的处理应根据病因果断采取措施，迅速改善缺氧，纠正脱水及低血压。慢性胎儿窘迫应针对病因，根据孕周、胎儿成熟度及缺氧程度决定处理。

【病因】

1. 胎儿急性缺氧　系因母胎间血氧运输及交换障碍或脐带血液循环障碍所致。常见因素有：①胎盘因素，如前置胎盘、胎盘早剥。②脐带因素，如脐带扭转、脐带绕颈、脐带真结、脐带脱垂、脐带血肿、脐带过长或过短、脐带附着于胎膜等。③母体因素，如各种原因引起的休克。④药物因素，如孕妇麻醉剂及镇静剂过量、缩宫素使用不当等。

2. 胎儿慢性缺氧

(1) 母体因素：母体血液含氧量不足及子宫胎盘血管硬化、狭窄、梗死，使绒毛间隙血液灌注不足，如肺部感染性肺功能不全、哮喘反复发作及重度贫血、合并先天性心脏病或伴心功能不全、妊娠期高血压疾病、慢性肾炎、糖尿病、过期妊娠等。

（2）胎儿因素：胎儿严重的心血管疾病、呼吸系统疾病，胎儿畸形，母儿血型不合，胎儿宫内感染、颅内出血及颅脑损伤，致胎儿运输及利用氧能力下降等。

【临床表现】

1. 急性胎儿窘迫　主要发生在分娩期，主要表现：①胎心率加快或减慢，宫缩应激试验（CST）或者催产素激惹实验（OCT）等出现频繁的晚期减速或变异减速。②缺氧初期为胎动频繁，继而减弱及次数减少，进而消失。③羊水胎粪污染和胎儿头皮血 pH 值下降，可出现酸中毒。而羊水中胎粪污染不是胎儿窘迫的征象。依据胎粪污染的程度不同，羊水污染分为 3 度：Ⅰ度浅绿色；Ⅱ度黄绿色、浑浊；Ⅲ度稠厚、呈棕黄色。出现羊水胎粪污染时，可考虑连续电子胎心监护，如果胎心监护正常，不需要进行特殊处理；如果胎心监护异常，存在宫内缺氧情况，会引起胎粪吸入综合征，造成不良胎儿结局。胎儿头皮血 pH 值对新生儿缺血缺氧脑病阳性预测率仅为 3%，临床上应用少。

2. 慢性胎儿窘迫　常发生在妊娠末期，往往延续至临产并加重，主要表现为胎动减少或消失，胎盘功能减退，羊水胎粪污染，胎儿生长受限，NST 基线平直等。

【辅助检查】

1. 电子胎心监护　无应激试验（NST）、OCT、CST 异常提示有胎儿缺氧可能。

2. 胎儿生物物理评分　≤4 分提示胎儿缺氧，5~7 分为可疑胎儿缺氧。

3. 胎儿多普勒超声　血流异常 S/D 比值升高，提示有胎盘灌注不足；若出现脐动脉舒张末期血流缺失或倒置和静脉导管反向"α"波，提示随时有胎死宫内的危险。

【处理原则】

急性胎儿窘迫应积极寻找原因，果断采取措施，改善胎儿缺氧状态。病情紧迫或经处理无效者，立即行剖宫产结束妊娠。慢性胎儿窘迫应根据孕周、胎儿成熟度及胎儿缺氧程度综合判断，拟定处理方案。

【常见护理问题】

1. 气体交换障碍　与子宫－胎盘血流改变/中断（脐带受压）、血流速度减慢有关。

2. 焦虑　与胎儿宫内窘迫有关。

3. 有生育进程无效的危险　与胎儿窘迫未改善，需终止妊娠有关。

【护理措施】

1. 查找病因，采取相应措施纠正胎儿缺氧，包括改变孕妇体位、吸氧、停止缩宫素静脉滴注、抑制宫缩、纠正孕妇低血压等措施。

2. 全面检查以评估母儿情况，密切观察胎心、胎动变化，加强胎儿监护。

3. 做好剖宫产手术准备和新生儿复苏的准备。（新生儿复苏详见第二十四章第三节）

4. 向孕妇夫妇提供相关信息，将真实病情告知，有助于减轻焦虑，帮助他们面对现实。必要时给予陪伴，对他们的疑虑给予适当的解释。帮助他们使用适合自己的压力应对技巧和方法。

第三节　胎儿生长受限

【概述】

胎儿生长受限（fetal growth restriction，FGR）曾称胎儿宫内发育迟缓（intrauterine growth retardation，IUGR），指胎儿应有的生长潜力受损，估测的胎儿体重小于同孕龄第 10 百分位的小于胎龄儿（small for gestationsal age infant ，SGA）。其诊断主要依靠病史、体格检查及超声检查。

【病因】

影响胎儿生长的病因复杂，危险因素多，包括胎盘转运、孕妇营养吸收与转运、胎儿遗传潜能、脐带因素等。主要危险因素有：

1. 母体因素　孕妇偏食、摄入营养物质不足；妊娠期高血压疾病、多胎妊娠、胎盘早剥等妊娠并发症；心脏病、肾炎、甲状腺功能亢进症、自身免疫性疾病等妊娠合并症；孕妇接触放射线、有毒物质，吸烟、吸毒、酗酒，妊娠期服用苯妥英钠、华法林，还有孕妇的年龄、身高、体重、子宫的发育异常等都有可能会引起胎儿生长受限。

2. 胎儿因素　胎儿基因或染色体异常、结构异常等。

3. 胎盘因素　导致子宫胎盘血流量减少的病变，如帆状胎盘、轮状胎盘、副胎盘、小叶胎盘等。

4. 脐带因素　脐带扭转、单脐动脉、脐带过长、脐带过细等。

【分类及临床表现】

根据发生时间、胎儿体重及病因分为 3 类：

1. 内因性均称型 FGR 一般发生在妊娠 17 周之前，胎儿在体重、头围和身长三方面均受限，头围与腹围均小，称为均称型。其病因包括病毒感染、基因或染色体异常、接触放射性物质及其他有毒物质。

2. 外因性不均称型 FGR 胚胎早期发育正常，至妊娠晚期才受到有害因素影响，如妊娠期高血压疾病等所致的慢性胎盘功能不全。

3. 外因性均称型 FGR 为上述两型的混合型。在整个妊娠期间均产生影响。其病因有母儿双方因素，多因缺乏重要生长因素，如叶酸、氨基酸、微量元素或有害药物影响所致。

【辅助检查】

1. 超声检查 测量胎儿头围、腹围和股骨，腹围/头围比值，若考虑 FGR，间隔 2 周复查一次，降低 FGR 诊断的假阳性率；超声筛查遗传标志物，评估有无出生缺陷。

2. 脐动脉血流 了解胎盘灌注情况。

【处理原则】

寻找病因，积极治疗妊娠并发症与合并症，改善胎盘循环，加强胎儿监测，适时终止妊娠。

【常见护理问题】

1. 营养失调（低于机体需要量） 与营养摄入、吸收不足和胎盘循环障碍有关。

2. 有胎儿受伤的危险 与胎儿供血不足，对缺氧耐受能力差有关。

【护理措施】

1. 一般护理 卧床休息，间歇吸氧，补充蛋白质、维生素及微量元素摄入。

2. 心理护理 讲解疾病的原因，孕妇不必过分担心母儿安危，保持心情愉快，积极配合治疗。

3. 病情观察 综合应用超声多普勒血流、羊水量、胎心监护、生物物理评分和胎儿生长监测方法，全面评估监测 FGR 胎儿。对于既往有 FGR 和高危因素的孕妇，应积极治疗，降低 FGR 的风险。

第四节 胎盘早剥

【概述】

胎盘早剥（placental abruptio）指妊娠 20 周后，正常位置的胎盘在胎儿娩出前，部分或全部从子宫壁剥离，发病率约为 1%。胎盘剥离面积接近

30％会出现凝血功能障碍，若剥离面积超过 50％可出现胎儿宫内死亡。胎盘早剥属于妊娠晚期严重并发症，疾病发展迅猛，若处理不及时可危及母儿生命。

【病因】

1. 血管病变　日渐增大的子宫逐步压迫下腔静脉和孕妇长时间仰卧位，导致子宫静脉淤血，蜕膜静脉床淤血或破裂，形成胎盘后血肿，导致胎盘与子宫壁部分或全部剥离。患有重度先兆子痫、慢性高血压、慢性肾脏疾病或全身血管病变的孕妇，底蜕膜螺旋小动脉痉挛或硬化，引起远端毛细血管变性坏死甚至破裂出血，血液在底蜕膜与胎盘之间形成血肿，致使胎盘与子宫壁分离。

2. 宫腔内压力骤减　羊水过多时，胎膜破裂羊水流出过快，或双胎妊娠分娩时，第一胎儿娩出后，均可使宫腔内压力骤减，子宫骤然收缩，胎盘与子宫壁发生错位而剥离。

3. 机械性因素　腹部钝性创伤会导致子宫突然拉伸或收缩而诱发胎盘早剥。一般发生于外伤后 24 小时之内。分娩过程中脐带过短、脐带绕颈时因胎儿下降牵拉脐带也可能造成胎盘早剥。

4. 其他　胎盘早剥史、瘢痕子宫、高龄多产的孕妇胎盘早剥发生风险明显增高，另外其他高危因素还包括有血栓形成倾向、孕妇吸烟、吸毒、绒毛膜羊膜炎、接受辅助生殖技术助孕等。

【病理生理及类型】

胎盘早剥的主要病理生理改变是底蜕膜出血，形成血肿，使胎盘自附着处剥离。分为 3 种类型。

1. 显性剥离　剥离面积小，血液易凝固而出血停止，临床可无症状或症状轻微。如继续出血，胎盘剥离面也随之扩大，形成较大胎盘后血肿，血液可冲开胎盘边缘及胎膜经宫颈管流出，称为显性剥离或外出血。

2. 隐性剥离　胎盘边缘或胎膜与子宫壁未剥离，或胎头进入骨盆入口压迫胎盘下缘，使血液积聚于胎盘与子宫壁之间而不能外流，故无阴道流血表现称为隐性剥离或内出血。

3. 混合性出血　当内出血过多时，血液也可冲开胎盘边缘，向宫颈口外流出，形成混合性出血。内出血严重时，血液向子宫肌层内浸润，引起肌纤维分离、断裂、变性，此时子宫表面呈紫蓝色瘀斑，尤其在胎盘附着处更明显，称为子宫胎盘卒中，又称库弗莱尔子宫。

【临床表现】

典型临床表现是阴道流血、腹痛，可伴有子宫张力增高和子宫压痛，尤以胎盘剥离处最为明显。胎心率变化为首发变化，常伴有陈旧性不凝血。严重时子宫呈板状，压痛明显，甚至出现恶心、呕吐、面色苍白、脉搏细弱、血压下降等休克征象。评估病情严重程度，临床上推荐按照胎盘早剥的 Page 分级标准（表 7-1）。

表 7-1 胎盘早剥的 Page 分级标准

分级	标准
0 级	分娩后回顾性产后诊断
Ⅰ级	外出血，子宫软，无胎儿窘迫
Ⅱ级	胎儿宫内窘迫或胎死宫内
Ⅲ级	产妇出现休克症状，伴或不伴弥散性血管内凝血（DIC）

【辅助检查】

1. 超声检查 胎盘与子宫壁之间出现边缘不清楚的液性低回声区即为胎盘后血肿，胎盘异常增厚或胎盘边缘"圆形"裂开是胎盘早剥典型声像。超声检查阴性结果不能完全排除胎盘早剥，尤其位于子宫后壁的胎盘。

2. 电子胎心监护 可出现胎心率缓慢、胎心率基线变异消失、变异减速、晚期减速、正弦波形等。

3. 实验室检查 血常规、凝血功能、肝肾功能、DIC 筛选试验及血电解质检查等。

【常见护理问题】

1. 有心脏组织灌注不足的危险 与胎盘剥离导致循环血量下降、弥散性血管内凝血有关。

2. 有生育进程无效的危险 与死产、切除子宫有关。

3. 潜在并发症 出血性休克。

【护理措施】

1. 病情观察 严密监测胎心率，观察阴道流血、腹痛情况。病情早期以胎心率异常为第一变化。注意识别病情危重的指征如异常胎心监护、休克表现等，及时发现并发症。

2. 协助治疗 根据病情和孕周给予促胎肺成熟药物，危重病人迅速建立静脉通路，积极补充血容量，做好终止妊娠的准备。

3. 产褥期护理 产后严密观察生命体征、子宫复旧，预防感染和产后出血。加强营养，纠正贫血。母婴分离者，指导产妇产后 6 小时开始挤奶，保持泌乳，死者及时给予生麦芽、芒硝回奶。

4. 心理护理 鼓励产妇抒发自身感受，耐心倾听产妇诉说的心理问题，做好疏通工作。让家人给予更多的关心和爱护，减少或避免不良的精神刺激和压力。

第五节　前置胎盘

【概述】

妊娠 28 周以后，胎盘附着在子宫下段，下缘达到或覆盖宫颈内口，位置低于胎先露部，称为前置胎盘（placenta praevia）。为妊娠晚期阴道流血最常见的原因，也是妊娠期严重并发症之一。若处理不当可危及母儿生命。国外发病率为 $0.3\%\sim0.5\%$，国内报道为 $0.24\%\sim1.57\%$。

【病因】

1. 子宫内膜病变或损伤　子宫内膜病变或损伤后，可引起子宫内膜发育不良，受精卵植入受损的子宫内膜，子宫蜕膜血管形成不良造成胎盘血供不足，为了摄取足够营养，胎盘延伸到子宫下段以增大面积，形成前置胎盘。可引起子宫内膜炎或内膜萎缩病变，常见于有多次流产刮宫史、剖宫产、子宫手术史、盆腔炎、产褥感染等。

2. 胎盘异常　包括胎盘形态和胎盘大小异常。胎盘形态异常常见于副胎盘或延伸至子宫下段；胎盘大小异常常见于胎盘面积过大和膜状胎盘大而薄延伸至子宫下段。

3. 受精卵滋养层发育迟缓　滋养层尚未发育到可以着床的阶段时，受精卵已达子宫腔，继续下移，着床于子宫下段进而发育成前置胎盘。

4. 其他原因　导致宫腔形态改变的子宫畸形或子宫肌瘤可使胎盘附着在子宫下段形成前置胎盘；使用促排卵药物，改变体内性激素水平，子宫内膜与胚胎发育不同步，人工植入时可诱发宫缩，导致胚胎着床在子宫下段形成前置胎盘；有不良生活习惯史如吸烟、吸毒可引起胎盘血流减少，缺氧使胎盘代偿性增大，增加前置胎盘的危险。

【分类】

由于子宫下段的形成、宫颈管消失、宫口扩张等因素，胎盘边缘与宫颈内口的关系常随孕周的不同时期而改变。目前临床上以处理前最后一次检查结果来确定其分类。按胎盘下缘与宫颈内口的关系，将前置胎盘分为 4 类：完全性前置胎盘、部分性前置胎盘、边缘性前置胎盘、低置胎盘。

1. 完全性前置胎盘　胎盘组织完全覆盖宫颈内口，或称中央性前置胎盘。

2. 部分性前置胎盘　胎盘组织覆盖部分宫颈内口。

3. 边缘性前置胎盘　胎盘附着于子宫下段，下缘达到宫颈内口，但未超过宫颈内口。

4. 低置胎盘　胎盘附着于子宫下段，边缘距宫颈内口<2 cm。

【临床表现】

1. 症状　妊娠晚期或临产时，突发无诱因、无痛性阴道流血是前置胎盘的典型症状。阴道流血发生的时间、反复发生次数、出血量多少与前置胎盘类型有关。

2. 体征　腹部检查示子宫软，无压痛，轮廓清楚，大小与孕周相符。一般情况与出血量、出血速度密切相关，大量出血呈现面色苍白、脉搏细弱、四肢湿冷、血压下降等休克表现。当前置胎盘附着于子宫前壁时，可在耻骨联合上方闻及胎盘血流杂音。

【辅助检查】

1. 影像学检查　超声检查可看清楚子宫壁、胎盘、胎先露和胎盘的位置，有助于确定胎盘类型。妊娠中期超声检查发现胎盘前置者，大多学者称之为胎盘前置状态。超声检查准确率达95％以上，是目前最安全和有效的首选方法。怀疑胎盘植入，有条件的医院可选择磁共振检查，以了解胎盘植入的深度，是否侵入膀胱等，对凶险性前置胎盘的诊断也有帮助。

2. 产后检查胎盘胎膜　孕妇产前有出血史，产后应仔细检查有无副胎盘。若前置部位的胎盘母体面有陈旧性黑紫色血块附着，或胎膜破口距胎盘边缘距离<7 cm，则为前置胎盘。

【处理原则】

止血、抑制宫缩、纠正贫血、适时终止妊娠和预防感染。临床处理前以最后一次检查结果来确定分类，期待疗法要在母婴健康的前提下进行，目的是延长妊娠周数，提高胎儿存活率。凶险性前置胎盘要在有条件的医院进行治疗。

【常见护理问题】

1. 有心脏组织灌注不足的危险　与出血性休克有关。

2. 有感染的危险　与胎盘剥离面靠近子宫颈口，反复阴道流血细菌易经阴道上行感染有关。

3. 有便秘的危险　与肠蠕动减弱、活动减少有关。

【护理措施】

1. 一般护理　保证休息，减少刺激。建议孕妇多食高蛋白、易消化食物，保持大便通畅。增加铁、叶酸、维生素的供给。

2. 病情观察　密切观察孕妇阴道流血、腹痛、生命体征、实验室检查指标，监测胎儿宫内情况。做好抢救准备和急诊剖宫产的准备。预防产后出血。

3. 预防感染　遵医嘱给予抗生素，会阴抹洗，及时更换会阴垫，保持会阴部清洁、干燥。

4. 协助自理 鼓励协助病人坚持自我照顾的行为，如协助病人起居、穿衣、饮食、入浴及产后母乳喂养和日常照顾新生儿。

【知识链接】

凶险性前置胎盘

既往有剖宫产史或子宫肌瘤剔除术史，此次妊娠为前置胎盘，胎盘附着于原手术瘢痕部位者，发生胎盘粘连、植入和致命性大出血的风险高，称之为凶险性前置胎盘。MRI 对凶险性前置胎盘的诊断敏感性高，漏诊率低。MRI 表现为胎盘组织呈"三角形""结节状""蘑菇状"侵入肌层，结合带局部变薄或中断。对于怀疑穿透入膀胱的前置胎盘、胎盘植入在剖宫产术前可行膀胱镜检查。对于凶险性前置胎盘应早期诊断，早期干预，合理期待治疗，适时终止妊娠，在保证产妇生命安全的前提下，采取多学科协作，全面评估病人病情，制订合理诊治方案。

第六节　羊水量异常

一、羊水过多

【概述】

正常妊娠时羊水的产生与吸收处于动态平衡中。若羊水产生和吸收失衡，将导致羊水量异常。羊水量异常不仅可预示潜在的母胎合并症及并发症，也可直接危害围产儿安全。妊娠期间羊水量超过 2000 mL，称为羊水过多，发生率为 0.5%～1%。羊水量在数日内急剧增多，称为急性羊水过多；在数周内缓慢增多，称为慢性羊水过多。羊水过多与胎儿结构异常、多胎妊娠、妊娠期糖尿病等有关。

【病因】

1. 胎儿疾病 临床上以胎儿神经系统和消化道畸形最常见，包括胎儿畸形、胎儿肿瘤、神经肌肉发育不良、代谢性疾病、染色体或遗传基因异常等。

2. 多胎妊娠 单卵双胎之间的血液循环相互沟通，受血胎儿的循环血量多，尿量增加，导致羊水过多。多胎妊娠羊水过多的发生率约为 10%。

3. 胎盘脐带病变 胎盘绒毛血管瘤直径>1 cm 时，15%～30%合并羊水过多。巨大胎盘、脐带帆状附着也可导致羊水过多。

4. 妊娠合并症 妊娠糖尿病，羊水过多的发病率为 13%～36%。母体高血糖致胎儿血糖增高，产生高渗性利尿，并使胎盘胎膜渗出增加，导致羊水过多。母儿 Rh 血型不合、胎儿免疫性水肿、胎盘绒毛水肿等影响液体交换可导致羊水过多。

5. 特发性羊水过多 约 1/3 孕妇有不明原因的羊水过多。

【临床表现】

1. 急性羊水过多　多发生在妊娠 20～24 周，临床上较少见。羊水迅速增多，子宫于数日内明显增大，膈肌上抬，孕妇自觉腹部胀痛，进食少，行动不便，表情痛苦，呼吸困难，甚至出现发绀，不能平卧。子宫压迫下腔静脉，影响静脉回流，出现下肢及外阴部水肿或静脉曲张。子宫明显大于妊娠月份，胎位不清，胎心遥远或听不清。

2. 慢性羊水过多　较多见，多发生在妊娠晚期。数周内羊水缓慢增多，症状较缓和，孕妇多能适应。产检时宫高及腹围增加过快，子宫增大大于孕周，腹壁皮肤发亮、变薄。触诊时感觉皮肤张力大，有液体震颤感，胎位不清，胎心音遥远。

【辅助检查】

1. B 超检查　为常用的辅助检查，不仅能测量羊水量，还可了解胎儿畸形（如无脑儿、脊柱裂）、胎儿水肿及双胎等。超声诊断羊水过多的标准有：①羊水最大暗区垂直深度（AFV）≥8 cm 诊断为羊水过多，其中 AFV 8～11 cm 为轻度羊水过多，AFV 12～15 cm 为中度羊水过多，AFV>15 cm 为重度羊水过多。②羊水指数（AFI）≥25 cm 诊断为羊水过多，其中 AFI 25～35 cm 为轻度羊水过多，AFI 36～45 cm 为中度羊水过多，AFI> 45cm 为重度羊水过多。

2. 实验室检查　母血、羊水中甲胎蛋白明显增高提示胎儿畸形。排除胎儿染色体异常时，可进行羊水细胞培养，或采集胎儿血培养，做染色体核型分析，了解染色体数目、结构有无异常。孕妇进行葡萄糖耐量试验和 Rh、ABO 血型检查，以排除妊娠期糖尿病、母儿血型不合。

【处理原则】

处理原则取决于有无合并遗传性疾病及结构异常、孕周大小及孕妇自觉症状的严重程度。

1. 羊水过多合并正常胎儿　寻找病因，治疗原发病，根据羊水过多的程度及胎龄决定处理方法。

2. 羊水过多合并胎儿畸形　严重的胎儿畸形，应及时终止妊娠。对非严重的胎儿结构异常，应评估胎儿情况及预后，与孕妇及家属沟通后决定处理方法。

3. 分娩期处理　密切观察产程，预防产后出血，警惕脐带脱垂、胎盘早剥的发生。

【常见护理问题】

1. 体液过多　与羊水增多有关。

2. 有胎儿受伤的危险　与宫腔压力增加导致早产、胎盘早剥、胎膜早破、脐带脱垂有关。

3. 自主呼吸障碍　与子宫过度膨胀，导致膈肌上抬引起呼吸困难有关。

【护理措施】

1. 一般护理　自觉症状轻者，应注意休息，取左侧卧位，改善子宫胎盘循环。指导孕妇低钠饮食，多食蔬菜和水果，防止便秘。

2. 病情观察　动态监测孕妇宫高、腹围、体重，每周复查超声检查，了解羊水指数及胎儿生长情况。判断病情进展，及时发现胎膜早破、胎盘早剥、脐带脱垂的征象，产后密切观察子宫复旧情况，发现异常情况应及时处理。

3. 配合治疗　自觉症状严重者，可经腹行羊膜腔穿刺放出适量羊水，以缓解压迫症状。放羊水时应防止速度过快、量过多，一次放羊水量不超过1500 mL。注意无菌操作，防止感染，还应观察孕妇血压、心率、呼吸变化，监测胎心音。必要时3～4周后可再次放羊水。人工破膜时应缓慢放出羊水，以免脐带脱垂。

4. 随访及预防　羊水过多的孕妇应定期随访，每周监测羊水情况。严密监测病情，适时终止妊娠。警惕脐带脱垂、胎盘早剥、产后出血的发生。

【知识链接】

羊水过多的产前处理

有胎儿畸形或染色体异常的孕妇可根据孕周情况，考虑终止妊娠。如果胎儿正常，羊水过多的处理基本采取期待治疗。1/3 以上的轻度羊水过多有可能自行消失。目前尚无数据支持对所有单纯羊水过多进行诊断性羊水穿刺。如果病人希望进行详尽的产前诊断，可以进行羊水穿刺和染色体微阵列分析。重度羊水过多可引起腹胀、呼吸功能障碍或早产。母体压迫症状严重者可行羊膜穿刺减量，以减轻压迫症状，延长妊娠。需要羊水穿刺减压的病人多有明显的病理因素，特发性羊水过多仅占 16%。羊水减量并不能解除病因，穿刺引流后羊水量会逐渐反弹，3～4周后可能需要再次羊水穿刺。羊水穿刺减量可减轻孕妇不适，但也会增加胎膜破裂、早产、感染及胎盘早剥的风险。

二、羊水过少

【概述】

妊娠晚期羊水量少于 300 mL 称为羊水过少。羊水过少发生率 4%。羊水量少于 50 mL，围产儿病死率高达 88%。羊水过少与胎儿结构异常、胎盘功能减退等有关。

【病因】

引起羊水过少的原因有很多，主要与羊水生成减少或羊水外漏有关，还有部分原因不明。常见原因有：

1. 胎盘功能减退　胎盘退行性变、过期妊娠和胎儿生长受限，可导致胎盘功能减退。胎儿慢性缺氧可引起胎儿血液重新分配，为保证胎儿脑和心脏血供，肾血流量降低，胎儿尿生成减少，导致羊水过少。

2. 胎儿畸形　以胎儿泌尿系统结构异常为主，如梅克尔-格鲁贝尔综合征（Meckel-Gruber syndrome，又称脑膨出、多指、多囊肾综合征）、梨状腹综合征（Prune-Belly syndrome）、双侧肾不发育综合征（波特综合征，Potter syndrome）、肾小管发育不全、输尿管或尿道梗阻、膀胱外翻等引起少尿或无尿，导致羊水过少。染色体异常、脐膨出、膈疝、法洛四联症、水囊状淋巴管瘤、小头畸形、甲状腺功能减退症等也可引起羊水过少。

3. 羊膜病变　胎膜破裂、羊膜通透性改变、炎症及宫内感染可导致羊水过少。

4. 母体因素　孕妇服用抗利尿药，孕妇脱水、血容量不足，孕妇血浆渗透压增高，使胎儿血浆渗透压也相应增高，尿液生成减少，可导致羊水过少。孕妇合并如系统性红斑狼疮、干燥综合征、妊娠期高血压疾病也可导致羊水过少。

【临床表现】

宫高、腹围小于同期正常妊娠孕妇，有时候孕妇在胎动时感腹部不适，胎盘功能减退时常伴有胎动减少。子宫敏感，轻微刺激易引发宫缩。临产后阵痛明显，且宫缩多不协调，产程延长。阴道检查时，发现前羊膜囊不明显，胎膜紧贴胎儿。

【辅助检查】

1. 超声检查　是最常用和最重要的辅助检查方法。妊娠晚期羊水最大暗区垂直深度（AFV）≤2 cm 为羊水过少，AFV≤1 cm 为严重羊水过少。羊水指数（AFI）≤5 cm 诊断为羊水过少。超声检查还能及时发现胎儿生长受限，以及胎儿肾缺如、肾发育不全、输尿管或尿道梗阻等畸形。

2. 电子胎心监护　无应激试验（NST）可呈无反应型。分娩时可出现胎心变异减速和晚期减速。

3. 实验室检查　羊水或脐血穿刺获取胎儿细胞进行细胞或分子遗传学的检查，了解胎儿染色体数目、结构有无异常，以及可能检测的染色体的微小缺失或重复。因穿刺取样困难，临床上少用。

【处理原则】

确诊胎儿为严重致死性结构异常应尽早终止妊娠。羊水过少合并正常胎儿，应寻找病因，动态监测胎儿宫内情况，根据胎儿及孕周情况制订处理方案。

【常见护理问题】

1. 体液不足　与胎儿羊水产生减少或羊水外漏有关。

2. 有母体与胎儿双方受干扰的危险　与羊水过少、异常分娩有关。

3. 焦虑　与担心胎儿畸形、早产有关。

【护理措施】

1. 一般护理　孕妇取左侧卧位，改善胎盘血液供应；教会孕妇自测胎动、识别胎膜早破；指导孕妇快速喝水，因喝水能促进孕妇体内血液循环，间接的子宫胎盘循环也会增加，但情况严重者，要考虑进一步治疗。全面评估新生儿，识别畸形。

2. 病情观察 定期测量孕妇宫高、腹围、体重、生命体征，评估胎盘功能、胎动、胎心率及宫缩的变化，严格超声检查羊水量，识别有无胎儿畸形。根据胎儿有无畸形和孕周大小选择治疗方案。

3. 配合治疗 羊水过少合并胎膜早破者密切监测母儿情况的同时给予抗感染治疗。行羊膜腔灌注治疗应严格无菌操作，遵医嘱使用抗生素，防止发生感染。

4. 心理护理 了解孕妇的需求，倾听孕妇诉求，在倾听过程中给予恰当的反馈，耐心解答其疑问，帮助孕妇积极应对，增加信心，减轻焦虑。

第七节 胎膜早破

【概述】

临产前胎膜自然破裂称为胎膜早破（premature rupture of membranes）。妊娠达到及超过 37 周发生者称足月胎膜早破；妊娠 20 周后，未达到 37 周发生者称未足月胎膜早破（preterm premature rupture of membranes）。

【病因】

1. 生殖道感染 是胎膜早破的主要原因。常见病原体如厌氧菌、衣原体、B 族链球菌和淋病奈瑟球菌等上行引起胎膜炎，使胎膜局部张力下降而导致胎膜早破。

2. 羊膜腔压力升高 宫腔压力过高如双胎妊娠、羊水过多等，容易引起胎膜早破。

3. 胎膜受力不均 胎位异常、头盆不称等可使胎儿先露部不能与骨盆入口衔接，前羊膜囊所受压力不均；宫颈功能不全，前羊膜囊楔入，胎膜受压不均，导致胎膜早破。

4. 机械性刺激 羊膜腔穿刺不当、性生活刺激、撞击腹部等均有可能引起胎膜早破。

5. 营养因素 钙、铜、锌及维生素 C 等缺乏，可使胎膜抗张能力下降，导致胎膜早破。

【临床表现】

典型症状是孕妇突感有液体自阴道流出或无控制的"漏尿"，增加腹压时阴道流液增多，不伴腹痛。胎膜早破行阴道检查时，触不到羊膜囊，上推胎先露可见液体增多。

【辅助检查】

1. 阴道液酸碱度测定　正常女性阴道液 pH 值为 4.5～5.5，羊水 pH 值为 7.0～7.5，尿液 pH 值为 5.5～6.5。胎膜破裂后，阴道液 pH 升高，用 pH 试纸检查，pH 值>6.5 时为阳性，准确率达 90%。

2. 阴道液涂片检查　阴道液干燥涂片检查有羊齿植物叶状结晶出现为羊水。确定羊水准确率达 95%。

3. 胎儿纤维连接蛋白（fetal fibronectin，fFN）　测定 fFN 是胎膜分泌的细胞外基质蛋白。当宫颈及阴道分泌物内 fFN 含量>0.05mg/L 时，胎膜抗张能力下降，已发生胎膜早破。

【处理原则】

1. 足月胎膜早破　无明确剖宫产指征，在破膜后 2～12 小时引产，超过 12 小时应预防性使用抗生素，避免频繁阴道检查。有明确剖宫产指征时应行剖宫产结束妊娠。

2. 未足月胎膜早破　根据孕周、有无感染、胎儿宫内情况结合当地医疗水平和家属意愿制订治疗方案。

【常见护理问题】

1. 有感染的危险　与胎膜破裂后易造成羊膜腔内感染有关。

2. 潜在并发症　早产、脐带脱垂、胎盘早剥。

【护理措施】

1. 一般护理　胎先露未衔接应绝对卧床休息，抬高臀部，警惕脐带脱垂发生。减少对腹部的刺激，避免不必要的肛查和阴道检查。加强会阴护理，保持外阴清洁，协助做好孕妇基本生活需求。指导孕妇进食含粗纤维食物，保持大便通畅。期待治疗要告知治疗过程中的风险，取得配合。

2. 病情观察　密切观察胎心、胎动，监测羊水性质及羊水量，动态监测胎儿宫内情况，教会病人自数胎动。积极预防感染，监测孕妇体温，破膜超过 12 小时者，遵医嘱使用抗生素。不宜继续妊娠者做好引产或剖宫产的准备。

3. 健康教育　对孕妇进行妊娠期卫生保健知识宣教。指导孕妇保持外阴清洁，勤换会阴垫，保持清洁干燥。指导孕妇避免腹压增加的动作。

（刘瑾钰　周昔红）

———————— 本章测试题扫二维码可见 ————————

第八章　妊娠合并症妇女的护理

第一节　妊娠合并心脏病

【概述】

妊娠合并心脏病是围生期一种严重的妊娠合并症，包括妊娠前已患有的心脏病、妊娠期间发现或发生的心脏病。孕产妇在妊娠、分娩及产褥期心脏和血流动力学的改变，均可使心脏负担加重而诱发心力衰竭，是孕产妇死亡的重要原因之一。我国发病率为1％～4％，在孕产妇死因顺位中高居第2位，为非直接产科死因的第1位。妊娠32～34周，分娩期及产褥期的最初3日内，是心脏病孕产妇心脏负担最重的3个时期，极易发生心力衰竭，应严密监护。心脏病孕产妇的主要死亡原因是心力衰竭和严重感染。

【妊娠、分娩对心脏病的影响】

1. **妊娠期**　在妊娠期循环系统可发生一系列适应性变化，表现为总循环血容量、心排血量增加和心率加快。血容量于妊娠第6周开始逐渐增加，32～34周达高峰，较之妊娠前增加30％～45％，至产后2～6周逐渐恢复正常。妊娠期心排血量较妊娠前增加30％～50％。至妊娠晚期孕妇心率每分钟增加10～15次。随着子宫增大、膈肌上抬，心脏可向上、向左前发生移位。血容量的增加及血流动力学的改变使心脏病孕妇发生心力衰竭的风险增大。

2. **分娩期**　分娩期是孕妇血流动力学变化最显著的时期，也是心脏负担最重的时期。在第一产程，每次子宫收缩就有250～500 mL血液被挤入体循环，回心血流量增加使心排血量增加。第二产程，除子宫收缩外，腹肌及骨骼肌的收缩使外周循环阻力增加，且产妇屏气用力增加了肺循环压力，腹腔压力增高使内脏血液向心脏回流增加。第三产程中，胎儿、胎盘娩出，子宫突然缩小，胎盘循环停止，回心血量骤增，同时腹压骤减，大量血液向内脏灌注，血流动力学发生急剧变化，此时心脏病孕妇极易诱发心力衰竭。

3. 产褥期 产后 3 日内，除子宫收缩使部分血液进入体循环外，产妇体内组织间潴留的液体也开始回到体循环，加之产妇宫缩和伤口疼痛、分娩疲劳、新生儿哺乳等负担，而妊娠期发生的一系列循环系统变化尚不能立即恢复至妊娠前状态，此时仍应警惕心力衰竭的发生。

【心脏病对妊娠、分娩及胎儿的影响】

1. 心脏病不影响受孕，心脏病变较轻、心功能Ⅰ～Ⅱ级、无心力衰竭病史、且无其他严重并发症者，在密切监护下可以妊娠。但有下列情况者不宜妊娠：心脏病变较重、心功能Ⅲ～Ⅳ级、有心力衰竭病史、肺动脉高压、右向左分流型先天性心脏病、严重心律失常、活动性风湿热、围生期心肌病遗留有心脏扩大、心脏病并发细菌性心内膜炎。若已妊娠应在早期终止。

2. 不宜妊娠的心脏病病人一旦妊娠，或者妊娠后病情恶化者，可导致流产、早产、死胎、胎儿生长受限、胎儿窘迫及新生儿窒息等，围生儿死亡率是正常妊娠的 2～3 倍。某些治疗心脏病的药物对胎儿存在潜在毒性，如地高辛可通过胎盘屏障到达胎儿体内。大部分先天性心脏病为多基因遗传，后代先天性心脏病及其他畸形的发生率增加 5 倍，如室间隔缺损、马方综合征等均有较高的遗传性。

【临床表现】

1. 心脏病病人妊娠后可使原有心脏病的某些体征发生变化，可出现如下临床症状和体征：

（1）心悸、气短、踝部水肿、乏力等。

（2）有劳力性呼吸困难，夜间常需端坐呼吸，伴有胸闷、胸痛等症状。

（3）有发绀、杵状指、颈静脉怒张。心脏听诊有舒张期 2 级以上或全收缩期 3 级以上粗糙的心脏杂音。有心包摩擦音、舒张期奔马律和交替脉等。

（4）心电图有心律失常，如心房颤动、心房扑动、房室传导阻滞、ST 段及 T 波异常改变等。

（5）X 线检查可表现为心脏扩大，或个别心腔扩大。

2. 心功能分级 纽约心脏病协会（NYHA）依据病人生活能力状况，将心脏病病人心功能分为 4 级：

Ⅰ级：一般体力活动不受限制。

Ⅱ级：一般体力活动轻度受限制，活动后心悸、轻度气短，休息时无症状。

Ⅲ级：一般体力活动明显受限制，休息时无不适，轻微日常工作即感不适、心悸、呼吸困难，或既往有心力衰竭史者。

Ⅳ级：一般体力活动严重受限制，不能进行任何体力活动，休息时有心悸、呼吸困难等心力衰竭表现。

这种心功能分级简便易行，不依赖任何器械检查。

【处理原则】

1. 在妊娠前根据所患有心脏病的类型、病变程度及心功能状态等，进行妊娠风险评估，确定能否妊娠。不宜妊娠者，指导其采取正确有效的避孕措施。

2. 妊娠期加强产前检查，密切监护，尤其注意心脏负担最重的 3 个时期，积极防治心力衰竭和感染，消除各种引起心力衰竭的诱因，动态评估和监测心功能状况，减轻心脏负荷，适时终止妊娠，确保母婴安全，顺利度过妊娠期和产褥期。

【辅助检查】

1. 心电图检查 可帮助诊断心律失常、心肌缺血、心肌梗死及梗死的部位。

2. 24 小时动态心电图 持续 24 小时监测，可帮助提供心律失常的持续时间和频次，协助间歇性或阵发性心律失常和隐匿性心肌缺血的诊断。

3. 超声心动图（UCG） 可精确地反映各心腔大小、心瓣膜结构及功能情况。

4. 胎儿电子监护 评估胎儿宫内情况，无应激试验（NST）或宫缩应激试验可了解宫内胎儿储备能力，评估胎儿健康状况。

5. 心肌酶学和肌钙蛋白检测 了解有无心肌损伤和心肌损伤程度。脑钠肽的检测还可作为有效判断有无心力衰竭和预后的指标。

【常见护理问题】

1. 活动无耐力 与心排血量下降有关。

2. 焦虑 与担心疾病预后和胎儿安危有关。

3. 有生育进程无效的危险 与严重心脏病不宜妊娠有关。

4. 潜在并发症 心力衰竭、感染。

【护理措施】

1. 妊娠期

（1）不宜妊娠者应尽早终止妊娠，应在妊娠 12 周前行人工流产术。妊娠超过 12 周者应慎重行钳刮术或中期引产术，终止妊娠的时机和方法应根据医院的医疗技术水平和条件、心脏病疾病种类、疾病严重程度、心功能状态及有无其他并发症等综合判断。

（2）加强妊娠期保健，定期产前检查。妊娠 20 周前每 2 周行产前检查 1 次，20 周以后每周 1 次，每次检查均应进行妊娠风险评估，同时须接受多学科共同诊治和监测,重点评估心脏功能情况和胎儿宫内情况,并根据病情需要增加产检次数,发现早期心力衰竭的征象,应立即住院。

(3)预防心力衰竭:

1)注意识别早期心力衰竭的征象:①轻微活动后即出现胸闷、心悸、气短。②休息时心率超过110次/分,呼吸超过20次/分。③夜间常因胸闷而需要坐起呼吸,或需到窗口呼吸新鲜空气。④听诊肺底部出现少量持续性湿啰音,咳嗽后不消失。如出现上述征象应考虑为早期心力衰竭,需及时处理。

2)充分休息:根据心功能状况,减少或者限制体力劳动,避免劳累,保证充足睡眠,休息时宜取半卧位或左侧卧位。保持心情舒畅,避免因情绪激动或精神压力诱发心力衰竭。

3)合理营养:给予高蛋白、高维生素、低盐、低脂及含铁、钙丰富的食物,提倡少食多餐,多摄入新鲜蔬菜、水果防止便秘。及时补充铁剂预防贫血。适当限制摄盐量,每日食盐量不超过4~5 g。适当控制体重增长,每周体重增长不超过0.5 kg,整个妊娠期体重增长不超过12 kg。

4)积极预防和治疗心力衰竭的诱因:常见诱发心力衰竭的危险因素有感染、贫血、妊娠高血压、低蛋白血症、心律失常、甲状腺功能亢进症、疲劳、情绪激动等。因此,孕妇应注意保暖,避免出入人多的公共场所,保持良好的饮食和生活卫生习惯,预防呼吸道、消化道、生殖道、泌尿系统等感染。积极预防和治疗贫血。严格控制入量和输液速度,密切监测心率、心律、呼吸、血压、血氧饱和度变化。

5)心理护理:密切关注孕妇身心状况及情绪变化,主动给予关心和帮助。耐心向孕妇及家属解释病情、治疗情况,介绍妊娠合并心脏病的相关知识,减轻孕妇及家属的焦虑心理。完善家庭支持系统,鼓励家属陪伴与支持。

6)健康指导:通过多种途径使妊娠合并心脏病孕妇获得相关知识,指导孕妇及家属自我监护方法,识别早期心力衰竭的征象。积极预防感染,尤其注意预防上呼吸道感染。注意休息,合理营养,控制体重增长。

(4)急性心力衰竭的急救处理:急救原则为减少回心血量和肺循环血量,减轻心脏负荷,增强心肌收缩力,改善肺气体交换功能。

1)体位:立即取半卧位或端坐位,双腿下垂,以减少回心血量。

2)吸氧:予高流量鼻导管或面罩加压给氧,氧流量6~8 L/min,必要时可用30%~50%乙醇湿化给氧,可降低肺泡表面张力,改善肺通气功能。

3)利尿:遵医嘱予呋塞米20~40 mg静脉注射,以减少血容量,减轻心脏负荷。

4）强心：遵医嘱予洋地黄制剂，如毛花苷丙 0.4 mg 稀释后缓慢静脉注射，以增强心肌收缩力，减慢心率。

5）扩血管：遵医嘱使用血管扩张药如硝酸甘油、硝普钠，可降低肺循环压力。

6）镇静：遵医嘱予吗啡 5～10 mg 静脉注射或哌替啶 50～100 mg 肌内注射，减轻烦躁不安。

7）解除支气管痉挛：可遵医嘱使用氨茶碱 0.25 g 稀释后缓慢静脉注射，可有效减轻呼吸困难症状，还能增强心肌收缩力。

2. 分娩期护理　根据心功能状况、胎儿情况、宫颈条件等选择合适的分娩方式。

（1）阴道分娩的护理：心功能Ⅰ～Ⅱ级、胎儿不大、胎位正常、宫颈条件好者可阴道试产。密切观察产程进展，防止心力衰竭。

1）第一产程：宜采取左侧卧位，避免仰卧导致仰卧位低血压综合征。予持续心电监护，严密监测心率、呼吸、血压和血氧饱和度，并动态评估产妇心功能状况，及时识别早期心力衰竭的症状及体征。密切观察产程进展及胎儿宫内情况，使用电子胎心监护仪持续监护。给予持续吸氧，必要时予面罩高流量给氧。观察产妇情绪变化，积极消除紧张情绪，必要时遵医嘱给予镇静剂。

2）第二产程：避免产妇屏气用力及加腹压，宫口开全后，采取措施缩短第二产程，以减少产妇体力消耗，同时做好产妇心力衰竭及新生儿的抢救准备。

3）预防产后出血及感染：胎儿娩出后，应立即肌内注射或静脉滴注缩宫素 10～20 U，及时娩出胎盘并按摩宫底促子宫收缩，防止产后出血而加重心肌缺血，诱发心力衰竭。心脏病产妇禁用麦角新碱，以防静脉压增高。应于腹部放置沙袋持续加压 24 小时，防止腹压骤降而诱发心力衰竭。严格控制输液速度及补液量，以免增加心脏负荷。遵医嘱使用抗生素预防感染。

（2）剖宫产护理：对于有产科指征及心功能Ⅲ～Ⅳ级者，应选择剖宫产终止妊娠，并主张对心脏病孕妇放宽剖宫产指征。胎儿娩出后腹部加压沙袋，缩宫素预防产后出血，继续遵医嘱使用抗生素防治感染。不宜妊娠者，可行输卵管结扎。控制输液总量与输液速度。给予有效镇痛，以减轻疼痛引起的应激反应。

3. 产褥期护理

（1）预防心力衰竭及感染：

1）产后 3 日内，产妇心脏负荷仍很重，加之子宫收缩、伤口疼痛、分娩疲劳、体力消耗、新生儿哺乳等，须警惕心力衰竭的发生。因此，应密切监测产妇的体温、脉搏、呼吸、血压、血氧饱和度等生命体征及有无胸闷、气促、心悸、呼吸困难等自觉症状，及早识别早期心力衰竭的征象。

2）严格控制输液速度和输液总量，避免加重心脏负担。

3）保证产妇充分休息，严格限制陪伴和探视人数，治疗及护理操作尽量集中进行。在心功能允许的情况下，产妇可早期下床适度活动，预防深静脉血栓形成。指导产妇进食低盐清淡易消化食物，少食多餐，防止便秘。

4）注意保暖，预防上呼吸道感染。加强会阴护理，指导勤换会阴垫及内裤，保持会阴部清洁。注意口腔卫生。继续遵医嘱使用抗生素预防感染。

5）心脏病妊娠风险低且心功能Ⅰ级的产妇可行母乳喂养，对于疾病严重的心功能Ⅰ级及以上者和长期口服华法林的产妇建议回奶，新生儿行人工喂养。

（2）加强心理护理，预防产后抑郁的发生：动态评估产妇身心状况，可根据产妇心功能状况，鼓励产妇适当地参与到照顾婴儿的活动中，可以进行母乳喂养者，应给予床旁指导，增进母子感情。若新生儿有疾病或死亡、母婴分离等情况，应密切关注产妇情绪变化，允许其表达情感，及时给予安慰和帮助。

（3）出院指导：注意休息，合理营养，避免劳累。预防感染，尤其是上呼吸道感染。保持会阴部清洁，产褥期禁盆浴、性生活。保持心情舒畅，避免情绪波动或焦虑。指导采取正确的避孕方式有效避孕，不宜再妊娠的阴道分娩者，在产后 1 周行绝育术。定期产后复查。

第二节　妊娠合并糖尿病

【概述】

妊娠合并糖尿病包括妊娠前糖尿病和妊娠糖尿病（gestational diabetes mellitus，GDM）两种类型；妊娠前糖尿病是在妊娠前已患糖尿病妇女合并妊娠，又称为糖尿病合并妊娠；妊娠糖尿病是妊娠前糖代谢正常，妊娠期首次发病或发现的糖尿病。妊娠合并糖尿病中，90％以上为 GDM，多数病人在产后血糖可逐渐恢复正常，但将来患 2 型糖尿病的概率会增加。妊娠合并糖尿病属高危妊娠，严重危害母儿安全，须高度重视。

【妊娠、分娩对糖尿病的影响】

1. 妊娠期 妊娠可使既往无糖尿病的孕妇发生 GDM，使原有糖尿病病人的病情加重。在妊娠早中期，从母体获取葡萄糖是胎儿的主要能量来源，母体葡萄糖需要量增加；随着妊娠进展，孕妇体内拮抗胰岛素样物质增加，使孕妇对胰岛素的敏感性下降，胰岛素需求量不断增加。对于胰岛素分泌受限的孕妇，不能代偿这一生理变化而使血糖升高，使原有糖尿病加重或出现 GDM。

2. 分娩期 分娩过程中，子宫收缩消耗大量糖原，产妇体力消耗大，加之进食减少，产妇易发生低血糖。临产后孕妇紧张及疼痛，也可引起血糖大幅度波动。因此，产程中必须严密监测血糖变化，根据血糖水平及时调整胰岛素用量。

3. 产褥期 分娩后，胎盘分泌的抗胰岛素样物质迅速减少，母体内分泌系统逐渐恢复至非妊娠水平，机体对胰岛素的需要量减少，因此，产后仍应密切监测产妇血糖，调整胰岛素用量，谨防低血糖发生。

【糖尿病对母儿的影响】

糖尿病对母儿的危害及其程度取决于糖尿病病情及血糖控制水平。妊娠前及妊娠期血糖控制不良者，母儿的近、远期并发症将明显增加。

1. 对孕妇的影响

（1）流产：高血糖可使胚胎发育异常甚至死亡，妊娠合并糖尿病孕妇的流产发生率高达 15%～30%。因此，糖尿病病人应在血糖控制正常后再妊娠。

（2）感染：为糖尿病主要的并发症。血糖控制不好的孕妇容易发生感染，感染亦可加重糖尿病代谢紊乱。与妊娠合并糖尿病相关的感染有：外阴阴道念珠菌病、泌尿系统感染等。

（3）妊娠期并发症发生率增加：妊娠期高血压疾病的发生率为非糖尿病孕妇的 2～4 倍。因糖尿病可导致血管广泛病变，尤其有严重胰岛素抵抗及高胰岛素血症者，更易并发妊娠期高血压疾病；伴有肾脏疾病时，妊娠高血压及子痫前期的发病率可高达 50% 以上，且孕产妇及围生儿预后较差。同时，由于妊娠合并糖尿病巨大儿发生率增高，故手术产率、产伤及产后出血发生率也明显增高。

（4）羊水过多：发生率是非糖尿病孕妇的 10 倍，其原因可能是胎儿高血糖、高渗性利尿导致胎尿排出增多。且妊娠期发现糖尿病的时间越晚，孕妇血糖水平越高，羊水过多越多见。

（5）糖尿病酮症酸中毒：1 型糖尿病孕妇易发生酮症酸中毒。由于糖尿病孕妇体内糖代谢复杂多变，且高血糖及胰岛素相对或绝对不足，代谢紊乱发展到脂肪分解加速，血清酮体急剧升高，进一步发展可导致代谢性酸中毒，是孕妇死亡的主要原因。

（6）再次妊娠患 GDM 的风险增加：再次妊娠时，复发率可高达 33％～69％。远期将有 17％～63％发展成为 2 型糖尿病。同时，远期罹患心血管系统疾病概率亦可增加。

2. 对胎儿的影响

（1）巨大儿：发生率高达 25％～42％。由于胎儿长期处于母体高血糖所致的高胰岛素血症环境中，促使蛋白、脂肪合成并抑制脂解作用，导致胎儿躯体过度发育。妊娠合并糖尿病孕妇体重指数过高是发生巨大儿的重要危险因素。

（2）流产和早产：妊娠早期高血糖未控制易导致胚胎发育异常或胚胎停育。合并羊水过多者易早产，妊娠中晚期发生糖尿病酮症酸中毒时易导致胎儿窘迫甚至胎死宫内，并发妊娠期高血压疾病、胎儿窘迫等时，常需提前终止妊娠，早产发生率为 10％～25％。

（3）胎儿生长受限（FGR）：发生率为 21％。妊娠早期高血糖可抑制胚胎发育导致妊娠早期胚胎发育落后。糖尿病合并微血管病变者，胎盘血供受到影响，使胎儿发育迟缓。

（4）胎儿畸形：严重胎儿畸形发生率是正常妊娠的 7～10 倍，大多是由于受孕后最初数周孕妇未控制的高血糖水平。以心血管畸形和神经系统畸形最常见，是构成围生儿死亡的重要原因。因此，妊娠前糖尿病者应在血糖控制好后再妊娠，并在妊娠期加强对血糖的监测及胎儿畸形的筛查。

3. 对新生儿的影响

（1）新生儿低血糖：母体高血糖可刺激胎儿胰岛素分泌增加，形成高胰岛素血症，新生儿出生后脱离母体高血糖环境，而高胰岛素血症仍存在，如不及时补充葡萄糖极易发生低血糖，严重者危及新生儿生命。

（2）新生儿肺透明膜病（hyaline membrane disease of newborn）：又称新生儿呼吸窘迫综合征（neonatal respiratory distress syndrome，NRDS）。胎儿高胰岛素血症有拮抗糖皮质激素、促进肺泡Ⅱ型细胞表面活性物质合成和释放的作用，使胎儿肺表面活性物质产生和分泌减少，导致胎肺成熟延迟。

【临床表现】

1. 妊娠合并糖尿病可出现多饮、多食、多尿"三多"症状，重症者症状明显。还可因高血糖引起眼屈光改变，出现视物模糊。可伴有其他产科并发症，如妊娠期高血压疾病、感染、酮症酸中毒等。

2. 评估糖尿病的病情及预后临床上使用 White 分类法，根据病人糖尿病的发病年龄、病程及有无血管病变进行分级，以判断病情的严重程度及预后。

A 级：妊娠期诊断的糖尿病。

A1 级：通过控制饮食，空腹血糖<5.3 mmol/L，餐后 2 小时血糖<6.7 mmol/L。

A2 级：通过控制饮食，空腹血糖≥5.3 mmol/L，餐后 2 小时血糖≥6.7 mmol/L。

B 级：显性糖尿病，20 岁后发病，病程<10 年。

C 级：发病年龄 10~19 岁，或病程长达 10~19 年。

D 级：10 岁前发病，或病程≥20 年，或合并单纯性视网膜病。

F 级：糖尿病性肾病。

R 级：眼底有增生性视网膜病变或玻璃体积血。

H 级：冠状动脉粥样硬化性心脏病。

T 级：有肾移植史。

【处理原则】

1. 妊娠前　糖尿病妇女妊娠前应评估病情严重程度，明确能否妊娠。

2. 妊娠期　以营养治疗、运动管理、健康教育为基础和前提，严格监测和控制血糖，积极防治并发症，加强胎儿监护，适时终止妊娠。

【辅助检查】

1. 妊娠前糖尿病的诊断　妊娠前未进行过血糖检查的孕妇，尤其有糖尿病高危因素者，首次产前检查时应筛查是否存在妊娠前糖尿病，达到以下任何一项者即可诊断为妊娠前糖尿病。

（1）空腹血糖（fasting blood glucose，FBG）≥7.0 mmol/L。

（2）口服葡萄糖耐量试验（oral glucose tolerance test，OGTT）：口服 75 g 葡萄糖后 2 小时血糖≥11.1 mmol/L。但妊娠早期不常规推荐进行 OGTT 检查。

（3）伴有典型的高血糖或高血糖危象症状，同时随机血糖≥11.1 mmol/L。

（4）糖化血红蛋白（HbA1c）≥6.5%，但不推荐妊娠期常规采用 HbA1c 进行糖尿病筛查。

2. 妊娠期糖尿病（GDM）的诊断

（1）对所有未被诊断为妊娠前糖尿病或 GDM 的孕妇，在妊娠 24~28 周及 28 周后首次就诊时进行 75 g OGTT 检测。

2014 年我国妊娠合并糖尿病诊治指南 OGTT 的方法：行 OGTT 试验前 1 日晚餐后禁食至少 8 小时至次日晨（最迟不超过上午 9 时）。OGTT 前连续 3 日正常饮食、正常体力活动，每日进食糖类（碳水化合物）不少于 150 g，检查期间应静坐、禁烟。检查时，首先抽取空腹静脉血（服糖前），然后 5 分钟内口服含 75 g 葡萄糖的液体 300 mL，再抽取服糖后 1 小时、2 小时的静脉血（从口服第一口葡萄糖水计算时间）。

OGTT 的诊断标准：空腹及服糖后 1 小时、2 小时的血糖值分别小于 5.1 mmol/L、10.0 mmol/L、8.5 mmol/L。任何一项血糖值达到或超过上述标准即可诊断为 GDM。

（2）孕妇具有 GDM 高危因素或医疗资源缺乏的地区，建议妊娠 24～28 周首先检查空腹血糖（FBG）。若 FBG≥5.1 mmol/L，即可诊断为 GDM，不需另行 75 g OGTT 试验；而 4.4 mmol/L≤FBG<5.1 mmol/L 时，应尽早做 75 g OGTT；若 FBG<4.4 mmol/L，可暂不行 75 g OGTT。

GDM 的高危因素：①年龄≥35 岁、妊娠前超重或肥胖、有糖耐量异常史、多囊卵巢综合征。②有糖尿病家族史。③不良孕产史：不明原因的流产、死胎、死产史、巨大儿分娩史、胎儿畸形和羊水过多史、GDM 病史。④本次妊娠：妊娠期发现胎儿大于孕周、羊水过多；反复有外阴阴道念珠菌感染者。

3. 胎儿监测

（1）胎儿超声心动图：监测胎儿生长发育情况，尤其是胎儿中枢神经系统和心脏的发育，妊娠晚期每 4～6 周检查一次，尤其注意监测胎儿腹围和羊水量的变化。

（2）无应激试验（NST）：自妊娠 32 周起，可每周行 NST 检查 1 次，36 周开始每周 2 次，了解胎儿宫内储备能力，可疑胎儿窘迫、胎儿生长受限时应严密监测，增加监测频率。

（3）胎盘功能测定：连续测定孕妇尿雌三醇及血中 HPL 值，及时评估胎盘功能。

4. 动态监测肝肾功能、24 小时尿蛋白定量、尿酮体及眼底等相关检查。

【常见护理诊断及问题】

1. 营养失调（高于或低于机体需要量） 与血糖代谢异常有关。

2. 焦虑 与担心疾病预后和胎儿宫内安危有关。

3. 知识缺乏 缺乏饮食治疗、血糖监测及妊娠合并糖尿病自我管理等相关知识。

4. 有母体与胎儿双方受干扰的危险 与糖尿病可能引起流产、早产、胎儿畸形、胎儿窘迫等有关。

5. 有感染的危险　与糖尿病抵抗力下降有关。

【护理措施】

1. **妊娠前**　糖尿病病人可否妊娠的指标：①糖尿病妇女在妊娠前应进行产前咨询，由内分泌科医师和产科医师共同评估，确定糖尿病的病情程度。按 White 分类法，病情达 D、F、R 级者，易造成胎儿畸形、胎儿智力障碍、死胎，并可加重孕妇原有病情，应避孕，不宜妊娠。②对于器质性病变较轻、血糖控制良好者，可在密切监护、积极治疗下妊娠。并由内分泌、营养科医师协助控制血糖。

2. **妊娠期**

(1) 妊娠期母儿监护：

1) 定期产前检查：妊娠合并糖尿病孕妇产前检查次数和时间应视病情变化及轻重程度而定。妊娠前糖尿病孕妇妊娠早期应每周产前检查 1 次至第 10 周，妊娠中期每 2 周检查 1 次，妊娠 32 周后每周检查 1 次。检查内容：①常规检查体重、宫高、腹围、血压、胎心音，教会孕妇自我计数胎动方法，定期胎心监护、B 超检查，动态监测胎儿宫内状况、生长发育情况及胎盘功能。②糖尿病相关检查，包括每次产前检查做尿常规监测尿酮体、尿蛋白，注意观察孕妇血压及有无水肿等情况；每 1～2 个月监测肾功能、糖化血红蛋白及眼底检查。

2) 糖尿病孕妇妊娠期血糖控制目标：GDM 孕妇妊娠期血糖控制：餐前 ≤5.3 mmol/L，餐后 2 小时血糖≤6.7 mmol/L，夜间血糖不低于 3.3 mmol/L；妊娠期 HbA1c 宜<5.5%。妊娠前糖尿病孕妇妊娠期血糖控制标准为：妊娠早期血糖控制勿过于严格，以防低血糖；妊娠期 FBG、餐前及夜间血糖宜控制在 3.3～5.6 mmol/L，餐后 2 小时血糖 5.6～7.1 mmol/L，HbA1c< 6.0%。无论 GDM 或者妊娠前糖尿病孕妇，经过科学的饮食治疗和运动管理，妊娠期血糖如达不到上述标准，应及时加用胰岛素或者口服降糖药控制血糖。新确诊的高血糖孕妇、血糖控制不良或血糖不稳定以及妊娠期使用胰岛素者，应每日监测血糖 7 次，包括三餐前 30 分钟、三餐后 2 小时及夜间血糖。

(2) 营养治疗：饮食控制是妊娠合并糖尿病治疗及护理的关键。目的是既能使血糖控制在目标范围，又能保证孕妇和胎儿合理的营养摄入，减少并发症的发生。应通过个体化的饮食方案控制血糖，个体方案应综合个人饮食习惯、体力活动水平、血糖控制水平等方面，在限制糖类摄入的同时确保足够的营养供给，并维持孕妇合理的体重增长。

1) 控制能量摄入：根据糖尿病孕妇妊娠前体重指数（BMI）和妊娠期体重增长速度来规定妊娠期每日能量摄入量（表 8-1）。

表 8-1 基于妊娠前体重指数推荐孕妇每日能量摄入量及妊娠期体重增长范围

妊娠前体重指数（BMI）	能量系数[kcal/(kg·d)]	平均能量（kcal/d）	妊娠期体重增长值（kg）	妊娠中晚期每周体重增长值（kg）
<18.5	35~40	2000~3000	12.5~18.0	0.44~0.58
18.5~24.9	30~35	1800~2100	11.5~16.0	0.35~0.50
≥25.0	25~30	1500~1800	7.0~11.5	0.23~0.33

2) 热量与营养素分配：实行少量多餐的原则，每日分 5~6 餐，且定时定量进餐，其中早餐占一日总能量的 10%~15%，午餐和晚餐各占 30%，每次加餐的能量可占 5%~10%。妊娠早期糖尿病孕妇所需的热量与正常妊娠孕妇相同。妊娠中期以后每日增加 200 kcal 热量，其中糖类占 50%~60%、蛋白质占 15%~20%、脂肪占 25%~30%，宜以不饱和脂肪为主。理想的效果是孕妇无饥饿感，血糖也控制在正常水平。

3) 饮食指导：糖类宜选择血糖生成指数（GI）较低的粗粮，如荞麦面、燕麦面、玉米面、薯类等，不仅富含 B 族维生素、多种微量元素，且含有丰富膳食纤维，可控制餐后血糖上升程度，降低胆固醇水平。可增加优质蛋白摄入，如鱼、肉、蛋、牛奶、豆类等。增加含铁、钙、维生素等微量元素的食物摄入，增加含铬丰富及降糖食物的摄入，如猕猴桃、苦瓜、洋葱、柚子、牡蛎等是糖尿病病人理想的食物。同时，禁止摄入含糖高的食物，如各种糖、蜜饯、含糖饮料、果汁、糕点等。不宜吃高胆固醇食物，如动物的内脏、蛋黄、黄油、猪油等，易使血脂升高。不宜饮酒，适当限制钠盐的摄入。

（3）运动疗法：安全有效的运动有利于改善糖尿病孕妇对葡萄糖的有效利用，改善葡萄糖代谢异常，降低血糖水平。可选择一种低至中等强度的有氧运动，步行是常用的最简单的有氧运动，每周 3~4 次，餐后 30 分钟进行，每次持续时间可自 10 分钟开始逐渐延长至 30 分钟。还可进行瑜伽、散步、太极拳、孕妇操、游泳等。运动治疗的注意事项：

1) 禁忌证：1 型糖尿病合并妊娠、心脏病、视网膜病变、多胎妊娠、宫颈功能不全、先兆早产或流产、胎儿生长受限、前置胎盘、妊娠期高血压疾病等。

2) 防止低血糖反应和延迟性低血糖：进食 30 分钟后再运动，每次运动时间控制在 30~40 分钟，运动后需休息 30 分钟。血糖<3.3 mmol/L 或>

13.9 mmol/L 时应停止运动。运动时应随身携带饼干或糖果，有低血糖症状时可及时食用。

3）运动期间如出现以下情况应及时就医：腹痛、阴道流血或流水、胸闷、头晕、眼花、头痛、胸痛、肌无力等。

4）避免清晨空腹进行运动。

（4）药物治疗：随妊娠进展机体对胰岛素的需要量不断变化，妊娠 32～36 周胰岛素需要量达高峰，妊娠 36 周后稍下降。通过营养治疗、运动干预，血糖仍不能达标者，应及时应用胰岛素或者口服降糖药控制血糖。首选胰岛素进行药物治疗，根据血糖水平，采取个体化的胰岛素治疗方案。对于胰岛素用量较大或拒绝使用胰岛素的孕妇，在知情同意的基础上，可谨慎使用口服降糖药用于部分糖尿病孕妇。妊娠期使用口服降糖药推荐二甲双胍。

（5）健康教育：通过孕妇学校、微信公众号、健康教育短片、健康讲座、床边"一对一"等多形式进行妊娠期糖尿病健康知识宣教。指导孕妇自我管理血糖和自我监护，并讲解妊娠合并糖尿病对母儿的危害，教会孕妇识别低血糖的症状及急救方法，外出须携带糖尿病识别卡及含糖食物，避免发生不良后果。

（6）心理护理：及时了解糖尿病孕妇的情绪和心理状态，积极开展心理疏导。由于担心自身疾病及胎儿安危，糖尿病孕妇多存在焦虑、恐惧及低自尊反应。如妊娠失败、胎儿畸形或死亡、原有疾病病情加重等，孕妇心理压力更大。护士应密切观察孕妇心理状况，主动与其交流，鼓励她们表达内心感受和困扰，向孕妇及家属介绍妊娠合并糖尿病相关知识、目前妊娠状况及治疗效果，并加强家庭支持。指导孕妇保持健康的生活方式、良好的心态来面对压力并解决问题。

3. 分娩期

（1）终止妊娠时机：未使用胰岛素治疗且血糖控制理想的 GDM 孕妇，若无母儿并发症，在严密监护下可期待至预产期，仍未临产者，引产终止妊娠；妊娠前糖尿病及胰岛素治疗的 GDM 孕妇，如血糖控制良好且无母儿并发症，在严密监护下，可于妊娠 39 周后终止妊娠。血糖控制不理想或有母儿并发症，应及时住院观察，根据病情决定终止妊娠时机。糖尿病伴有微血管病变或既往有不良孕产史者，终止妊娠时机宜个体化。

（2）分娩期护理：糖尿病不是剖宫产指征，若评估决定阴道试产者，应制订分娩计划，严密监测产妇血糖、宫缩、胎心变化，避免产程延长。

1）剖宫产护理：糖尿病伴有微血管病变、巨大儿、胎位异常、胎盘功能不良等是选择性剖宫产指征。妊娠期血糖控制不好或既往有死胎、死产等不良孕产史者，可放宽剖宫产指征。在术前停止皮下注射胰岛素，改为小剂量胰岛素静脉滴注。一般按 3~4 g 葡萄糖加 1 U 胰岛素的比例配制，并按每小时输入 2~3 U 胰岛素的速度静脉滴注，每 1~2 小时测 1 次血糖，使术中血糖控制在 6.7~10.0 mmol/L。术后每 2~4 小时测 1 次血糖，直到饮食恢复。

2) 阴道分娩护理：注意休息、镇静，因情绪紧张和疼痛可使血糖波动。严密监测血糖、尿糖和酮体变化。临产后仍给予糖尿病饮食，停止皮下注射胰岛素。根据血糖决定是否使用胰岛素：当血糖<5.6 mmol/L 时可不加用胰岛素；血糖在 5.6~7.8 mmol/L，静滴胰岛素 1.0 U/h；血糖在 7.8~10.0 mmol/L，静滴胰岛素 1.5 U/h；血糖在 10.0~12.2 mmol/L，静滴胰岛素 2.0 U/h；血糖≥12.2 mmol/L，静滴胰岛素 2.5 U/h。加强胎儿监护，产程不宜过长，否则增加酮症酸中毒、胎儿缺氧和感染的风险。分娩过程中，维持身心舒适，给予支持以减缓分娩压力。

4. 产褥期

(1) 监测血糖及时调整胰岛素用量：由于胎盘娩出，抗胰岛素物质迅速减少，妊娠期使用胰岛素治疗者需根据产妇血糖情况及时调整胰岛素用量，胰岛素用量应减少至分娩前的 1/3~1/2。大部分 GDM 产妇分娩后不再需要使用胰岛素。妊娠期未使用过胰岛素治疗的 GDM 产妇产后可恢复正常饮食，但应避免高糖及高脂食物。

(2) 预防产褥感染：注意观察和监测产妇体温。保持会阴部清洁，密切观察产妇有无发热、恶露异常、子宫压痛、剖宫产伤口愈合不良等异常。及早识别病人的感染征象，并及时处理。

(3) 提供母乳喂养指导：糖尿病产妇，即使接受胰岛素治疗，哺乳也不会对新生儿产生不良影响。鼓励糖尿病产妇坚持母乳喂养，做好早吸吮、早接触和按需哺乳。

(4) 新生儿护理：无论体重大小均按高危儿处理，并注意保暖和吸氧；新生儿护理重点是防止新生儿低血糖，出生后 30 分钟内行血糖监测，并定时滴服葡萄糖液；注意预防 NRDS、高胆红素血症及低血钙发生。

(5) 健康指导：

1) 做好妊娠前指导：计划妊娠的糖尿病妇女，应进行妊娠前咨询，由产科医师和内分泌科医师详细评估能否妊娠。血糖控制不理想的糖尿病孕妇妊娠早期流产及胎儿畸形发生风险明显增加，因此，糖尿病妇女妊娠前应积极控制血糖。有 GDM 史者再次妊娠时 GDM 的发生率很高，应加强监护，控制血糖。

2）定期产后随访：GDM 妇女在产后 6～12 周进行随访，接受产科和内分泌科复查，指导其保持良好的生活方式、作息规律、合理饮食及适当运动。所有 GDM 妇女产后应行 OGTT 测定，如产后血糖正常也需每 3 年复查 OGTT 1 次，以减少或推迟 GDM 妇女发展成为 2 型糖尿病。同时也应对糖尿病妇女的子代进行随访以及健康生活方式指导。

3）避孕指导：产后采取正确有效的避孕措施，建议使用安全套，不宜使用避孕药及宫内避孕器具。

第三节　妊娠合并病毒性肝炎

【概述】

病毒性肝炎是由肝炎病毒引起的以肝细胞变性坏死为主要病变的传染性疾病。根据致病病毒分为甲型（HAV）、乙型（HBV）、丙型（HCV）、丁型（HDV）、戊型（HEV）等多种类型，其中乙型病毒性肝炎最常见。妊娠合并病毒性肝炎是威胁母婴安全的一种严重妊娠合并症，发病率为 0.8%～17.8%。乙型病毒性肝炎在妊娠期易进展为重型肝炎，是我国孕产妇死亡的主要原因之一。

【妊娠、分娩对病毒性肝炎的影响】

1. 妊娠期母体基础代谢率增高，营养消耗增加，肝内糖原储备降低；且妊娠早期因早孕反应而母体摄入减少，体内营养物质相对不足，蛋白质缺乏，使肝脏抗病能力下降。

2. 妊娠期孕妇体内产生的大量内源性雌激素需在肝脏内灭活，同时胎儿代谢产物也需经母体肝脏代谢解毒，从而加重了肝脏负担，也妨碍了肝脏对脂肪的转运及胆汁的排泄。

3. 妊娠期某些并发症易引起肝损害，分娩期的体力消耗、疲劳、缺氧、酸性代谢产物增加以及手术、麻醉、出血等诸多因素均可加重肝脏负担。

4. 妊娠、分娩的某些生理变化可使肝脏负担加重或使原有肝脏疾病加重，从而发展为重型肝炎。

【病毒性肝炎对妊娠、分娩的影响】

1. 对孕产妇的影响　妊娠早期可加重早孕反应。妊娠晚期可因肝脏灭活醛固酮的能力下降，使妊娠期高血压疾病的发病率增高。妊娠晚期合并肝炎者易发展为重型肝炎，因而 DIC 发生率增加。分娩后，因肝功能受损，影响凝血因子合成，产后出血发生率增加。妊娠合并重型肝炎病死率可高达 60%。

2. 对围产儿的影响 妊娠期感染病毒性肝炎者，胎儿畸形、流产、死胎、早产的发生率以及围生儿死亡率等明显增高。另外，胎儿可通过垂直传播感染肝炎病毒，其中乙型肝炎母婴传播率较高，我国高达 50% 的慢性 HBV 感染者是由母婴传播导致的。

【病毒性肝炎的传播方式】

1. 甲型肝炎病毒 主要经粪－口途径传播，一般不通过胎盘感染胎儿，垂直传播的可能性极小。但若分娩过程中接触母体血液、吸入羊水或胎粪污染可导致新生儿感染。

2. 乙型肝炎病毒 可通过胎盘垂直传播、产时传播和产后传播 3 种途径传播。

(1) 垂直传播：近年来虽有所降低，但仍是我国慢性乙型肝炎病毒感染的主要原因。虽然目前采用乙肝疫苗、乙肝高效价免疫球蛋白联合免疫方案可以显著降低乙肝的母婴传播，但仍有 10%~15% 的婴儿发生免疫失败。婴幼儿感染 HBV 后约 80% 可能成为慢性 HBV 感染者。

(2) 产时传播：是母婴传播的主要途径。胎儿通过产道接触母体血液、羊水、阴道分泌物或母血进入胎儿血循环，均可导致新生儿感染。一般母体血清中 HBV 的 DNA 含量越高，产程越长，感染发生率愈高。但目前并没有足够证据支持剖宫产可降低母婴传播率。

(3) 产后传播：产后母乳及接触母亲唾液传播。

3. 丙型肝炎病毒 传播方式与 HBV 相似，但当母体血清中检测到较高滴度的 HCV-RNA 时，才可能发生母婴传播。

4. 丁型肝炎病毒 HDV 为缺陷病毒，必须依赖 HBV 的存在，因此其感染大多见于 HBV 感染者，传播途径与 HBV 相同。若妊娠期同时感染 HBV 和 HDV，易发展为重型肝炎。

5. 戊型肝炎病毒 传播途径和临床表现与 HAV 相似，一般急性发作，病情重，死亡率高。目前有母婴传播的病例报道。

【临床表现】

1. 症状 甲型病毒性肝炎潜伏期为 2~7 周（平均 30 日），起病急，病程短，恢复快，2~3 周可完全康复。乙型病毒性肝炎潜伏期为 1.5 月~5 个月（平均 60 日），恢复慢，病程长，易迁延为慢性。临床表现为消化系统症状，如食欲减退、恶心、呕吐、厌油、肝区疼痛、乏力等。重症型肝炎者除上述症状外还出现黄疸，尿色深黄，灰白色大便。重症肝炎多发生在妊娠晚期，起病急，病情重，表现为畏寒、发热、黄疸迅速加深、食欲极度减退，同时伴频繁呕吐、腹胀、腹水，重者出现急性肾衰竭及肝性脑病，如嗜睡、烦躁不安、神志障碍甚至昏迷。

2. 体征　皮肤、巩膜黄染，肝脏触痛，肝区叩击痛等。重症肝炎者还可表现为肝脏进行性缩小，腹水甚至出现肝性脑病的体征。

【辅助检查】

1. 肝功能、凝血功能检查　包括血清谷丙转氨酶（ALT）和谷草转氨酶（AST）等。其中 ALT 是反映肝细胞损伤程度最常用的敏感指标。肝细胞发生坏死时，血清 ALT 水平可升高 1 倍。胆红素持续上升而转氨酶下降，称为"胆酶分离"，常提示重型肝炎的肝细胞坏死严重，预后不良。凝血酶原时间百分活度（prothrombin time activity percentage，PTA）<40% 是诊断重型肝炎的重要标志之一。PTA 是判断病情严重程度和预后的主要指标。

2. 血清病原学检测及临床意义

（1）甲型肝炎病毒：HAV-IgM 阳性表示近期感染，HAV-IgG 阳性多出现在急性期后期和恢复期，属保护性抗体。

（2）乙型肝炎病毒：检测 HBV 血清学标志物，各标志物的临床意义见表 8-2。

表 8-2　乙型肝炎病毒血清病原学检测及意义

项目	血清学标志物及意义
HBsAg	HBV 感染特异性标志，见于乙型病毒性肝炎病人或无症状携带者，也可预测抗病毒治疗效果
HBsAb	曾感染 HBV 或已接种疫苗，已产生免疫力，是评价接种疫苗效果的指标之一
HBeAg	肝细胞内有 HBV 活动性复制，其滴度可反映传染性强弱
HBeAb	血清中 HBV 复制趋于停止，传染性减低
抗 HBc-IgM	抗 HBc-IgM 阳性可确诊为急性乙型病毒性肝炎
抗 HBc-IgG	见于肝炎恢复期或慢性感染

（3）丙型肝炎病毒：单项 HCV 抗体阳性表示既往感染。

（4）丁型肝炎病毒：HDV 是一种缺陷的嗜肝 RNA 病毒，依赖 HBV 的存在进行复制和表达，并伴随 HBV 引起肝炎。检测时需同时检测 HDV 抗体和乙型肝炎病毒血清学标志物。

（5）戊型肝炎病毒：由于 HEV 抗原检测困难，且抗体出现较晚，需反复检测。

3. 影像学检查　以超声检查为主，必要时可行磁共振检查，观察肝脾大小，是否有肝硬化、腹腔积液、肝脏脂肪变性等表现。

【处理原则】

1. HBV 感染者在计划怀孕前应行肝功能、血清 HBV-DNA 检测及肝脏 B 超检查。最佳受孕时机是肝功能正常、血清 HBV-DNA 处于低水平、肝脏 B 超无特殊改变。

2. 妊娠期轻型肝炎病人以注意休息、合理营养、护肝、对症支持治疗为主。出现黄疸者，应立即住院治疗。

3. 妊娠期重型肝炎者应积极护肝，积极预防肝性脑病、DIC、急性肾衰竭等并发症。

4. 病人经积极治疗后病情好转，可继续妊娠。治疗效果不佳、肝功能及凝血功能继续恶化的孕妇，应考虑适时终止妊娠。分娩方式以产科指征为主，但对于病情较严重者或血清胆汁酸明显升高的病人宜剖宫产终止妊娠。

【常见护理问题】

1. 营养失调（低于机体需要量） 与食欲减退、厌油、恶心、呕吐等有关。

2. 预感性悲哀 与担心疾病预后、胎儿被传染病毒性肝炎及可能不能母乳喂养有关。

3. 知识缺乏 缺乏有关病毒性肝炎传播途径、隔离及预防保健等方面知识。

4. 潜在并发症 肝性脑病、产后出血、DIC、急性肾衰竭。

【护理措施】

1. 妊娠前指导 计划怀孕的育龄女性应常规检测 HBV 标志物，无抗体者应进行常规乙肝疫苗接种，预防妊娠期感染 HBV。HBV 感染者应在妊娠前行肝功能、血清 HBV-DNA 检测以及肝脏 B 超检查，若肝功能正常、血清 HBV-DNA 低水平、肝脏 B 超无特殊改变可妊娠。肝功能异常者，若经治疗后恢复正常，且停药后 6 个月以上复查正常方可妊娠。

2. 妊娠期

（1）妊娠合并轻型肝炎者：

1）充分休息，合理营养：避免体力劳动，保证充足睡眠，每日睡眠时间不少于 9 小时。增加优质蛋白、高维生素、足量糖类、低脂肪食物的摄入，多食新鲜水果、蔬菜，保持大便通畅。

2）定期产前检查，实施 HBV 母婴传播阻断：定期监测肝功能、肝炎病毒血清病原学标志物。积极治疗各种妊娠并发症，预防各种感染以免加重肝损害。若妊娠中晚期 HBV-DNA 载量$\geqslant 2\times10^6$ IU/mL，在与孕妇充分沟通、知情同意并权衡利弊的情况下，可于妊娠第 24～28 周开始给予替诺福韦或替比夫定进行抗病毒治疗，可有效减少 HBV 母婴传播。

3）严格消毒隔离，防止交叉感染：医疗机构需设隔离诊室，接触病人的所有用物使用 2000 mg/L 含氯制剂浸泡，严格执行传染病防治法中的相关规定。

（2）妊娠合并重症肝炎者：

1）保护肝脏，积极防治肝性脑病及凝血功能障碍：严密监测生命体征，遵医嘱予护肝治疗，防止肝细胞坏死、促进肝细胞再生。可遵医嘱输注人血白蛋白、新鲜冰冻血浆，促进肝细胞再生，补充凝血因子，改善凝血功能。严格限制蛋白质的摄入量，增加糖类，保持大便通畅，严禁肥皂水灌肠，减少肠道氨及毒素的吸收。严密观察病情变化，注意观察有无肝性脑病的前驱症状，如性格改变、行为异常、扑翼样震颤等。

2）防治肾衰竭：严格限制入量，准确记录出入量，尤其注意观察每日尿量情况。一般每日入量为 500 mL 加前一日尿量。

3）适时终止妊娠：经积极治疗，待病情稳定 24 小时后即终止妊娠，分娩方式宜选择剖宫产。

3. 分娩期

（1）密切观察产程进展及病情变化：加强病情观察和生命体征监测，密切监测产程进展情况。注意观察产妇有无口鼻、皮肤黏膜出血倾向，监测凝血功能。为产妇及家人提供安全、温馨、舒适的待产环境，注意语言保护，避免各种不良刺激，积极提供无痛分娩措施，促进产妇身心舒适。

（2）正确处理产程，防止产后出血及母婴传播：严格执行操作程序，必要时予阴道助产，缩短第二产程，以减少产妇体力消耗，同时避免软产道损伤及羊水吸入等引起母婴传播。胎肩娩出后立即使用促宫缩药物防止子宫收缩乏力导致产后出血。胎儿娩出后，留脐血做血清病原学检查。

（3）严格执行消毒隔离：将病毒性肝炎产妇安置于隔离待产室和隔离分娩间，产时严格消毒，产妇接触过的所有物品、环境及排泄物均应按传染病人消毒隔离相关规定严格消毒灭菌处理。

4. 产褥期

（1）积极预防产后出血：严密观察子宫收缩及阴道流血情况。遵医嘱予对肝脏损害较小的抗生素预防和控制感染。

（2）指导母乳喂养：新生儿在出生 12 小时内注射乙型肝炎疫苗和乙型肝炎免疫球蛋白（HBIG）后，HBsAg 阳性母亲可进行母乳喂养。对于不宜哺乳的产妇，应教会产妇和家人人工喂养的知识和技能，并指导生麦芽泡水服和芒硝外敷乳房回奶。

（3）新生儿免疫：HBsAg 阳性母亲所生新生儿，应在出生后 12 小时内注射 HBIG，剂量为≥100U，同时在不同部位接种 10μg 重组酵母乙型肝炎疫苗。并分别于 1 个月和 6 个月时接种第 2 针和第 3 针乙肝疫苗，可大大提高阻断母婴传播的效果。并在疫苗接种完成后 6 个月检测 HBV 标志物，判断免疫接种是否成功。

5. 心理护理　向孕妇及家人讲解肝炎病毒对母儿的影响，以及消毒隔离的重要性和必要性，取得孕妇及家属的理解与配合，详细讲解疾病的相关知识，帮助孕妇消除因患传染病而产生的顾虑和自卑心理，评估孕妇在妊娠期母亲角色获得情况，并及时给予帮助。

6. 健康指导　指导产妇加强休息、合理营养。做好产妇、家属及新生儿之间的隔离消毒知识的宣教指导。遵医嘱为产妇提供保肝治疗指导。指导产妇采取正确的避孕措施，促进产后康复，不适随诊。

第四节　妊娠合并缺铁性贫血

【概述】

贫血（anemia）是指由于各种病因，导致人体外周血红细胞容量减少，低于正常范围的一种常见临床症状。缺铁性贫血（iron deficiency anemia，IDA）是妊娠期最常见的贫血，占妊娠期贫血的 95%。WHO 规定妊娠期贫血的诊断标准为：外周血血红蛋白<110 g/L 及血红细胞比容<0.33。根据血红蛋白水平将贫血分为轻度贫血（100~109 g/L）、中度贫血（70~99 g/L）、重度贫血（40~69 g/L）和极重度贫血（<40 g/L）。贫血可引起胎儿生长受限、胎儿窘迫、流产、早产或死胎，甚至出现贫血性心脏病，产后还可能出现产后出血和感染。

【病因】

由于妊娠期血容量增加以及胎儿生长发育，铁的需要量逐渐增加，尤其是在妊娠中晚期，孕妇对铁摄取不足或者吸收不良，均可导致缺铁性贫血。

【临床表现】

1. 症状　轻度贫血可表现为皮肤、口唇黏膜及睑结膜苍白。重者可出现头晕、乏力、心悸、气短、耳鸣、倦怠、食欲缺乏、腹胀、腹泻等。

2. 体征　面色及皮肤黏膜苍白、毛发干燥无光泽易脱落、指（趾）甲发白扁干、脆薄易断或反甲（指甲呈勺状），常可并发口腔炎、舌炎等，部分孕妇可出现脾大。

【辅助检查】

1. 血常规　血红蛋白<110 g/L，血细胞比容<0.33，红细胞<3.5×10^{12}/L，白细胞计数及血小板计数大致在正常范围内。

2. 血清铁测定　能灵敏反映缺铁状况，正常女性血清铁为7~27 μmol/L，孕妇血清铁<6.5 μmol/L，可诊断为缺铁性贫血。

3. 铁代谢检查　血清铁蛋白为评估铁缺乏最有效和最易获得的指标。根据储存铁水平，IDA可分为三期。

（1）铁减少期：转铁蛋白饱和度、血红蛋白正常，体内储存铁下降，血清铁蛋白<20 μg/L。

（2）缺铁性红细胞生成期：血红蛋白正常，红细胞摄入铁降低，血清铁蛋白<20 μg/L，转铁蛋白饱和度<15%。

（3）IDA期：红细胞内血红蛋白明显减少，血红蛋白<110 g/L，血清铁蛋白<20 μg/L，转铁蛋白饱和度<15%。

【处理原则】

治疗原则为及时补充铁剂，必要时输血治疗，纠正引起缺铁性贫血的原因，积极治疗并发症，预防产后出血和感染。

【常见护理问题】

1. 活动无耐力　与贫血引起身体乏力、倦怠有关。

2. 有胎儿受伤的危险　与贫血可导致胎儿窘迫、流产、早产、死胎有关。

3. 有感染的危险　与贫血降低机体抵抗力有关。

4. 有受伤的危险　与贫血引起头晕、眼花等症状有关。

【护理措施】

1. 预防　妊娠前应积极治疗原发疾病，及时纠正贫血，增加铁的储备。改正不良饮食习惯，调整饮食结构，妊娠期加强营养，鼓励进食富含铁的食物，如动物血、肝脏、菠菜、肉类等，遵医嘱正确补充铁剂；定期产前检查，监测血常规、血清铁蛋白，指导铁剂补充。

2. 妊娠期护理

（1）休息与饮食：

1）休息：孕妇应保证充足的睡眠、休息，避免劳累。轻度贫血可根据耐受情况适当活动，严重贫血者需卧床休息，减轻机体对氧的消耗，尤其心肌缺氧可导致贫血性心脏病。同时，对有头晕、眼花、乏力等症状的孕妇应做好跌倒/坠床安全防范措施，谨防发生意外。

2）饮食：指导孕妇摄取含铁丰富的食物如动物血、肝脏、瘦肉和甘蓝、菠菜等深色蔬菜、樱桃、胡萝卜、葡萄干等，同时应多摄入富含维生素C的水果和蔬菜（如橙子、柚子、猕猴桃、草莓等），以促进铁的吸收和利用。

（2）正确补充铁剂：补充铁剂首选口服给药，同时服用维生素C以促铁吸收。铁剂应饭后或餐中服用，以减少对胃肠道的刺激。服用铁剂后，由于铁与肠内硫化氢作用可排出黑色便。服用抗酸药时须与铁剂交错时间服用。对于重度缺铁性贫血或口服铁剂胃肠道反应较重者、口服铁剂无效者可选择深部肌内注射或静脉滴注，如蔗糖铁、右旋糖酐铁等。

（3）输血的管理：当血红蛋白<70 g/L时建议输血治疗。血红蛋白在70～100 g/L时，应根据病人心功能状况及是否需手术等因素，决定是否输血。接近预产期或短期内需行剖宫产终止妊娠者，输血治疗应遵循少量、多次输红细胞悬液或全血的原则，避免增加心脏负荷诱发急性左心衰。

（4）加强产前检查和胎儿监护：监测孕妇生命体征，尤其注意重度贫血者的心率、呼吸、血压、血氧饱和度情况，动态监测血常规。教会产妇自我计数胎动，严密监测胎心率、胎动变化，定期产前检查，评估胎儿宫内生长发育情况。

3. 分娩期护理

（1）重度贫血者在临产后应提前合血备血。输液时应注意输液速度不宜过快，并控制好输液总量，如需输血应遵循少量多次的原则，防止加重心脏负担诱发急性左心衰。

（2）严密观察产程进展，持续电子胎心监护。鼓励产妇进食，给予持续低流量吸氧。必要时可行阴道助产以缩短第二产程，但应避免产伤。

（3）积极预防产后出血：胎肩娩出后立即使用宫缩剂，若无禁忌证，胎盘娩出后可应用前列腺素类宫缩剂。

（4）积极预防感染：产程中严格执行无菌操作，产时及产后使用抗生素预防感染。给予会阴抹洗，加强产后卫生宣教，保持会阴部清洁。

（5）心理护理：分娩时陪伴产妇，给予鼓励和帮助，与产妇共同面对产程进展带来的压力，耐心解释，减轻其心理负担及焦虑。

4. 产褥期护理

（1）严密观察子宫收缩以及阴道流血情况，中重度贫血产妇易发生因子宫收缩乏力所致的产后出血，且贫血对失血的耐受力差，故产后应密切注意子宫收缩及出血情况。及时使用宫缩剂预防产后出血。

（2）遵医嘱指导产妇继续服用铁剂，及时纠正贫血。并继续使用抗生素预防感染。

（3）适当活动，指导产妇每日做踝泵运动，预防深静脉血栓。

（4）指导母乳喂养，评估产妇贫血严重程度和心功能状况，适宜哺乳者鼓励并指导母乳喂养；重度贫血不宜哺乳者（因哺乳加重心脏负担易诱发心力衰竭）应指导产妇回乳，予生麦芽泡水服、芒硝外敷乳房。

（5）健康指导：注意休息，避免疲劳，加强营养，多摄入含铁丰富的食物；坚持遵医嘱定量服用铁剂，血红蛋白正常后仍需继续小剂量铁剂治疗 3 ~6 个月，以补足体内铁储备量。服用铁剂期间不宜饮茶，以免影响铁的吸收。根据体力耐受及贫血程度合理安排活动量，防止体位突然改变、头晕、乏力发生晕倒等意外伤害。

第五节　妊娠合并甲状腺疾病

一、妊娠合并甲状腺功能亢进症

【概述】

甲状腺功能亢进症（hyperthyroidism）简称甲亢，是甲状腺腺体产生过多甲状腺激素，导致体内甲状腺激素过高，引起机体神经、循环、消化系统兴奋性增高及代谢亢进的内分泌疾病。受体内激素水平影响，妊娠期甲状腺处于相对活跃的状态，血清总甲状腺激素（TT_4）和总三碘甲腺原氨酸（TT_3）增加。

甲亢未治疗或控制不当的孕妇，受分娩或手术时的应激疼痛刺激、感染、精神心理压力、劳累、饥饿或不适当停药等影响，均可诱发甲亢危象。若不及时处理，可导致孕产妇死亡，因此需及早防治。重症或未经治疗控制的甲亢孕妇，易引起流产和早产。甲亢病人代谢功能亢进，不能给胎儿提供足够营养，可导致胎儿生长受限，低体重儿出生率增高。某些抗甲状腺药可通过胎盘进入胎儿体内，造成胎儿或新生儿甲状腺功能减退。有些抗甲状腺药物还有引起胎儿致畸的风险。

【临床表现】

1. 甲亢病人在妊娠期甲亢症状与非妊娠期相同，表现为代谢亢进、易激动、怕热多汗、皮肤潮红、脉搏快、脉压>50 mmHg，休息时心率超过 100 次/分，食欲亢进。体格检查：皮温升高、突眼征、双手不自主震颤、心律不齐、心界扩大。

2. 甲亢危象的临床表现　极度烦躁不安、焦虑、大汗淋漓、高热、体温 39 ℃以上，脉率>140 次/分，甚至>160 次/分，脉压增大，并伴有恶心、厌食、呕吐、腹泻、脱水，甚至休克、昏迷。常因继发心房颤动或心房扑动，可发生急性心力衰竭或肺水肿，孕产妇死亡率高，必须紧急处理。

【辅助检查】

1. 实验室检查　血清促甲状腺激素（TSH）降低，游离甲状腺素（FT_4）或总 T_4（TT_4）增高。

2. 基础代谢率测定　基础代谢率（％）＝（脉率＋脉压）－111。±10％为正常，＋20％～30％为轻度甲亢，±30％～60％为中度甲亢，＋60％以上为重度甲亢。测定时必须在清晨空腹静卧时进行。

3. 评估胎儿宫内健康状况　宫高、腹围、胎动计数、电子胎心监护、B超等。

【治疗原则】

原则是既要控制甲亢发展，又要确保胎儿在宫内的正常发育，安全度过妊娠期及分娩期。治疗方法首选药物治疗，妊娠期治疗甲亢的首选药物为丙硫氧嘧啶和甲巯咪唑。妊娠期严禁用[131]碘诊断或治疗。

【常见护理问题】

1. 营养失调（低于机体需要量）　与甲亢高代谢率有关。

2. 知识缺乏　缺乏甲亢相关知识及正确服用抗甲状腺药物的知识。

3. 潜在并发症　甲亢危象。

【护理措施】

1. 一般护理　注意休息，避免劳累、情绪激动、精神紧张等各种刺激。保持病室安静、通风、舒适，避免强光刺激。有突眼征者应加强眼部护理，预防角膜损伤，睡觉时可抬高头部以减轻眼球后组织水肿。

2. 饮食护理　指导进食高热量、高蛋白、高维生素和含钾、钙丰富的食物，避免喝浓茶、咖啡等兴奋性饮料。给予充足的液体摄入以补充出汗等丢失的水分。避免食用含碘丰富的食物如海带、紫菜等，以避免促进甲状腺激素的合成，慎食卷心菜、花椰菜、甘蓝等致甲状腺肿的食物。

3. 积极预防甲亢危象

（1）加强病情观察，严密监测生命体征及症状，注意早期识别甲亢危象先兆症状，积极处理。密切监测甲状腺功能。指导病人按时服药，不可随意中断或自行变更药物剂量。

（2）临产、分娩可引起甲亢症状恶化，应做好充分准备，备好急救物品和药品，以防发生甲亢危象。临产后给予导乐陪伴，精神安慰，消除紧张、焦虑情绪，使用无痛分娩措施，减轻疼痛。给予持续吸氧、注意能量的补充，密切观察产程进展情况。缩短第二产程，必要时行阴道助产，避免产妇过度疲劳及体力消耗诱发甲亢危象。

（3）积极预防感染，警惕产后出血。

4. 甲亢危象的急救处理 加强巡视，观察病情，一旦发生危象，立即处理。

（1）降低循环血液中甲状腺素水平：口服复方碘化钾溶液 3～5 mL，紧急时予 10％碘化钠 5～10 mL 加入 10％葡萄糖 500 mL 中静脉滴注。

（2）使用糖皮质激素拮抗应激反应：氢化可的松 200～400 mg 分次静脉滴注。

（3）降低周围组织对肾上腺素的反应：予肾上腺素能阻滞剂如利血平 1～2 mg 肌内注射；或普萘洛尔 5 mg，加入葡萄糖溶液 100 mL 中静脉滴注。

（4）镇静：常用苯巴比妥钠 100 mg 或冬眠合剂 II 号半量肌内注射，6～8 小时一次。

（5）降温：用退热、冬眠药物或物理降温等综合措施，尽量保持病人体温在 37 ℃左右。

（6）吸氧：减轻组织缺氧。

（7）积极抗感染、抗心力衰竭、抗休克治疗。

5. 心理护理 对待病人应关心、体贴，主动给予帮助，避免刺激性语言，多与其沟通交流，及时解除病人焦虑、紧张情绪。教会病人自我心理调节，增强应对能力，并加强家庭支持。

6. 健康教育

（1）产后应继续服用抗甲状腺药物，甲巯咪唑是哺乳期治疗甲亢的首选药物。有些抗甲状腺药物可通过乳汁进入胎儿体内，影响婴儿甲状腺功能，应停止哺乳，指导人工喂养。

（2）指导病人按时服药、坚持用药的重要性，告诫服药期间不可随意中断或自行变更药物剂量。并定期到医院复查甲状腺功能。新生儿出生时留脐血检测 T_3、T_4 及 TSH 水平。

（3）产后注意休息，避免劳累和精神紧张，保持情绪稳定。

（4）加强营养，多吃高热量、高蛋白质和高维生素食物，避免含碘丰富的食物。

（5）产后保持会阴部清洁，预防感染。产褥期禁盆浴、性生活。

二、妊娠合并甲状腺功能减退症

【概述】

甲状腺功能减退症是指由于不同原因引起的体内甲状腺激素合成和分泌减少或组织作用减弱而导致机体代谢减低的内分泌疾病，简称甲减，可分为临床甲减和亚临床甲减两类。甲减妇女在妊娠早、晚期发生产科并发症明显增加，如先兆子痫、胎盘早剥、心力衰竭等，尤其未经有效治疗的孕妇，易发生胎儿流产、胎儿畸形、胎儿生长受限、先天性缺陷与智力发育迟缓等，对母儿均造成较大危害。因此，需加强妊娠前及妊娠期监护，积极处理。

1. 原发性甲减 是甲状腺本身的疾病所致，是妊娠期甲减最常见的原因，占90%以上。包括自身免疫性甲状腺炎；既往对甲状腺疾病治疗过度如手术或放射碘治疗；抗甲状腺药物治疗和碘缺乏。

2. 继发性甲减 主要源自下丘脑、垂体病变，较罕见。

【临床表现】

临床表现主要有乏力、困倦、记忆力减退、畏寒、食欲减退、便秘，言语徐缓、反应迟钝、表情呆滞、头发稀疏、体温低、皮肤干燥等，严重者可出现心动过缓、心脏扩大、心包积液、黏液性水肿等症状和体征。

【辅助检查】

1. 甲状腺功能测定 促甲状腺激素（TSH）为最敏感的指标。参考标准：妊娠早期0.1～2.5 mIU/L；妊娠中期0.2～3.0 mIU/L；妊娠晚期0.3～3.0 mIU/L。

TSH高于妊娠期参考值上限，FT_4低于妊娠期参考值下限并结合症状可诊断为临床甲减。TSH高于妊娠期参考值的上限，FT_4正常可诊断为亚临床甲减。

2. 血常规检查 约31%甲减病人出现贫血，需动态监测。

3. 血脂及肝功能检查 甲减病人常出现总胆固醇、低密度脂蛋白胆固醇、肌酸肌酶、磷酸激酶升高。

【处理原则】

1. 既往有甲减的妇女计划妊娠前，应控制甲状腺功能在正常范围内，最好控制TSH<2.5 mIU/L。

2. 妊娠期应加强甲状腺功能监测，必要时使用甲状腺素药物控制甲状腺激素水平，积极预防和治疗相关并发症，同时加强胎儿监护及营养指导，降低围产期不良结局的发生率。

【常见护理问题】

1. 便秘 与机体代谢减低及活动减少引起肠蠕动减少有关。

2. 活动无耐力 与甲状腺激素合成和分泌不足有关。

3. 营养失调（低于机体需要量） 与全身代谢降低致食欲减退有关。

4. 潜在并发症 甲减危象。

【护理措施】

1. 一般护理 注意休息、保暖，保持病房良好温度、湿度。监测生命体征变化。

2. 病情观察

（1）监测甲状腺功能：应于妊娠 28 周前每 4 周监测 1 次，妊娠 28~32 周至少监测 1 次，并根据甲状腺功能调整药物剂量。

（2）加强胎心、胎动的监测，及时发现和预防胎儿窘迫发生。注意监测体重、宫高、腹围增长情况，结合 B 超了解胎儿生长发育情况。合并有黏液性水肿者，需要严格控制液体总量及输液速度，监测病人心肺功能变化，维持其水电解质及酸碱平衡。

3. 药物治疗护理　治疗妊娠合并甲减首选药物是左旋甲状腺素钠片，应按时规律服用，从小剂量开始，并注意监测病人甲状腺功能变化情况，动态调整剂量，严禁擅自增减药量。为提高药物作用效果，建议晨起空腹顿服，并注意服药的连续性与持续性。贫血是甲减病人常见的合并症，多为缺铁性贫血，对于需要补充铁剂的病人，应在使用左旋甲状腺素钠片后 2 小时服用。同时定期补充碘，预防碘缺乏。

4. 饮食护理　加强营养，以高蛋白、高维生素、富含膳食纤维饮食为主，多食新鲜水果、蔬菜，同时减少高脂肪及高胆固醇类食物的摄入。若病人合并黏液性水肿，则需严格限制钠盐的摄入以及液体入量。

5. 心理护理　由于甲减可导致胎儿生长发育异常，或出现其他产科并发症，孕妇多表现为焦虑、抑郁甚至自责。护士应及时了解病人心理变化，及时消除孕妇负性情绪，为病人详细介绍本病的相关知识，耐心倾听病人倾诉，宽慰病人，增强其治疗信心。

6. 新生儿处理　孕妇血中 TGAb 和 TPOAb 均可通过胎盘，导致胎儿甲减，影响胎儿正常发育，因此，新生儿出生后应查甲状腺功能。TSH 及 T_4 是目前筛查甲减的主要方法，当 TSH 升高、T_4 降低则可确诊为新生儿甲减。新生儿甲减的治疗一般需持续 2~3 年。

7. 健康指导　孕妇于妊娠早期 8 周内开始测定甲状腺功能，尤其是针对高危人群，早诊断、早治疗，及时补充外源性甲状腺激素，能有效减少新生儿甲状腺功能低下发生率，从而有效预防妊娠期甲减相关并发症。并加强病人的药物干预以及自我监测的指导。

（贺琳妍　周昔红）

本章测试题扫二维码可见

第九章　异常分娩妇女的护理

第一节　产力异常

【概述】

产力包括子宫收缩力、腹肌及膈肌收缩力和肛提肌收缩力,其中以子宫收缩力为主,子宫收缩力贯穿于分娩全过程。在分娩过程中,子宫收缩的节律性、对称性、极性不正常或强度、频率有改变,称子宫收缩力异常,简称产力异常。临床上,根据宫缩强度,子宫收缩力异常可分为子宫收缩乏力(简称宫缩乏力)及子宫收缩过强(简称宫缩过强)两种类型,每类又分为协调性子宫收缩与不协调性子宫收缩。

一、子宫收缩乏力

【病因】

子宫收缩乏力的常见原因有以下几个方面:

1. 头盆不称或胎位异常　当骨盆异常或胎位异常时,胎儿先露部下降受阻,不能紧贴子宫下段和宫颈内口,不能有效刺激子宫阴道神经丛引起有力的反射性子宫收缩,从而导致宫缩乏力。

2. 子宫肌源性因素　子宫壁过度膨胀(如双胎、巨大儿、羊水过多等),可使子宫肌纤维过度伸展,失去正常收缩力;高龄产妇、经产妇子宫肌纤维变性及结缔组织增生影响子宫收缩;子宫肌瘤、子宫发育不良、子宫畸形等均可引起原发性宫缩乏力。

3. 精神心理因素　产妇因惧怕分娩疼痛,精神过度紧张使大脑皮质功能紊乱,临产后休息不好、进食少及过多的体力消耗等,均可影响子宫收缩。

4. 内分泌失调　妊娠晚期至临产后,产妇体内雌激素、缩宫素及前列腺素合成及释放减少,缩宫素受体量少等均可直接导致宫缩乏力。子宫平滑肌细胞钙离子浓度的降低、肌浆蛋白轻链激酶及 ATP 酶不足,均可影响肌细胞收缩，导致宫缩乏力。

5. 药物影响　临产后过多地使用镇静剂或止痛剂及宫缩抑制剂等可导致宫缩乏力。

【临床表现】

临床上子宫收缩乏力分为协调性子宫收缩乏力和不协调性子宫收缩乏力两种。

1. 协调性子宫收缩乏力　又称低张性子宫收缩乏力，子宫收缩仍保持原来的节律性、对称性、极性。但在收缩高峰时，宫腔内压上升甚微，通常压力<15 mmHg，持续时间短，间歇期长且不规律，10 分钟内宫缩少于 2 次。当宫缩高峰期时，宫体隆起不明显，指压宫底时肌壁有凹陷，不能使宫颈扩张，可使产程延长，甚至停滞。根据发生时期可分为：①原发性宫缩乏力，即产程一开始即出现子宫收缩乏力，宫口不能如期扩张，胎先露不能如期下降，产程延长。②继发性宫缩乏力，即产程开始正常，进入活跃期后强度减弱，使产程延长或停滞，多伴有胎位或骨盆的异常。

2. 不协调性子宫收缩乏力　又称高张性子宫收缩乏力。子宫收缩失去原有的特性，表现为子宫收缩的极性倒置，宫缩的兴奋点不是起源于两侧子宫角部，而是发生在其他部位，子宫收缩波由下向上扩散，收缩波小而不规律，频率高，节律不协调。其特点是宫缩时宫底部不强，而是子宫下段强，间歇时宫壁张力仍持续而不放松。这种宫缩不能使宫口如期扩张、不能使胎先露如期下降，故为无效宫缩。多属于原发性宫缩乏力，需与假临产相鉴别。产妇表现为自觉宫缩强，持续腹痛，拒按，精神紧张，烦躁不安，体力消耗，严重时出现水电解质紊乱、尿潴留、肠胀气等。同时可出现胎儿宫内窘迫。产科检查下腹部有压痛，胎位不清，胎心不规律，宫口扩张早期缓慢或停滞，潜伏期延长，胎先露部下降延缓或停滞。

3. 子宫收缩乏力可导致产程曲线异常，有以下 6 种：

（1）潜伏期延长：规律宫缩至宫颈口扩张 4～6 cm 为潜伏期。初产妇>20 小时，经产妇>14 小时。

（2）活跃期延长：从活跃期起点（4～6 cm）至宫颈口开全称为活跃期。活跃期宫颈口扩张速度<0.5 cm/h。

（3）活跃期停滞：破膜子宫颈口扩张≥6 cm 后，宫缩正常，宫口停止扩张≥4 小时；宫缩欠佳，宫口停止扩张≥6 小时。

（4）第二产程延长：初产妇>3 小时，经产妇>2 小时（硬膜外麻镇痛初产妇>4 小时，经产妇>3 小时）。

（5）胎头下降延缓：第二产程初产妇<1.0 cm/h，经产妇<2.0 cm/h。

（6）胎头下降停滞：第二产程胎头下降停止＞1小时。

【辅助检查】

1. 多普勒胎心听诊仪监测 可发现心率减慢、过快或心律不齐。

2. 实验室检查 尿液检查可出现尿酮体阳性，血液生化检查可查看电解质变化。

3. Bishop宫颈成熟度评分 利用Bishop宫颈成熟度评分（表9-1），可判断引产和加强宫缩的成功率。该评分法满分为13分。若产妇得分≤3分，人工破膜多失败，应用其他方法；4~6分的成功率约为50%；7~9分的成功率约为80%；≥10分引产成功。

表9-1 Bishop宫颈成熟度评分

指标	分数			
	0	1	2	3
宫口开大（cm）	0	1~2	3~4	≥5
宫颈管消退%（未消退为2~3 cm）	0~30	40~50	60~70	≥80
先露位置（坐骨棘水平=0）	-3	-2	-1~0	+1~+2
宫颈硬度	硬	中	软	
宫口位置	后	中	前	

【处理原则】

1. 协调性宫缩乏力 检查有无头盆不称与胎位异常，阴道检查了解宫颈扩张和胎先露下降情况。若发现有头盆不称，估计无法经阴道分娩者，应及时行剖宫产术。若判断无头盆不称和胎位异常，估计能经阴道分娩者，应采取加强宫缩的措施。

（1）一般处理：保证休息，减轻产妇紧张情绪，鼓励产妇进食易消化、高热量食物，必要时给予镇静剂和静脉输液。对潜伏期出现的宫缩乏力，首先应与假临产相鉴别，可用哌替啶100 mg肌内注射，镇静治疗后可使假临产的宫缩消失。地西泮静脉注射，尤其适用于宫口扩张缓慢及宫颈水肿者。

（2）人工破膜：若宫口扩张3 cm以上、胎头已入盆，可行人工破膜，使胎头紧贴宫颈，引起反射性子宫收缩。

（3）缩宫素静脉滴注：适用于协调性宫缩乏力、胎位正常、头盆相称、胎心良好者。

（4）第二产程：若头盆相称出现宫缩乏力，可静脉滴注缩宫素促进产程进展。若胎头双顶径已通过坐骨棘平面，可等待自然分娩并做好阴道助产和新生儿抢救的准备工作。产程无进展或出现胎儿窘迫，应根据宫口是否开全和胎先露位置的高低，酌情行剖宫产术。

（5）胎儿娩出后继续给予宫缩剂及按摩子宫，以预防产后出血。

2. 不协调性宫缩乏力　给予强镇静剂哌替啶 100 mg 肌内注射或地西泮 10 mg 静脉注射，使产妇充分休息，如经充分休息后不协调性宫缩未能纠正，或伴有胎儿窘迫、头盆不称，均应行剖宫产术。若不协调性宫缩已被纠正，但宫缩仍弱时，可采取协调性宫缩乏力时加强宫缩的各种方法。应注意，在子宫收缩恢复为协调性之前，严禁应用缩宫药物。

【常见护理问题】

1. 疲乏　与孕妇体力消耗，产程延长有关。

2. 有体液不足的危险　与产程延长、孕妇体力消耗、过度疲乏影响摄入有关。

3. 疼痛　与不协调性子宫收缩有关。

4. 焦虑　与担心自身及胎儿的安危有关。

5. 潜在并发症　产后出血、胎儿窘迫。

【护理措施】

1. 一般护理

（1）鼓励进食：鼓励产妇进食易消化、高热量食物，不能进食者可从静脉补充营养、水分、电解质。

（2）保证休息：产程时间长、产妇过度疲劳或烦躁不安者遵医嘱给予哌替啶及地西泮等镇静药，用药时应嘱产妇卧床休息 2～4 小时，以防头晕摔倒。

（3）督促排便：注意产妇大小便情况，嘱产妇自行排尿，对排尿困难者，先行诱导排尿，无效时给予导尿。

（4）加强监护：加强产时监护，观察宫缩、胎心率及产妇生命体征的变化，及时发现异常分娩，防止发生产妇衰竭及胎儿窘迫。吸氧，提高胎儿血氧供应。

2. 疼痛护理　提供减轻疼痛的支持性措施，如鼓励呼吸运动、背部按摩或腹部画线式按摩等以减轻产妇疼痛。与产妇交谈分散注意力，向其说明产程进展及胎儿状况，以减轻产妇的焦虑和紧张。必要时遵医嘱应用药物镇痛。

3. 心理护理　护理人员应保持亲切、关怀的态度，鼓励产妇及家属表达出他们的担忧及其感受，给予心理疏导，教会产妇自我放松的方法。开展陪伴产妇，让有经验的助产士陪伴指导，同时鼓励家属陪伴，给予产妇关心和支持。

4. 缩宫素用药护理 应用缩宫素时必须有专人守护，严密观察产程进展、宫缩强度、胎心变化及血压和脉搏，并做好记录。缩宫素的药量宜小，且应稀释，以防止宫缩骤增而导致子宫破裂。一般在 500 mL 中加 2.5 U 缩宫素，使每滴葡萄糖液含缩宫素 0.33 mU，从 1~2 mU/min 开始（4~5 滴/分），根据宫缩强弱进行调整，调整间隔为 15~30 分钟，每次增加 1~2 mU/min 为宜，最大给药剂量通常不超过 20 mU/min（60 滴/分），维持宫缩时宫腔内压力达 50~60 mmHg，宫缩间隔 2~3 分钟，持续 40~60 秒。在调整滴速时，必须逐渐增加，遇有宫缩过强或持久不放松者，应立即停止滴注，缩宫素应维持至分娩后以防产后出血。

5. 预防并发症的发生

（1）若异常宫缩未得到及时纠正或出现胎儿窘迫等情况，应积极协助医师做好阴道助产术或剖宫产术的准备，并同时做好抢救新生儿窒息的准备。

（2）当胎儿前肩娩出时，可遵医嘱给予麦角新碱 0.2mg 或缩宫素 10U 肌内注射或静脉注射，并同时给予缩宫素 10~20U 加入葡萄糖液中静脉滴注。胎盘娩出后适当按摩子宫，促进子宫收缩，预防产后出血的发生。

二、子宫收缩过强

【病因】

目前尚不十分明确，但与以下因素有关：

1. 急产。

2. 缩宫素使用不当 产妇对缩宫素过于敏感，缩宫素使用剂量过大、方法不当等。

3. 分娩发生梗阻 当胎儿过大、胎位异常等导致产道有阻力时，为了克服这种阻力而出现过强的子宫收缩。

4. 胎盘早剥 血液浸润子宫肌层，致强直性子宫收缩。

5. 待产妇过度疲劳、精神紧张、产程延长及粗暴地、多次宫腔内操作均可引起子宫壁某部肌肉呈痉挛性不协调性宫缩过强。

【临床表现】

子宫收缩过强分为协调性子宫收缩过强及不协调性子宫收缩过强，后者又包括子宫痉挛性狭窄环和强直性子宫收缩。

1. 协调性子宫收缩过强 子宫收缩保持正常的节律性、对称性和极性，仅表现为子宫收缩力过强、过频。当产道无阻力，总产程<3 小时者称为急产，多见于经产妇。若存在产道受阻或瘢痕子宫时，宫缩过强可发生病理性缩复环，甚至子宫破裂。

2. 不协调性子宫收缩过强

（1）子宫痉挛性狭窄环：子宫局部平滑肌呈痉挛性不协调性收缩形成的环形狭窄，持续不放松，称为子宫痉挛性狭窄环。狭窄环多发生在子宫上下段交界处或围绕胎体某一狭窄处，如胎颈、胎腰处。产妇表现为持续性腹痛、烦躁不安、宫颈扩张缓慢、胎先露部下降停滞、胎心时快时慢，此环特点是环的位置不随宫缩上升。第三产程常造成胎盘嵌顿，手取胎盘时在宫颈内口上方可接触到此环。

（2）强直性子宫收缩：常见于缩宫素使用不当。其特点是子宫收缩失去节律性，宫缩无间歇。产妇常有烦躁不安、持续腹痛、腹部拒按，不易查清胎位，胎心听不清。如伴有产道梗阻，可出现病理性缩复环、血尿等先兆子宫破裂征象。

【处理原则】

1. 协调性子宫收缩过强　有急产史的孕妇，应提前住院待产，临产后慎用缩宫药物及人工破膜等促进宫缩的处理，提前做好接生及抢救新生儿窒息的准备。胎儿娩出时勿让产妇向下屏气，新生儿出生后应肌内注射维生素 K_1 1 mg 预防颅内出血。产后仔细检查宫颈、阴道、外阴，若有撕裂应及时缝合。如有急产来不及消毒情况下的接产，应给予抗生素预防感染。

2. 不协调性子宫收缩过强　认真寻找导致子宫痉挛性狭窄环的原因，及时纠正，停止阴道内操作及停用缩宫素等。无胎儿窘迫征象者可给予镇静剂，如哌替啶 100 mg 肌内注射，也可给予宫缩抑制剂，如 25％硫酸镁溶液 20 mL 加于 5％葡萄糖液 20 mL 内缓慢静脉注射（不少于 5 分钟），促使宫缩恢复正常。当宫缩恢复正常时，可行阴道助产或等待自然分娩。若经上述处理，子宫痉挛性狭窄环不能缓解、宫口未开全、胎先露高或伴有胎儿窘迫，均应立即行剖宫产术。

【常见护理问题】

1. 疼痛　与过强或痉挛性子宫收缩有关。

2. 焦虑　与担心自身及胎儿安危有关。

3. 胎儿有窒息的危险　与宫缩过强、急产等有关。

【护理措施】

1. 密切观察病情　产程中密切注意产妇腹痛的程度，并观察宫缩强度、频率、宫口扩张、胎先露下降及胎心、胎动及羊水情况，必要时行胎儿电子监护。给予产妇吸氧，提高胎儿血氧供应。

2. 减轻产妇疼痛　教会产妇自我放松的方法，稳定产妇情绪；实施镇痛分娩措施以减轻产痛；指导产妇改变体位，增强舒适感，缓解宫缩疼痛。

3. 心理护理　护理人员应保持亲切、关怀的态度，鼓励产妇及家属表达出他们的担忧及其感受。分娩过程中陪伴产妇，协助减轻其焦虑情绪，减少不良性分娩的发生。向产妇和家属耐心解释疼痛的原因及有关病情，说明用药或手术的必要性及其治疗效果，减轻产妇的紧张情绪。

4. 对症护理

（1）宫缩过强时，如产妇有解大便感，应检查宫口大小及胎先露的下降情况。对急产者，胎儿娩出时告知产妇勿屏气用力。

（2）第二产程宫缩过强者胎儿胎盘娩出后应检查宫颈、阴道、会阴，及时发现撕裂伤并予以缝合，并注意阴道流血、宫缩等情况。

（3）积极协助医师做好剖宫产术及抢救新生儿窒息的准备工作。对急产的新生儿，应密切观察，遵医嘱给予维生素 K_1。

第二节 产道异常

产道包括骨产道（骨盆腔）及软产道（子宫下段、宫颈、阴道、外阴），是胎儿经阴道娩出的通道。产道异常可使胎儿娩出受阻，临床上以骨产道异常多见。

一、骨产道异常

【概述】

骨盆径线过短或形态异常，致使骨盆腔小于胎先露部可通过的限度，阻碍胎先露部下降，影响产程顺利进展，称为狭窄骨盆。狭窄骨盆可为一个径线过短或多个径线同时过短，也可为一个平面狭窄或多个平面同时狭窄。

【病因】

1. 先天性发育异常。

2. 出生后因营养、疾病及外伤等原因所致。

【临床表现】

1. 骨盆入口平面狭窄 前后径狭窄最常见，为扁平型骨盆。临床上常出现以下表现：

（1）胎先露和胎方位异常：骨盆入口平面狭窄时，初产妇腹形呈尖腹、经产妇呈悬垂腹。狭窄骨盆易发生臀先露、肩先露等异常胎位。头先露者，胎头迟迟不入盆，检查跨耻征阳性；产程早期胎头常呈不均倾位或仰伸位入盆。

（2）产程进展异常：因骨盆入口平面狭窄而致相对性头盆不称时，常见潜伏期及活跃早期产程延长。

（3）其他：胎膜早破及脐带脱垂等分娩期发病率增高。偶有狭窄骨盆伴宫缩过强者，因产道梗阻使产妇出现腹痛拒按、排尿困难、尿潴留等症状。检查产妇有下腹压痛明显、耻骨联合分离、宫颈水肿，甚至出现病理性缩复环、肉眼血尿等先兆子宫破裂征象。若处理不及时可发生子宫破裂。

根据骨盆入口平面狭窄程度分3级：Ⅰ级临界性狭窄，通常是指骶耻外径 18 cm，对角径 11.5 cm，入口前后径 10 cm；Ⅱ级相对性狭窄，骶耻外径 16.5～17.5 cm，对角径 10～11 cm，入口前后径 8.5～9.5 cm；Ⅲ级绝对性狭窄，骶耻外径≤16.0 cm，对角径≤9.5 cm，入口前后径≤8.0 cm。

根据形态变异将扁平骨盆分为2种：①单纯性扁平骨盆：骨盆入口呈横扁圆形，骶岬向前下突出，骨盆入口前后径缩短而横径正常，骶凹存在，髂棘间径与髂嵴间径比例正常。②佝偻性扁平骨盆：骨盆入口呈横的肾形，骶岬向前突出，骨盆入口前后径明显缩短，骶凹消失，骶骨下段变直后移，尾骨前翘，髂骨外展使髂棘间径大于等于髂嵴间径，坐骨结节外翻使耻骨弓角度及坐骨结节间径增大。

2. 中骨盆平面狭窄　主要见于男型骨盆及类人猿型骨盆，以坐骨棘间径及中骨盆后矢状径狭窄为主。临床表现有：

（1）胎方位异常：胎头下降至中骨盆时，由于中骨盆横径狭窄使胎头内旋转受阻，易出现持续性枕横（后）位，产妇过早出现排便感。

（2）产程进展异常：持续性枕横（后）位可导致第二产程延长，胎头下降延缓与停滞。

（3）其他：继发性宫缩乏力，排尿困难，中骨盆严重狭窄且宫缩过强者可发生子宫破裂，强行助产可致严重会阴、阴道损伤。

中骨盆平面狭窄分3级：Ⅰ级临界性狭窄：坐骨棘间径 10.0 cm，坐骨棘间径加后矢状径 13.5 cm；Ⅱ级相对性狭窄：坐骨棘间径 8.5～9.5 cm，坐骨棘间径加后矢状径 12.0～13.0 cm；Ⅲ级绝对性狭窄：坐骨棘间径≤8.0 cm，坐骨棘间径加后矢状径≤11.5 cm。

3. 骨盆出口平面狭窄　多见于男型骨盆，常伴有中骨盆平面狭窄，其入口呈前窄后宽的鸡心形，骨盆入口各径线值正常，由于骨盆侧壁内收及骶骨直下使坐骨切迹<2横指、耻骨弓角度<90°，呈漏斗型骨盆。可导致继发性宫缩乏力及第二产程停滞，胎头双顶径不能通过骨盆出口。

骨盆出口平面狭窄分3级：Ⅰ级临界性狭窄：坐骨结节间径 7.5 cm，坐骨结节间径与后矢状径之和为 15.0 cm；Ⅱ级相对性狭窄：坐骨结节间径 6.0～7.0 cm，坐骨结节间径与后矢状径之和为 12.0～14.0 cm；Ⅲ级绝对性狭窄：坐骨结节间径≤5.5 cm，坐骨结节间径与后矢状径之和≤11.0 cm。

4. 骨盆三个平面狭窄 骨盆外形属于女型骨盆，但骨盆入口、中骨盆及骨盆出口平面均狭窄，每个平面径线均小于正常值 2 cm 或更多，称为均小骨盆，常见于身材矮小、体型匀称的妇女。

5. 畸形骨盆 骨盆丧失正常形态及对称性。常见的有骨软化症骨盆和偏斜骨盆。偏斜骨盆特征为骨盆两侧的侧斜径（一侧髂后上棘与对侧髂前上棘间径）或侧直径（同侧髂后上棘与髂前上棘间径）之差>1 cm。有尾骨骨折史可致尾骨尖前翘或骶尾关节融合使骨盆出口前后径明显变短，导致骨盆出口平面狭窄而影响分娩。

【辅助检查】

1. 胎头跨耻征检查 检查头盆是否相称。产妇排尿后仰卧，两腿伸直。检查者将手放入耻骨联合上方，将浮动的胎头向骨盆方向推压，若胎头低于耻骨联合平面，表示胎头可以入盆，头盆相称，称为跨耻征阴性；若胎头与耻骨联合在同一平面，表示可疑，称为跨耻征可疑阳性；若胎头高于耻骨联合平面，表示头盆明显不称，为跨耻征阳性。

2. 骨盆测量 如骨盆外测量各径线值小于正常值 2 cm 或以上时，诊断为均小骨盆；骶耻外径<18.0 cm，对角径<11.5 cm 时可诊断为扁平骨盆；坐骨结节间径<8.0 cm，耻骨弓角度<90°，坐骨结节间径与后矢状径之和<15.0 cm，坐骨切迹宽度<2 横指时，可诊断为漏斗型骨盆。

3. B超检查 观察胎先露与骨盆的关系，测量胎头双顶径、胸径、腹径、股骨长。预测胎儿体重，判断胎儿能否通过骨产道。

4. 电子胎儿监护仪 监测子宫收缩和胎儿胎心率的情况。

【处理原则】

明确狭窄骨盆异常的类别、程度，了解胎儿大小、胎心率、宫缩强弱、宫口扩张度、胎先露下降程度、破膜与否，结合年龄、产次、既往分娩史及产妇的一般状况进行综合判断，决定分娩方式。

1. 骨盆入口平面狭窄

（1）明显头盆不称（绝对性骨盆狭窄）：骶耻外径≤16 cm，骨盆入口前后径≤8.0 cm，胎头跨耻征阳性者，足月活胎不能入盆，不能经阴道分娩，应在临产后行剖宫产术结束分娩。

（2）轻度头盆不称（相对性骨盆狭窄）：骶耻外径 16.5~17.5 cm，骨盆入口前后径 8.5~9.5 cm，胎头跨耻征可疑阳性。足月活胎体重<3000 g，产力、胎心率及产位均正常，应在严密监护下试产。试产 2~4 小时，胎头迟迟不入盆，宫口扩张缓慢或伴有胎儿窘迫征象，应及时行剖宫产术结束分娩。

2. 中骨盆及骨盆出口平面狭窄

（1）在分娩过程中，胎儿在中骨盆平面完成俯屈及内旋转动作。若中骨盆平面狭窄，则胎头俯屈及内旋转受阻，易发生持续性枕横位或枕后位。产妇多表现为活跃期或第二产程延长及停滞、继发性宫缩乏力等。

（2）若宫口开全，胎头双顶径达坐骨棘水平或更低，可经阴道徒手旋转胎头为枕前位，待其自然分娩，或行产钳或胎头吸引术助产；若胎头双顶径未达坐骨棘水平，或出现胎儿窘迫征象，应行剖宫产术结束分娩。

（3）骨盆出口平面是产道的最低部位，应于临产前对胎儿大小、头盆关系做出充分估计，决定能否经阴道分娩，诊断为骨盆出口狭窄，不应进行试产。

（4）若发现出口横径狭窄，耻骨弓角度变锐，应充分运用后三角空隙娩出。若出口横径与后矢状径之和≤15 cm，足月胎儿不易经阴道娩出，应行剖宫产术结束分娩。

3. 骨盆 3 个平面狭窄　主要是均小骨盆。若估计胎儿小、胎位正常、头盆相称、宫缩好，可以试产。若胎儿较大，有明显头盆不称，胎儿不能通过产道，应尽早行剖宫产术。

4. 畸形骨盆　畸形严重，有明显头盆不称者，应及早行剖宫产术。

【常见护理问题】

1. 有新生儿窒息的危险　与产道异常、产程延长有关。

2. 有感染的危险　与胎膜早破、产程延长、手术操作有关。

3. 恐惧和焦虑　与知识缺乏、分娩过程的结果未知有关。

4. 潜在并发症　子宫破裂、胎儿窘迫。

【护理措施】

1. 有明显头盆不称、不能从阴道分娩者，积极做好剖宫产术前准备，同时做好抢救新生儿的准备。

2. 加强胎位及产程动态监测，初产妇临产后胎头尚未衔接或呈臀、肩等异常胎先露，或头先露呈不均倾位衔接，或胎头内旋转受阻，或产力、胎位正常而产程进展缓慢时，均可能有骨盆狭窄，应及时评估确定能否经阴道分娩。

3. 密切观察产妇产力有无异常情况，及早发现子宫收缩乏力、不协调性子宫收缩过强及先兆子宫破裂等情况。密切监测胎心，及时发现胎儿宫内窘迫。

4. 指导产妇采用自由体位待产及分娩，扩大骨盆径线，促进胎头下降。可采取坐或蹲踞式以纠正骨盆倾斜度，增加骨盆出口平面的径线，对先露下降缓慢的产妇有效。

5. 心理支持 护理人员应保持亲切、关怀的态度，鼓励产妇及家属表达出他们的担忧及其感受。认真解答产妇及家属提出的疑问，使其了解产妇产程进展的情况。向产妇及家属解释阴道分娩的可能性、优点，增强其自信心。讲解产道异常对母儿的影响，使产妇及家属解除未知的焦虑，取得其配合。

二、软产道异常

【概述】

软产道是由子宫下段、宫颈、阴道及骨盆底软组织构成的弯曲管道。软产道异常同样可致异常分娩，但少见。近年来因软产道异常而行剖宫产分娩的概率有升高趋势。

【病因】

1. 先天发育异常。

2. 后天疾病因素引起。

【临床表现】

1. 先天发育异常

（1）阴道横隔：多位于阴道上段，在横隔中央或稍偏一侧有一小孔，易被误认为宫颈外口，仔细检查时，在小孔上方可触及逐渐开大的宫口边缘。而该孔并不随产程进展而开大。阴道横隔为胚胎发育时的异常，有可能阻碍产道。

（2）阴道纵隔：一般在阴道前后壁中线纵向走行，形成双阴道和宫颈，偏向中线形成阴道斜隔。阴道纵隔若伴有双子宫、双宫颈者，纵隔被推向对侧，分娩多无阻碍；阴道纵隔发生于单宫颈时，有时纵隔位于胎先露前方，胎先露部继续下降，若纵隔薄可自行断裂，分娩无阻碍。

2. 软产道瘢痕

（1）子宫下段瘢痕：子宫下段、子宫肌瘤剔除及子宫损伤修补后等手术瘢痕。

（2）宫颈瘢痕：宫颈慢性炎症经冷冻、高频电刀或手术锥形切除治疗，或宫颈内口松弛经环扎手术治疗，均可使宫颈局部形成瘢痕、挛缩、狭窄，影响宫颈扩张。

（3）阴道瘢痕：前次分娩、会阴修补手术后，均可形成阴道瘢痕。

3. 盆腔肿瘤

（1）子宫肌瘤：可以单发或多发，有可能阻碍产道。

（2）卵巢肿瘤：直径超过 5 cm，腹部可扪及，可以影响胎先露下降。

（3）宫颈癌：癌肿质硬而脆，呈菜花状，有阴道出血。

4. 阴道尖锐湿疣　经阴道分娩可感染新生儿致喉乳头状瘤，若为女婴也可患生殖道湿疣。

【处理原则】

1. 先天发育异常

（1）阴道横隔：若横隔厚阻碍胎先露下降，需行剖宫产。若横隔薄可随胎先露部下降被撑薄，确认为横隔后，可以小孔为中心将横隔"X"形切开，产后再用肠线连续或间断缝合残端。

（2）阴道纵隔：发生于单宫颈者，可在分娩时切断挡在胎先露部前方的纵隔，产后用肠线连续或间断缝合残端。若孕前已确诊，可先行矫形术，手术切除或用高频电刀切除。

2. 软产道瘢痕

（1）子宫下段瘢痕：瘢痕子宫再孕分娩时有瘢痕破裂的危险，因此再次剖宫产相应增加。但并非所有有剖宫产史的孕妇均需剖宫产，应根据前次剖宫产术式、指征、术后有无感染、术后再孕间隔时间、既往剖宫产次数以及本次妊娠临产后产力、产道、胎儿情况等综合分析决定。决定是否进行既往剖宫产术后妊娠阴道试产（trial of labor after cesarean section，TOLAC），试产时应具备 5 分钟之内实施剖宫产的条件，团队应急能力强，血源充足，待产时应严密监控。若只有 1 次剖宫产，且剖宫产切口为子宫下段横切口，术后再孕间隔时间超过两年，并在 10 年之内，且胎儿体重适中，阴道试产成功率高。但如果前次为子宫体部纵切口或"T"形切口、术后有感染、前次剖宫产次数≥2 次、巨大子宫肌瘤穿透子宫黏膜剔除术后、本次妊娠有巨大儿等剖宫产指征，不宜试产。

（2）宫颈瘢痕：激光治疗影响较小，宫颈微波或 LEEP 治疗后，可静脉注射地西泮 10 mg 或宫颈旁两侧注入 0.5％利多卡因 10 mL 软化宫颈，若出现产程异常，应剖宫产结束分娩。

（3）阴道瘢痕：若瘢痕不严重且位置低时，可行会阴后-侧切开术后经阴道分娩；若瘢痕严重，曾行生殖道瘘修补术，瘢痕位置高时，均应行剖宫产术。

3. 盆腔肿瘤　子宫下段及宫颈肌瘤阻碍胎先露部衔接及下降时，应行剖宫产术，并可同时行肌瘤剜除术。若不阻碍产道，可经阴道分娩。产后肌瘤可变小，必要时手术切除。卵巢肿瘤位于骨盆入口阻碍胎先露部衔接者，应行剖宫产同时行肿瘤切除术。妊娠合并卵巢肿瘤时，易发生蒂扭转、恶变、破裂等急腹症，一旦确诊应及早剖腹探查。为防止将卵巢妊娠黄体误诊为肿瘤，同时为避开早孕胚胎器官发育期及胎儿快速生长期，使对胎儿的干扰降至最低限度，手术时间宜在妊娠 12 周后、20 周前。宫颈癌癌肿质硬而脆，经阴道分娩易致裂伤出血及癌肿扩散，应行剖宫产术。若为早期浸润癌可先行剖宫产术，随即行宫颈癌根治术，或术后放疗。

4. 阴道尖锐湿疣　外阴及阴道的尖锐湿疣在妊娠期生长迅速，可阻碍分娩，病灶易扩散，易发生裂伤、血肿及感染，以行剖宫产为宜。

【常见护理问题】

1. 有感染的危险　与产程延长、手术操作有关。

2. 焦虑　与知识缺乏、分娩过程的结果未知有关。

3. 潜在并发症　子宫破裂、胎儿窘迫、产后出血。

【护理措施】

1. 一般护理　指导产妇休息、饮食及排泄，注意补充营养与水分。不能进食者静脉补充营养，排尿困难时应及时导尿。指导自由体位，配合呼吸和按摩等放松技巧，以减轻分娩疼痛。

2. 密切观察产程　密切观察产妇的宫缩、宫口扩张及胎先露下降的情况，及早发现有无先兆子宫破裂等情况。密切监测胎心，及时发现胎儿宫内窘迫。推荐行 TOLAC 的产妇产程中应持续胎心监护，产妇临产后应禁食，静脉补充能量、行血液学检查、确定血型及备血，严密观察产程进展。若产程进展缓慢，出现宫缩及胎头下降的异常，应警惕子宫破裂及头盆不称，适当放宽剖宫产指征。TOLAC 的子宫破裂最常见的表现为胎心监护异常（70%～80%），变异减速常常是子宫破裂的首发征象，如果出现延长减速应考虑子宫破裂的可能。

3. 心理支持　加强沟通，认真解答产妇及家属提出的疑问，消除产妇对分娩的顾虑和紧张情绪，增加对分娩的信心。

4. 会阴切开　由于会阴疾病、瘢痕等原因导致会阴伸展性差，可预防性进行会阴切开，以保证胎先露的下降。如果在分娩过程中，阴道横隔、纵隔撑薄，自行断裂，则分娩无阻碍。若阴道横隔、纵隔无法自行断裂，阻碍胎先露下降，则可人为切开。

5. 剖宫产术准备　若软产道异常经处理后无效，阻止胎先露下降和娩出，应及时做好剖宫产术前准备。同时做好抢救新生儿的准备。

6. 产后护理　仔细检查软产道损伤情况，及时进行有效的缝合和止血。产后密切观察产妇的流血情况以及生命体征，注意保持伤口清洁，避免感染。

第三节　胎位异常

胎位异常中，头先露异常最常见，胎头为先露的难产，又称头位难产。臀先露及肩先露均属胎位异常。

一、持续性枕后位、枕横位

【概述】

正常分娩时，胎头双顶径抵达中骨盆平面时完成内旋转动作，胎头以最小径线通过骨盆最小平面，顺利经阴道分娩。临产后凡胎头以枕后位或枕横位衔接，经充分试产后，胎头枕部仍位于母体骨盆后方或侧方，不能转向前方者，称为持续性枕后位或持续性枕横位，约占分娩总数的5%。

【病因】

1. 骨盆异常　男型骨盆、类人猿型骨盆多伴有中骨盆狭窄，胎头内旋受阻，易形成持续性枕后位或枕横位。扁平骨盆及均小骨盆胎头容易以枕横位衔接，胎头俯屈不良影响内旋转，使胎头以枕横位嵌顿在中骨盆形成持续性枕横位。

2. 其他　子宫收缩乏力、前置胎盘、膀胱充盈、子宫下段宫颈肌瘤，胎儿过大或过小，胎儿发育异常等均可影响胎头俯屈及内旋转，导致持续性枕后位或枕横位。胎盘在子宫前壁附着时也容易使胎头以枕后位衔接。

【临床表现】

临产后胎头衔接较晚，容易导致低张性宫缩乏力及宫口扩张缓慢。胎儿枕部压迫产道，产妇有肛门坠胀及排便感，宫口未开全便过早屏气用力，致使第二产程延长。若在阴道口见到胎发，经多次宫缩屏气仍不见胎头继续下降时，应考虑持续性枕后位或枕横位。

【辅助检查】

1. 腹部检查　胎背偏向母体后方或侧方，前腹壁可触及胎儿肢体，且在胎儿肢体侧容易听到胎心。

2. 阴道（肛门）检查　枕后位时盆腔后部空虚，胎头矢状缝位于骨盆斜径上，前囟在前方，后囟在后方。持续性枕横位时矢状缝与骨盆横径一致，前后囟分别位于骨盆两侧方。若宫口开全，因胎头产触不清颅缝及囟门时，可借助胎儿耳郭及耳屏位置判断胎方位。若耳郭朝向骨盆后方应诊断为枕后位，耳郭朝向骨盆侧方则诊断为枕横位。

3. B超检查　根据胎头眼眶及枕部位置能准确探清胎头位置。

【处理原则】

在骨盆无异常、胎儿不大时，可以试产。试产应严密观察产程，注意胎头下降、宫口扩张程度、宫缩强弱及胎心有无改变。

1. 第一产程　详细检查骨盆情况，尤其应排除中骨盆狭窄的可能，产程中密切观察产程进展及胎心变化，告知产妇勿过早屏气用力，以免引起体力消耗及宫颈前唇水肿；产妇取胎背对侧卧位，以促胎头俯屈、下降及向前旋转。宫缩乏力时，可静脉滴注缩宫素，宫口开大 6 cm 以上，行人工破膜促进产程进展。试产过程中若经过上述处理效果不佳或出现胎儿窘迫征象，应及时行剖宫产术。

2. 第二产程　发现胎头下降延缓及停滞时，应及时行阴道检查。若双顶径已达坐骨棘及以下时，用手转胎头或用胎头吸引器（或产钳）辅助将胎头转至枕前位后阴道助产。若转至枕前位困难，也可转至正枕后位产钳助产。若第二产程延长，而胎头双顶径仍在坐骨棘以上，并且合并有胎儿窘迫时，均应立即行剖宫产术结束分娩。

3. 第三产程　做好新生儿复苏抢救准备，积极防治产后出血。有软产道裂伤者，及时修补并给予抗生素预防感染。

二、胎头高直位

【概述】

胎头以不屈不仰姿势衔接于骨盆入口，其矢状缝与骨盆入口前后径相一致，称为胎头高直位。胎头高直位包括：①高直前位，又称枕耻位，指胎头枕骨向前靠近耻骨联合者。②高直后位，又称枕骶位，指胎头枕骨向后靠近骶岬者。

【病因】

1. 头盆不称　常见于骨盆入口平面狭窄、扁平骨盆、均小骨盆及横径狭小骨盆，尤其当胎头过大、过小及长圆形胎头时易发生胎头高直位。

2. 其他　腹壁松弛及腹直肌分离使胎背易朝向母体前方，胎头高浮，宫缩时易形成胎头高直位；胎膜早破，羊水流出，宫缩时胎头矢状缝易固定于骨盆入口前后径上，形成胎头高直位。

【临床表现】

临产后胎头不下降或下降缓慢；宫口扩张缓慢，产程延长。高直前位时，胎头入盆困难，容易发生活跃期停滞。高直后位时，胎头不能通过骨盆入口，胎头不下降，先露部高浮，活跃期停滞，第二产程延长，出现先兆子宫破裂，甚至子宫破裂。

【辅助检查】

1. 腹部检查　胎头高直前位时，腹前壁触不到胎儿肢体，胎心位置近腹中线；高直后位时，腹前壁被胎儿肢体占据，有时可能在耻骨联合上方触及胎儿下颏。

2. 阴道检查　胎头矢状缝在骨盆入口的前后径上，其偏斜度不应超过15°。高直前位时后囟在前、前囟在后，高直后位反之。因胎头嵌顿于骨盆入口，宫口很难开全，常停滞于3~5 cm。

3. B超检查　高直后位在耻骨联合上方可探及眼眶反射，高直前位在母亲腹壁正中可探及脊柱反射。

【处理原则】

高直前位时，如果骨盆正常、胎儿不大可经阴道试产。加强产力的同时指导其侧卧或半卧位，促进胎头衔接、下降。若试产失败或伴明显骨盆狭窄，应剖宫产结束分娩。高直后位应行剖宫产分娩。

三、前不均倾位

【概述】

枕横位入盆的胎头侧屈以其前顶骨先入盆，称为前不均倾位，发生率为0.50%~0.81%。

【临床表现】

因后顶骨不能入盆，使胎头下降停滞，产程延长。膀胱颈受压于前顶骨与耻骨联合之间，产妇过早出现排尿困难及尿潴留。

【辅助检查】

1. 腹部检查　临产早期，于耻骨联合上方可扪及胎头顶部。随前顶骨入盆，胎头折叠于胎肩之后，使在耻骨联合上方不易触及胎头，形成胎头已衔接入盆的假象。

2. 阴道检查　胎头矢状缝在骨盆入口横径上，矢状缝向后移靠近骶岬侧，盆腔后半部空虚，前顶骨紧嵌顿于耻骨联合后方，宫颈前唇出现水肿，尿道也因受压而不易插入导尿管。

【处理原则】

产程早期，产妇采取坐位或半卧位，以减小骨盆倾斜度，防止胎头以前不均倾位衔接。一旦确诊为前不均倾位，除个别胎儿小、宫缩强、骨盆宽大者给予短时间试产外，均应以剖宫产结束分娩。

四、额先露

【概述】

胎头持续以额部为先露入盆，并以枕颏径通过产道时，称为额先露。因胎头呈半仰伸状态，属于暂时性的胎位，或进一步仰伸为面先露，或俯屈为枕先露。

【病因】

1. 骨盆因素　骨盆入口狭窄往往使腹壁松弛呈悬垂腹，胎背即向前或向两侧方下垂，容易致胎头仰伸。

2. 子宫因素　双子宫、鞍状子宫以及子宫腔内有纵隔时，子宫体易斜向一侧，胎背易向枕骨方向后倾，使胎头呈仰伸状态。

3. 胎儿因素　巨大胎儿、脐带绕颈、无脑儿畸形等易发生额先露。

【临床表现】

持续性额先露时以胎头最大径线（枕颏径）入盆，使胎头衔接受阻。胎头枕颏径很难通过骨盆入口，导致继发性宫缩乏力以及产程停滞。

【辅助检查】

1. 腹部检查　额先露时可在耻骨联合上方触及胎儿下颏或胎儿枕骨隆突，偶尔可在耻骨联合上方两侧同时触及胎儿下颏及枕骨隆突。

2. 阴道检查　可触及额缝，额缝一端为前囟，另一端为鼻根以及鼻根内侧的眼眶。

【处理原则】

产前检查发现为悬垂腹型或子宫体偏斜一侧疑有子宫畸形时，应警惕额先露可能。若发现为额先露，协助孕妇取胎背对侧卧位，促进胎头俯屈转为枕先露。若额先露未能转位且产程停滞，应行剖宫产结束分娩。

五、面先露

【概述】

胎头以颜面为先露时，称面先露，常由额先露继续仰伸形成，发生率为0.08%～0.27%。面先露以颏骨为指示点，有 6 种胎方位，颏左（右）前、颏左（右）横、颏左（右）后，其中颏左前及颏右后位较多见。

【临床表现】

胎头迟迟不能入盆，产程延长或停滞。颏前位时胎儿颜面部不能紧贴子宫下段及宫颈，引起子宫收缩乏力，产程延长。由于颜面部骨质不易变形，易发生会阴裂伤。颏后位可发生梗阻性难产。

【辅助检查】

1. 腹部检查　颏后位时，胎背侧触及极度仰伸的枕骨隆突是面先露的特征。枕骨隆突与胎背间有明显凹陷，因胎背远离孕妇腹壁而使胎心听诊遥远。颏前位却相反，因胎体伸直使胎儿胸部更贴近孕妇腹壁，使胎儿肢体侧的母体下腹部胎心听诊更清晰。

2. 阴道检查 触不到圆而硬的颅骨，在宫口开大后仅能触及胎儿颜面的一些特征，如眼、鼻及口等。

3. B超检查 可确定面先露及其胎位。

【处理原则】

面先露均在临产后发生。如出现产程延长及停滞时，应及时行阴道检查，尽早确诊。颏前位时，如无头盆不称、胎心正常，短时间内阴道试产。颏前位伴宫缩乏力、头盆不称、胎儿窘迫，或颏后位，均需剖宫产分娩。如颏后位胎儿过小或胎死宫内，阴道分娩时必须转成颏前位。

六、臀先露

【概述】

臀先露是产前最常见且最容易诊断的一种异常胎位，占足月分娩总数的3%~4%。臀先露以骶骨为指示点，有骶左前、骶左横、骶左后、骶右前、骶右横及骶右后6种胎方位。根据胎儿两下肢所取姿势又可分为单臀先露或腿直臀先露（胎儿双髋关节屈曲、双膝关节伸直，先露为胎儿臀部）；完全臀先露或混合臀先露（胎儿双髋关节及双膝关节均屈曲，先露为胎儿臀部及双足）；以及不完全臀先露（胎儿以一足或双足、一膝或双膝或一足一膝为先露，膝先露是暂时的，产程开始后常转为足先露）。

【病因】

1. 胎儿发育因素 胎龄越小臀先露发生率越高。另外，先天畸形如无脑儿、脑积水及低出生体重的臀先露发生率均高于头先露。

2. 胎儿活动空间受限或过大 胎儿活动空间过大或过小均可导致臀先露。如双胎及多胎妊娠；羊水过多及羊水过少；经产妇腹壁过于松弛或子宫畸形如单角子宫、纵隔子宫使胎儿活动受限，均易导致臀先露。脐带过短尤其合并胎盘附着宫底，或胎盘植入一侧宫角以及前置胎盘时易合并臀先露。

3. 胎头衔接受阻 骨盆狭窄、盆腔肿瘤（如子宫下段或宫颈肌瘤等）阻碍产道时，也可导致臀先露。

【临床表现】

胎动时孕妇常有季肋部受顶胀痛感。临产后胎足及臀不能紧贴子宫下段及子宫颈，容易导致宫缩乏力及产程延长，手术产机会增多。足先露时容易发生胎膜早破及脐带脱垂。

【辅助检查】

1. 腹部检查 四步触诊在宫底部可触及圆而硬有浮球感的胎头。在腹部一侧可触及宽而平坦的胎背、腹部对侧可触及小肢体。若未衔接，在耻骨联合上方可触及上下可移动的不规则、宽而软的胎臀。听诊通常在孕妇脐左

（或右）上方胎背侧胎心响亮。

2. 阴道检查　宫颈扩张 2 cm 以上且胎膜已破时，可触及胎臀的一些特征，如肛门、坐骨结节及骶骨等。完全臀先露时可触及胎足，胎臀进一步下降后尚可触及外生殖器。

3. B 超检查　能准确探测臀先露类型及胎头姿势。

【处理原则】

1. 妊娠期　妊娠 30 周前，臀先露多能自行转为头先露，妊娠 30 周后仍为臀先露，应予矫正，矫正方法有：

（1）胸膝卧位：让孕妇排空膀胱，松解裤带，取胸膝卧位，每日 2～3 次，每次 15 分钟，连做 1 周后复查。这种姿势可使胎臀退出盆腔，借助胎儿重心改变自然完成头先露的转位。

（2）激光照射或艾灸至阴穴：近年多用激光照射两侧至阴穴，也可用艾条灸，每日 1 次，每次 15～30 分钟，5～7 次为一疗程。

（3）外转胎位术：应用上述方法无效、腹壁松弛者，于妊娠 32～34 周时，可行外转胎位术。因有发生胎盘早剥、胎膜早破及早产等风险，应用时要慎重，最好在 B 超及胎儿电子监护下进行，行外转胎位术术前半小时口服利托君 10 mg。

2. 分娩期　应根据产妇年龄、骨盆类型、胎产次、胎儿大小、胎儿是否存活、臀先露类型以及有无合并症，决定分娩方式。

（1）剖宫产：预测胎儿体重＞3500 g 或胎头双顶径＞9.5 cm、狭窄骨盆、软产道异常、胎头仰伸位、高龄初产、不完全臀先露、胎膜早破、脐带脱垂、有难产史、胎儿窘迫等。

（2）阴道分娩：骨盆正常，孕龄≥36 周，单臀先露，胎儿体重＜3500 g，无其他阴道分娩禁忌证者。

1）第一产程：产妇应侧卧，不宜站立走动。禁止灌肠，少做阴道检查，尽量避免胎膜早破。一旦破膜，应立即听诊胎心率。若胎心率变慢或变快，应立即检查有无脐带脱垂。当宫口开大至 4～5 cm 时，胎足即可经宫口脱出至阴道。为了使宫颈充分扩张，应消毒外阴之后，使用"堵"外阴的方法，当宫缩时隔着无菌巾用手掌堵住阴道口，让胎臀下降，待宫口及阴道充分扩张后才让胎臀娩出。此法有利于后出胎头的娩出。在"堵"的过程中应每隔 10～15 分钟听诊胎心率 1 次，并注意宫口是否开全。宫口已开全再堵，易引起胎儿窘迫或子宫破裂。宫口开全时，要做好接产和新生儿抢救准备。

2）第二产程：接产前，导尿排空膀胱。初产妇应做会阴后-侧切开术。一般行臀位助产术。当胎臀自然娩出至脐部后，胎肩及后出胎头由接生者协助娩出。脐部娩出后，一般应在 2~3 分钟娩出胎头，最长不能超过 8 分钟。

3）第三产程：胎盘娩出后，应静滴缩宫素，防止产后出血。行手术操作及有软产道损伤者，应及时缝合，并给予抗生素预防感染。

七、肩先露

【概述】

胎先露部为肩，称为肩先露。此时胎体纵轴与母体纵轴相垂直，胎体横卧于骨盆入口之上。占妊娠足月分娩总数的 0.25%。以肩胛骨为指示点，有肩左前、肩左后、肩右前、肩右后 4 种胎方位。

【病因】

常见原因有：多产妇腹壁过度松弛；未足月胎儿，尚未转至头先露时；胎盘前置，阻碍胎体纵轴衔接；子宫畸形或肿瘤，阻碍胎头衔接；骨盆狭窄；羊水过多。

【临床表现】

由于不能紧贴子宫下段及宫颈内口，缺乏直接刺激，易发生宫缩乏力、胎膜早破、胎儿窘迫等。

【辅助检查】

1. 腹部检查　子宫呈横椭圆形，宫底高度低于妊娠周数，宫底部触不到胎头或胎臀，耻骨联合上方空虚；宫体横径增宽，一侧触到胎头，另侧触到胎臀。肩前位时，胎背朝向母体腹壁，触之平坦；肩后位时，胎儿肢体朝向母体腹壁，可触及不规则小肢体。脐周两侧胎心听诊最清晰。

2. 阴道检查　胎膜已破者，宫口开大的情况下行阴道检查，可触及胎儿肩胛骨、肋骨及腋窝等，腋窝尖端指向胎儿头端，据此可判定胎头在母体左或右侧。肩胛骨朝向后方为肩后位，朝向前方为肩前位。若胎手已脱出于阴道口外，可用握手法鉴别胎儿左手或右手。

3.B 超检查　能准确判断肩先露及具体胎方位。

【处理原则】

1. 妊娠期　定期产前检查，发现肩先露应纠正，纠正方法同臀先露。纠正未成功，应提前住院待产。

2. 分娩期　根据胎产次、胎儿大小、胎儿是否存活、宫颈扩张程度、胎膜是否破裂以及有无并发症等，综合判断决定分娩方式。

（1）初产妇足月活胎：应行剖宫产术。

（2）经产妇足月活胎：首选剖宫产分娩；若胎膜已破，羊水未流尽，宫口开大 5 cm 以上，胎儿不大，可在全身麻醉下行内转胎位术，以臀先露分娩。

（3）双胎妊娠足月活胎：双胎妊娠阴道分娩时，第一胎儿娩出后未及时固定第二胎儿胎位，致第二胎儿变成肩先露时，应立即行内转胎位术，使第二胎儿转成臀先露娩出。

（4）出现先兆子宫破裂或子宫破裂征象：应行剖宫产术；子宫已破裂，若破口小、无感染者可保留子宫行破口修补术，否则应切除子宫。

（5）胎儿已死、无先兆子宫破裂：可在全麻下行断头术或除脏术，术后常规检查宫颈等软产道有无裂伤，及时给予修补，并预防产后出血及产褥感染。

八、复合先露

【概述】

胎头或胎臀伴有上肢或下肢作为先露部同时进入骨盆入口，称为复合先露。以胎头与一手或一前臂的复合先露多见，常发生于早产者。

【病因】

胎先露部与骨盆入口未能完全嵌合留有空间时，均可使小肢体滑入骨盆而形成复合先露。常见原因有：胎头高浮、骨盆狭窄、胎位异常、早产、羊水过多及双胎妊娠等。

【临床表现】

常因产程进展缓慢行阴道检查时发现。以头手复合先露最常见，应注意与臀先露及肩先露相鉴别。

【处理原则】

发现复合先露时，首先应排除头盆不称。无头盆不称，嘱产妇向脱出肢体的对侧侧卧，肢体常可自然回缩。若复合先露均已入盆，也可待宫口近开全或开全后，上推还纳脱出肢体，使胎头下降经阴道分娩；如还纳失败，阻碍胎头下降时，宜行剖宫产分娩。若胎臀并手复合先露，一般不影响分娩，无需特殊处理。若头盆不称或胎儿窘迫，应及早行剖宫产术。

九、胎位异常病人的护理

【常见护理问题】

1. 有新生儿窒息的危险　与产道异常、产程延长有关。
2. 有感染的危险　与胎膜早破、产程延长及手术操作有关。
3. 恐惧和焦虑　与知识缺乏、担心母儿安全有关。
4. 潜在并发症　继发性宫缩乏力、产后出血、胎儿窘迫、子宫破裂。

【护理措施】

1. 心理护理　多陪伴产妇、给予关爱，鼓励产妇及家属表达出他们的担忧及其感受，给予信息支持，介绍环境、产程进展情况、简单的呼吸运动及放松技巧等，增加产妇对分娩的信心。讲解胎位异常分娩时可能出现的情况以及预防和处理措施，使产妇及家属减轻焦虑。

2. 饮食与休息　鼓励进食易消化的流质、半流质，营养丰富的饮食，必要时按医嘱补充水、电解质等。指导产妇注意休息，节省体力及调节精神状态，提供身体上的照顾，按摩产妇背部、腰骶部等。给予呼吸减痛法、音乐疗法、分娩球运动等减轻产妇疼痛，提高舒适度。

3. 鼓励自由体位　鼓励产妇采用卧、走、跪、趴、蹲等自由体位（需卧床的除外），减轻产妇疼痛，促进产程进展，纠正异常胎位。

4. 密切观察产程　了解产程进展有无异常，注意胎头下降、宫口扩张程度、宫缩强弱，及早发现子宫收缩乏力、产程停滞、延长等情况，及时报告医师。发现异常胎位时，应根据胎儿大小、宫颈扩张程度、有无头盆不称等情况，综合决定分娩方式。

5. 密切监测胎心　及时发现胎儿宫内窘迫，如发现有胎儿窘迫征象，给予吸氧、左侧卧位，根据宫口开大情况决定分娩方式，分娩时积极协助医师做好抢救新生儿窒息的准备工作。

6. 积极处理与配合

（1）选择性剖宫产：对于明显产道异常，胎儿过大，严重胎位异常不宜经阴道分娩者需行剖宫产，协助完善相关检查，做好剖宫产手术的术前准备。

（2）阴道试产：无剖宫产指征的产妇应充分试产，试产中密切观察产程进展情况，及时发现难产倾向并纠正。经积极处理无进展或在试产中有胎儿窘迫等应配合做好术前准备，及时行剖宫产术。

（3）胎位异常处理：详见各种胎位异常的处理原则。出现紧急情况，如病理性缩复环，先兆子宫破裂（子宫破裂）或母儿危急时，要启动"5 分钟剖宫产"的紧急处理，尽快娩出胎儿，确保母婴安全。

（4）阴道助产：根据情况采用臀牵引术、胎头吸引术、产钳术等助产术。协助准备助产用物，导尿排空膀胱。

（5）肩难产处理：按照肩难产急救处理程序尽快娩出胎儿，尽可能预防臂丛神经损伤，锁骨骨折、复杂性产道损伤或会阴三度及四度裂伤的发生。肩难产的处理可遵循 HELPERR（H＝help，寻求帮助；E＝evaluate for epi-siotomy，评估是否要会阴切开；L＝legs，抬高双腿，尽可能使双腿接近腹部；P＝pressure，耻骨上加压；E＝enter the vagina，手进入阴道；R＝remove the posterior arm，取后臂；R＝roll the patient，翻转产妇）口诀。

7. 产后处理　产后及时应用缩宫素、抗生素，预防产后出血及感染。行阴道手术操作及有软产道损伤者，应及时缝合，产后保持外阴清洁，每日擦洗会阴2次，使用消毒会阴垫。胎先露长时间压迫阴道出现血尿时，应及时留置导尿管，保证导尿管通畅，以防止发生生殖道瘘。

8.新生儿护理 应详细检查新生儿有无产伤。经手术助产的新生儿，应按产伤处理，严密观察颅内出血或其他损伤症状。

（周昔红）

———— 本章测试题扫二维码可见 ————

第十章　分娩期并发症妇女的护理

第一节　子宫破裂

【概述】

子宫破裂是指在妊娠晚期或分娩期子宫体部或子宫下段发生的破裂。子宫破裂可直接危及产妇及胎儿性命，是产科极为严重的并发症之一。多发生于经产妇，尤其是瘢痕子宫产妇。子宫破裂根据发生原因分为自然破裂和损伤性破裂；根据破裂部位分为子宫下段破裂和子宫体部破裂；根据破裂程度分为完全性破裂和不完全性破裂；根据发生进展程度分为先兆子宫破裂和子宫破裂。

【病因】

1. 瘢痕子宫　是近年来子宫破裂的常见原因。如既往剖宫产史、子宫肌瘤剔除术史、子宫穿孔史等，因子宫肌壁留有瘢痕，妊娠晚期或分娩期由于宫腔内压力升高可使瘢痕破裂。

2. 梗阻性难产　明显的骨盆狭窄、头盆不称、软产道阻塞、胎位异常、巨大儿、胎儿畸形等因素阻碍胎先露下降，为克服阻力，子宫强烈收缩，子宫下段过分伸展变薄，最终发生子宫破裂。

3. 子宫收缩药物使用不当　胎儿娩出前缩宫素或前列腺素制剂使用指征或剂量不当，导致子宫收缩过强，加之先露下降受阻时可发生子宫破裂。

4. 产科手术损伤　宫口未开全行阴道助产术可发生宫颈撕裂甚至延及子宫下段、毁胎穿颅术器械或胎儿骨片损伤子宫、内倒转术操作不慎、强行剥离植入胎盘或严重粘连胎盘等均可引起子宫破裂。

5. 其他　子宫发育异常或多次宫腔操作，局部肌层变薄也可致子宫破裂。

【临床表现】

1. 先兆子宫破裂

（1）子宫病理性缩复环：胎先露部下降受阻，子宫收缩过强，子宫体部肌肉增厚变短，子宫下段肌肉变薄拉长，子宫体及下段之间形成环状凹陷，称为病理性缩复环。此凹陷逐渐上升达脐平或脐上，压痛明显。

（2）下腹部疼痛：产妇烦躁不安，心率、呼吸加快，下腹疼痛难忍，拒按。

（3）血尿：膀胱受压充血，出现排尿困难或血尿。

（4）胎心率改变：胎动频繁，胎心加快或减慢，出现胎儿窘迫征象。

2. 子宫破裂

（1）不完全性子宫破裂：指子宫肌层全部或部分破裂，浆膜层完整，宫腔与腹腔不相通，胎儿及其附属物尚在宫腔内。在子宫不完全破裂处有压痛，宫体一侧可触及逐渐增大且有压痛的包块。

（2）完全性子宫破裂：子宫壁全层破裂，宫腔与腹腔相通。产妇突感下腹部撕裂样剧痛，子宫收缩突然停止，疼痛暂时缓解，但因血液、羊水进入腹腔，很快又感全腹持续性疼痛，产妇很快出现低血容量休克征象。腹部检查全腹压痛及反跳痛，腹壁下清楚扪及胎体，子宫位于胎儿侧方，胎心、胎动消失。阴道可见鲜血流出，胎先露部升高，开大的宫口可回缩。

【辅助检查】

1. 胎心监护　连续胎心监护示胎心异常，晚期减速持续较长时间、不恢复。

2. B超检查　可协助确定子宫破裂的部位及胎儿与子宫的关系。

3. 实验室检查　血红蛋白值下降，白细胞计数增加，尿常规检查可见红细胞或肉眼血尿。

【处理原则】

1. 先兆子宫破裂　立即停用缩宫素，给予抑制宫缩的药物，肌内注射哌替啶 100 mg 或静脉全身麻醉。并立即行剖宫产术。

2. 子宫破裂　输液、输血、吸氧、抢救休克，同时尽快行手术治疗。手术方式应根据产妇的全身情况，破裂的时间、部位、程度及有无严重感染而决定。手术前后给予足量广谱抗生素控制感染。

【常见护理问题】

1. 疼痛　与强直性子宫收缩或子宫破裂后血液刺激腹膜有关。

2. 组织灌流量不足　与子宫破裂后大量出血有关。

3. 悲伤　与子宫破裂后胎儿死亡及切除子宫有关。

4. 有感染的危险　与宫腔内损伤、大量出血有关。

【护理措施】

1. 积极预防

（1）加强产前检查，及早发现头盆不称、胎位异常等影响胎先露下降的因素。

（2）对有剖宫产史或有子宫手术史的病人，应提前住院待产。

（3）严格掌握缩宫素、前列腺素等子宫收缩剂的使用指征和方法，避免滥用。

（4）正确掌握产科手术助产以及剖宫产的指征、技术，避免手术操作不当造成的损伤。

（5）严密观察产程进展，警惕并及早发现子宫破裂征象。

2. 先兆子宫破裂的护理

（1）密切观察产程进展，观察宫缩频率及强度，及时发现难产诱因，注意胎心率变化。

（2）产妇待产时出现宫缩过强、下腹部压痛或腹部出现病理性缩复环者，应立即报告医师并停止使用缩宫素，密切监测产妇生命体征，给予宫缩抑制剂、吸氧，同时做好剖宫产术前准备。

3. 子宫破裂的护理

（1）迅速给予输液、输血、面罩吸氧等处理，及时补足血容量；同时补充电解质及碱性药物纠正酸中毒；积极抗休克处理。

（2）迅速做好术前准备。

（3）术中、术后遵医嘱应用大剂量抗生素预防感染。

（4）严密观察并记录生命体征、出入水量。

4. 心理护理

（1）陪伴产妇，安抚产妇及家属的紧张、恐惧情绪。

（2）对胎儿已死亡的产妇，要帮助其度过悲伤阶段，倾听产妇诉说内心感受。帮助产妇尽快调整情绪，接受现实。

（3）为产妇及家属提供舒适的环境，给予生活上的护理及更多的陪伴，鼓励其进食以更好地恢复体力。

5. 健康教育

（1）妊娠期保健：对既往有子宫手术史、子宫发育不良等高危人群重点宣教，宣传定期高危门诊检查的必要性，做好分娩方式规划。

（2）出院指导：提供产妇产褥期休养计划，做好避孕指导；子宫切除的病人，告知术后相关注意事项；嘱产后门诊定期随访。

第二节 脐带脱垂

【概述】

脐带是连接胎儿与胎盘的带状器官,是胎儿与母体进行气体交换、物质代谢的重要通道,长度为30~100 cm,平均为55 cm。当胎膜未破时脐带位于胎先露部前方称之为脐带先露。当脐带下降位于胎儿先露部一侧,但没有超过先露部,称为隐性脐带脱垂。当胎膜破裂时,脐带进一步脱出于胎先露的下方,经宫颈进入阴道内,甚至经阴道显露于外阴部时,称脐带脱垂或显性脐带脱垂。脐带脱垂是分娩期并发症之一,发生率0.1%~0.6%。若脐带受压使血流受阻时,可因缺氧而导致胎儿窘迫,甚至危及胎儿生命。

【病因】

1. 胎位异常 因胎先露部与骨盆入口之间有间隙使脐带滑落,多见于足先露或肩先露。

2. 胎儿过小或羊水过多。

3. 胎头未衔接时如胎头高浮或头盆不称,使胎头与骨盆入口间存在较大间隙。

4. 多胎妊娠第二胎儿娩出前。

5. 脐带过长。

6. 脐带附着异常及低置胎盘等。

【临床表现】

若胎膜未破,于胎动、宫缩后胎心率突然变慢,改变体位、上推胎先露部及抬高臀部后迅速恢复者,应考虑有脐带先露的可能,临产后应行电子胎心监护检查。胎膜破裂者,羊水外流后胎心突然变慢,应立即行阴道检查,了解有无脐带脱垂和脐带血管有无搏动。

【辅助检查】

1. 胎心监测 胎儿监护仪、超声多普勒监测胎心率的变化,可发现胎心率变慢,基线平直或出现变异减速、晚期减速。

2. 阴道检查或肛查 在胎先露部旁边或胎先露部下方以及阴道内触及有搏动的条索状物,或脐带脱出于外阴者,即可确诊。

3. B超及彩色多普勒超声检查有助于明确诊断。

【处理原则】

1. 脐带先露 经产妇、胎膜未破而宫缩良好者,取头低臀高位,密切观察胎心率，等待胎头衔接，宫口逐渐扩张，胎心保持良好者，可经阴道分娩，初产妇、足先露或肩先露者，应行剖宫产术。

2. 脐带脱垂　一旦发生脐带脱垂，胎心音尚好者，应在数分钟内娩出胎儿。如宫口开全、胎头已入盆者，先露达到 S+3，应立即行产钳术或胎头吸引术，臀先露应行臀牵引术，肩先露可行内倒转术及臀牵引术协助分娩，上述处理有困难者应立即行剖宫产术。若宫口未开全者，应做好术前准备，立即行剖宫产术。在准备手术期间，产妇取头低臀高位，必要时用手将胎先露部上推并固定，并应用抑制子宫收缩的药物，以减轻脐带受压，术者的手保持在阴道内，以阻止胎先露部下降对脐带的压迫。为防止血管痉挛发生，应尽量减少对阴道外脱垂脐带的操作。值得注意的是，在决定分娩过程中应紧急转移至产房，以最快的方式评估或协助分娩。如遇胎心音消失超过 10 分钟者经确定为胎死宫内，应将情况通告家属，任其经阴道自然娩出，为避免会阴裂伤，可行穿颅术。

【常见护理问题】

1. 潜在并发症　胎儿窘迫。

2. 焦虑、恐惧　与担心胎儿的安危有关。

【护理措施】

1. 积极预防与早发现　加强产前检查，及早发现并纠正异常胎位，以消除导致脐带脱垂的危险因素。羊水过多或胎儿未入盆而发生胎膜破裂者，立即抬高臀部，左侧卧位，到医院住院待产。临产后胎先露未入盆者，尽量少做肛查和阴道检查。严格掌握人工破膜适应证和操作方法，破膜应在宫缩间歇期进行。必须行人工破膜者，应采取高位破膜，让羊水缓缓流出，以避免脐带随羊水流出时脱出，破膜后严密观察胎心变化，早期发现脐带先露或脐带脱垂。

2. 心理护理　脐带脱垂时，产妇较紧张、恐惧，护士应在配合抢救的同时，耐心细致地安慰产妇，缓解其焦虑、恐惧情绪，向家属解释脐带脱垂的病情及处理措施，使其积极配合处理。

3. 配合紧急处理

（1）一旦确诊为脐带脱垂，指导产妇取脐带受压对侧卧位或臀高头低位，或取膝胸卧位。即刻用手经阴道上推先露部缓解脐带受压。立即呼叫，抢救团队包括产科医师、助产士、新生儿科医师和麻醉师。

（2）吸氧，遵医嘱用抑制宫缩的药物。

（3）严密监测胎心音变化。

（4）宫口已开全，先露达到 S+3，应立即行产钳术或胎头吸引术。宫口未开全者，立即做好备皮、导尿、合血等剖宫产术前准备。

4. 做好新生儿窒息的抢救准备 脐带脱垂的胎儿均有宫内窘迫，胎儿娩出前即备好氧气、吸痰器、气管插管、急救药品等。胎儿娩出后立即清理呼吸道，保暖，给氧。有新生儿窒息者行新生儿窒息复苏术。

5. 预防产后出血及感染 胎儿、胎盘娩出后按摩子宫，静脉滴注缩宫素 10 U。检查软产道有无损伤，尤其是阴道手术助产者，立即予以缝合，注意无菌操作。保持会阴部清洁，及时更换会阴垫，每日用消毒液擦洗外阴 2 次。必要时遵医嘱给予抗生素预防感染。

第三节 产后出血

【概述】

产后出血是指胎儿娩出后 24 小时内阴道分娩者出血量超过 500 mL，剖宫产者超过 1000 mL。产后出血是分娩期的严重并发症，居我国产妇死亡原因的首位。产后出血的发生率占分娩总数的 2%～3%，其中 80% 以上发生在分娩后 2 小时内，其预后根据失血量、失血速度及孕产妇体质不同而异。大量失血者可发生失血性休克，严重时可导致死亡，存活者也可因休克时间过长引起垂体缺血坏死，继发腺垂体功能减退——希恩综合征。

【病因】

子宫收缩乏力、胎盘因素、软产道损伤及凝血功能障碍是产后出血的四大主要原因。这些原因可共存、相互影响或互为因果。

1. 子宫收缩乏力 是产后出血最常见原因，占产后出血总数的 70%～80%。正常情况下，胎儿娩出后，由于子宫平滑肌的收缩和缩复作用使胎盘剥离面迅速缩小；同时，其周围的螺旋动脉得到生理性结扎，血窦关闭，出血控制。所以，任何影响子宫平滑肌收缩及缩复功能的因素，均可引起子宫收缩乏力性出血，常见因素有：

(1) 全身性因素：产妇精神过度紧张，对分娩恐惧；临产后过多使用镇静剂、麻醉剂或子宫收缩抑制剂；产妇体力衰竭或体质虚弱；合并全身性疾病等。

(2) 局部因素：①子宫肌壁损伤，如剖宫产史、子宫肌瘤剔除术后、子宫穿孔等子宫手术史，或产次过多、急产均可造成子宫肌纤维受损。②子宫肌纤维过度伸展，如多胎妊娠、羊水过多、巨大胎儿。③子宫肌纤维发育不良，如妊娠合并子宫肌瘤或子宫畸形。④子宫肌水肿及渗血，如妊娠期高血压疾病、严重贫血、宫腔感染等。⑤胎盘早剥致子宫胎盘卒中以及前置胎盘等均可引起子宫收缩乏力。

2. 胎盘因素

（1）胎盘滞留：胎儿娩出后，胎盘多在 15 分钟内排出。若超过 30 分钟仍未娩出，称胎盘滞留。常见原因有：①膀胱充盈。阻碍已剥离胎盘下降，使其滞留于宫腔内，影响子宫收缩而出血。②胎盘嵌顿。宫缩剂使用不当或宫腔操作不当，宫颈内口附近子宫平滑肌出现异常环形收缩，使已剥离的胎盘嵌顿于子宫腔内，多为隐性出血。③胎盘剥离不全。第三产程处理不当，胎盘未完全剥离前过早牵拉脐带或按压子宫，影响胎盘正常剥离，导致胎盘部分剥离血窦开放而出血。

（2）胎盘植入：指胎盘绒毛在其附着部位与子宫肌层紧密相连。根据胎盘绒毛侵入子宫肌层的深度分为胎盘粘连、胎盘植入和穿透性胎盘植入。胎盘粘连是指胎盘绒毛全部或部分黏附于子宫肌层表面，不能自行剥离者。胎盘植入是指绒毛穿透子宫壁表层，植入子宫肌层者。绒毛穿透子宫肌层到达或超过子宫浆膜面称为穿透性胎盘植入。完全性胎盘粘连或植入者因胎盘未剥离而出血不多；部分胎盘粘连或植入者因胎盘部分剥离导致子宫收缩不良，已剥离面血窦开放而致出血。

（3）胎盘部分残留：指部分胎盘小叶、副胎盘或部分胎膜残留于宫腔，影响子宫收缩而出血。

3. 软产道损伤　分娩过程中软产道裂伤未及时发现者，可导致产后出血。常见原因有：①外阴组织弹性差，子宫收缩力过强、急产、产程进展过快、软产道未经充分扩张。②巨大儿分娩。③阴道手术助产（如产钳助产、胎头吸引术、臀牵引术等）操作不规范。④会阴切开缝合时止血不彻底，宫颈或阴道穹部裂伤未能及时发现等。⑤软产道静脉曲张、外阴水肿。常见的软产道裂伤有会阴、阴道宫颈裂伤，裂伤严重者可深达阴道穹、子宫下段甚至盆壁，形成腹膜后血肿、阔韧带内血肿导致大量出血。

4. 凝血功能障碍　原发或继发的凝血功能异常均可引起产后出血。临床包括两种情况：①妊娠合并凝血功能障碍性疾病，如原发性血小板减少、再生障碍性贫血、重症肝炎等，因凝血功能障碍可引起手术创面及子宫剥离面出血。②妊娠并发症所致凝血功能障碍，如重度先兆子痫、胎盘早剥、羊水栓塞、死胎滞留过久等产科并发症，均可引起弥散性血管内凝血从而导致子宫大量出血。凝血功能障碍所致的产后出血常为难以控制的大量出血，特征为血液不凝。

【临床表现】

产后出血主要临床表现为胎儿娩出后阴道流血及严重时出现失血性休克、严重贫血等相应症状。不同原因导致的产后出血临床表现不同。

1. 子宫收缩乏力性出血

(1) 症状：出血特点是胎盘剥离延缓，在未剥离前阴道不流血或仅有少许出血，胎盘剥离后因子宫收缩乏力使子宫出血不止。流出的血液颜色呈暗红，有血块。产妇可出现失血性休克，表现为：面色苍白、出冷汗、口渴、心慌、头晕、脉细弱及血压下降。

(2) 体征：腹部检查时子宫轮廓不清，子宫质软，宫底升高，按摩子宫时阴道有大量出血。

2. 胎盘因素

(1) 症状：多在胎儿娩出数分钟后出现阴道大量出血，色暗红。胎盘剥离缓慢或未剥离或剥离不全。

(2) 体征：胎盘嵌顿时子宫下段可出现狭窄环；胎盘粘连或植入的诊断主要是手取胎盘时做出判断，一般胎盘粘连徒手剥离胎盘时多能成功，当徒手剥离胎盘时，发现胎盘全部或部分与宫壁连成一体，剥离困难，则考虑为胎盘植入；胎盘胎膜残留的诊断主要靠胎盘娩出后常规检查胎盘胎膜是否完整。

3. 软产道裂伤

(1) 症状：胎儿娩出后即刻发生阴道持续性流血，血液鲜红、能自凝。隐匿性软产道损伤时，常伴阴道疼痛或肛门坠胀感，而阴道流血不多。

(2) 体征：子宫收缩良好，检查宫颈裂伤多在两侧，个别可裂至子宫下段。阴道裂伤多在阴道侧壁、后壁和会阴部，多呈不规则裂伤。

4. 凝血功能障碍　主要表现为持续性阴道流血，血液不凝、不易止血。全身多部位出血、以穿刺部位为代表的身体瘀斑。血小板计数、纤维蛋白原、凝血酶原时间等指标异常。

【辅助检查】

1. 实验室检查　抽血查血常规，出、凝血时间，纤维蛋白原，凝血酶原时间等。其中血红蛋白每下降 10 g/L，估计出血量 400～500 mL。但应注意，产后出血早期因为血液浓缩，血红蛋白值常不能准确反映实际出血量。

2. 测量中心静脉压　若中心静脉压低于 2 cmH_2O，常提示右心房充盈压力不足，即静脉回流不足，血容量不足。

【处理原则】

针对出血原因，迅速止血；补充血容量，纠正失血性休克；防治感染。

1. 一般治疗　立即建立静脉通道，做好输血准备，加快输液速度。遵医嘱应用止血药或宫缩药、输血。

2. 产后子宫收缩乏力

（1）子宫按摩：产后宫缩乏力者，立即按摩子宫促进子宫收缩。按摩子宫有 3 种方法。

第一种方法：用一手置于产妇腹部，触摸子宫底部，拇指在子宫前壁，其余 4 指在子宫后壁，均匀而有节律地按摩子宫，促使子宫收缩，是最常用的方法。

第二种方法：一手在产妇耻骨联合上缘按压下腹中部，将子宫向上托起，另一手握住宫体，使其高出盆腔，在子宫底部有节律地按摩子宫，同时间断地用力挤压子宫，使积存在子宫腔内的血块及时排出。

第三种方法：一手在腹部按压子宫体后壁，另一手握拳置于阴道穹前部挤压子宫前壁，两手相对紧压子宫并做按摩，不仅可刺激子宫收缩，还可压迫子宫血窦，减少出血，此法快捷有效。

（2）宫缩药使用：胎肩娩出后立即使用宫缩药，常用缩宫素 10～20 U 加入晶体液 500 mL 中静脉滴注，可预防或减少宫缩乏力的发生，也可用缩宫素 10 U 肌内注射或子宫肌层注射或宫颈注射，24 小时内总量控制在 60 U 内。也可使用卡贝缩宫素，此药为长效缩宫素九肽类似物，100 μg 缓慢静脉注射或肌内注射，2 分钟起效，半衰期 1 小时。或使用麦角新碱 0.2～0.4 mg 肌内注射或宫体直接注射（心脏病、妊娠期高血压疾病者禁用）。还可使用前列腺素类药物 PGF$_2$ 500～100 μg 肌内注射或子宫体注射，米索前列醇 200 μg 舌下含化，卡前列甲酯 1 mg 经阴道或直肠给药。

（3）子宫腔纱布填塞术：简称宫腔填塞。采用宫腔纱布条填塞止血者，应 24 小时内取出纱布条，取出前滴注缩宫素 10 U，并应给予抗生素预防感染，取出纱布条后应密切观察子宫收缩和阴道流血情况。

（4）子宫压缩缝合术：常用 B-Lynch 缝合法，适用于子宫收缩乏力性产后出血，在剖宫产时使用更方便。

（5）结扎盆腔血管止血：经上述处理无效，出血不止，为抢救产妇生命，术中可结扎髂内动脉或子宫动脉。

（6）髂内动脉或子宫动脉栓塞：行股动脉穿刺插入导管至髂内动脉或子宫动脉，注入明胶海绵颗粒栓塞动脉，适用于产妇生命体征稳定时。

（7）切除子宫：经积极抢救无效，危及产妇生命时，应行子宫次全切除术，以挽救产妇生命。

3. 胎盘因素导致的出血　胎盘剥离后及时将胎盘取出，并仔细检查胎盘、胎膜是否完整。胎盘已剥离尚未娩出者，可协助产妇排空膀胱，然后牵拉脐带，按压宫底协助胎盘娩出；胎盘、胎膜残留者，可行宫腔探查术或清宫术；子宫狭窄环所致胎盘嵌顿，应配合麻醉师使用麻醉药，待环松解后徒手协助胎盘娩出；胎盘粘连者，可徒手剥离胎盘娩出；剥离困难疑有植入性胎盘者，根据病人出血情况及胎盘剥离面积行保守治疗或子宫切除术。

（1）保守治疗：适用于产妇一般情况良好，无活动性出血；胎盘植入面积小、子宫收缩好、子宫壁厚、出血量少者。可采用髂内动脉栓塞术、药物、局部切除等治疗。保守治疗过程中应用彩色多普勒超声严密监测胎盘大小及周围血流变化、观察阴道出血情况以及是否有感染，如出血增多或感染，应用抗生素同时行清宫或子宫切除术。

（2）切除子宫：如有活动性出血、病情加重或恶化、穿透性胎盘植入时应切除子宫。特别是胎盘全部植入可无活动性出血或出血较少，切忌强行剥离胎盘而造成大量出血。

4. 软产道损伤所致出血 按解剖层次逐层缝合伤口，不留死腔，彻底止血。宫颈裂伤≤1 cm且无活动性出血，通常无需缝合；若裂伤≥1 cm且有活动性出血，应立即缝合。缝合时第一针需超过裂口0.5 cm，防止止血不彻底造成继续出血。缝合阴道及会阴裂伤时，应对齐解剖层次，逐层缝合，不留死腔，注意避免缝线穿透直肠黏膜。对软产道血肿者可行血肿切开清除术，彻底止血，同时注意补充血容量。

5. 凝血功能障碍所致出血 首先排除子宫收缩乏力、胎盘因素、软产道损伤等原因所致的出血。明确凝血功能障碍的原因，去除诱因。尽快输新鲜全血，补充血小板、纤维蛋白原或凝血酶原复合物、凝血因子等。若并发DIC，则按DIC处理。

6. 失血性休克处理

（1）发现早期休克，呼叫相关人员，迅速建立静脉通道，快速补充晶体平衡液、血液及新鲜冷冻血浆等，纠正低血压；有条件的医院应监测中心静脉压指导输血补液。

（2）血压仍低时可应用升压药物及肾上腺皮质激素，改善心、肾功能。

（3）监测血气检查结果，及时纠正酸中毒。

（4）防治肾衰竭，如尿量少于25 mL/h，尿相对密度高，应快速补充液体，并观察尿量是否增加。如尿相对密度在1.010及以下者，输液要慎重，利尿时注意高钾血症。

（5）出现心力衰竭时应用强心药物同时加用利尿药，如呋塞米20～40 mg静脉滴注。

（6）给予大剂量广谱抗生素预防感染。

【常见护理问题】

1. 恐惧　与阴道大出血有关。

2. 潜在并发症　失血性休克。

3. 有感染的危险　与失血过多，抵抗力低下有关。

4. 疲乏　与失血性贫血、产后体质衰弱有关。

【护理措施】

1. 心理护理

（1）产后出血的病人存在紧张、焦虑和恐惧心理，医护人员应耐心细致地关爱病人，给以安慰和心理支持。鼓励病人表达自身感受，教会其自我放松的方法。

（2）大量失血后，产妇抵抗力低下、体质虚弱、活动无耐力、生活自理有困难，医护人员应主动给予产妇关心，使其增加安全感。同时鼓励病人家属和朋友给予病人关心和支持。

2. 密切观察病情，正确评估并记录产后出血量，临床上常使用的测量失血量的方法如下：

（1）容积法：使用专用容器收集失血，可准确地了解出血量。

（2）面积法：将血液浸湿的面积按 10 cm×10 cm（4 层纱布）为 10 mL计算。

（3）称重法：分娩后敷料重（湿重）－分娩前敷料重（干重）＝失血量（血液相对密度为 1.05 g/mL）。

（4）也可用休克指数粗略估计失血量：休克指数＝脉率/收缩压（mmHg），正常值为 0.5 左右。如指数<0.9，估计出血量<500 mL，丢失血量占总血容量的 20％ 以下；指数＝1，估计出血量 1000 mL，丢失血量 20％；指数＝1.5，估计出血量 1500 mL，丢失血量 30％；指数＝2.0，估计出血量≥2500 mL，丢失血量≥50％。

3. 失血性休克的护理

（1）应严密观察并详细记录病人的意识状态、皮肤颜色、血压、脉搏、呼吸及尿量，发现早期休克；密切监测出血量；留取血标本进行实验室检查及交叉配血。

（2）协助产妇取中凹卧位，迅速建立双静脉通道，纠正低血压；对失血过多尚未有休克征象者，应及早补充血容量；对失血多，甚至休克者应输血，以补充同等血量为原则。

（3）为病人提供安静的环境，给予吸氧、保暖。

（4）密切配合医师积极查找出血原因，针对原因止血，争分夺秒进行抢救，纠正失血性休克，减少阴道出血量。

（5）留置导尿，保持尿管通畅，注意尿量及颜色，做好出入量记录。

（6）注意无菌操作，按医嘱给予抗生素防治感染。

（7）观察子宫收缩及宫底高度情况、有无压痛，恶露量、色、气味；观察会阴伤口情况并严格会阴护理。

4．产后出血的预防

（1）做好产前保健：妊娠期需加强妊娠期保健，定期接受产前检查，及时治疗高危妊娠或早孕时终止妊娠。对高危妊娠者，如妊娠期高血压疾病、肝炎、贫血、血液病、多胎妊娠、羊水过多等产妇应提前入院。

（2）加强分娩期护理：

1）了解产妇的孕产史，如年龄、孕产次，是否有流产、早产、死胎史及产后出血史；是否有前置胎盘、胎盘早剥、妊娠高血压疾病、多胎妊娠、羊水过多；待产过程中有无精神过度紧张，过度使用镇静药、麻醉药、宫缩抑制药等；是否有产程过长、产妇衰竭或急产导致软产道损伤等情况出现；妊娠前是否患有出血性疾病、重症肝炎、糖尿病、子宫肌瘤等合并症。

2）第一产程密切观察产程进展，防止产程延长，满足产妇生理和心理需求，避免产妇疲劳衰竭状态，合理使用镇静药。

3）第二产程正确掌握会阴切开的指征和时机，认真保护会阴；阴道手术轻柔规范；正确指导产妇使用腹压，避免胎儿过快娩出，造成软产道损伤。

4）第三产程不宜过早牵拉脐带，胎儿娩出后可等待 15 分钟，若有流血应立即查明原因，及时处理。

5）胎盘娩出后仔细检查胎盘胎膜是否完整，检查软产道有无损伤及血肿。

6）产妇产后在产房留观 2 小时，密切观察其生命体征、子宫收缩、会阴伤口及膀胱充盈情况，准确收集、测量产后出血量。

5．健康教育

（1）鼓励产妇进食营养丰富、易消化食物，多进食含铁、蛋白质、维生素的食物。

（2）做好产褥期卫生指导，保持会阴部清洁，勤换会阴垫。指导产妇产后避孕及产褥期禁止盆浴及性生活。

（3）出院后继续观察子宫复旧及恶露情况，发现异常及时就诊。产后 42 日按时复查。

第四节　羊水栓塞

【概述】

羊水栓塞是指羊水突然进入母体血循环引起的急性肺栓塞、过敏性休克、弥散性血管内凝血（DIC）、多器官功能衰竭或猝死等一系列严重症状的综合征。其发病急、病情凶险，死亡率高达60％以上，是孕产妇死亡的重要原因之一。近年研究认为，羊水栓塞主要是过敏反应，建议命名为"妊娠过敏反应综合征"。

【病因】

一般认为羊水栓塞是由于羊水中的有形物质（如胎儿毳毛、胎脂、胎粪、角化上皮）突然进入母体血循环中，一方面这些有形成分直接形成栓子，经肺动脉进入肺循环、引起肺栓塞，导致肺动脉高压；另一方面羊水中的有形成分作为过敏原，使母体产生Ⅰ型变态反应，出现过敏性休克。同时羊水中大量促凝物质激活凝血系统，在血管内产生大量的微血栓，消耗大量凝血因子及纤维蛋白原而发生DIC。羊膜腔内压力增高（子宫收缩过强）、胎膜破裂和宫颈或宫体损伤处有开放的静脉或血窦，是羊水栓塞发生的基本条件。羊水栓塞主要与下列因素有关：

1. 羊膜腔内压力过高，如子宫收缩过强。
2. 血窦开放　宫颈或子宫损伤处有开放的静脉或血窦存在。
3. 胎膜破裂。

高龄初产妇、多产妇、子宫收缩过强、急产、胎膜早破、前置胎盘、胎盘早剥、子宫不全破裂、剖宫产术、不必要的人工破膜加人工剥膜、使用缩宫素不当、暴力施加腹压、推压宫底等均是羊水栓塞的诱因。

【临床表现】

羊水栓塞起病急，来势凶险，多发生于分娩过程中，尤其是胎儿娩出前后的短时间内。典型临床表现分为三个阶段：

1. 休克期　产妇突然寒战，出现呛咳、气急、烦躁不安、恶心、呕吐，继而出现呛咳、呼吸困难、发绀、抽搐、昏迷、脉搏细数、心率加快、血压急剧下降，肺底部湿啰音，短时间内进入休克状态。一般发生在第一产程末或第二产程宫缩较强时，也可发生在胎儿娩出后短时间内。严重者可没有先兆症状，产妇只出现惊叫一声或打一哈欠或抽搐一下后，即呼吸心搏骤停，于数分钟内死亡。

2. 出血期　表现为难以控制的大量阴道流血、切口渗血、全身皮肤黏膜出血、针眼渗血、血尿、消化道大出血等。

3. 肾衰竭期　病人出现少尿、无尿及尿毒症表现，主要由于循环功能衰竭引起的肾缺血及 DIC 前期形成的血栓堵塞肾内小血管，引起缺血、缺氧，导致肾脏器质性损害。

上述 3 个阶段的典型临床表现通常按顺序出现，有时也可不完全出现。不典型羊水栓塞病情发展缓慢，症状隐匿，缺乏急性呼吸、循环系统症状或症状较轻；有些病人胎膜破裂时突然出现一阵呛咳，之后缓解；也有些病人仅表现为分娩或剖宫产过程中的一次寒战，几小时后才出现大量阴道出血，无血凝块，伤口渗血、血尿等，并出现休克表现。

【辅助检查】

1. 血涂片查找羊水有形物质　采集下腔静脉血，镜检可见到羊水有形成分支持诊断。

2. 床旁胸部 X 线检查　可见双肺有弥漫性点片状浸润影，沿肺门周围分布，伴有右心扩大。

3. 床旁心电图或心脏彩色多普勒超声检查　提示右心房、右心室扩大，左心室缩小，ST 段下降。

4. DIC 有关的实验室检查　凝血因子缺乏检查（血小板计数、血浆纤维蛋白原测定、凝血酶原时间测定、出血测定）及凝血功能检查有阳性指征，心内血、肺小动脉或毛细血管、子宫阔韧带血管内可查见羊水有形物质。

5. 尸检　可见肺水肿、肺泡出血。主要脏器血管及组织中或心内血液经离心处理后，镜检找到羊水有形物质。

【处理原则】

一旦出现羊水栓塞的临床表现，应立即进行抢救，重点针对过敏和急性肺动脉高压所致低氧血症及呼吸循环衰竭、预防 DIC 及肾衰竭。

1. 增加氧合　立即保持呼吸道通畅，尽早实施面罩给氧、气管插管或人工辅助呼吸，保证氧气供给，减轻肺水肿症状，改善心、脑、肾等重要脏器的缺氧状况。

2. 血流动力学支持

（1）维持血流动力学稳定：羊水栓塞初始阶段表现为肺动脉高压和右心功能不全。多巴酚丁胺、磷酸二酯酶-5 抑药剂兼具强心和扩张肺动脉的作用，是治疗首选药。低血压时升压，多巴酚丁胺 5~10 μg（kg·min）静脉泵入；磷酸二酯酶-5 抑制药首剂 25~75 μg/kg 静脉注射，然后 1.2~3 mg/h 泵入；去甲肾上腺素 0.01~0.1 μg/（kg·min）静脉泵入。

（2）解除肺动脉高压：推荐使用磷酸二酯酶-5抑制药、一氧化氮（NO）及内皮素受体拮抗药等特异性舒张肺血管平滑肌的药物。用法：前列环素1～2 ng/（kg·h）静脉泵入；西地那非口服，20 mg/次，每日3次。也可考虑给予盐酸罂粟碱、阿托品、氨茶碱、酚妥拉明等药物。①盐酸罂粟碱，30～90 mg加入10％～25％的葡萄糖注射液20 mL中缓慢静脉注射，日量不超过300 mg。②阿托品，1 mg加入10％～25％的葡萄糖注射液10 mL中，每15～30分钟静脉注射1次，直至病人面色潮红，症状缓解为止，心率快者不宜使用。③氨茶碱，250 mg加入25％的葡萄糖注射液20 mL中缓慢静脉注射，可扩张冠状动脉及支气管平滑肌。④酚妥拉明，5～10 mg以0.3 mg/min速度静脉滴注，为α肾上腺素能抑制药，有解除肺血管痉挛、降低肺动脉阻力、消除肺动脉高压的作用。

（3）液体管理：管理液体出入量，避免左心衰和肺水肿。

3. 抗过敏　应用大剂量糖皮质激素尚存在争议。基于临床实践经验，早期使用大剂量糖皮质激素或有价值。氢化可的松100～200 mg加入5％～10％的葡萄糖注射液50～100 mL中快速静脉滴注，再用300～800 mg加入5％葡萄糖注射液250～500 mL中静脉滴注，每日剂量可达500～1000 mg；或地塞米松20 mg加入25％葡萄糖注射液静脉注射后，再加20 mg于5％～10％的葡萄糖注射液中静脉滴注。

4. 纠正凝血功能障碍　包括：①积极处理产后出血。②补充凝血因子包括输注大量的新鲜血、血浆、冷沉淀、纤维蛋白原等。③肝素治疗羊水栓塞DIC存在争议，由于DIC早期高凝状态难以把握，使用肝素治疗弊大于利，因此不推荐肝素治疗。

5. 预防肾衰竭　补充血容量仍少尿者，按医嘱予以甘露醇或呋塞米等利尿药。

6. 预防感染　应选用肾毒性小的广谱抗生素预防感染。

7. 产科处理　羊水栓塞发生于分娩前时，应考虑立即终止妊娠，心脏骤停者应实施心肺复苏，复苏后仍无自主心跳可考虑紧急实施剖宫产。出现凝血功能障碍，应果断快速地实施子宫切除术。

【常见护理问题】

1. 外周组织灌注无效　与弥散性血管内凝血及失血有关。

2. 气体交换受损　与肺动脉高压致肺血管阻力增加及肺水肿有关。

3. 有胎儿窘迫的危险　与羊水栓塞、母体循环受阻有关。

4. 恐惧　与羊水栓塞可致死亡有关。

5. 潜在并发症　休克、肾衰竭、DIC。

【护理措施】

1. 预防羊水栓塞的发生

(1) 加强产前检查，及时发现胎盘早剥、前置胎盘、子宫破裂等诱因。

(2) 人工破膜时应避开宫缩，在胎死宫内和强烈宫缩时，破膜应予推迟。人工破膜时不兼行胎膜剥离。因剥离胎膜时，宫颈管内口或子宫下段由于分离胎膜而损伤血管，当破膜后羊水直接与受损的小静脉接触，在宫缩增强的情况下易使羊水进入母血循环。

(3) 中孕引产时，羊膜腔穿刺次数不应超过 3 次，羊膜腔穿刺术用针宜细，操作应熟练，避免损伤胎膜和宫壁，构成羊水侵入的途径。钳刮时应先破膜，使羊水流出后再钳夹胎块，严防子宫或产道裂伤。

(4) 严格掌握子宫收缩药物的使用指征及方法，防止宫缩过强、急产的发生。

(5) 严格掌握剖宫产指征，剖宫产术中刺破羊膜前保护好子宫切口，避免羊水进入切口处开放性血管。

2. 纠正呼吸循环衰竭

(1) 取半卧位，立即面罩加压给氧，必要时行气管插管或气管切开。

(2) 遵医嘱给予解除肺动脉高压、抗休克、抗过敏、强心等药物。

(3) 严格执行无菌操作，遵医嘱使用足量广谱抗生素。

3. 纠正 DIC 及继发性纤溶　遵医嘱使用抗纤溶药物及凝血因子。

4. 严密监测生命体征及观察病情变化

(1) 严密监测病人的体温、脉搏、呼吸、血压变化，定时测量并记录。

(2) 观察出血量、血凝情况，子宫出血不止者，做好子宫切除术的术前准备。

(3) 留置导尿管，保持导尿管的通畅，观察尿量、颜色、性质，及时反馈，采取措施，防止肾衰竭。

(4) 配合做好实验室检查，遵医嘱及时抽血送检验，及时反映异常数据。

5. 终止妊娠

(1) 监测产程进展、宫缩强度与胎儿情况，做好终止妊娠的准备。当宫口已开全或接近开全时应及时做好阴道助产准备；当第一产程胎儿不能及时娩出时，立即做好剖宫产手术前的准备，行剖宫产结束分娩。

(2) 积极协助医师做好抢救新生儿窒息的准备工作。

6. 心理护理

(1) 神志清醒者，给予安慰和鼓励，使其增强信心，相信自己的病情会得到控制。

（2）对家属的恐惧情绪表示理解和安慰，适当的时候允许家属陪伴病人。向家属解释病情的严重性，取得配合。病情稳定后与其共同制订康复计划，提供健康教育和出院指导。

（3）胎儿死亡又行子宫切除者，应鼓励产妇及家属正确面对现实，尽量从悲哀中解脱出来。

（周昔红　周钰蓉）

第十一章 产后并发症妇女的护理

第一节 产褥感染

【概述】

产褥感染（puerperal infection）是指分娩时及产褥期生殖道受病原体侵袭，引起局部或全身的炎性变化，发病率为 6%。产褥病率（puerperal morbidity）是指分娩 24 小时至产后 10 日内，每日用口表测量体温 4 次，有 2 次 ≥38 ℃。造成产褥病率的原因主要有产褥感染，但产褥病率也可由生殖道以外的其他感染，如泌尿系统感染、上呼吸道感染、血栓性静脉炎、急性乳腺炎等原因所致。产褥感染是产妇死亡的四大原因之一。

【病因】

1. 全身因素 产妇肥胖、免疫反应低下、慢性疾病、产前营养不良、体质虚弱、贫血等因素导致机体产后对抗感染的能力降低；身体其他器官的感染也可通过血液循环将细菌带至生殖器官引起感染。

2. 解剖因素 女性尿道短而直且宽，尿道口、阴道口邻近肛门，容易造成泌尿道、生殖道上行感染，会阴体后接肛门，会阴伤口容易被大肠埃希菌污染导致伤口愈合不良。

3. 诱因

（1）频繁的阴道及宫内操作：导尿、阴道检查次数越多，感染的危险性越高，如会阴消毒不严格、不注意无菌操作，感染机会更高。

（2）难产助产：产钳和吸引器助产可造成产道损伤、血肿，增加感染机会。

（3）急产：因时间紧迫来不及准备无菌接生环境或产力过强产生创伤，均可增加感染机会。

（4）胎膜早破：容易引起细菌上行感染，破膜超过 24 小时，感染发生率增加。

（5）胎盘残留：残留胎盘组织可为细菌提供繁殖环境，胎盘剥离处由于创面更深，细菌更容易通过此处侵入体内。

（6）尿潴留：产程或助产过程中膀胱受压，膀胱黏膜充血、水肿、挫伤，膀胱及尿道张力降低，膀胱容受功能及敏感性降低，或因会阴伤口疼痛、排尿习惯改变，引起尿潴留发生泌尿道感染。严重者膀胱肌失去收缩力，发生膀胱炎。

（7）其他：羊膜腔感染、胎儿宫内监测、产后出血、产后并发症如心脏病、肺炎等。

产褥感染可为单一病原体感染，也可为多种病原体混合感染，以混合感染多见，正常女性阴道内寄生大量微生物，包括需氧菌、厌氧菌、真菌、衣原体和支原体，可分为致病微生物和非致病微生物。感染途径包括内源性感染和外源性感染。

【临床表现】

1. 症状　发热、疼痛、恶露异常是产褥感染的主要症状。临床表现依感染的程度、部位、扩散范围不同而不同，产褥感染常见的类型有：

（1）伤口愈合不良：常发生于剖宫产腹部伤口或会阴伤口，表现为低热，受感染伤口皮肤红、肿，局部有压痛，脓性分泌物增多，切口边缘硬结、愈合不良，甚至伤口裂开，若出现深部脓肿可有高热、寒战。

（2）急性外阴、阴道、宫颈炎：分娩损伤或感染所致，病原体以葡萄球菌和大肠埃希菌为主，表现为黏膜水肿、充血、溃疡、脓性分泌物增多，严重者导致阴道壁粘连甚至闭锁，感染较深可引起阴道旁结缔组织炎。宫颈裂伤时感染可向深部蔓延，达宫旁组织，引起盆腔结缔组织炎。

（3）子宫感染：包括急性子宫内膜炎、子宫肌炎，蜕膜、血块、残留的胎盘胎膜，均是细菌繁殖的培养基，胎盘附着处有血管开口，病原体可经胎盘剥离处开放的血管扩散至蜕膜层导致子宫内膜炎，如感染侵及肌层则称子宫肌炎，两者常伴发。子宫感染通常在产后 48～72 小时症状明显，临床表现为发热、下腹痛及压痛，恶露增多，有臭味，血常规检查白细胞增多、C-反应蛋白和红细胞沉降率升高。溶血性链球菌感染可有全身严重症状，局部症状不明显，可出现突然高热寒战，体温升至 40 ℃以上伴有神志不清。如处理不及时，可引起败血症。

（4）急性盆腔结缔组织炎、急性输卵管炎：子宫颈撕裂感染、子宫内膜炎的病原体可沿子宫旁淋巴和血行到达子宫旁组织而引起盆腔结缔组织炎，如果累及输卵管时可导致输卵管炎。临床症状通常出现在产后 4 日，产妇表现为持续高热、寒战、重度嗜睡、下腹痛伴肛门坠胀；体格检查可出现下腹压痛、反跳痛、肌紧张。子宫旁一侧或两侧可扪及边界不清的肿块，有明显压痛。严重者可侵及整个盆腔形成"冰冻骨盆"。

（5）急性盆腔腹膜炎、弥漫性腹膜炎：炎症经输卵管直接传播，或血液蔓延至腹膜产生盆腔腹膜炎，继而发展成弥漫性腹膜炎，出现高热、腹胀、恶心、呕吐，脉搏细数，腹部检查时下腹部有明显压痛、反跳痛。腹膜表面分泌渗出液，纤维蛋白覆盖引起肠粘连，直肠子宫陷凹形成局限性脓肿，若脓肿累及肠管与膀胱则可出现腹泻与排尿困难。急性期治疗不彻底可发展成盆腔炎性疾病后遗症而导致不孕。

（6）泌尿系统感染：

1）膀胱炎：产后 2~3 日体温升高达 37.8 ℃~38.3 ℃，产妇耻骨联合上方或会阴处有不适感，伴尿频、尿急、尿痛及下腹部胀痛不适等，膀胱区压痛，部分产妇迅速发展为排尿困难，尿液浑浊，有异味，或出现血尿等。

2）肾盂肾炎：症状多由下尿路感染上行所致，出现于产后 2~3 日，也可发生于产后 3 周。临床表现有恶心、呕吐、寒战、高热，体温可高达 40 ℃，同时伴有尿频、尿急、尿痛、排尿未尽感、下腹痛、全身肌肉酸痛等；输尿管点、单侧或双侧肋脊角压痛及肾区叩击痛。由于右侧肾脏解剖位置低于左侧，右侧肾脏有暂时肥大，因此右侧肾脏更易发生感染，也可两侧均受累。

（7）血栓性静脉炎：产后由于血液高凝状态，如果产妇长期卧床不活动，或者有静脉曲张、肥胖、服用雌激素等诱因时，很容易产生非炎症性静脉血栓。非炎症性血栓容易脱落形成肺栓塞；炎症性血栓引起的血栓性静脉炎不易造成栓塞，分为两种：

1）浅表血栓静脉炎：通常出现在下肢浅表静脉，常见于静脉曲张的女性，受累静脉局部皮肤红、肿、有触痛，产后 3~4 日症状开始明显，静脉处可摸到硬的血块，产妇体温正常或低热，很少发生肺栓塞，疼痛多在 2~3 日内很快消失。

2）深部血栓静脉炎（deep vein thrombophlebitis，DVT）：炎症侵犯盆腔卵巢静脉、子宫静脉、阴道静脉、髂内静脉、髂总静脉，引起盆腔内血栓性静脉炎，机体可出现高热、寒战，持续数周或反复发作，累及下肢静脉，发生下肢血栓性静脉炎，下肢血栓性静脉炎多发生于产后 1~2 周，以股静脉、腘静脉、大隐静脉血栓性静脉炎多见；常累及单侧肢体，75％发生于左腿，下肢血液回流受阻，引起下肢水肿、皮肤发白，称为"股白肿"，下肢深静脉血栓可有持续性疼痛，伴有弛张热。

（8）脓毒血症和败血症：感染性血栓脱落进入血液循环可引起脓毒血症，可并发迁徙性脓肿如肺脓肿、肾脓肿和感染性休克。若细菌大量进入血液循环繁殖可形成败血症。临床表现为寒战、持续高热、明显全身中毒症状，严重者可危及生命。

2. 体征　评估生命体征、恶露、子宫复旧、切口愈合情况，了解有无神志不清、发热、寒战、咳嗽、呼吸困难、发绀、胸痛、恶心、呕吐，了解发热的特征；仔细进行腹部、盆腔及切口检查，了解切口有无红、肿、热、痛及脓性分泌物，检查感染部位及感染严重程度；了解有无腹部肿块或压痛、反跳痛、肌紧张，有无肠鸣音减弱；妇科检查宫底高度、子宫硬度，宫颈有无举痛，子宫及宫旁组织有无压痛及粘连，了解盆腔有无肿块、下肢有无红肿、发热及压痛，行霍曼征检查了解是否阳性。产褥感染的体征有：

（1）伤口感染：腹部或会阴伤口触痛。

（2）子宫内膜炎、子宫肌炎：子宫复旧差，有轻触痛。

（3）子宫周围结缔组织炎、盆腔腹膜炎、弥漫性腹膜炎：下腹部一侧或双侧有明显压痛、反跳痛、腹肌紧张，肠鸣音减弱或消失。子宫旁一侧或双侧结缔组织增厚或触及炎性包块，局部压痛，严重者炎症侵及整个盆腔形成"冰冻骨盆"。

（4）血栓性静脉炎：霍曼征阳性，下肢静脉可触及硬索状，有压痛。

（5）肾盂肾炎、膀胱炎：肾区叩击痛，单侧或两侧肋脊角及输尿管点压痛，膀胱区压痛。

3. 心理社会状况　产褥感染的产妇常有焦虑不安、忧郁、烦躁、羞涩胆怯、睡眠不良等问题。

【辅助检查】

1. 血常规　白细胞计数升高，中性粒细胞明显增高，红细胞沉降率加快。

2. 尿常规　可见红细胞、白细胞、脓细胞；可有蛋白、管型；中段尿培养细菌数 $\geq 10^5$ 个/ mL。

3. 肾功能　行尿素氮及肌酐检查，肾功能受损可出现肾小球滤过率下降、肌酐升高等。

4. 细菌培养　阴道及宫颈拭子培养、阴道穹后部穿刺液细菌培养或血细菌培养显示致病菌。

5. B超、CT及MRI　能对产褥感染形成的脓肿、炎性包块及静脉血栓做出定性、定位诊断。

6. 静脉血管造影　对静脉血栓的诊断敏感。

【处理原则】

加强产妇营养，提供舒适清洁的医疗环境，正确使用抗生素，预防医源性感染，正确处理产程，防止胎盘胎膜残留，预防产后出血和尿潴留，掌握剖宫产指征、降低剖宫产率。

【常见护理问题】

1. 疼痛 与感染引起的炎症反应有关。

2. 排尿障碍 与泌尿道感染有关。

3. 焦虑 与母婴分离和疾病引起的不适有关。

4. 体温过高 与产褥感染有关。

5. 知识缺乏 缺乏预防感染及疾病相关知识。

【护理措施】

1. 病情观察 密切观察产妇生命体征的变化，每4小时测量1次体温，并观察是否伴有寒战、乏力等症状；观察恶露的颜色、性状、量、气味，观察腹部体征、疼痛、子宫复旧、会阴切口情况，准确记录出入水量。

2. 一般护理 保持病室环境安静、清洁，空气新鲜；勤换会阴垫，大小便后清洁会阴；如疼痛影响休息，可遵医嘱给予止痛剂，确保产妇得到充足的休息和睡眠；剖宫产术6小时后取半卧位，以利排出恶露，局限炎症，防止感染扩散；产后鼓励早下床活动，以促进恶露排出，防止形成下肢静脉血栓。

3. 饮食护理 予以高蛋白、高热量、高维生素饮食，注意营养素合理搭配，保证足够的水分摄入，每日饮水2000 mL，保持水、电解质平衡，促进伤口愈合。

4. 症状护理

（1）药物治疗：使用缩宫素和抗生素，以促进子宫复旧，控制感染。病原体未明时，根据临床表现选用广谱抗生素，首选青霉素或头孢类抗生素，感染症状明显加用甲硝唑联合用药。青霉素和头孢类抗生素过敏者，可选用大环内酯类抗菌药物，必要时选用氨基糖苷类或喹诺酮类抗菌药物，用药期间需告知产妇暂停哺乳，并指导产妇挤奶，保持泌乳。细菌培养及药敏试验结果明确后，遵医嘱调整抗生素种类及剂量，遵循及时、足量原则，规范给药途径和时间，保持有效血药浓度。感染中毒症状严重者，短期可加用肾上腺皮质激素，以提高机体应激能力。

（2）伤口护理：会阴伤口水肿可局部湿热敷，如感染部位或伤口有脓肿，则需切开清创引流。

（3）泌尿道感染：

1）减轻不适：加强营养，急性感染宜卧床休息。疼痛时可行下腹部湿热敷减轻疼痛，疼痛严重者遵医嘱给予止痛剂。

2）预防感染：摄入足够水分，以稀释尿液，每日饮水 3000～4000 mL。

3）排空膀胱：产后或拔除导尿管后 4～6 小时鼓励排尿，避免尿液积聚导致尿潴留，不能自解小便者可采取诱导排尿法，如调整姿势和体位、听流水声、会阴冲洗等，无法自解小便或者小便不尽者，及时留置导尿；拔除导尿管前指导定时夹闭导尿管，以锻炼膀胱功能。

（4）血栓性静脉炎：

1）活动：急性期绝对卧床休息并抬高患肢，以促进血液回流，减轻水肿，抬高患肢时注意不可造成膝盖弯曲，不宜半坐卧位，以免静脉回流受阻，指导产妇卧床期间做胸部和腿部主动运动，水肿好转后仍需避免久坐、久站、跷二郎腿；剖宫产术后及有血栓栓塞病史的产妇，穿弹力袜预防。

2）预防肺栓塞：保持床铺平整，避免患肢受压；不可按摩或热敷患肢，以免栓子脱落游走发生肺栓塞。

3）抗凝剂：若有血栓形成可使用肝素钠抗凝治疗，抗凝期间注意监测凝血功能，观察有无出血倾向，如牙龈出血、鼻出血、皮肤瘀斑、伤口渗血、血尿、阴道流血增多等。

5. 心理护理 消除产妇及家属的焦虑与恐惧，对他们提出的疑问，应给予充分的解答与疏导。及时向产妇和家属提供新生儿信息，提供亲子机会，实行"袋鼠"护理，鼓励产妇给新生儿哺乳、皮肤接触，增加产妇自信心，减轻因母婴分离导致的焦虑，使其更好地配合治疗。

6. 健康教育

（1）产褥期保健：预防产褥感染，加强妊娠期保健宣传，加强营养，提高机体抵抗力，养成良好的卫生习惯，保持会阴部清洁，大小便后清洗外阴，勤换会阴垫，护理用具及时清洗消毒，临产前 2 个月及产褥期避免性生活及盆浴；及时治疗生殖道慢性炎症和并发症，避免胎膜早破、软产道损伤、胎盘残留、产后出血，正确掌握手术指征，减少阴道检查及手术操作，严格无菌操作，必要时给予抗生素预防感染。

（2）出院指导：指导产妇遵医嘱复查，掌握产褥感染复发的征象，如腹痛、发热、恶露增加、有异味等异常及时就诊；指导产妇进食高蛋白、高热量、高维生素饮食，维持水、电解质平衡；鼓励产妇早下床活动；指导母乳喂养，2～3 小时手法挤奶排空乳房，保持乳腺通畅；养成良好的卫生习惯，勤换会阴垫，保持会阴部清洁、干燥。

第二节　急性乳腺炎

【概述】

乳腺炎（mastitis）多发生于哺乳期妇女，是哺乳期乳房的化脓性感染，常因乳汁淤积或乳头破损后细菌侵入乳腺组织而感染，致病菌主要为金黄色葡萄球菌，急性乳腺炎 50％发生于初产妇，常发生于单侧，发病多在产后 3～4 周，出现于母乳喂养突然中断或断奶时，发病率为 3％～33％。

【病因】

乳房过度按摩、乳头皮肤破裂、挤奶均易损伤乳腺组织，使细菌容易入侵，乳汁淤积、奶胀则为细菌提供了极好的繁殖环境。乳腺炎的致病菌多为金黄色葡萄球菌，也可见于大肠埃希菌、链球菌、肺炎链球菌感染，细菌的来源主要有：

1. 产妇和医护人员的手。

2. 新生儿口鼻及咽部的分泌物。

3. 产妇的衣物、用物及床单。

4. 产妇身体其他部位的致病菌也可经血液循环引起乳腺感染。

【临床表现】

1. 症状与体征　乳腺炎发生前，常有乳腺肿胀及乳头皲裂的现象，乳腺炎发生后患侧乳房红、肿、热、痛，常伴有同侧淋巴结肿大、压痛，全身症状可有寒战、高热、头痛、脉搏加快及全身不适。乳房肿胀若没有控制，2～3 日后可形成脓肿，表浅的脓肿波动感明显，可破入乳腺管自乳头流出或向体表破溃，也可向后穿破疏松结缔组织形成乳房后脓肿。少数乳腺脓肿溃破后可形成瘘道，经久不愈，严重者可并发脓毒症。

2. 心理社会状况　产妇因担心无法哺乳影响新生儿生长发育，或担心疾病损伤乳房影响生活质量，可出现焦虑及自责，临床表现为情绪不稳定、失眠、紧张、焦虑、哭泣、抑郁、食欲不振等；家人、朋友的焦虑会增加产妇的心理压力，需注意评估。

【辅助检查】

1. 血常规　白细胞计数明显增高。

2. 乳腺脓肿穿刺　在肿块波动或乳房压痛最明显的区域穿刺抽脓，抽出液行细菌培养及药敏试验，快速确定病原体的方法有病原体抗原和特异抗体检测。

【处理原则】

排空乳房，消除感染，早期以抗菌药物治疗为主；脓肿形成后及时切开引流。

【常见护理问题】

1. 疼痛　与乳房肿胀、炎症刺激有关。

2. 体温过高　与化脓性感染及乳房血管扩张有关。

3. 母乳喂养无效　与感染、乳腺管不通、乳头凹陷、乳头皲裂导致不能母乳喂养有关。

4. 知识缺乏　缺乏乳腺炎及母乳喂养的相关知识。

【护理措施】

1. 一般护理　急性期宜平卧减轻疼痛，穿戴合适的胸罩支撑乳房，补充营养，增加水分摄取；发热时，每 4 小时测量 1 次体温、脉搏、呼吸，注意发热的类型、程度及伴随症状，做好记录。

2. 症状护理　高热时采取温水擦浴、冰敷、醇浴物理降温，对物理降温效果不佳者予以药物降温，退热药使用时需注意防止发生虚脱或休克。

3. 纠正乳头内陷

(1) 母乳喂养方法：乳胀或乳腺管不通时，哺乳前湿热敷乳房 3～5 分钟，乳腺管从乳房边缘向乳头中心方向螺旋状按摩，刺激泌乳反射；新生儿吸吮时需含住乳头和大部分的乳晕。保持乳房的排空状态，每次哺乳应吸净或挤净乳汁，不正确的含接姿势可导致乳头皲裂，如发生乳头皲裂，可于哺乳后挤 1 滴奶涂抹皲裂处；乳头皲裂严重者可以暂停哺乳，待病情好转继续母乳喂养。

(2) 控制炎症进展：乳腺炎不需抑制泌乳，反而要增加哺乳次数，促进乳腺排空，每次哺乳时间不少于 20 分钟，哺乳时先吸吮排空患侧乳房，哺乳时可变换喂奶姿势，使新生儿的牙龈压迫不同的乳窦，利于排空。使用特殊药物或症状明显可暂停哺乳，改用拔奶器排空乳房；炎症反应早期，冰敷乳房可以减少局部肿胀、充血，减轻疼痛，不可按摩患处，以免炎症扩散；乳腺炎还可使用红外线、低频脉冲、超声波等进行理疗，以改善局部血液循环，促进炎症消散；若已形成脓肿，给予 50% 硫酸镁或中药湿热敷，控制脓肿扩散，也可予以切开引流。

(3) 退奶：脓肿引流后并发乳瘘、感染严重者给予退乳。退奶可用生麦芽 60～90 g 煎水喝，每日 1 剂，连服 3～5 日；芒硝 250 g 碾碎装袋敷乳房，芒硝变硬后更换。退奶期间给新生儿提供代乳品，指导产妇人工喂养。

4. 心理护理　向产妇提供乳腺炎的相关知识，告知乳腺炎痊愈后可恢复哺乳，日后不会影响母乳喂养能力，使产妇接受身体改变，恢复自信心，维持产妇正向身体心像，尽快适应母亲角色。

5. 健康指导

（1）卫生及哺乳习惯指导：注意手卫生，保持床单及哺乳用具的清洁，指导产妇正确清洁乳房；温水清洁乳头，避免用肥皂和乙醇清洁；选择合适的胸罩及内衣，保持局部皮肤清洁、干燥，及时更换乳垫；及时处理乳头破损或皲裂；及时治疗婴儿口腔炎症，保持婴儿口腔卫生，预防乳腺炎复发。

（2）指导进食高蛋白、高热量、高维生素、低脂肪、易消化饮食，注意补充水分。

（3）指导丈夫及家属保持正性信念，给予产妇心理支持，使其保持良好的心理状态，坚持治疗。

第三节　晚期产后出血

【概述】

分娩 24 小时后，在产褥期内发生的子宫大量出血，称为晚期产后出血（late puerperal hemorrhage）。以产后 1~2 周发病最常见，最迟可至产后 6 周。阴道流血可为少量或中量，可持续，可间断，也可没有任何征兆突然出现大出血，出血量多时有血凝块排出，多伴有低热、寒战、贫血或失血性休克。随着孕产期保健水平的上升，晚期产后出血的发生率较前有明显的下降，近年来随着二孩政策的开放，瘢痕子宫、剖宫产率升高，晚期产后出血的发生率有上升趋势。

【病因】

1. 胎盘、胎膜残留　为阴道分娩产妇晚期产后出血最常见的原因，多出现于产后 10 日左右。当残留胎盘、胎膜组织发生坏死、变性、机化，可形成胎盘息肉样组织，坏死息肉组织脱落时，其宫腔黏附部位血窦开放出现阴道流血。

2. 蜕膜残留　蜕膜剥离不全或残留超过 1 周容易诱发子宫内膜炎症，导致子宫复旧不全发生晚期产后出血。

3. 子宫复旧不全或感染　胎盘娩出后，子宫胎盘附着面血栓机化、内膜修复过程需 6~8 周，如子宫复旧不全或感染，胎盘附着面血栓容易发生脱落，导致子宫胎盘附着创面重新开放出现大量出血。常发生于产后 2 周左右。

4. 感染　子宫内膜炎可引起子宫收缩欠佳和子宫复旧不良，胎盘附着面血窦关闭不全引起子宫出血。

（1）子宫切口裂开：常发生在剖宫产术后 2～3 周，多见于子宫下段剖宫产横切口两侧端。引起切口愈合不良造成出血的主要原因有：

1）局部因素：术中止血不佳，局部组织感染坏死或形成血肿，致使切口愈合欠佳，或者手术时切断子宫下段横切口两端子宫动脉向下斜行分支，造成局部组织供血不足。

2）横切口位置过高或过低：①切口过高，切口上下缘组织厚薄程度不同，缝合时不易对齐，容易导致切口愈合不良。②切口过低，靠近阴道，感染机会增加，且宫颈侧切口缘以结缔组织为主，血供不足，愈合能力差。

3）缝合不当：手术操作粗暴；组织对合不齐；缝扎组织过密过多；切口血供不佳；血管残端缝扎不紧或未将切口角部回缩血管缝扎而形成血肿等，均可造成切口愈合不佳。

（2）切口感染：因子宫切口靠近阴道，术前感染因素如贫血、产程延长、胎膜早破、阴道检查过频、术中出血多均易发生切口感染。当肠线溶解脱落，而切口处愈合不佳，血窦重新开放，可出现大量阴道流血，甚至出现失血性休克。

5. 肿瘤　子宫黏膜下肌瘤、子宫滋养细胞肿瘤等均可影响子宫复旧，导致晚期产后出血。

【临床表现】

1. 症状

（1）恶露异常：发生在产后 10～14 日，表现为持续时间延长，出血量异常，可反复多次少量出血，也可以无征兆发生大出血。恶露如有恶臭味提示感染。

（2）全身情况：病人多伴有低热、寒战，可有腹痛，如失血多可出现面色苍白、脉搏增快、血压下降等休克症状。

2. 体征　子宫变软、增大，宫颈松弛，伴有感染者子宫压痛明显，阴道及宫颈内有血块，有时可触及残留的胎盘组织。

3. 心理社会状况　晚期产后出血因发生突然，产妇及家属面对突发出血表现紧张、无助，可出现恐慌和焦虑。

【处理原则】

加强子宫收缩，促进子宫复旧，清除残留的胎盘、胎膜，清创缝合切口，予以抗炎及支持治疗，必要时剖腹探查。

【辅助检查】

1. 血常规 观察红细胞、血红蛋白、白细胞计数，了解有无贫血、感染。

2. 宫腔分泌物培养和药敏试验 分泌物培养有助于发现致病菌，药敏试验可帮助选择有效抗生素。

3. B超 了解子宫大小、是否有肿瘤、宫腔残留物及子宫切口愈合不良等。

4. 血 β-HCG 如血 β-HCG 在产后仍持续不降，或下降后又上升，可能有胎盘残留或绒毛膜癌。

5. 病理检查 宫腔刮出物或切除的标本组织送病理检查可帮助明确诊断。胎盘残留病理检查可找到绒毛组织；蜕膜残留的病理检查可见坏死蜕膜组织，混以玻璃样变的蜕膜细胞、纤维素和红细胞，但不见绒毛组织；子宫复旧不全的病理检查无绒毛组织，如蜕膜或肌层内找到大小不等的管腔，提示内膜修复过程受阻，再生内膜及肌层有感染。

【常见护理问题】

1. 有感染的危险 与血肿、宫腔操作、胎盘、胎膜残留或大出血失血致机体抵抗力下降有关。

2. 组织灌注量不足 与失血过多有关。

3. 恐惧 与突然发生大出血、有安全不确定感有关。

【护理措施】

1. 一般护理

(1) 观察产妇产后生命体征、子宫收缩、阴道流血及伤口情况，准确及时记录出血量，阴道大出血病人予以保暖，吸氧，做好孕产期保健，正确处理产程，有高危因素的产妇积极预防产后出血。

(2) 少食多餐，给予营养丰富、易消化食物。多吃含铁食物如木耳、猪肝、猪血等纠正贫血，促进康复。

2. 症状护理

(1) 胎盘、胎膜残留：为晚期产后出血的主要原因，残留导致的出血需行清宫术，清宫术前建立静脉通路、备血，术中予以围术期抗生素治疗，宫腔刮出物送病理检查，术后遵医嘱予以广谱抗生素预防感染，缩宫素 10 U 肌内注射或静脉滴注促子宫收缩，防止产后出血，失血多时可输血。

(2) 子宫切口裂开：需住院治疗，出血较少者予以支持治疗及抗生素治疗，严密观察病情变化；出血多时建立良好的静脉通路，加快输液、输血速度，及时完善术前准备，做好抢救准备；配合医师积极抢救失血性休克病人，必要时剖腹探查。

(3) 预防晚期产后出血：

1）正确处理产程，防止产程延长和产后出血，分娩过程注意无菌技术，避免宫腔操作过多，有感染因素存在时注意预防感染。

2）胎盘娩出后仔细检查胎盘、胎膜是否完整，胎盘边缘有无血管断端及胎盘小叶缺损，如检查发现胎盘胎膜不完整，应行宫腔探查术，检查宫腔有无残留物。降低剖宫产率，严格掌握剖宫产指征，合理选择切口及缝合方式，协助娩出胎头时动作轻柔，避免撕裂子宫切口。

3）产后及时排空膀胱，防止产后尿潴留；子宫收缩乏力，阴道流血多时，及时按摩子宫，使用子宫收缩剂。

3. 心理护理　当突发阴道大出血时，医护人员应保持镇定，教会产妇放松的技巧，安慰陪伴产妇，增加安全感，鼓励家属陪伴，给予关心与关爱，使产妇保持安静，做好产妇及家属的心理疏导。向产妇及家属解释出血原因及诊疗方案，消除焦虑不安、恐惧等情绪。

4. 健康教育

（1）保持环境清洁，养成良好的卫生习惯，卫生垫经常更换，保持会阴清洁，预防产褥感染，床单位及衣物、用物定期清洁消毒，保持干燥。

（2）加强宣传，严格掌握剖宫产指征，降低剖宫产率。

（3）对高危人群提高警惕，有产后出血史、多次人工流产史、胎盘滞留、羊水过多、双胎及产程延长者，做好产前保健，产时、产后监护。

（4）产后予以营养丰富、易消化、含铁的食物，增强机体抵抗力。

（5）指导产妇自我护理技巧，教会产妇识别异常阴道流血，出现问题及时就诊，产褥期禁止性生活和盆浴。

第四节　产后心理障碍

【概述】

产后心理障碍（postnatal psychological disturbances，PPD）是指分娩后6周内发生有关的精神和行为障碍，其主要临床特征为起病急、精神错乱、症状易变、多样化性，根据程度不同分为产后沮丧、产后抑郁和产后精神病。产后抑郁症的发病率为3.5%~33%，我国的发病率为4.5%~20%，我国的产后抑郁症发病率相对较低，这可能与传统家庭习俗中对产褥期照顾比较重视有关。

【病因】

产妇在产褥期由生理、心理上的改变所延伸来的压力使产妇面临适应危机。生理激素、身体外形、家庭关系、母亲角色、支持系统的改变均可成为产后适应的压力源。

1. 生理因素 产后雌激素、孕激素、催乳素等骤降。

2. 心理因素 新生儿的降临使家庭结构发生改变，家庭的重心向新生儿偏离，产妇可因被忽视产生爱的被剥夺感；产妇初为人母缺乏护理新生儿的能力和经验，对家庭成员有强烈的依赖感，也可因无法适应母亲角色出现认同缺陷，容易发生产后心理障碍；有强迫个性、敏感、焦虑、社交能力不良、情绪不稳定及性格固执、保守、内向、具有过度自我控制性格特点的产妇是高发人群。

3. 分娩事件 对负向经验感到难过悲伤，对分娩事件的产后感受等。

4. 日常生活 包括进食、睡眠、家务、养育新生儿、性生活及疲惫等。

5. 亲子互动 担心养育新生儿能力不足、与新生儿独处时害怕做错或因新生儿的出生导致生活作息改变而感到生气等。

6. 社交活动 支持孕产期不良生活事件包括自我感觉、经济文化水平、夫妻关系、情绪支持、家庭支持、医护人员的态度及与其他人的社交隔离现象等。

7. 自我评估 包括自信心、自我价值、自我情绪控制、对自我吸引力的认识、角色认同、未来期望值等。

8. 遗传因素 家族有精神病史，特别是有抑郁症史的产妇，其发生产后抑郁的危险可达 20%～30%。

【临床表现】

1. 产后沮丧（postpartum blue） 为产妇常见情绪变化。约一半产妇于产后 1 周内出现情绪低落的现象，主要表现为焦虑、易怒、哭泣、情绪起伏大，感觉孤独、疲倦，出现睡眠及食欲障碍等，症状于产后 3～5 日达到高峰，持续时间数小时到数日不等。这些症状出现多无明显原因，对新生儿护理的影响不大。

2. 产后抑郁（postpartum depression） 常发生于产后 4 周～5 个月，大部分重度抑郁症发生于产后 2 周内。产后抑郁临床表现为情绪低落、食欲差、失眠、健忘、容易疲劳、缺乏精力、对事物丧失兴趣、思考困难、罪恶感、无用感或丧失自我价值、对新生儿有模糊的爱恨交织的心态等，症状持续时间比产后沮丧长，通常持续 2 周到数月不等。产后抑郁容易增加家庭负担，造成家庭冲击，使母子关系互动减少。产妇行为退缩导致与家人、朋友的沟通减少，可影响夫妻性生活，使伴侣亲密关系产生疏离，满足新生儿需求的能力也大大降低，这些影响产生压力恶性循环，导致产后抑郁病情加重。产后抑郁的影响有：

（1）对产妇的影响：产妇心情压抑，对身边的人和事物不感兴趣，也可表现为羞愧、紧张、易激惹，不能感受到护理新生儿的幸福感，自觉无法胜任母亲角色，甚至觉得生活无意义，有自杀的想法；身体表现为虚弱、疲乏、注意力不集中，伴有食欲不振、呼吸加快、头痛、睡眠障碍等。

（2）对新生儿的影响：产后抑郁使产妇与孩子的互动及依附关系受到影响，对新生儿营养状况、智力发育、行为发展和情感会产生不利影响。产后抑郁母亲的新生儿可能有易激动、不满等表现，长时间可影响新生儿认知行为发育，降低机体抵抗力，导致新生儿罹患精神心理疾病的风险增加。

（3）对家庭的影响：产后抑郁产妇对丈夫和家庭成员的关心减少，情绪常常失控，与人交往容易表现出敌意和戒心，容易出现易怒、挫折感、与家庭关系不和谐等。如果丈夫性格敏感脆弱，也会因产妇负性情绪的影响而无法适应角色转化，且因工作和生活的双重压力易患抑郁症。其丈夫可表现为食欲下降、气色不好，回家时间晚，与婴儿的陪伴时间和次数明显减少等。

3. 产后精神病（postpartum psychosis）　是与产褥期有关的重度精神、行为障碍，产后精神病除了具有产后抑郁症状外，还有连续数月的睡眠饮食问题、思考过程障碍、产生幻觉、谵妄、无法照顾孩子，病情严重者会伤害自己或新生儿。产后精神病可分为 6 种类型：①抑郁状态。②谵妄状态。③躁狂状态。④幻觉妄想状态。⑤反应性精神病。⑥感染性精神病。

【辅助检查】

除一般检查和行为监测外，可应用产后抑郁相关量表、心理测量仪进行心理评估。目前常用的量表有以下几种：

1. 爱丁堡产后抑郁量表（Edingburgh postnatal depression scale，EP-DS）　为目前广泛使用的产后抑郁量表，该量表由 Cox 等人于 1987 年编制，广泛应用于心理测量领域，是进行人群抑郁初筛的理想自评量表。

2. 贝克抑郁量表（Beck depression inventory，BDI）　由 Beck 等人编制于 1961 年，共 21 个条目，每个条目的描述分为 4 级，总分≥4 分为异常。

3. 汉密尔顿抑郁量表（Hamilton rating scale for depression，HRSD）、90 项症状自评量表（symptom checklist-90，SCL-90）等心理量表也可协助诊断产后抑郁。

4. 明尼苏达多相人格问卷（Minnesota multiphasic personality inventory MMPI）、症状评定量表及事件评定量表，有助于诊断产后精神病。

【处理原则】

预防自杀，心理治疗、药物治疗、社会支持相结合，保障新生儿安全。

【常见护理问题】

1. 母婴情感联结障碍 与缺乏亲子互动、信心不足有关。

2. 个人应对无效 与产后抑郁有关。

3. 家庭作用改变 与抑郁所致的家庭功能改变有关。

4. 有暴力行为的危险（对婴儿或对自己） 与产后精神病所致的杀婴与自杀意向有关。

【护理措施】

1. 心理护理

（1）心理咨询：是产后抑郁的主要治疗手段，对引起产后抑郁的原因要有针对性地予以——疏导，对产褥期产妇面临的身体心像改变予以解释、鼓励和疏导，帮助解决、疏导夫妻或与其他家庭成员之间的矛盾，开展人际心理治疗的护理，帮助产妇做好适应及自我调整。

（2）倾听产妇心声，保持同理心，使产妇的情感得到疏通、释放；修正产妇扭曲的价值观，使其树立生活目标，重拾生活自信心。

2. 社会支持 鼓励丈夫及其他家属努力为产妇提供强大的社会支持，如避免对产妇的不良精神刺激，给予产妇、婴儿周全的照顾，为产妇提供舒适而安全的家庭环境。护理人员在良好的社会支持下，应积极调节夫妻之间或与其他家庭成员间的矛盾冲突，仔细观察产妇与家人应对问题的策略、交流方式以及其他家庭成员的角色行为，鼓励产妇遇到苦恼的事情应主动寻求丈夫、朋友和家人的帮助，学会对他人宽容理解，保持乐观的心态。

3. 用药护理 遵医嘱给予抗抑郁药物，如氟西汀、帕罗西汀、阿米替林等。选用对母婴影响最低的有效剂量的药物治疗。观察药物的作用及副作用，根据病情严重程度决定是否进行母乳喂养，不能进行母乳喂养者，予以回奶，防止乳腺炎发生。

4. 安全护理 高度警惕产妇早期的伤害行为。保持环境安全，避免危险因素，防止自杀和杀婴，如出现严重行为障碍时，应隔离两人，产妇不能与婴儿单独相处。

5. 健康指导

（1）加强营养和休息，做好自我调适，保持乐观积极向上的良好心态；如有情绪变化，及时到心理咨询门诊寻求帮助。产妇的配偶及亲友要关心、体贴产妇，加强情感交流，给予产妇更多的关爱。帮助产妇迅速适应母亲角色，指导护理婴儿。指导抗抑郁等精神病药物的服用方法，如症状严重，及时到医院就诊。

（2）加强婚前保健：通过各种健康教育形式，使女性了解两性、孕产期保健及新生儿保健知识，了解影响男女婚育的常见疾病及遗传病等医学知识。

（3）加强妊娠期保健：重视孕妇心理健康，鼓励孕妇及其丈夫一起参加孕妇学习班，学习妊娠期、分娩期的相关知识以减轻孕妇对妊娠、分娩的紧张情绪。对有家族精神病史或产后心理障碍史的高危孕妇进行监测和干预。

（4）提倡新型分娩模式：关心和爱护产妇，积极开展"导乐陪伴"分娩，在分娩过程中，对产程长、精神压力大的产妇，耐心解释分娩的过程，给予心理支持；开展分娩镇痛，减少因疼痛而产生的不良情绪刺激。

（5）重视产褥期保健：耐心倾听产妇陈述的心理问题，做好产妇心理疏导；实行母婴同室、母乳喂养，帮助产妇尽早适应母亲角色；指导照顾新生儿的技巧，鼓励产妇多与婴儿进行语言及触觉的交流，进行婴儿抚触，培养早期母婴情感；指导产妇合理安排时间进行家务，养成良好的睡眠习惯，保证充足的睡眠时间。发挥社会支持作用，发现问题应及时向配偶和家人寻求帮助，也可找朋友倾诉或向相关社会支持组织求助。

（杨卉）

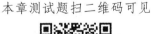

本章测试题扫二维码可见

第十二章　新生儿的观察与护理

第一节　正常新生儿的特征

【概述】

新生儿（neonate）是指从出生脐带结扎后直至 28 日内的婴儿。根据胎龄分为：足月儿（full-term infant）指胎龄满 37 周至不足 42 周（259～293日）的新生儿；早产儿（pre-term infant）指胎龄＜37 周（＜259 日）的新生儿；过期产儿（post-term infant）指胎龄≥42 周（≥294 日）的新生儿。根据出生体重分为：正常出生体重儿，出生体重 2500～4000 g 的新生儿；低出生体重儿，出生体重小于 2500 g 的新生儿；极低出生体重儿是指出生体重小于 1500g 的新生儿；超低出生体重儿是指出生体重小于 1000g 的新生儿；巨大儿是指出生体重大于 4000g 的新生儿。

【正常新生儿的特点】

1. 外观特点　正常足月新生儿体重一般在 2500 g 以上，身长约 50 cm。哭声较为洪亮，肌肉有一定的张力，四肢屈曲，皮肤红润，胎毛较少，耳壳软骨发育良好。

2. 生理特点

（1）呼吸系统：新生儿出生后 10 秒左右发生呼吸运动，由于新生儿呼吸中枢发育不够成熟，所以呼吸节律不齐，频率 40～60 次/分，2 日后降至 20～40 次/分。新生儿胸腔小，肋间肌肉较弱，主要靠膈肌运动，以腹式呼吸为主。新生儿需要保持呼吸道的通畅，出生后应立即清除口、鼻部的黏液以及羊水，以免发生吸入性肺炎。

（2）循环系统：新生儿耗氧量大，故心率较快，安静入睡时为 100～120次/分，清醒时可增至 140～160 次/分，且易受啼哭、吸乳等因素影响，波动范围为 90～160 次/分。正常新生儿的血液多集中分布于躯干及内脏，而四肢少，因此新生儿的肝脾容易触及，四肢末梢循环差从而导致四肢发冷、发绀。新生儿红细胞、白细胞计数较高，逐渐下降到婴儿正常值。

（3）消化系统：新生儿胃容量小，肠道容量相对较大，胃肠蠕动较快以便适应流质食物的消化；其吞咽功能已完善，但食管无蠕动，胃呈水平状态，贲门括约肌不发达，故哺乳后易发生溢乳。新生儿消化道能分泌足够的除胰淀粉酶以外的其他消化酶，因此，新生儿消化蛋白质的能力较好，消化淀粉的能力相对较差。新生儿出生 10~12 小时内开始排胎便，呈黑绿色黏稠状，无臭味，内含黏液、胆汁、羊水、肠道分泌物、上皮细胞以及胎儿吞入的胎毛，出生 3~4 日后转为正常新生儿大便。母乳喂养的新生儿大便为金黄色、糊状；人工喂养的新生儿大便为淡黄色，呈均匀硬膏状。绝大多数新生儿在生后 24 小时内排便，若超过 24 小时还未排便，应行检查以排除先天性畸形如肛门闭锁或巨结肠以及其他消化道畸形。

（4）血液系统：新生儿时期主要的造血器官为骨髓，刚出生时红细胞计数、白细胞计数、血细胞比容及血色素值较高，以后逐渐下降至正常值。新生儿出生时的血红蛋白为 150~220 g/L，出生后 1 周内逐渐下降，2~3 个月月龄时，血红蛋白降至 100~110 g/L 称为生理性贫血。由于新生儿肝脏维生素 K 储存量较少，凝血因子活性较低，因此出生后会常规注射维生素 K_1，预防新生儿颅内出血。

（5）泌尿系统：新生儿的肾单位数量与成人接近，但肾小球滤过、浓缩功能较成人低，容易发生水、电解质紊乱；肾盂和输尿管较宽，弯曲弧度较大，容易受压或扭转，导致尿潴留或泌尿道感染。大多数新生儿在娩出过程中以及出生后 24 小时内排尿，尿色清澈无异味。新生儿的正常尿量为每小时 1~3 mL/kg。若出生后 48 小时无尿，应进行检查以排除泌尿系统先天性畸形。

（6）免疫系统：新生儿在胎儿期从母体获得少量特定的免疫球蛋白（IgM、IgG、IgE），并于妊娠晚期从母体通过胎盘得到 IgG 而获得被动免疫力，使其在出生后 6 个月内对多种传染病具有免疫力，如麻疹、白喉、百日咳、风疹等。新生儿缺乏免疫球蛋白 A（IgA），易患呼吸道、消化道感染；主动免疫发育不完善，巨噬细胞对抗原的识别能力差，免疫反应迟钝；新生儿自身产生的免疫球蛋白 M（IgM）不足，对革兰氏阴性菌及真菌的杀灭能力差，易发生败血症。

（7）神经系统：新生儿神经系统发育的基础是脑部的发育，出生时大脑的结构已经接近成人，出生时脑占体重的 1/9~1/8。新生儿大脑皮质和锥体束发育不完善，因此新生儿动作慢，不协调，哭闹时可有肌强直；大脑皮质兴奋性低，睡眠时间长；眼肌活动不协调，对明暗有感觉，具有凝视和追视的能力，有角膜反射及视、听反射；新生儿的触觉、味觉、温觉发育良好，而嗅觉、痛觉、听觉相对较差。有吸吮、吞咽、觅食、握持、拥抱等先天性反射活动。

（8）体温调节：新生儿体温调节中枢发育尚未完善，基础代谢较低，皮下脂肪较薄，体表面积相对较大，容易散热，因此，体温易受外环境温度的变化而波动。新生儿的产热主要依靠分布于颈项部、肩胛间以及胸部大动脉周围的棕色脂肪组织代谢，其次是白色脂肪。新生儿出生后，因室内温度相对于宫内温度较低，体温急剧下降，之后逐渐回升，在 12~24 小时达到 36 ℃~37 ℃。保持正常的体温，对新生儿十分重要。

第二节 正常新生儿的护理

【临床表现】

1. 体温改变 新生儿的正常腋下体温为 36 ℃~37 ℃，若体温超过 37.5 ℃，一般为室温高、保温过度或脱水；若体温低于 36 ℃，一般为室温较低、早产儿或感染等。

2. 皮肤、巩膜发黄 足月新生儿出生后 2~3 日内出现皮肤、巩膜发黄，持续 4~10 日后自然消退，最迟不超过 2 周，此现象称为生理性黄疸。是由于新生儿胆红素代谢的特点所致，出生后体内红细胞破坏增加，产生了大量间接胆红素，使肝脏内葡萄糖醛酸转移酶活性不足，间接胆红素不能全部结合成直接胆红素，从而导致高胆红素血症。

3. 体重减轻 新生儿出生后 2~4 日体重开始下降，下降范围一般不超过 10%，4 日后回升，7~10 日恢复至出生时水平，此现象称为生理性体重下降。与摄入少、经皮肤及肺部排出的水分相对较多有关。

4. 乳腺肿大及假月经 受胎盘分泌的雌激素、孕激素影响，新生儿出生后 3~4 日可能会出现乳腺肿胀，通常 2~3 周后自行消失。女婴出生后 1 周内，阴道可有白带及少量血性分泌物，持续 1~2 日后自然消失。

【处理原则】

维持新生儿的正常生理状态，满足其生理需求，预防并发症的发生。

【常见护理问题】

1. 有体温失调的危险 与新生儿体温调节中枢发育不完善、缺乏体脂及环境温度低有关。

2. 有窒息的危险　与新生儿呛奶、呕吐有关。

3. 有感染的危险　与新生儿免疫功能不足及其特殊生理状态有关。

4. 营养失调（低于机体需要量）　与母乳喂养无效有关。

【护理措施】

1. 一般护理

（1）环境：新生儿居室的温湿度应随气候温度的变化而调节，房间应向阳，阳光充足、保持空气流通，室温维持在 24 ℃～26 ℃，相对湿度在 50%～60% 为宜。一张母亲床加婴儿床所占面积不少于 6 ㎡。

（2）生命体征：定时测量新生儿体温，低温过低者可采用温暖的毛毯包裹加强保暖，采取新生儿辐射台等不同的保暖措施；体温过高时则应采取敞开包被、减少衣物等降温措施。观察呼吸道通畅情况，保持左侧卧位，避免吸入性肺炎和窒息。

（3）安全措施：新生儿出生后，将其右脚印与母亲右拇指印印在病历上。新生儿手圈上写有母亲名字、住院号、性别、体重、出生时间、分娩方式等。新生儿床应有围栏，床上不放锐角玩具、热水袋等危险物品。

（4）预防感染：房间内应配有手消毒液，以方便医务人员或家属接触新生儿前消毒双手，避免交叉感染。医护人员必须身体健康，定期体检，有呼吸道、肠道传染性疾病时不宜护理新生儿。新生儿患有脐部感染、脓疱疹等感染性疾病时，应立即采取相应的消毒隔离措施。

2. 喂养护理

（1）母乳喂养：提倡早吸吮、早哺乳。①早吮吸：一般出生后 1 小时左右即可让母亲怀抱新生儿让其吸吮。②鼓励按需哺乳，可促进母乳分泌，也可预防新生儿低血糖发生，有助胎粪较早排出。③母婴同室：让母亲和新生儿一天 24 小时在一起，有不得已原因分离不应超过 1 小时。母乳喂养后将新生儿竖起，轻拍背部，以排出咽下的空气防止溢乳。母乳喂养方法详见第四章第三节母乳喂养。

（2）人工喂养：由于各种原因不能进行母乳喂养，而选用配方奶或其他乳制品喂哺新生儿，称为人工喂养。奶具专用并消毒，奶粉与水以 1：4 的容量比混合，喂哺前测奶温，避免过烫或过冷。

3. 日常护理

（1）沐浴：体温稳定后，每日可沐浴或淋浴 1 次，以达到清洁皮肤和促进血液循环的目的，同时检查脐带、皮肤完整性及有无外观畸形等情况。沐浴时室温控制在 26 ℃～28 ℃，水温控制在 38 ℃～42 ℃为宜。沐浴前不要喂奶。衣服宜大、软、不用纽扣。护士的动作宜轻柔而敏捷，沐浴过程中始终接触并保护婴儿，每个婴儿用一套沐浴用品，以预防交叉感染。

（2）脐部护理：保持脐部清洁干燥。每次沐浴后用75％乙醇消毒脐带残端及脐轮周围，脐带脱落前应注意有无渗血，脐带脱落后应注意脐窝有无分泌物及肉芽组织。使用尿布时，注意勿超过脐部，以防尿粪污染脐部。

（3）皮肤护理：新生儿出生后，用温软的毛巾擦净皮肤上的羊水、血迹，可用植物油拭去皮肤皱褶处过多胎脂，剪去过长的指（趾）甲。

（4）臀部护理：尿布或纸尿裤要松紧适宜，及时更换。每次大便后用温水清洗会阴部及臀部，揩干后涂上软膏，防止红臀发生。

4. 预防接种　内容详见第二十四章第一节产科常用护理技术中新生儿预防接种部分。

5. 新生儿先天代谢性疾病　筛查包括苯丙酮尿症、先天性甲状腺功能低下、红细胞葡萄糖-6-磷酸脱氢酶缺陷症。出生后3日，选择新生儿足跟内侧或外侧，取末梢血，标本应在室温下自然干燥，绝对要避免任何物质污染血标本。标明新生儿姓名、母亲姓名及医院名称等，标本送至各地区的筛查中心实验室。

6. 听力筛查　听力障碍是另一常见的出生缺陷，在正常新生儿中占0.1％～0.3％，而NICU的新生儿可达2％～4％。经筛查未能通过者，应予复查，若复查仍未能通过则应做诊断性检查，确诊者应在其语言发育关键年龄前给助听器，以改善听力，有利语言发育。

7. 健康教育　提倡母婴同室和母乳喂养，以促进母婴感情建立。在母婴情况允许下，应早期将新生儿安放在母亲身旁，给予皮肤早接触、早吸吮，促进感情交流，使新生儿得到良好的身心照顾。与家长沟通，宣传喂养、保暖、皮肤护理、预防接种等有关育儿保健知识。

【知识链接】

一、袋鼠式护理

【概述】

袋鼠式护理（kangaroo mother care，KMC）又称为皮肤接触护理，是20世纪80年代初发展起来的，目前已被越来越多的产妇接受，这是主要针对早期新生儿的一种护理方式。是指妈妈以类似袋鼠妈妈，将小袋鼠养育在育儿袋里的方式环抱着新生儿，把只穿尿片的新生儿放在妈妈裸露的胸腹部，尽早进行皮肤对皮肤的接触，以提供婴儿所需的温暖及安全感的一种护理方式。是目前较为理想的模式，袋鼠式护理在稳定生命体征、促进新生儿生长发育、满足新生儿生理需求等方面发挥着积极作用。

【操作步骤】

1. 环境准备　室温维持在24 ℃～26 ℃，将室内光线调暗，并根据昼夜调节亮度，培养新生儿感觉昼夜的能力；声音尽量控制在60dB以下，尽可能避免突发的高频声音，如突然的电话铃声等；移开可能接触到的电源、热源、尖锐物品等，避免意外受伤。

2. 父母的准备　父母的情绪会感染新生儿，故父母应保持轻松愉悦的心情。KMC开始前，父母应完成进食、进水、排便等事宜，避免因自己的需求打断新生儿的睡眠。每日洗澡，穿清洁、宽松、棉质的开衫，前开式内衣，不涂香水和乳液，不戴手表、手链及其他首饰。如有感染性伤口、发热、感冒、肠胃不适时，应暂缓照护。

3. 新生儿的准备　KMC前先更换尿布，将尿布包裹的区域尽可能减少，以露出较多的皮肤与父母接触；新生儿头部表面积相对较大，易导致热量的丧失，故应做好头部的保暖工作，如戴帽子。

【注意事项】

1. KMC 开始的时机　应充分考虑新生儿和妈妈的具体状况，一般需到新生儿情况稳定时再开始。

2. KMC 的姿势　妈妈可以取半躺式，新生儿俯卧于妈妈双乳之间，头转向一侧、处于轻度延伸位，以保证气道开放。妈妈双手抱住新生儿，一手扶住头颈肩部，另一手托住臀部，以稳定头部和躯体，同时尽可能让新生儿贴近自己，即让新生儿的面部、胸部、腹部、手臂和腿部与妈妈的胸部、腹部保持紧密的贴合，四肢屈曲、类蛙式伏于妈妈胸腹前，并盖好预热好的毛毯。

3. KMC 不要随意中断　照护过程至少持续 60 分钟以上，不要随意中断，也不要频繁变化体位，以免打断新生儿的休息，对新生儿造成压力。在此过程中，妈妈还应逐渐学会观察新生儿的行为表现，读懂他（她）舒适与否的暗示。

二、新生儿早期基本保健指南

【概述】

2013 年西太平洋地区各国联合制定和发布了"世界卫生组织西太平洋地区健康新生儿行动计划"，并颁布了"新生儿早期保健指南（early essential newborn care，EENC)"。EENC 是整个行动计划的核心技术指南，涵盖了正常新生儿、早产儿以及患病新生儿出生后即刻开始的临床保健技术，同时作为医院进行质量控制和管理的技术流程。

【新生儿早期保健的推荐要点】

1. 分娩前准备

（1）分娩前所有的产妇都可以选择是否让家属陪伴和采取何种分娩姿势。

（2）在分娩过程中对产妇和胎儿进行监测，包括使用产程图。

（3）对于 24～34 周的产妇，使用类固醇皮质激素预防早产（住院后 1 小时内），胎膜早破者使用抗生素，小于 32 周有早产风险的孕妇使用硫酸镁促胎儿神经发育。

（4）每次分娩都应备好新生儿复苏囊和氧气面罩，并放在距分娩床 2 m 之内的地方。

2. 出生后即刻保健　出生后立即和彻底擦干（擦干是新生儿出生后第一个护理步骤）。

（1）立即彻底擦干可以帮助新生儿：①刺激呼吸。②预防低体温（低体温易发生感染、凝血功能障碍、酸中毒、脑出血、呼吸窘迫综合征等）。

（2）不做常规口鼻吸引，除非口鼻被堵塞；不做胎粪吸引，除非婴儿气道梗阻。

（3）出生后立即将新生儿擦干，放在母亲腹部，与母亲皮肤接触至少 90 分钟，并注意保暖。

(4) 早期接触的优点：保持体温，促进母乳喂养，促进新生儿和母亲的情感交流，促进激素分泌，促进子宫收缩和胎盘娩出，帮助新生儿建立免疫屏障。

(5) 出生后1～3分钟内，待脐带停止搏动后再结扎脐带（需要复苏和患病的新生儿除外）。

(6) 新生儿出现喂养信号时（如流口水、张嘴、舔舌等），即鼓励母亲开始喂养。

3. 新生儿复苏 出生后没有自主呼吸的新生儿，进行彻底擦干后，刺激背部2～3次，若仍没有呼吸，则断脐后，在1分钟内使用自动充气式气囊进行正压通气；仅对有羊水胎粪污染并且没有自主呼吸的新生儿进行气管和口鼻的吸引；进行了60秒有效的正压通气后，要评估新生儿心率；复苏抢救10分钟后，新生儿仍没有心率，停止复苏。

4. 新生儿保健

(1) 常规护理（包括眼部护理，维生素K_1及疫苗注射，测量体重、身长等）均延迟至第一次母乳喂养完成之后。

(2) 出生后24小时内注射第一剂乙肝疫苗和卡介苗。

(3) 保证母婴同室，特殊情况除外。

(4) 母乳喂养前不给新生儿喂其他食物。

第三节　新生儿常见症状的早期识别及护理

一、新生儿黄疸

【概述】

新生儿黄疸是由于新生儿胆红素代谢特点所致的高胆红素血症，是胆红素（绝大部分为游离胆红素）在体内积聚而引起的皮肤黏膜黄染。可分为生理性黄疸和病理性黄疸，其中大部分为生理性黄疸。新生儿黄疸如果不积极处理，导致血中胆红素过高，产生胆红素脑病，可引起严重后遗症甚至死亡。

【病因】

1. 感染性 ①新生儿肝炎，大部分因病毒通过胎盘传播给胎儿或者胎儿通过产道时被感染。②新生儿败血症及其他感染，因细菌毒素的入侵而加速红细胞破坏、损坏肝细胞所致。

2. 非感染性 ①新生儿溶血。②母乳性黄疸。③胆道闭锁。④遗传性疾病，如红细胞-6-磷酸葡萄糖脱氢酶缺陷，抗胰蛋白酶缺乏症，球形红细胞增多症，半乳糖血症等。⑤药物性黄疸如维生素K_3、维生素K_4等药物引起。

【临床表现】

患儿一般多表现为精神差，反应差，吃奶差，皮肤发黄，尿液为棕色。

1. 生理性黄疸　足月儿生后 2～3 日出现黄疸，4～5 日达高峰，5～7 日消退，最迟不超过 2 周。早产儿黄疸多于生后 3～5 日出现，5～7 日达高峰，7～9 日消退，最长可延迟到 4 周。每日血清胆红素升高＜85 μmol/L，足月儿胆红素＜220.6 μmol/L，早产儿＜256.5 μmol/L。

2. 病理性黄疸　生后 24 小时内出现黄疸；血清总胆红素值已达到相应日龄及相应危险因素下的光疗干预标准，或每日上升超过 85 μmol/L；黄疸持续时间长，足月儿＞2 周，早产儿＞4 周；黄疸退而复现；血清结合胆红素＞34 μmol/L。具备其中任何一项者即可诊断为病理性黄疸。

【护理措施】

1. 一般护理

（1）注意保暖，保暖可减少因体温低使游离脂肪酸过高和胆红素竞争与清蛋白的结合，因此消除黄疸。

（2）提早喂养可以促进肠蠕动，利于胎便排出，还可尽早建立正常肠道菌群，减少胆红素的肠肝循环。同时可防止低血糖的发生，可减轻黄疸的程度。

（3）使婴儿保持舒适的体位，减少啼哭，避免耗氧增加。

（4）注意保护婴儿的皮肤、脐带与臀部的清洁。

2. 严密观察病情

（1）注意观察皮肤黏膜及巩膜的颜色，监测及记录经皮测定的胆红素值。

（2）观察患儿的精神、反应以及喂养情况；观察患儿是否有神经系统的症状，有无出现拒食、嗜睡、肌张力减退等情况，如有异常应立即报告医师。

（3）观察胎便排出的时间及次数，若胎便排出时间延长及排出量少，应警惕黄疸的进行性加重；若胎便延长排出，应予以灌肠，促进大便及胆红素排出；评估排泄情况，监测并记录患儿大小便的次数及量。

（4）观察体温、脉搏及呼吸，详细记录患儿体温变化，若体温超过 37.2 ℃，应立即报告医师。

3. 配合医师减轻黄疸的治疗

（1）蓝光疗法：蓝光照射皮肤可降低血清胆红素的含量，使黄疸消退。进行蓝光疗法时应注意黄疸的消退情况，注意补给足够的水分，以保持其体内水分，促进胆红素的排出。

（2）换血疗法：多用于严重新生儿溶血症所致的高胆红素血症，是降低血清胆红素最迅速及最有效的方法。

（3）其他治疗：①肝酶诱导剂，一般使用苯巴比妥来诱导患儿肝内葡萄糖醛酸转移酶的生成。②输注丙种球蛋白及白蛋白，丙种球蛋白可阻断溶血过程，白蛋白可与游离的胆红素结合，降低血清胆红素，从而降低胆红素脑病的发生。

4. 健康指导　向患儿家属介绍病情，取得家属配合，随时向患儿家属告知病情，以便其积极配合治疗。若为母乳性黄疸，嘱咐其可继续母乳喂养，若黄疸严重，应先暂停母乳喂养，等黄疸消退后再继续母乳喂养。若为红细胞葡萄糖-6-磷酸脱氢酶缺陷者，告知患儿家属应忌食蚕豆及豆制品。

二、尿布皮炎

【概述】

尿布皮炎又称尿布疹，中医学称为臀红，是由于臀部皮肤长期受尿液、粪便以及清洗不净的潮湿尿布摩擦、刺激及局部湿热引起的一种症状，以臀部、会阴、大腿内侧皮肤潮红、破溃甚至糜烂及表皮剥脱发炎为主要表现。

【病因】

常见病因是没有勤更换尿布，大小便后没有清洁臀部或臀部长期受潮；尿布粗糙、吸水性及透气性较差；尿布上的清洗剂或肥皂清洗不干净等。

【临床表现】

最先出现的症状是红斑和轻度脱屑。处理、治疗不当可能会迅速发展成为疼痛且表皮脱落的溃疡性病变。初发时表现为局部轻度潮红、肿胀，出现丘疹、水泡、糜烂等，有继发感染者则会出现脓包和溃疡，患儿常因疼痛而哭闹不安。尿布皮炎分为轻、重两度。轻度表现为表面潮红。重度又可分为三度：Ⅰ度表现为局部皮肤潮红，伴有斑点状皮疹；Ⅱ度除Ⅰ度所有表现外，还伴有皮肤溃破及脱皮；Ⅲ度为局部皮肤大片糜烂或表皮剥脱，可继发细菌或霉菌感染。

【护理措施】

1. 轻度　主要是保持局部皮肤的清洁干燥。在每次大小便后均应清洗干净局部皮肤，充分暴露臀部。

2. 重度　除用上面护理措施外，还需根据不同情况进行局部治疗：①Ⅰ度尿布皮炎局部可涂抹鱼肝油，Ⅱ、Ⅲ度尿布皮炎可涂抹氧化锌制剂。②红外线照射臀部，可促进炎症吸收，灯泡距离臀部患处30～40 cm，每日2次，每次15～20分钟，注意观察皮肤情况，以防烫伤。③男婴需特别注意阴囊下部清洁、涂抹药液及观察。④若继发细菌或真菌感染，可涂用克霉唑制剂或 0.5%新霉素氧化锌糊剂。

3. 臀部护理的注意事项

（1）保持臀部的清洁、干燥，勤换尿布，每次更换尿布前用温水洗净臀部，忌用肥皂水。

（2）清洗臀部时，动作一定要轻柔，避免用毛巾直接擦洗，洗后用浴巾轻轻吸干，涂婴儿护臀霜。女婴需从前向后清洗臀部。

（3）选择适合的尿布或纸尿裤，大小松紧要适中，最好选择柔软、透气、吸水性好的尿不湿。

（4）操作中注意保暖，防止新生儿烫伤或受凉。

（5）涂抹油类或药膏时，应用棉签蘸在皮肤上轻轻滚动，不能上下涂抹，避免加剧疼痛和导致损伤。

三、脐部感染

【概述】

因断脐时或出生后处理不当，脐带残端被细菌入侵、繁殖所引起的急性炎症，也可因脐血管置保留导管或换血时被细菌污染而引起发炎。最常见致病菌为金黄色葡萄球菌，其次为大肠埃希菌、溶血性链球菌、铜绿假单胞菌等。发生脐炎需积极处理，通常均可以治愈，但若延误治疗，可导致感染扩散形成腹壁蜂窝织炎、皮下坏疽，向邻近腹膜蔓延可引起腹膜炎，沿未愈合的脐血管蔓延可导致败血症，甚至危及生命。

【临床表现】

轻者表现为脐轮及脐周皮肤轻度红肿，或脱落后伤口不愈合，脐窝湿润。重者脐部及脐周红肿发硬，脓性分泌物较多，常伴有臭味或形成局部脓肿，导致败血症、腹膜炎，并伴有全身中毒症状，如发热、拒乳、精神状态差、烦躁不安等。慢性脐炎时局部形成脐部肉芽肿，为一小樱红色肿物突出，表面可有脓性溢液，经久不愈。

【护理措施】

1. 脐部护理　护理时脐部应暴露在外，保持局部的干燥，减少摩擦。对于脐周无扩散者，局部使用 3%过氧化氢及 75%乙醇涂抹擦洗，每日 2~3 次。已形成慢性肉芽肿者要用 10%硝酸银溶液涂抹，或用硝酸银棒局部烧灼。若肉芽较大不易烧灼者，应手术切除。

2. 有明显脓液、脐周有扩散或有全身症状者，除局部消毒处理外，还应遵医嘱使用抗生素治疗。

3. 密切观察病儿病情及生命体征，特别是体温，观察脐部及周围有无红、肿及渗出。

4. 健康指导　新生儿出生后，如果脐带护理得当，一般1周左右自行脱落。如在出院时未脱落，应教家属正确护理方法。脐带残端脱落后，注意观察脐窝内有无肉芽增生，发现后应及早处理。脐带未脱落前勿强行剥离。使用吸水性、透气性好的尿布，每次大小便后及时更换尿布或尿片。新生儿沐浴后要进行脐部护理，避免发生交叉感染。

四、腹泻

【概述】

新生儿腹泻是由多种病原、多种因素引起的以大便次数增多或者大便性状改变为特点的一组临床综合征，严重者可引起脱水和电解质紊乱。腹泻是新生儿期常见症状之一，由喂养不当、蛋白质或脂肪吸收障碍、肠道内外感染、药物反应、气候改变等引起。

【临床表现】

大便次数增加，轻症每日10次以下，重症每日多于10次。大便稀，呈黄色或绿色，致病性大肠埃希菌所致的腹泻，大便多呈蛋花汤样，有黏液。伴随症状可有呕吐、纳差、发热。重症可有嗜睡、精神萎靡、尿少、四肢发凉、腹胀及体温不升等。

【护理措施】

1. 调整饮食　母乳喂养者可继续母乳喂养，人工喂养者指导家属乳制品的调剂方法，配方奶应在原来浓度的基础上加水稀释，并增加喂养的次数。对乳糖不耐受者，应选用无乳糖配方奶。对牛乳蛋白过敏者，可选用深度水解蛋白配方奶。病毒性肠炎者常使用饮食疗法和支持疗法。

2. 维持水、电解质及酸碱平衡　可通过口服或者静脉进行补充。新生儿不宜口服补液，对于少数口服营养物质不能耐受者或脱水严重者可采取静脉补液。补液时需补充生理需要量、累积损失量和继续丢失量。

3. 控制与预防感染　遵医嘱使用抗生素以控制感染，在用药的过程中注意按时、按量；使用微生态调节制剂，补充肠道正常益生菌群，常用双歧三联活菌；使用肠黏膜保护剂，吸附病原体和毒素，维持肠细胞的吸收和分泌，增加屏障作用，避免病原微生物的侵入，常用蒙脱石散。

4. 臀部护理　腹泻的粪便对臀部刺激大，应做好臀部护理。

5. 密切观察病情　监测体温、脉搏、呼吸、血压及意识等；观察大便次数、颜色、气味、性状及量；观察有无发热、精神萎靡、嗜睡、拒乳、烦躁等全身中毒症状；观察有无脱水情况及代谢性酸中毒、低钾血症等水电解质和酸碱平衡紊乱的症状。

6. 健康教育　向患儿家属介绍腹泻的相关知识，指导其进行正确的喂养，进行有效的母乳喂养；使用过的奶具应煮沸消毒；尿布也应消毒后使用。

五、发热

【概述】

发热是机体对致病因子的一种防御反应，是指产热增多或散热减少所导致的体温升高。正常新生儿的肛温为 36.5 ℃～37.5 ℃，腋温为 36 ℃～37 ℃，当新生儿腋温超过 37.2 ℃或肛温超过 37.5 ℃时称为发热。

【临床表现】

可出现烦躁不安、哭闹、面色潮红、呼吸增快，严重者口唇干燥、尿量减少或无尿。若为感染引起的发热，除体温升高外，还出现全身状态差，外周皮肤血管收缩，末梢循环不良、肢端发凉等。

【护理措施】

1. 一般护理　保持室内安静，温湿度适宜，衣被不可过厚，以免影响机体散热。为患儿补充足够的水分，有利于体内毒素的排泄，也有降温的作用。

2. 去除病因　环境因素引起的发热，应立即去除原因，如松解新生儿包被、调节温箱温度等；因脱水引起的发热，应尽快补充水分；因感染引起的发热，应查明感染源，控制感染。

3. 对症处理　新生儿发热的处理应以物理降温为主，一般使用凉水袋置患儿额部，体温过高者行温水擦浴或洗温水浴。忌用乙醇擦浴，慎用退热药，以防药物引起患儿毒副作用及体温骤降，必要时可口服对乙酸氨基酚或灌肠。

4. 病情观察　严密监测并记录体温、脉搏、呼吸等，以便观察患儿的热型，物理降温后，需在半小时后复测体温一次；观察患儿有无口唇干燥、尿量减少或无尿等症状，并注意大小便次数、量及其精神状态。

六、呕吐

【概述】

呕吐是新生儿期的常见症状，它是消化道梗阻或消化功能紊乱的主要表现。尤以出生 3～4 日为多见。呕吐物常从口鼻同时喷出，容易呛入气道而引起窒息和或吸入性肺炎，也容易引起水、电解质紊乱和酸碱平衡失调，甚至死亡。较长时间的呕吐也会影响小儿生长发育。

【病因】

新生儿呕吐的原因可分为内科性和外科性两大类型。

1. 内科性呕吐　黏膜受刺激所致，胃食管反流，幽门痉挛，感染，先天性代谢疾病和其他原因如喂养不当、吞入大量空气、缺血缺氧性脑病及颅内压增高等。

2. 外科性呕吐　主要有食管闭锁、肥厚性幽门狭窄、肠闭锁、肠旋转不良、环状胰、胎粪性肠梗阻、胎粪性腹膜炎、肠套叠、阑尾炎、膈疝、先天性巨结肠和肛门直肠闭锁等。

【临床表现】

胃食管反流是呕吐最常见的原因，多数在出生1周内出现，当并发反流性食管炎时，呕吐物可带血，部分患儿可出现呼吸暂停、心动过速等。黏膜刺激所致的呕吐，常在出生第1日尚未进食时发生，呕吐物为泡沫样、咖啡色液体。若发生幽门痉挛时，呕吐常呈喷射性，但一般为间歇性呕吐，呕吐物为水样，有少量乳块，但不含胆汁。若为感染引起的呕吐，患儿则有食欲减退。

外科疾病引起的呕吐，以呕吐胆汁或粪便为主，多为喷射状，呕吐量大，有明显肠梗阻表现，呕吐严重常导致脱水和电解质紊乱。

【护理措施】

1. 病情观察

(1) 区分生理性和病理性呕吐：生理性呕吐一般与新生儿生理解剖特点、喂养、护理不当有关。新生儿的胃呈水平位，容量少，贲门括约肌不发达，幽门括约肌发育较好，易发生呕吐和溢乳。如果喂养、护理不当更易导致呕吐。

(2) 密切观察新生儿病情及生命体征变化：严密观察呕吐出现的时间与饮食的关系及症状，记录呕吐物量及呕吐物的颜色、气味、性质及次数，必要时留取标本化验，同时注意观察有无脱水和电解质紊乱等情况。呕吐频繁伴严重腹胀者，应行持续胃肠减压。

2. 指导正确的喂养方法　人工喂养的患儿应注意避免吸入空气，喂奶后应将患儿直立并拍背使患儿打嗝；喂养应少量多餐，缩短喂奶间隔时间；喂奶前更换尿片；喂奶后采取左侧卧位头偏向一侧，适当增加头部高度，防止呕吐时发生误吸，导致窒息发生；内科性呕吐患儿则采取前倾卧位，放置时头部抬高30°，防止反流物吸入；呕吐轻的患儿不需禁食，呕吐严重者在确诊前应禁食，给予肠外营养，保证能量的摄入。

3. 用药护理　呕吐严重者可遵医嘱给予药物治疗（小剂量红霉素、多潘立酮），咽下综合征可用生理盐水洗胃，并注意观察用药后的疗效，做好记录。

第四节　新生儿常见疾病及处理

一、新生儿窒息

【概述】

胎儿娩出后 1 分钟，仅有心跳而无自主呼吸或未建立规律呼吸的缺氧状态，伴有低氧血症和混合型酸中毒，是由产前、产时或产后的各种病因引起，是新生儿最常见疾病之一，也是导致新生儿死亡、脑瘫和智力障碍的主要原因之一。

【临床表现】

1. 胎动　胎儿在宫内缺氧时会表现为胎动增强，若持续缺氧可能出现胎动减弱或停止。

2. 胎儿心率变化　心率增快，≥160 次/分；若缺氧持续存在可能会出现胎动减弱，胎儿心率减慢，<110 次/分。

3. 羊水被胎粪污染　羊水污染可分三度，Ⅰ度羊水呈浅绿色，常见胎儿慢性缺氧；Ⅱ度羊水深绿色或黄绿色，提示胎儿急性缺氧；Ⅲ度羊水呈棕黄色、稠厚，并常可见胎粪，提示胎儿缺氧严重。

4. Apgar 评分　新生儿窒息时可根据其呼吸、心率、皮肤颜色、肌张力和对刺激的反应来判断新生儿窒息的程度。8~10 分为正常，4~7 分为轻度窒息，0~3 分为重度窒息。出生后 1 分钟评分可区别窒息的程度，5 分钟评分有助于判断复苏效果及预后。

【常见护理问题】

1. 气体交换受损　与清除呼吸道内分泌物无效导致低氧血症和高碳酸血症有关。

2. 体温过低　与缺氧、环境温度低和缺乏保暖措施有关。

3. 有窒息的危险　与羊水、气道分泌物吸入、抽搐有关。

4. 恐惧（患儿家长）　与病情危重及预后不良有关。

【护理措施】

1. 复苏　对发生窒息的新生儿正确实施复苏，复苏过程中应严密监护（详见第二十四章第三节产科常用检查及手术中新生儿复苏部分）。

（1）应畅通气道（出生后 15~20 秒内完成）：新生儿娩出后立即置于远红外线辐射台上，将热毛巾擦干头部及全身，以减少散热；摆好体位，垫高肩部，使其颈部轻微伸仰；立即吸净口、咽、鼻部黏液，时间<10 秒。

（2）建立呼吸：轻拍新生儿足底或摩擦新生儿背部促使其呼吸出现，若出现正常呼吸，心率＞100 次/分，肤色红润或仅有手足青紫者可予观察；若无自主呼吸或心率＜100 次/分，应立即使用复苏气囊加压给氧，通气频率为 40～60 次/分，呼吸比为 2：1。30 秒后再次评估，若心率＞100 次/分，出现自主呼吸可予以观察；如无规律呼吸，或心率＜100 次/分，须进行气管插管正压通气。

（3）恢复循环：若气管插管正压通气 30 秒后，心率＜60 次/分，或心率在 60～80 次/分且不再增加，应同时进行胸外心脏按压，按压频率为 90 次/分（每按压 3 次，正压通气 1 次，每个动作周期包括 3 次按压和 1 次人工呼吸，双人配合，耗时约 2 秒），按压深度为胸骨下陷 1.5～2 cm，胸外心脏按压 30 秒后再次评估心率恢复情况。

（4）药物治疗：建立静脉通路，若胸外心脏按压 30 秒不能恢复正常循环时，应遵医嘱予 1：10000 肾上腺素 0.1～0.3 mL/kg；若心率仍然＜100 次/分，可根据病情需要合理使用纠酸、扩容药，有休克症状者可给予多巴胺或多巴酚丁胺。

2. 保暖　整个过程中应注意新生儿的保暖，可将患儿置于远红外线辐射台上，病情稳定后置于保温箱。

3. 心理护理　向患儿家属说明病情，给予适当的解释及取得配合，告知家属患儿目前情况及可能的预后，帮助家属建立信心。

二、新生儿肺透明膜病

【概述】

新生儿肺透明膜病又称新生儿呼吸窘迫综合征，是指出生后不久就出现进行性呼吸困难、发绀、呼气性呻吟、吸气性三凹征和呼吸衰竭。多见于早产儿，是造成早产儿早期呼吸困难及死亡的常见原因，是新生儿期最重要的呼吸系统疾病。

【临床表现】

大多数是早产儿，出生时可为正常，一般出生后 4～6 日发病，可表现为呼吸困难，发绀进行性加重，呼气时常发出呻吟声，吸气时出现三凹征（肋间、肋下及剑突下软组织凹陷），鼻翼扇动，肌张力低下，甚至出现呼吸衰竭。

【常见护理问题】

1. 自主呼吸障碍　与缺乏表面活性物质导致进行性肺不张有关。

2. 气体交换受损　与肺泡缺乏表面活性物质、肺泡萎缩导致肺透明膜形成有关。

3. 营养失调（低于机体需要量） 与早产、呼吸窘迫、摄入量不足有关。

4. 有感染的危险 与免疫力低有关。

【护理措施】

1. 密切观察患儿的生命体征、皮肤颜色等变化。

2. 维持有效呼吸，需要呼吸机辅助的患儿需要定时检查呼吸机的管道。

3. 保持呼吸道的通畅，及时清除口、鼻、咽部的分泌物，做好口腔护理。

4. 注意保暖，环境温度控制在 22 ℃～24 ℃，相对湿度控制在 55%～65%，皮肤温度控制在 36 ℃～36.5 ℃，以减少氧气、水分的消耗。

5. 保证营养的供应，不能吞咽、吸乳的患儿可采用鼻饲或补充静脉高营养液。

6. 详细记录 24 小时出入水量及体重。

7. 预防感染，做好各项消毒隔离措施。

8. 向家属说明病情，让家属了解病程进展，取得家属配合，建立家属的信心。

三、新生儿缺氧缺血性脑病

【概述】

新生儿缺氧缺血性脑病是指新生儿由于窒息而引发的缺氧缺血性损伤的临床症状，是新生儿窒息的严重并发症。

【临床表现】

主要表现为出生 12 小时内出现意识障碍、肌张力改变、原始反射异常，严重者可伴有颅内压增高、脑干功能障碍。根据病情可分为轻、中、重 3 度。

1. 轻度 主要表现为过度警觉、易激惹，吮吸反射正常，拥抱反射活跃，肌张力正常，心动过速，呼吸道分泌物少，一般不出现惊厥。以上症状出生后 24 小时内表现明显，3 日后逐渐消失。

2. 中度 主要表现为嗜睡、肌张力减低、反应迟钝，吮吸及拥抱反射减弱，心动过缓，呼吸道分泌物增多，可出现惊厥。

3. 重度 主要表现为意识昏迷、肌张力松弛，吮吸反射和拥抱反射消失，可出现持续性的惊厥。

【常见护理问题】

1. 低效性呼吸型态 与缺氧缺血导致呼吸中枢受损有关。

2. 有受伤的危险 与惊厥有关。

3. 潜在并发症 颅内压增高、失用性综合征。

【护理措施】

1. 保持呼吸道通畅，将患儿头平卧，头偏向一侧，及时清理呼吸道分泌物，根据患儿的缺氧情况选择合适的给氧方式。

2. 遵医嘱使用抗惊厥药，首选药物为苯巴比妥，用药后观察药物反应及效果；遵医嘱使用脱水药，降颅压给予小剂量甘露醇，脑水肿首选呋塞米。

3. 严密监测患儿的呼吸、心率、血氧饱和度及血压，观察患儿神志、瞳孔、前囟、肌张力等情况。

4. 向患儿家属讲解与疾病相关的知识，告知早期干预对疾病恢复的重要性。

四、新生儿颅内出血

【概述】

新生儿颅内出血是新生儿常见的重要疾病之一，主要原因为缺氧或产伤，早产儿发病率较高，病死率较高，存活者也常有脑性瘫痪、运动和智能障碍、视力或听力障碍等神经系统后遗症。

【临床表现】

1. 神经系统兴奋状态 烦躁不安、过度兴奋、易激惹，双眼凝视、斜视、眼震颤等。

2. 神经系统抑制状态 表情淡漠、嗜睡、昏迷、肌张力低下等。

3. 一般先出现兴奋状态，之后再出现抑制状态。

【常见护理问题】

1. 低效性呼吸型态 与呼吸中枢受损有关。

2. 有窒息的危险 与昏迷、惊厥有关。

3. 潜在并发症：颅内压增高。

【护理措施】

1. 严密观察病情，降低颅内压

(1) 严密监测生命体征、神志、瞳孔变化，注意观察惊厥发生的时间及性质。避免垂头仰卧的姿势，应将头部抬高 $15°\sim30°$，侧卧位。每日测量头围，观察头围有无增大，及时记录阳性体征。

(2) 保持绝对的静卧，减少噪声，一切有必要的治疗及护理应当集中进行。

(3) 遵医嘱用药，给予止血、脱水、镇静、解痉处理。

2. 保持正常的呼吸型态

(1) 保持呼吸道通畅，及时清除呼吸道分泌物。

（2）根据缺氧程度给予用氧，选择合适的用氧方式及浓度，血氧饱和度维持在 85%～95%，呼吸暂停时应刺激患儿，采用辅助人工呼吸，病情好转及时停氧，防止中毒。

3. 维持体温　体温维持在 36.5 ℃～37.4 ℃，体温过高时应选择物理降温，体温过低时选择远红外线辐射床，操作时应注意保暖。

五、新生儿感染性肺炎

【概述】

新生儿感染性肺炎是新生儿常见呼吸道疾病之一，也是引起新生儿死亡的重要原因之一。包括出生前（宫内和分娩过程）和出生后感染性肺炎，可由病毒、细菌或其他各种病原体感染引起。

【临床表现】

产前感染和产时感染的新生儿，症状出现较早，一般 12～24 小时出现，但症状不典型，产时感染性肺炎需要经过一定的潜伏期。产后感染症状出现较晚，多在 5～7 日内出现，但症状比较典型，表现为发热或体温不升、呼吸浅促、鼻翼扇动、发绀、三凹征，肺部可出现双肺细湿啰音。呼吸道合并病毒肺炎可表现为喘息、肺部听诊可闻哮鸣音。金黄色葡萄球菌肺炎易合并气胸、脓胸、脓气胸。

【常见护理问题】

1. 清理呼吸道无效　与咳嗽反射功能不良、呼吸急促、无力排痰有关。
2. 气体交换受损　与吸入、肺部炎症有关。
3. 营养失调（低于机体需要量）　与摄入困难、消耗增加有关。
4. 潜在并发症　心力衰竭、气胸、脓胸、脓气胸。

【护理措施】

1. 保持呼吸道通畅　分娩后立即清除呼吸道分泌物，保持呼吸道的通畅。分泌物黏稠不易吸出时，应采用雾化吸入，湿化气道，有利于分泌物的排出。吸痰时要先吸口腔内分泌物，再吸鼻腔内分泌物，吸痰过程中要注意患儿的面色，观察分泌物的量、黏稠度和颜色，吸痰前后听诊呼吸音的变化。

2. 合理用氧，改善呼吸功能　根据病情和血氧情况选择合适的给氧方式及浓度，尽可能给予低流量吸氧，以防氧中毒，重症者应给予正压通气。保持室内空气新鲜，湿度维持在 55%～65%。经常翻身，减少肺部淤血。

3. 维持体温　体温过高时给予物理降温，体温过低时采用远红外线辐射床。新生儿居室温度应保持在 22 ℃～24 ℃，早产儿则要保持在 24 ℃～26 ℃。任何治疗及护理操作时，都应注意保暖。

4. 控制感染　新生儿室的工作人员入室前应换鞋、洗手，穿医院供应的清洁外衣后方可入室。接触和护理新生儿时必须洗手，病室内应尽量减少人数，谢绝或减少人员探视。遵医嘱应用抗生素，做好药物治疗的护理，观察用药后疗效。

5. 供给足够的能量及水分　鼓励母乳喂养，可不定时按需喂养，少量多餐，细心喂养，防止呕吐和误吸。病情严重者应予以鼻饲或静脉补液，必要时给予静脉营养液。

6. 密切观察病情　观察患儿的生命体征及反应，注意呼吸、心率的变化，若有喘息加重和反复窒息的情况，应专人监护，并做好抢救准备。

（孙骑骁　石理红　王寨）

------------- 本章测试题扫二维码可见 -------------

第十三章　产科危急重症管理

第一节　产科急救管理

　　危急重症孕产妇病情进展迅速，参与救治的医护人员需要具备迅速而准确的判断和识别病情的能力，同时还应保持清晰的抢救思路，遵循急救原则和流程，有条不紊地进行重症孕产妇的抢救工作。

　　1. 先救后治　首要任务是先稳定孕产妇生命体征，如呼吸困难可采用辅助呼吸、血压持续升高时可使用降压药等，即在紧急情况下，医护人员应该从病情出发，先考虑"是否危及生命"，再寻找原因。

　　2. 重视救治的时间窗　时间窗是指某一疾病的最佳救治时间范围。对产科急救而言，时间窗的判断既要考虑孕产妇的病情变化，还需考虑到胎儿的子宫内环境，要求急救人员具有深厚扎实的临床基本功及丰富的临床经验。产科危急重症分为三级：第一级最危险，孕产妇短时间内可能发生死亡，如孕产妇心搏呼吸骤停，其救治时间窗极短，需要即刻进行心肺复苏，同时展开抢救工作；第二级非常严重，若不及时救治可能发展成第一级，如产后出血导致的失血性休克、妊娠合并心脏病并发心力衰竭、妊娠合并严重支气管哮喘等；第三级比较危险，需在时间窗内完成相关检查、治疗，尽可能缩短院前及院内救治时间，避免做不必要的繁杂检查。要做到边救治、边检查、边诊断。

　　3. 突出重点兼顾全局　危急重症孕产妇常并发多种疾病或病理现象，或在疾病的进展、处理中出现其他危险情况，需分清轻重缓急，先处理危及母儿安全的情况。病情适当缓解时再处理稍轻的病情。重点突出并不是可以忽略疾病的全身影响，若不在有限的时间内兼顾全局，失衡的内环境将加重局部的病情。

　　4. 遵守诊疗常规　产科危急重症往往涉及法律纠纷，必要时需在执法人员、家属、其他医护人员的陪同下进行，在抢救室或隔离室进行诊治时，注意保护隐私，杜绝无关人员进入抢救室。必要时向行政部门汇报。及时正确如实地书写抢救病历，做好抢救记录。及时与孕产妇及其家属进行沟通，做好知情同意工作。

5. 严密观察、动态评估 危急重症孕产妇极易发生各种并发症，如急性肺水肿、肺炎等，加重原有病情，因此需加强观察与护理，动态评估，减少不必要的并发症，尽早干预与处理。

6. 开通畅通的院内转诊通道 开通畅通的院内转诊通道并保证正常运转，必要时联系转院。转诊条件包括：①产妇生命体征平稳，能耐受转诊。②转诊前与接诊单位充分沟通、协调。③接诊单位具有相关抢救条件。对不宜转诊者，应就地抢救，可请上级医院会诊。

7. 救治流程 为方便临床工作，重症孕产妇救治可参考 ABCDEF 的救治流程：①A（airway）开放气道（昏迷的情况下）。②B（breathing）给氧，确保氧供充足。③C（circulation）保证血流动力学稳定。④D（drug）主要为镇静、强心、降压、促宫缩等药物的选择与使用。⑤E（evaluation）评估病情，主要为评价治疗效果，主要观察指标是生命指征、胎心率等。⑥F（fetus）胎儿的评估。

8. 及时召开病例讨论优秀的救护团队，最好的学习素材来自于病例。及时进行经验的总结归纳，发现问题，不断改进。

第二节　产科常用抢救设备的应用与管理

【概述】

抢救设备从狭义上来讲，是指医护人员对伤病员实施抢救，在诊治行为过程中使用的医学设备。广义为一切用于紧急情况，短时间内救命的设备都是急救医疗设备。抢救设备有呼吸机、除颤仪、心电监护仪、心电图机、吸引器、呼吸复苏囊、输液泵等。产科常用抢救设备有心电监护仪、除颤仪、呼吸复苏囊、输液泵等。

一、心电监护仪

【适用范围】

原则上急、危重症病人都是心电监护的适应证。

【操作流程】

1. 操作前准备

（1）病人评估：评估病人病情、意识状态、心理状态、皮肤状况、对心电监护的认识等。

（2）操作者自身评估：操作的熟练程度、心电监护的相关知识及对病人病情的了解。着装是否整洁、指甲长短等。

（3）用物评估：用物准备是否齐全，心电监护仪功能是否完好。用物包括心电监护仪、电极、75％乙醇棉签纱布、弯盘。

（4）环境评估：评估病人周围环境的光照情况、有无电磁波干扰、有无稳定的电压配备系统。

2. 操作步骤

（1）携用物至病人床旁，核对病人信息，做好解释工作。

（2）根据病人病情，协助病人取平卧位或者半卧位。

（3）开机，待机器自检，依次键入病人的姓名、年龄、床号等，校正监测时间。

（4）暴露胸部，清洁局部皮肤，再用75％乙醇涂擦，使之脱脂。

（5）将电极导联线与电极片弹簧夹或电极片向外的金属小扣相连，再在皮肤相应部位上安装电极片。

（6）将导联线妥善放置，并固定好。

（7）选择合适的导联：①心脏无器质性病变的病人，应选择P波显示良好的导联。②心脏有器质性病变的病人，应以全导心电图为基础，选择最佳监护导联。③选择任何导联，QRS波振幅须足以触发心率计数。

（8）调节图形的比例和位置排列，调整合适的脉冲。

（9）根据病人情况设定各报警参数，打开报警系统，设置报警音量等。

（10）根据病情需要选择连接血压计袖带、血氧饱和度探头、有创血流动力学传感器等。

（11）调至主屏。密切观察病人生命体征的变化。

【日常维护】

1. 监护仪置于通风干燥处，避免高温、受潮、日晒或撞击。

2. 保持电压（220±22）V，减少与高功率仪器同时使用，防止电压不稳导致信号失真。

3. 避免接触易燃物品、皮肤清洁剂、抗感染制剂，避免外界因素干扰如手机、电刀、冲洗设备、吸引设备等。

4. 清洁监护仪或者传感器之前须切断电源。定期用非腐蚀性洗涤剂清洁仪器外壳以及导联线。清洁时洗涤剂勿流入仪器内部，以免造成短路。监护仪显示屏及传感器表面可先用医用乙醇擦拭，再用干净软布清洁，保持屏幕清洁光亮。

5. 避免心电导联线扭转或锐角折叠，整理导联线时应盘成较大的圆圈或悬挂放置，防止电缆线断裂。

6. 避免反复开闭电源，以免影响仪器的使用寿命。

7. 当打印出的心电图条带颜色太淡或者深浅不一时，须用乙醇棉球清洁打印头，清除上面残留的纸屑。

8. 禁止随意连接非系统规定的零部件。一旦机器出现故障，切勿私自打开机盖或机壳，必须与专职维修人员联系。

【应急措施】

1. 如遇监护仪因意外停电、设备故障导致监护仪不能正常工作时，立即启用备用监护仪。

2. 评估病人，严密观察病人的生命体征及病情变化，对清醒病人做好心理护理。

3. 配合医师进行下一步处理并做好记录。

4. 故障监护仪应悬挂"仪器故障"牌，并记录故障项目，及时报修，维修过程和结果应及时登记备案。

5. 呈报护理安全不良事件。

【应急处理流程】

监护仪不能正常工作→立即启用备用监护仪→病情观察，心理护理→配合医师处理→护理记录→故障仪器及时报修并登记备案→呈报护理安全不良事件。

二、除颤仪

【适用范围】

1. 心室颤动。

2. 慢性心房颤动（房颤史在1~2年），持续心房扑动。

3. 阵发性室上性心动过速，常规治疗无效伴明显血流动力学障碍者或预激综合征并发室上性心动过速用药困难者。

4. 呈1:1传导的心房扑动。

【操作流程】

1. 操作前准备评估病人并解释

（1）评估病人病情、心电图状况及是否有室颤波。

（2）病人意识、临床症状。

（3）向病人告知除颤的目的和步骤，操作中可能出现的风险和并发症。

2. 操作步骤

（1）将用物带至床旁，接通除颤仪电源，打开电源开关。

（2）暴露病人胸部，向病人解释，建立心电监护。

（3）电极板均匀涂抹导电膏。

（4）选择合适的能量，充电。

（5）电极板置于胸骨右缘第 2～3 肋间（心底部）与左锁骨中线与第 4、第 5 肋间交叉处（心尖部），两电极板之间距离 10 cm。

（6）两手同时按下两个电极板上的放电键，大声嘱其他人员离开。

（7）观察病人的心电图改变。

（8）如果室颤/室扑持续出现，立即重新充电，重复步骤。

（9）操作完毕，将能量开关回复至零位。

（10）清洁皮肤，安置病人于合适卧位监测心率、心律，并遵医嘱用药。

（11）记录并做好健康教育。

【日常维护】

1. 仪器专人负责，定位放置、保持干燥。

2. 用后及时清洁，清洁前关闭仪器电源；用纱布擦去电极板上的导电糊，再用无水乙醇擦净电极板；用医用乙醇擦拭监护传感器；用含有效氯的消毒液擦拭仪器表面，再用清水抹布擦拭表面；用柔软清洁抹布擦拭显示器表面。

3. 经常开机检查，保持充电状态，避免电池因长期不用损坏。

4. 每周至少检查 1 次，负责仪器的充电，清洁，用物的准备，导联线的整理及检查仪器是否完好。每月进行功能测试。

5. 有故障时及时送修，做好使用登记、检查、送修情况。

6. 非特殊情况，一般不外借。

【应急措施】

1. 在使用除颤仪过程中，如遇故障等致除颤仪不能正常工作时，立即停止使用故障除颤仪，持续 CPR，并启用备用除颤仪。

2. 严密观察病人生命体征及病情变化并做好记录。

3. 故障除颤仪应悬挂"仪器故障"牌，并记录故障项目，及时报修，维修过程和结果应及时登记备案。

4. 呈报护理安全不良事件。

【应急处理流程】

除颤仪使用时出现故障→立即停用除颤仪→持续 CPR→启动备用除颤仪→病情观察与记录→故障仪器及时报修并登记备案→呈报护理安全不良事件。

三、呼吸复苏囊

【适用范围】

无自主呼吸，自主呼吸微弱病人，当病情危急，来不及气管插管或在呼吸机使用前或停用呼吸机时，可利用呼吸复苏囊直接给氧，使病人得到充分氧气供应，改善组织缺氧状态。

【操作流程】

1. 操作前准备

（1）用物准备：呼吸气囊，合适的面罩，供氧设备，抢救用物及抢救药物。

（2）操作者自身准备：能准确判断病人的病情；熟悉简易呼吸气囊的使用方法；操作手法熟练。熟悉简易呼吸气囊的原理和结构；能正确判断正常换气（三点一感觉：胸廓起伏点、气囊阀门点、口唇点发绀情况；感觉呼吸有无改善）。

2. 操作步骤

（1）选择合适的面罩及简易呼吸气囊至病人身边。

（2）评估呼吸情况及气道是否通畅，清除口腔分泌物，有义齿者取出义齿。

（3）连接面罩、呼吸气囊（有条件接上氧气，调节氧气流量 8~10 L/min，使储氧袋充盈，若无供氧不要接储氧袋）。

（4）病人呈去枕仰卧位，操作者位于病人的头侧。

（5）开放气道——双下颌上提法开放气道：①成人，下颌角和耳垂连线与病人身体的长轴垂直。②儿童（1~8 岁），下颌角和耳垂连线与身体长轴成 60°角。③婴儿（1 岁以内），下颌角和耳垂连线与身体长轴成 30°角。

（6）将面罩紧扣病人的口鼻部，操作者一手以 CE 手法保持气道打开及固定面罩，另手挤压气囊（成人 10~12 次/分，儿童 12~20 次/分，新生儿 40~60 次/分，每次通气要持续 1 秒）。

（7）评价效果：病人胸廓起伏，面色、口唇是否红润；SpO_2 是否改善；呼吸活瓣工作情况；呼气时透明面罩内有无雾气。

（8）CE 手法：左手拇指和示指将面罩紧扣于病人口鼻部，中指、无名指和小指放在病人耳垂下方下颌角处，将下颌向前上托起，用右手挤压气囊。

【日常维护】

1. 呼吸复苏囊使用后将各配件依顺序拆开，置入 2% 戊二醛碱性溶液中浸泡 4~8 小时。清水冲净、晾干、检查无损后，将部件依顺序组装备用。

2. 储氧袋只需擦拭消毒即可，禁用消毒剂浸泡，因易损坏。

3. 如遇特殊感染者，应一次性使用，或送供应室环氧乙烷消毒。

4. 检测方法　用一只手挤压通气皮囊，用另一只手关闭皮囊颈部的开口端，停止挤压后皮囊快速膨胀，说明进气阀有效；关闭颈部开口端，试着挤压皮囊，如果用适当的力量不能压扁皮囊或挤压的力量迫使空气从颈部开口端的手缝中逸出，说明进气阀能有效防止气体倒流。

【应急措施】

1. 使用简易呼吸复苏囊时如发生漏气或其他原因致无法正常工作的情况，需立即使用备用简易呼吸复苏囊保证病人的通气。

2. 在使用过程中，严密观察病人有无缺氧或其他生命体征变化，对清醒病人做好心理护理。

3. 配合医师完成各项抢救措施。

4. 检查简易呼吸复苏囊，查找故障原因。

5. 对故障的简易呼吸复苏囊应悬挂"仪器故障"牌，并记录故障项目，及时报修，维修过程和结果应及时登记备案。

6. 呈报护理安全不良事件。

【应急处理流程】

简易呼吸复苏囊使用中发生故障→使用备用复苏囊→病情观察，心理护理→配合医师处理→查找故障原因→故障仪器及时报修并登记备案→呈报护理安全不良事件。

四、输液泵

【适用范围】

适用于临床静脉滴注的各种场合，特别是输液精确度及输液过程控制要求高的药物，如硝普钠、硫酸镁、阿托西班等。

【操作流程】

1. 操作前准备

（1）评估病人并解释：①评估病人年龄、病情、意识、治疗情况、局部皮肤情况、活动能力及合作程度。②向病人解释使用输液泵的目的、方法、注意事项及配合要点。

（2）病人准备：①了解使用输液泵的目的、方法、注意事项及配合要点。②体位舒适，愿意合作。

（3）护士自身准备：衣帽整洁，修剪指甲，洗手，戴口罩。

（4）用物准备：输液泵及电源连线，固定支架、无菌输液器、按医嘱配好的液体。

（5）环境准备：调节室温，保持整洁安静安全、宽敞。

（6）设备检查及调试：在使用前，操作者必须仔细阅读说明书。首先检查电源线是否完好，插上电源，绿色灯亮，说明该设备正常。

2. 操作步骤

（1）查对输液卡及药物，检查药品质量、有效期，治疗盘及消毒器具，输液管、针头及输液泵等。

（2）洗手、戴口罩，备齐用物至床旁，核对解释。

（3）在输液支架上固定输液泵，首先放松紧锁旋钮，将输液支架放入固定夹内，然后拧紧锁旋钮，输液支架杆与固定支座垂直放置，保证设备放置平稳，固定牢靠。

（4）交流供电，插好电源插头，打开机箱后的电源开关，此时面板上"电源""流速""预置量""累积量"指示灯亮，表示电源已接通。蓄电池供电，打开机箱后的电源开关，此时面板上"电源"指示灯闪烁，"流速""预置量""累积量"指示灯亮，表示电池已经开始工作。

（5）按"设置"键，这时流速部位的数字闪烁，按"数字"键输入需要的流速值（mL/h）；按"选择"键，这时预置量部位的数字闪烁，按"数字"键输入需要的预置值（mL）；按"设置"键，完成设定输入。

（6）提拉门锁拉手打开泵门，将普通输液器从适当的位置自上而下装卡到输液泵的卡槽；再打开止液夹，将输液器放入止液夹内，使止液夹夹住输液器，关上泵门；如有滴数传感器的输液泵（JYM-1200，TE-112）需将滴数传感器卡在墨菲滴管上部 1/3 位置。

（7）在排气体、正确安装的情况下将针头扎入病人血管并固定，按"启动"键开始输液，这时运行指示灯交替闪烁。

（8）观察病人全身反应，有无心慌、发冷或发抖情况，并经常询问病人感觉如何，发现问题及时处理。

（9）整理床单位，清理用物，洗手。

（10）记录使用药物、时间、总量、效果、病人反应，以便于评价。

【日常维护】

1. 输液泵外壳被污染后可使用蘸有凉水或温水的纱布或其他软布擦拭，禁止使用乙醇。定期将输液泵消毒灭菌以防交叉感染，如 5% 氯己定。

2. 管路通气探测器污染后禁止使用尖锐物品等来清洁，可使用蘸有温水的软布擦拭并完全擦干。

3. 每周 1 次由专人对输液泵进行开启检查，内部蓄电池电量不足时要及时充电。对首次使用前或长时间不用时内部蓄电池要充电至少 12 小时。

4. 防止任何固定微粒进入泵体，因为尘埃或其他任何杂质都会磨损密封环、缸体和单向阀。

5. 每月对内部电池进行一次充电，以防电池老化，开机运行 1 小时，滴液传感器应经常用无水乙醇清洁。

6. 待输液泵完全风干后装箱储存。

7. 输液泵在正常使用情况下，使用期限为 5 年（连续工作 24 小时）。

8. 经常对滴数传感器进行擦拭，保持清洁，以免药液进入影响工作可靠性及腐蚀传感器。

【应急措施】

1. 如遇输液泵、注射泵出现意外停电、速度失控等故障时，立即停用该设备，使用备用设备；备用设备不够用时优先保证血管活性药物的泵入。

2. 严密观察病人生命体征及病情变化，清醒病人做好心理护理。

3. 配合医师进行下一步处理并做好记录。

4. 对故障输液泵、注射泵应悬挂"仪器故障"牌，并记录故障项目，及时报修，维修过程和结果及时登记备案。

5. 呈报护理安全不良事件。

【应急处理流程】

输液泵、注射泵故障→停用故障设备，立即启用备用输液泵、注射泵→优先保证血管活性药物的泵入→病情观察→配合医师处理→护理记录→故障仪器及时报修并登记备案→呈报护理安全不良事件。

五、抢救设备管理

有序的仪器管理，齐全的抢救药物和充足的物资供应是提高抢救成功率、保证病人生命安全、提高仪器使用率和延长仪器使用寿命的根本保证。

1. 日常保养　由科室使用人员对设备进行除尘、消毒、外观检查、基本参数校对。根据医疗器械的性能要求，参照产品说明书或维护手册，对易发生故障或需定期更换的零部件进行定期检查和更换，由保管人员、操作人员和维修人员相互配合完成。

2. 科内设立医疗设备总台账　急救、生命支持类设备台账，计量设备台账；台账内容包括：设备名称、数量、品牌、型号、购置时间、性能完好情况、报废情况等。

3. 科室制订仪器质控标准　主要包括五防（防尘、防潮、防腐、防高温、防震），四有（有专人保养、有操作规程、有维修保养记录、有使用记录），三定一保证（定人管理、定期保养、定位放置，急救、生命支持类设备保证 100% 完好率，保障医疗安全），二严（严格操作规程、严格交接班制度），一高（高使用率）。

第三节 产科常用抢救药物使用与观察

【概述】

药物治疗是临床护理工作的主要内容之一，护士既是药物治疗的具体执行者，又是药物治疗过程中的护理观察者。错用药物和用药不当是造成医疗纠纷的常见原因。要保证病人治疗效果，提高护理质量，降低护理风险，加强对常用药物使用与观察的管理是关键。

【产科常用药物分类】

产科常用药物包括促进宫缩类药物（催产药）、宫缩抑制类药物（保胎药）、降压类药物等。

1. 促进宫缩类药物　包括缩宫素、巧特欣、欣母沛、米索前列醇等。

2. 子宫平滑肌抑制类药物　包括硫酸镁、利托君、阿托西班等。

3. 降压类药物　包括拉贝洛尔、硝苯地平缓释片（拜新同）等。

【常用药物使用与观察】

1. 缩宫素

（1）药理作用：为多肽类激素子宫收缩药。其作用包括：

1）刺激子宫平滑肌收缩，模拟正常分娩的子宫收缩作用，导致子宫颈扩张，子宫对缩宫素的反应在妊娠过程中逐渐增加，足月时达高峰。

2）刺激乳腺的平滑肌收缩，有助于乳汁自乳房排出，但并不增加乳腺的乳汁分泌量。

（2）适应证：了解胎盘储备功能（催产素激惹试验）；孕周大于 37 周，胎膜早破超过 6 小时未临产者；过期妊娠；某些妊娠合并症经治疗后效果不满意，继续妊娠威胁母亲和胎儿生命，需终止妊娠者；死胎；产后及流产后因宫缩无力或缩复不良而引起的子宫出血。

（3）禁忌证：骨盆过窄、产道受阻、明显头盆不称及胎位异常、有剖宫产史、子宫肌瘤剔除术史者及脐带先露或脱垂、前置胎盘、胎儿窘迫、宫缩过强、子宫收缩乏力长期用药无效、产前出血（包括胎盘早剥）、多胎妊娠、子宫过大（包括羊水过多）、严重的妊娠高血压疾病者。

（4）用法用量：

1）引产或催产：静脉滴注小剂量（2～5 U，特别是妊娠末期）加强子宫节律性收缩，其收缩性质与正常分娩相似，对子宫底部产生节律性收缩，对宫颈产生松弛作用，可促胎儿娩出。

2）静脉滴注或肌内注射大剂量（5~20 U）可使子宫产生持续强制性收缩，压迫子宫肌层血管而止血，适用于产后出血治疗。

（5）观察要点：

1）严格掌握药物的适应证和禁忌证，了解引产目的。

2）引产前应测孕妇的血压，听胎心（正常胎心音 110~160 次/分），查宫颈、宫口、先露等情况。

3）操作方法：①先用 5% 葡萄糖溶液静脉滴注，调整滴速后加入缩宫素混匀。引产宜从低浓度、慢速度开始，常用浓度为 0.5%，对无宫缩者滴速开始一般为 8 滴/分，对有宫缩者滴速开始一般为 4 滴/分。根据子宫收缩情况，每 15~30 分钟调节 1 次滴速，若未诱发宫缩，每次增加 3~8 滴/分，最快滴速不超过 60 滴/分，最大浓度不超过 1%。若用药者对药物敏感，则应减慢滴速或者停用缩宫素。② 引产时应告诉孕妇不可自行调整滴速，若擅自加快速度可造成过强宫缩、胎儿窘迫甚至子宫破裂等严重后果。

4）引产期间密切观察子宫收缩的频率、强度与持续时间和胎心情况等，并记录。如发现 10 分钟内宫缩超过 5 次、宫缩持续 1 分钟以上或子宫呈强直性收缩，以及出现血压升高、胎心异常等情况，应立即停止引产并报告医师，以防发生胎儿宫内窘迫或子宫破裂。

5）缩宫素引产一般在白天进行，一次引产用液以不超过 1000 mL 为宜，不成功时第二日可重复或改用其他方法。

6）观察不良反应，偶有恶心、呕吐、心率加快或心律失常。大剂量应用时可引起高血压等。

2. 卡贝缩宫素

（1）药理作用：俗称长效缩宫素，卡贝缩宫素是一种合成的具有激动剂性质的长效缩宫素九肽类似物。硬膜外阻滞或脊椎麻醉下剖宫产术后可以立即单剂量静脉给药，以预防子宫张力不足和产后出血。卡贝缩宫素的临床和药理特性与天然产生的缩宫素类似。

（2）适应证：卡贝缩宫素用于选择性硬膜外阻滞或脊椎麻醉下剖宫产术后，以预防子宫收缩乏力和产后出血。

（3）禁忌证：禁用于妊娠期和婴儿娩出前；对缩宫素和本品过敏者；血管疾病的病人，特别是冠状动脉疾病必须谨慎使用。

（4）用法用量：单剂量静脉注射 100 μg（1 mL）卡贝缩宫素，婴儿娩出后用药，缓慢给药，用药时间应超过 1 分钟。卡贝缩宫素可以在胎盘娩出前或娩出后给予。肌内注射或者静脉注射 2 分钟内可达到一个明显强度。单次使用卡贝缩宫素和持续静脉滴注 16 小时缩宫素效果相当。

（5）不良反应：静脉注射卡贝缩宫素后常发生（10％～40％）恶心、腹痛、瘙痒、面红、呕吐、热感、低血压、头痛和震颤等不适。

3. 卡前列素氨丁三醇注射液

（1）药理作用：作为 Ca^{2+} 载体，提高细胞内 Ca^{2+} 浓度，增加 Ca^{2+} 通过肌细胞膜的反流量，促使肌质网库存 Ca^{2+} 的释出；抑制腺苷酸环化酶，阻断 CAMP（环磷酸腺苷）形成，增加平滑肌细胞内 Ca^{2+} 浓度，引起平滑肌收缩。

（2）适应证：流产和难治性产后子宫出血。它对子宫下段收缩不好引起的产后出血效果显著。

（3）禁忌证：对卡前列素氨丁三醇注射液过敏者；急性盆腔炎的病人；有活动性心肺肾肝疾病的病人；哮喘、严重过敏体质、高血压及青光眼等。

（4）用法：臀部肌内注射，子宫肌层内注射（宫体注射可以重复使用，两次用药间隔时间大于 15 分钟，总量不超过 2 mg）。

（5）不良反应：恶心、呕吐、腹泻、体温升高、面部潮红等。

4. 米索前列醇片

（1）药理作用：米索前列醇对不同时期妊娠均有终止作用。其所致强烈子宫收缩影响胎盘血液供应和胎盘功能而发生流产，收缩子宫平滑肌的机制可能与前列腺素使子宫平滑肌细胞内游离钙释放增加有关。其对宫颈有软化及扩张作用，可用于人工流产手术前扩张宫颈。

（2）适应证：

1）阴道给药适应证：①单胎头位正常待产。②无明显头盆不称、无产道异常。③无严重并发症。④未破膜。

2）肛门上药适应证：产后子宫收缩不良。

（3）阴道上药禁忌证：①对本品及其成分过敏者。②孕妇患有心脏病、急性肝肾疾病、严重贫血、青光眼、哮喘、癫痫者。③有剖宫产史、其他子宫手术者禁用。④胎膜早破者。

（4）观察要点：

1）产妇排空膀胱，医师行宫颈评分，将 25 μg 米索前列醇（1/8 片）放入阴道穹后部，放药时不要将药物压成碎片，手指退出时防止将药物带出。

2）如 6 小时后仍无宫缩，再重复使用米索前列醇前应做阴道检查，重新评估宫颈成熟度，了解原放置的药物是否溶化、吸收。如未溶化和吸收者则不宜再放。

3）每日总量不得超过 50μg，以免药物吸收过多。使用米索前列醇者应在产房观察，监测宫缩和胎心率，一旦出现宫缩过强或过频及胎心率异常者，应立即进行阴道检查，并取出残留药物。必要时使用宫缩抑制药如硫酸镁注射液。

4）观察不良反应：部分早孕妇女口服后有轻度恶心、呕吐、眩晕、乏力和下腹痛。极个别出现潮红、发热及手掌瘙痒，甚至过敏性休克。

5. 硫酸镁注射液

（1）作用机制：

1）镁离子抑制运动神经末梢释放乙酰胆碱，阻断神经肌肉接头间的信息传递，使骨骼肌松弛。

2）镁离子刺激血管内皮细胞合成前列环素，抑制内皮素合成，降低机体对血管紧张素Ⅱ的反应，从而缓解血管痉挛状。

3）镁离子通过阻断谷氨酸通道阻止钙离子内流解除血管痉挛、减少血管内皮损伤。

4）镁离子可提高孕妇和胎儿血红蛋白的亲和力，改善氧代谢。

（2）适应证：用于妊娠期高血压、先兆子痫重度、先兆子痫、先兆早产、前置胎盘等，产科常用于妊娠期高血压防止子痫，先兆早产。

（3）使用与观察要点：

1）治疗早产用法：冲击量为硫酸镁注射液 5 g 加 5％葡萄糖溶液 100 mL，半小时静脉滴注完。维持量为硫酸镁注射液 10～15 g 加 5％葡萄糖溶液 500 mL，以 1～2 g/h 静脉滴入。

2）控制子痫：静脉用药，负荷剂量硫酸镁注射液 2.5～5 g 溶于 10％葡萄糖溶液 20 mL 静脉注射（15～20 分钟），或者 5％葡萄糖溶液 100 mL 快速静脉滴注，继而 1～2 g/h 静脉滴注维持。或者夜间睡前停用静脉给药，改为肌内注射，用法：25％硫酸镁注射液 20 mL 加 2％利多卡因注射液 2 mL 深部臀肌内注射。24 小时硫酸镁注射液总量 25～30 g，疗程 24～48 小时。

3）预防子痫发作：负荷和维持剂量同控制子痫处理。用药时间长短依病情而定，一般每日静脉滴注 6～12 小时，24 小时总量不超过 25g。用药期间每日评估病情变化，决定是否继续用药。

4）轻度先兆子痫病人入院不需负荷量，每日维持量（15 g）。

5）血清镁离子有效治疗浓度为 1.8～3.0 mmol/L，超过 3.5 mmol/L 即可出现中毒症状。用药期间需检测血清镁离子浓度（表 13-1），镁离子中毒时停用硫酸镁并缓慢静脉注射（5～10 分钟）10％葡萄糖酸钙注射液 10 mL。

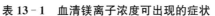

表 13-1 血清镁离子浓度可出现的症状

血镁浓度	症状
血镁浓度达 3.7~4.9 mmol/L	膝反射消失（最先发生）
血镁浓度达 6.2~7.2 mmol/L	呼吸抑制，肌肉麻痹
血镁浓度达 7.5~11.4 mmol/L	心脏骤停

6）观察不良反应：①肾功能不全、心肌病、重症肌无力等，则硫酸镁应慎用。②不宜与肾上腺β受体激动药，如利托君同时使用。③观察是否出现胸闷、胸痛、呼吸急促，应及时听诊，必要时胸部 X 线摄片，以便及早发现肺水肿。

6. 盐酸利托君

（1）作用机制：盐酸利托君作用于子宫平滑肌的 β_2 受体，抑制钙离子的释放。降低细胞内钙离子浓度，从而抑制子宫平滑肌的收缩频率和强度，是一种口服、肌内注射和静脉滴注均有效延长妊娠，防止早产的药物。

（2）适应证：预防妊娠 20 周以后的先兆流产和早产。目前本品用于子宫颈开口大于 4 cm 或开全 80％以上时的有效性和安全性尚未确立。（临床上不建议使用）

（3）禁忌证：妊娠不足 20 周的孕妇；延长妊娠对孕妇和胎儿构成危险的情况，包括：①分娩前任何原因的大出血，特别是前置胎盘及胎盘早剥。②严重的先兆子痫。③胎死腹中。④绒毛膜羊膜炎。⑤孕妇有心脏病并危及心脏功能的情况。⑥肺性高血压。⑦孕妇甲状腺功能亢进。⑧未控制的糖尿病病人。⑨重度高血压。⑩对本品中任何成分过敏者。

（4）用法：静脉滴注、口服。

（5）使用与观察要点：

1）用 100 mg（2 支）的盐酸利托君加入 5％葡萄糖溶液或生理盐水后缓慢静脉滴注，开始一般为 5 滴/分，根据孕妇的心率及宫缩情况，每 10 分钟增加 5 滴/分，直至达到预期效果，通常保持在 15~35 滴/分，最快不宜超过 35 滴/分。待宫缩停止后，可逐渐减慢滴速，继续维持至少 12~18 小时。在液体即将 30 分钟滴完时，开始改口服片剂。药物配制超过 24 小时，不得使用。用药时应密切监测孕妇的血压、脉搏及胎儿心跳速率（首次用药应心电监护 4 小时），孕妇稳定后，需定时监测血压、心率、胎心音，为预防引起低血压，静脉滴注时应保持左侧卧位。

2）最初 24 小时口服剂量为每 2 小时 1 片（10 mg），此后每 4~6 小时1~2 片（10~20 mg），维持剂量在 80~120 mg（8~12 片）之间。每日总量不超过 12 片（120 mg），平均分次给药。只要医师认为有必要延长妊娠时间，可继续口服用药来维持治疗。维持治疗应于静脉滴注结束前 30 分钟开始。

3）孕妇持续心动过速（超过 140 次/分）以及与皮质类固醇并用时要严密监测，避免体液过多，如发生肺水肿应立即停药。

4）本品可升高血糖及降低血钾，应密切监测病人生化指标的变化。

5）孕妇患有甲状腺功能亢进、严重贫血、高血压、心脏病或潜在心脏病应禁用盐酸利托君。

6）观察不良反应：静脉滴注常出现孕妇和胎儿心跳速率增加，对健康孕妇心跳速率避免超过 140 次/分。可伴有头痛、恶心、呕吐、心悸、面色潮红、胸痛、便秘等不适；一过性血糖升高，血清钾降低；给药部位有血管痛、静脉炎出现；少数出现心律失常、肺水肿、肺水肿合并心功能不全最为严重。

7. 阿托西班

（1）药物机制：阿托西班是一种合成的肽类物质，可在受体水平对人缩宫素产生竞争性抑制作用。

（2）适应证：每次至少 30 秒的规律子宫收缩，每 30 分钟内≥4 次，宫颈扩张 1～3 cm（初产妇 0～3 cm）和子宫软化度/变薄≥50％；年龄≥18 岁；妊娠 24～33 足周；胎心率正常。

（3）禁忌证：①小于 24 周或大于 33 足周。②大于 30 周的胎膜早破。③胎儿宫内生长迟缓和胎心异常。④产前子宫出血需要立即分娩。⑤子痫和严重的先兆子痫需要立即分娩。⑥胎死宫内。⑦怀疑宫内感染。⑧前置胎盘。⑨胎盘早剥。⑩任何继续妊娠对母亲或胎儿有害的情况。

（4）使用与观察要点：

1）用法用量（表 13 - 2）：

表 13 - 2　阿托西班用法用量

步骤	配方	注射/输注速度	阿托西班剂量
1	0.9 mL 的单剂量静脉推注（规格为 0.9 mL：6.75 mg）	多于 1 分钟	6.75 mg
2	3 小时静脉滴注（规格为 5 mL：37.5 mg）	24 mL/h	18 mg/h
3	后续静脉滴注（规格为 5 mL：37.5 mg）	8 mL/h	6 mg/h

2）给药时应监测宫缩和胎儿心率，用输液泵控制输液速度。

3）注意观察不良反应：恶心、头痛、头晕、呕吐、潮热、心动过速、低血压、注射部位反应、高血糖等。

8. 拉贝洛尔

（1）作用机制：α 和 β 肾上腺素能阻断受体，降低血压但不影响肾脏及胎盘血流量，并可对抗血小板凝集，促进胎儿肺成熟。该药显效快，不引起血压过低或者反射性心动过速。

（2）适应证：适用于各种高血压，尤其是对高血压危象安全有效；适用于妊娠高血压。本品用药病人分娩的新生儿中，无先天畸形发生，对授乳婴儿无副作用。

（3）禁忌证：脑出血、心动过缓、传导阻滞及支气管哮喘病人。

（4）使用与观察要点：

1）静脉注射：25～100 mg/次，用 10% 葡萄糖溶液稀释至 20～40 mL，于 10 分钟内缓慢静脉注射，如无效可于 15 分钟后重复注射 1 次，或以 1～2 mg/min 的速度静脉滴注。剂量宜个体化。静脉注射剂量，20 mg 或 1～2 mg/kg 缓慢静脉注射，必要时 15 分钟后重复。静脉滴注，2 mg/min，根据反应调整剂量，总量可达 300 mg。静脉用药应取卧位，静脉滴注时切勿过速，以防降压过快。静脉注射完毕应静卧 10～30 分钟。

2）口服：首次剂量 20 mg，若 10 分钟内无效，可以再给予 40 mg，若 10 分钟内仍无效再给予 80 mg，总剂量不得超过 240 mg。

3）观察不良反应：①常见有眩晕、乏力、幻觉、胃肠道障碍（恶心、消化不良、腹痛、腹泻）、口干、头皮麻刺感。②剂量过大，还可发生心动过速、急性肾衰竭。③头晕、瘙痒、乏力、恶心、胸闷，少数病人可发生直立性低血压。

9. 硝苯地平缓释片（拜新同）

（1）作用机制：硝苯地平是 1，4 二氢吡啶类钙离子拮抗剂。钙离子拮抗剂能减少钙离子经过慢钙通道进入细胞。硝苯地平特异性作用于心肌细胞、冠状动脉以及外周阻力血管的平滑肌细胞。

（2）适应证：高血压，冠心病，慢性稳定型心绞痛（劳累性心绞痛）。

（3）禁忌证：对硝苯地平或本品中任何成分过敏者禁用，心源性休克者禁用，有 KOCK 小囊的病人禁用，不得与利福平合用，怀孕 20 周内和哺乳期妇女禁用。

（4）使用与观察要点：

1）防止低血压。

2）妊娠妇女若同时使用硫酸镁，应给予密切监测。

3）硝苯地平能进入母乳，哺乳期间必须服用硝苯地平时首先要停止哺乳。

4）肝功能损伤者用药须严格监测。

5）观察药物不良反应，常见不良反应有头痛和水肿。

【常用药物管理】

1. 严格遵守安全给药原则　为确保及时、准确、安全、合理用药，杜绝用药差错事故的发生，护士在给药过程中应遵照下列程序进行：

（1）根据医嘱规定的时间配药及给药。

（2）用药时严格三查七对，准确掌握给药剂量、浓度、方法和时间。认真核对病人姓名、床号、药物名称。

（3）给药前应依据药物特性、药理作用及毒副作用，评估病人的基本情况（如心率、血压、脉搏等），询问病人药敏史及前次用药情况，以确保用药的安全合理。

（4）向病人解释用药时间、方法、药理作用、毒副作用及注意事项。

（5）口服药应亲视病人服药，及时收回空药杯。

（6）注射及静脉用药应做到现配现用，注意配伍禁忌。

（7）给药后及时在医嘱执行单上签字，并记录特殊用药。

（8）用药后护士应及时观察药效和不良反应，并准确记录。如有过敏、中毒等药物不良反应时，立即停用，报告医师，采取必要措施，做好记录、封存及检验等工作。并按医院相关的规定填写不良反应表报临床药学部。

2. 根据科室用药情况设置基数药品

（1）指定专人管理、专用区域、专柜存储。

（2）每周核对药品数量、品种、有效期。确保药物账物相符，专本登记。

（3）定期检查药品，近效期药物退回药房。

（4）高危药物如缩宫素、硫酸镁等要单独存放，禁止与其他药品混合存放，标识清楚、醒目。

（5）高危药物使用前要严格执行双人查对制度。输注前护理人员在注射单及输液单名称前，用红笔标注高危药物符号（G）。

（6）对于使用高危药物的病人，护理人员应定时巡视病人，根据病人病情调整滴速，静脉滴注过程中注意观察有无不良反应，发现不良反应按照规范要求予以处理。

第四节　产科常见危急值

【概述】

"危急值"是指当某种检验结果出现时，表明病人正处于生命危险的边缘状态。临床医师需要及时得到检验（检查）信息，迅速给予病人有效的干预措施或治疗，及时抢救病人，挽救病人生命，避免出现严重后果。危急值的类型包括：超声危急值、心电图危急值、生化危急值及医学影像检查危急值。

产妇的安危关乎两代人的健康和生命，产科的高风险不仅来自生产过程各种因素的相互作用，也来自急救绿色通道的运行畅通度和各种支持系统的保障能力及医疗技术水平的高低。检验结果危急值报告制度及相关流程的建立和实施，使这种保障系统的内容更加丰富和完善。

【目的】

1. 供临床医师对病情危急的病人采取及时、有效的治疗，避免病人意外和严重后果的发生。

2. 增强医技人员主动参与临床诊断的服务意识，促进临床、医技科室之间的有效沟通与合作。

3. 为临床医师的诊断和治疗提供可靠依据，能更好地为病人提供安全、有效、及时的诊疗服务。

【报告流程】

检验科发现并确认危急值，电话通知病房护士，病房护士接获危急值，对危急值内容进行复述，正确无误后记录在危急值登记本，立即报告主管或值班医师，分析是否与病情相符，做好护理记录，根据医嘱及时处理，并进行复查，追踪复查结果。

【产科常见危急值】

1. 全血细胞分析

（1）白细胞计数（WBC）：

1）成年人正常值：$(4 \sim 10) \times 10^9/L$；孕妇正常值：$(6 \sim 20) \times 10^9/L$。

2）危急值范围：$<2.5 \times 10^9/L$ 或 $>30 \times 10^9/L$。

3）临床意义：白细胞总数具有明显的生理波动性，一日之间最高值与最低值之间可以相差1倍。如下午较上午偏高；用餐后较用餐前偏高；剧烈运动情绪激动时较安静状态下偏高；月经前期、妊娠、分娩、哺乳期亦可增高；新生儿及婴儿明显高于成人。

A. 低于 $0.5 \times 10^9/L$，病人有高度易感染性，应采取相应的预防性治疗及预防感染措施。

B. 低于 $3 \times 10^9/L$，为白细胞减少症，应再做其他试验，如白细胞分类计数、观察外周血涂片等，并应询问用药史。

（2）血红蛋白测定（Hb）：

1）成年女性正常值：110～150 g/L；孕妇正常值：100～130 g/L。

2）危急值范围：<50 g/L。

3）临床意义：

A. 由于妊娠期血液系统的生理变化，妊娠期贫血的诊断标准不同于非妊娠妇女。当血红蛋白 100～109 g/L 为轻度贫血；血红蛋白 70～99 g/L 为中度贫血；血红蛋白 40～69 g/L 为重度贫血；血红蛋白<40 g/L 为极重度贫血。若无输血禁忌，应予输血治疗。

B. 缺铁性贫血是妊娠期最常见的贫血，占妊娠期贫血 95％。

（3）血小板计数（PLT）：

1）正常值：（100～300）×10^9/L。

2）危急值：<50×10^9/L 或≥600×10^9/L。

3）临床意义：

A. 血小板计数<50×10^9/L，见于特发性血小板减少性紫癜（ITP）、先兆子痫、HELLP 综合征、妊娠期急性脂肪肝等，提示有自发性出血倾向，若出血时间长和/或有出血，则应立即予以输血小板治疗。

B. 血小板≥60×10^9/L，若此种血小板增多属非一过性的，则应予以抗血小板药物治疗。

2. 凝血功能

（1）活化部分凝血活酶时间（APTT）：

1）正常值：28～40 s。

2）危急值：≤20s 或≥80 s。

3）临床意义：

A. APTT 是监测普通肝素和诊断狼疮抗凝物质的常用试验。APTT 延长多见于凝血因子缺乏和纤维蛋白原缺乏，应及时补充相应凝血因子或使用血浆治疗。

B. APTT 缩短多由血栓性疾病和血栓前状态引起，但灵敏度和特异度差。

（2）血浆凝血酶原时间测定（PT）：

1）正常值：11.5～14.3 s。

2）危急值：≤8 s 或≥40 s。

3）临床意义：

A. PT 延长：PT 显著延长多因血中有肝素或肝素物质存在（产科常见如 SLE、肝病等）、纤溶系统亢进（产科常见如 DIC）等。

B. PT 缩短：血液处于高凝状态，如 DIC 早期、深静脉血栓形成等，但敏感性和特异性差。

（3）血浆 D-二聚体测定：

1）正常值：妊娠期不同孕周正常参考值不同。非妊娠期成年女性<0.55 mg/L；小于 13 周者<0.70 mg/L；13～20 周者<1.70 mg/L；20～28 周者<2.8 mg/L；28～34 周者<3.2 mg/L；大于 34 周者<3.5 mg/L。

2）危急值：>5 mg/L。

3）临床意义：D-二聚体测定正常是排除深静脉血栓（DVT）和肺血栓栓塞（PE）的重要试验。测定值增高也是诊断 DIC 和观察溶血栓治疗的有用试验。凡有血块形成的出血，本试验检测值均可增高。故其特异性低，敏感度高，但在陈旧性血块存在时，本试验又可呈阴性。

3. 电解质

（1）血钙测定：

1）正常值：总钙为 2.25～2.58 mmol/L；离子钙为 1.10～1.34 mmol/L。

2）危急值：总钙<1.5 mmol/L 或>3.5 mmol/L。

3）临床意义：产科常见低钙血症，血清中的钙离子浓度异常是诱发产后出血的原因之一，对产后出血有着重要的影响。一旦钙离子浓度过低，机体的凝血功能出现障碍，外源性凝血效果不佳，对产后出血的止血极为不利。

（2）血钾测定：

1）正常值：3.5～5.5 mmol/L。

2）危急值：<2.5 mmol/L 或>6.5 mmol/L。

3）临床意义：若测定值低于 2.5 mmol/L，可能会出现虚弱、地高辛中毒和/或心律失常，应予以治疗。当高于 6.5 mmol/L，首先应排除试管内溶血造成的高钾。若测定值高于此值，应借助其他试验查找高钾原因，并考虑是否有肾小球疾病。钾离子通常是从食物中获取，食物类型的不同，对钾离子的摄入具有十分重要的影响。产妇一旦发生低钾血症，其神经肌肉的功能会发生紊乱，子宫动脉血窦关闭不全，容易引发产后大出血；病人可能会出现一系列的临床表现，如情绪淡漠、无力、反应迟钝，对孕产妇的分娩具有不利的影响；低钾血症严重时，会使病人的呼吸肌陷入麻痹状态，导致病人的呼吸受到抑制；还可能会引发心律失常，对病人的生命安全构成严重的威胁。

在产科危重病人的诊疗过程中实施危急值报告，能够为医师提供及时有效的信息，有利于抓住危重病人的最佳抢救时机，对产妇和新生儿的生命安全具有十分重要的意义。因此，医护人员应严格监测各项指标，保持高度警惕，加强监护，严密观察病情变化，对出现危急值的病人进行及时、有效的干预，从而提高产科危重病人的抢救成功率，降低危重产妇的意外死亡率。

【知识链接】

产房快速反应团队

快速反应团队（rapid respond team，RRT）理念始于 1952 年最初在丹麦哥本哈根（Copenhagen）成立的全球第一家 ICU（intensive care unit）的病人 MET 模式。在医院住院病区建立由有经验护士、经验丰富的医师组成，主要职责为尽早发现病人的病情变化、及时呼叫相应医师进行有效处理的团队。RRT 早期干预可以减少住院病人意外转入 ICU 的机会，从而缩短住院时间，降低住院费用。产科疾病具有三变（突变、易变、多变）的特点，是高危科室之一，易发生产科急症，危及母婴生命。在产科建立快速反应团队非常必要，尤其是在产房建立产房 RRT，以确保在孕产妇病情的发展初期就能够立即采取有效的处理措施，而不是等到孕产妇的病情恶化后才能进行复苏抢救，这对降低孕产妇死亡率，保障母婴安全有着重要的意义。

产房 RRT 成员组成可由下列四种成员组成：发起者、反应人员、管理人员和质控人员。发起者是可以激活整个团队的人员，产房 RRT 的发起者主要是为产妇接生的助产士，反应人员包括其他助产士、产科医师及麻醉科医师、输血科医师、介入室医师、ICU 医师、新生儿科医师及医务科人员等。同时，发起者也可作为反应人员来帮助病人稳定病情。当反应人员来到时，发起者应该准备好交流信息，向其汇报病情。

为使产房 RRT 的能力发挥到最优，产房应配备相应的产妇及重症新生儿急救设施和抢救药品：配备床边监护仪、心电监护仪、多功能呼吸治疗机、麻醉机、心电图机、除颤仪、输液泵、微量注射器、气管插管及气管切开所需急救器材、新生儿窒息抢救设施（新生儿复苏台、新生儿暖箱、吸痰器、气管插管、复苏气囊、氧气面罩、新生儿喉镜）等急救设施。配备产科急救医疗包，其内基本抢救药品包括：①宫缩药，缩宫素、前列腺素类药物、卡孕栓或米索前列醇。②心血管系统药物，毛花苷 C、罂粟碱、肾上腺素、阿托品、山莨菪碱。③降压药，硫酸镁注射液、硝苯地平。④升压药，间羟胺、多巴胺。⑤镇静药，哌替啶、地西泮、氯丙嗪、异丙嗪、苯巴比妥。⑥利尿药，呋塞米、甘露醇。⑦止血药，酚磺乙胺（止血敏）、氨甲苯酸（止血芳酸）、凝血酶原复合物、维生素 K。⑧扩容药，生理盐水、林格液、右旋糖苷 40、5% 或 10% 葡萄糖注射液。⑨纠酸药，5% 碳酸氢钠。⑩麻醉药，利多卡因、丁卡因。其他，氨茶碱、纳洛酮、地塞米松、10% 葡萄糖酸钙、肝素。

（石理红　周昔红）

———————— 本章测试题扫二维码可见 ————————

第十四章　女性生殖系统炎症病人的护理

女性生殖系统炎症是妇科最常见的疾病,各年龄组均可发病。包括外阴炎、阴道炎、宫颈炎和盆腔炎,其中最常见的是阴道炎和宫颈炎。近年来,由于疾病谱的不断变化,性传播疾病的发生率也不断在增加。女性生殖器的解剖和生理结构具有比较完善的自然防御功能,增强了对感染的防御能力。若防御功能下降或遭到破坏,阴道内源性菌群会发生改变或外源性致病菌的侵入,即可发生生殖系统炎症。

1. 外阴　外阴皮肤为鳞状上皮,抗感染能力强。两侧大阴唇自然合拢,遮掩阴道口、尿道口,防止外界微生物污染。

2. 阴道　由于盆底肌的作用,自然状态下,阴道口闭合,阴道前后壁紧贴,从而减少外界微生物的侵入,由于经产妇的阴道松弛,防御功能变差。生理情况下,阴道上皮在卵巢分泌的雌激素影响下增生变厚,增加了抵抗病原体侵入的能力。同时上皮细胞中含有丰富的糖原,在阴道乳酸杆菌的作用下分解为乳酸,维持阴道正常的酸性环境(pH 在 3.8~4.4),抑制其他病原体的生长,称为阴道自净作用。此外,阴道分泌物可以维持巨噬细胞活性,防止细菌侵入阴道黏膜。若体内雌激素水平下降、频繁性生活、阴道冲洗等,引起阴道 pH 值上升,则不利于乳酸杆菌的生长;长期使用广谱抗生素,能抑制乳酸杆菌的生长,阴道其他致病菌成为优势菌,从而引起炎症。

3. 子宫颈　子宫颈内口紧闭,宫颈管黏膜分泌大量黏液形成胶冻状黏液栓,为上生殖道感染的机械屏障;宫颈管黏膜形成皱褶、嵴突或陷窝,增加了黏膜的表面积;黏液栓内含乳铁蛋白、溶酶菌等,可抑制病原体侵入子宫内膜。

4. 子宫内膜　育龄妇女子宫内膜周期性剥脱,是清除宫腔感染的有利条件。此外,子宫内膜分泌液也含有乳铁蛋白、溶酶菌,能少量清除进入宫腔的病原体。

5. 输卵管　输卵管黏膜上皮细胞的纤毛向子宫腔方向摆动以及输卵管的蠕动，均有利于阻止病原体的侵入。输卵管分泌液与子宫内膜分泌液一样，含有乳铁蛋白、溶酶菌，清除偶尔进入输卵管的病原体。

6. 生殖道的免疫系统　生殖道黏膜聚集着不同数量的淋巴组织及散在的淋巴细胞，包括 T 细胞、B 细胞。此外，中性粒细胞、巨噬细胞、补体以及一些细胞因子均在局部有重要的免疫功能，发挥抗感染作用。

虽然女性生殖系统具有较强的自然防御功能，但由于外阴阴道与尿道、肛门毗邻，容易受到污染；外阴与阴道又是性交、分娩及各种宫腔操作的必经之道，容易受到损伤及外界病原体的感染。此外，妇女在特殊生理时期如月经期、妊娠期、分娩期和产褥期，防御功能遭到破坏，机体免疫功能下降，病原体容易侵入生殖道造成炎症。

第一节　外阴炎症

一、非特异性外阴炎

【概述】

非特异性外阴炎（nonspecific vulvitis）指由物理、化学因素而非病原体所致的外阴皮肤与黏膜的炎症。

【病因】

外阴与尿道、肛门毗邻，若不注意皮肤清洁，阴道的分泌物、经血、尿液、粪便等刺激均可引起外阴不同程度的炎症，如糖尿病病人的糖尿刺激、尿瘘病人的尿液和粪瘘病人粪便的长期浸渍等。此外，穿紧身化纤内裤，会阴垫通透性差以及局部经常潮湿等均可引起外阴部的炎症。

【临床表现】

外阴处皮肤瘙痒、疼痛、红肿、灼热感，于活动、性交、排尿、排便时加重。严重时外阴形成溃疡或湿疹，检查时可见局部充血、肿胀、糜烂，常伴有抓痕。慢性炎症者可使局部皮肤或黏膜增厚、粗糙、皲裂等，甚至苔藓样改变。

【辅助检查】

局部的分泌物检查寻找病原体，血液常规化验检查等。

【处理原则】

主要包括病因治疗和局部治疗。积极寻找病因并消除病因，如糖尿病病人因尿液刺激引起的外阴炎应积极治疗糖尿病；由尿瘘、粪瘘引起的外阴炎则应及时行修补术。

【常见护理问题】

1. 组织完整性受损　与分泌物长期刺激引起局部瘙痒、搔抓等有关。

2. 舒适度减弱　与炎症引起的瘙痒、疼痛等不适有关。

3. 焦虑　与治疗效果不佳有关。

4. 知识缺乏　缺乏疾病知识及防治知识。

【护理措施】

1. 一般护理　加强卫生知识宣传，使病人了解炎症的发病特点，注意消除诱因，积极治疗阴道炎、糖尿病、尿失禁等。嘱病人保持外阴清洁，改正不良卫生习惯，尤其是经期、妊娠期、产褥期，应每日清洗外阴，更换内裤。外阴溃破者要预防继发感染，减少摩擦和混合感染的机会，使用柔软无菌会阴垫。

2. 症状护理　告知病人局部避免搔抓、摩擦、热水洗烫等方式止痒，不用刺激性药物或碱性强的肥皂洗浴，及时除去病因及各种刺激因素。

3. 用药护理　教会病人坐浴的方法：按医嘱使用溶液坐浴，溶液温度控制在 40 ℃左右，每日 2 次，每次 15～30 分钟，5～10 次为一个疗程，坐浴后涂抗生素软膏。注意正确配制溶液，浓度不宜过浓，以免灼伤皮肤。坐浴时要使会阴部浸入溶液中，月经期及阴道流血时应停止坐浴。急性期病人还可以选用微波或红外线进行局部物理治疗。

4. 心理护理　尊重病人，帮助病人克服害羞的心理，使其积极接受治疗。

5. 健康教育　指导病人做好月经期、妊娠期及产褥期的卫生，穿棉质内裤，使用无菌会阴垫。遵医嘱用药，掌握正确使用的方法及注意事项。勿酗酒，戒烟，少进食辛辣刺激食物。定期进行妇科检查，及早发现异常并积极治疗。

二、前庭大腺炎

【概述】

病原体侵入前庭大腺引起的炎症称为前庭大腺炎（bartholinitis）。前庭大腺位于两侧大阴唇下 1/3 深部，其直径为 0.5～1.0 cm，腺管开口位于处女膜与小阴唇之间，在性兴奋时分泌黏液。在外阴部受到污染时，易发生炎症。以育龄妇女多见，幼女及绝经后期妇女少见。

【病因】

病原体主要为葡萄球菌、大肠埃希菌、链球菌和肠球菌，随着性传播疾病的增加，淋病奈瑟球菌及沙眼衣原体已成为常见病原体。炎症急性发作时，病原体首先侵犯腺管，导致前庭大腺导管炎，腺管开口因肿胀或渗出物凝聚而阻塞，脓液不能排出而形成脓肿，称前庭大腺脓肿（abscess of Bartholin gland）。

【临床表现】

炎症多发生于一侧。初起局部肿胀、疼痛、灼热感，行走不便，有时甚至会致大小便困难。局部检查可见皮肤红肿、发热、压痛明显，患侧前庭大腺开口处有时可见白色小点。当脓肿形成时，疼痛加剧，脓肿直径可达 3~6 cm，可触及波动感；当脓肿内压力增大时，脓肿可自行破溃；若破孔大，可自行引流，炎症很快消退并痊愈；若破孔小，引流不畅，则炎症持续不能消退，可引起反复急性发作。

【辅助检查】

取分泌物或脓肿切排液及时送细菌培养及药敏试验。脓肿切排取材时应尽可能靠近脓肿壁，必要时可切取少许脓肿壁坏死组织送培养。

【处理原则】

炎症急性发作时需卧床休息，保持局部清洁。在培养结果出来之前，可选择广谱抗生素；培养结果出来之后，可根据病原体选择敏感的抗生素控制急性炎症。也可选用口服或肌注抗生素，或选用清热解毒中药局部热敷或坐浴。脓肿/囊肿形成后可切开引流并做造口术。

【常见护理问题】

1. 组织完整性受损　与炎性分泌物刺激引起局部瘙痒、搔抓等有关。

2. 舒适度减弱　与炎症引起的瘙痒、疼痛等不适有关。

3. 焦虑　与治疗效果不佳有关。

【护理措施】

1. 一般护理　急性期病人应卧床休息，保持局部清洁，并减少活动时的摩擦。

2. 用药护理　由前庭大腺开口处取分泌物进行细菌培养和药敏试验，按医嘱使用抗生素及止痛剂。也可选用蒲公英、紫花地丁、金银花、藕节等熬汁局部热敷或坐浴。

3. 病情观察　发热病人出汗后应及时更换衣服，注意保暖，并遵医嘱给予相应降温措施，加强支持治疗并记录体温、脉搏和呼吸的变化。

4. 伤口护理　脓肿切开术后，局部用引流条引流，引流条需每日更换至伤口愈合。外阴用消毒液常规擦洗，伤口愈合后，可改坐浴。

5. 心理护理　倾听病人诉说，解释炎症发生的原因、诱因及防护措施，消除焦虑情绪，让其积极配合治疗。

6. 健康教育　注意休息，指导清淡饮食，多吃营养丰富且易消化的食物，多吃新鲜水果和蔬菜，忌辛辣、刺激、油腻的食物，忌烟酒。关注体温变化和伤口愈合情况，保持会阴部清洁干燥。指导其注意个人卫生，增加对炎症的预防意识，减少或杜绝再感染的机会。

三、前庭大腺囊肿

【概述】

前庭大腺囊肿（Bartholin gland cyst）系因前庭大腺管开口部阻塞，分泌物积聚于腺腔而形成。

【病因】

前庭大腺管阻塞的原因有：

1. 脓肿消退后，腺管口粘连闭塞，脓液吸收后由黏液分泌物所代替。

2. 先天性腺管狭窄或腺腔内的黏液浓稠，分泌物排出不畅，导致囊肿形成。

3. 前庭大腺管损伤，如分娩时会阴与阴道裂伤后瘢痕阻塞腺管口，或会阴后-侧切开术损伤腺管。前庭大腺囊肿可继发感染，形成脓肿并反复发作。

【临床表现】

前庭大腺囊肿多由小逐渐增大，多为单侧，也可以为双侧。若囊肿小且无感染，病人可无自觉症状，往往在妇科检查时被发现。若囊肿大，病人可有外阴坠胀感或有性交不适。检查见囊肿多呈大小不等椭圆形，位于外阴部后下方，可向大阴唇外侧突起。

【处理原则】

前庭大腺囊肿造口术因方法简单、损伤小、术后保留腺体功能而被常用。手术方法还可采用 CO_2 激光或微波行囊肿造口术。

【护理措施】

同前庭大腺炎病人的护理。

第二节　阴道炎症

一、滴虫阴道炎

【概述】

滴虫阴道炎（trichomonas vaginitis）是由阴道毛滴虫引起的常见的阴道炎。

【病因】

滴虫阴道炎的病原体是阴道毛滴虫，呈梨形，其顶端有 4 根鞭毛，体侧有波动膜，后端尖并有轴柱凸出，无色透明如水滴，鞭毛随波动膜的波动而活动。滴虫适宜在温度 25 ℃~40 ℃、pH 值为 5.2~6.6 的潮湿环境中生长。月经前后阴道 pH 值发生变化，隐藏在腺体及阴道皱襞中的滴虫得以生长繁殖，引起炎症的发作。滴虫能消耗或吞噬阴道上皮细胞内的糖原，阻碍乳酸生成，使 pH 值升高而利于繁殖。滴虫不仅寄生于阴道，还常常侵入尿道或尿道旁腺，甚至膀胱、肾盂，以及男方的包皮皱褶、尿道或前列腺中。滴虫能消耗氧，使阴道成为厌氧环境，易致厌氧菌繁殖，约 60% 病人合并细菌性阴道病。

【临床表现】

潜伏期为 4~28 日。25%~50% 的病人感染初期无症状，其主要症状是阴道分泌物增多及外阴瘙痒。分泌物可呈稀薄脓性、泡沫状、黄绿色，有臭味。瘙痒部位主要为阴道口及外阴，若尿道口感染，可有尿频、尿痛，有时可见血尿。阴道毛滴虫能吞噬精子，并能阻碍乳酸生成，影响精子在阴道内存活，可致不孕。

妇科检查时见病人阴道黏膜充血，严重者有散在出血斑点，甚至宫颈有出血斑点，形成"草莓样"宫颈，阴道穹后部有大量分泌物，呈灰黄色、黄白色稀薄液体或黄绿色脓性分泌物，常呈泡沫状。阴道黏膜无异常，称为带虫者。

【传播方式】

1. 经性交直接传播　由于男性感染滴虫后常无症状，易成为感染源。

2. 间接传播　经公共浴池、浴盆、浴巾、游泳池、坐式便器、衣物、污染的器械及敷料传播。

【辅助检查】

对有阴道炎症状和体征的病人，分泌物中找到滴虫即可确诊。检查方法有 3 种：

1. 阴道分泌物生理盐水悬滴法　是最简便的方法，敏感性为 60%~70%。

2. 培养法　多次悬滴法阴性可送培养，准确性达 98% 左右。

3. 聚合酶链式反应　敏感性 90%，特异性 99.8%。

【处理原则】

杀灭阴道毛滴虫，切断传染途径，恢复阴道正常 pH 值，保持阴道自净功能。常用药物主要为甲硝唑及替硝唑。

1. 全身用药　初次可选择甲硝唑 2 g 单次口服；或甲硝唑 4 g，每日 2~3 次，7 日为一个疗程；口服吸收好，治愈率为 90%~95%，药物毒性小，应用方便。性伴侣应同时治疗，妊娠早期及哺乳期妇女慎用。

2. 局部用药　不能耐受口服药物或不适宜全身用药者，可单独局部给药，用药疗效不如全身用药，局部用药≤50％。常用甲硝唑阴道泡腾片200 mg 每晚阴道上药1次，7日为一个疗程。

【常见护理问题】

1. 黏膜完整性受损 与阴道分泌物刺激、搔抓有关。

2. 焦虑 与瘙痒、疼痛、分泌物的异味有关。

3. 知识缺乏 缺乏相关疾病的知识。

4. 有泌尿系感染的危险 与外阴不洁，局部抵抗力下降有关。

【护理措施】

1. 一般护理 急性炎症期减少活动，保持外阴清洁干燥，避免摩擦外阴。注意个人卫生，勤换内裤。

2. 症状护理 外阴瘙痒时尽量避免搔抓，以免外阴部皮肤破损，按时清洗、用药。

3. 检查的护理 告知病人在取分泌物前24～48小时应避免性交、阴道灌洗或局部用药。分泌物取出后应注意保暖并及时送检，否则滴虫活力减弱，造成辨认困难。

4. 用药护理

(1) 告知全身用药注意事项：指导病人遵医嘱正确用药，告知彻底治疗的重要性。观察用药反应，甲硝唑口服后偶见食欲减退、恶心、呕吐、头痛、皮疹、白细胞减少等不良反应，一旦发现应立即报告医师并处理。甲硝唑用药期间及停药24小时内、替硝唑用药期间及停药72小时内禁止饮酒。

(2) 指导病人正确阴道用药：告知病人各种剂型的阴道用药方法。在月经期间暂停坐浴、阴道冲洗及阴道用药。

5. 妊娠期及哺乳期治疗注意事项 妊娠期是否用甲硝唑治疗目前尚有争议。用药前应取得病人知情同意，甲硝唑可透过胎盘到达胎儿体内，亦可从乳汁中排泄，故孕20周前禁用，哺乳期不宜用药。服用替硝唑者，服药后3日内避免哺乳。

6. 心理护理 减轻病人因疾病带来的烦恼，消除心理压力，增强治疗疾病的信心。

7. 健康教育

(1) 培养良好的卫生习惯 避免外阴摩擦，保持外阴部清洁、干燥，勤换内裤。内裤、坐浴及洗涤用物应煮沸消毒5～10分钟，以消灭病原体，避免交叉和重复感染。

(2) 用药期间注意事项 滴虫阴道炎主要由性行为传播，性伴侣应同时进行治疗，治疗期间禁止性生活，治愈前不到公共场所游泳及公共浴室坐浴。由于甲硝唑抑制乙醇在体内氧化而产生有毒的中间代谢产物，故用药期间应禁酒。

（3）指导随访　向病人解释按照医嘱正规治疗的重要性。对症状持续存在者，治疗后 7 日复诊。治疗失败且排除再次感染者，按医嘱增加甲硝唑疗程及剂量仍有效。滴虫阴道炎常于月经后复发，故治疗后检查滴虫阴性时，每月仍应坚持用药，若连续 3 个月检查均为阴性，方可称为治愈。

二、外阴阴道念珠菌病

【概述】

外阴阴道念珠菌病（vulvovaginal candidiasis，VVC）是由念珠菌引起的常见外阴阴道炎症。80%～90% 的病原体为白念珠菌，10%～20% 为非白念珠菌（光滑念珠菌、近平滑念珠菌、热带念珠菌等）引起。

【病因】

念珠菌适宜在酸性环境生长，感染的病人阴道 pH 值多在 4.0～4.7，通常<4.5。念珠菌对热的抵抗力不强，加热至 60 ℃后 1 小时即可死亡，但对于干燥、日光、紫外线及化学制剂等抵抗力较强。

白念珠菌为条件致病菌，10%～20%非妊娠妇女及 30%孕妇阴道中有此菌寄生，但菌量极少，呈酵母相，并不引起症状。只有在全身及阴道局部细胞免疫能力下降，念珠菌大量繁殖并转变为菌丝相才出现症状。

【临床表现】

主要表现为外阴瘙痒、灼痛、性交痛以及尿痛，部分病人阴道分泌物增多，分泌物特征为白色稠厚呈凝乳或豆腐渣样。

外阴可见红斑、水肿，常伴有皮肤抓痕，严重者可见皮肤皲裂、表皮脱落。阴道黏膜红肿，小阴唇内侧及阴道黏膜有白色膜状物，擦除后露出红肿黏膜面，急性期还可见糜烂及浅表溃疡。目前根据其流行情况、临床表现、微生物学、宿主情况而分为单纯性外阴阴道念珠菌病及复杂性外阴阴道念珠菌病（表 14-1）。

表 14-1　VVC 临床分类

	单纯性 VVC	复杂性 VVC
发生频率	散发或非经常发作	复发性
临床表现	中度	重度
真菌种类	白念珠菌	非白念珠菌
宿主情况	免疫功能正常	免疫功能低下、应用免疫抑制剂、糖尿病、妊娠

【传播方式】

1. 内源性感染 为主要感染途径，作为条件致病菌寄生于阴道外，也可寄生于人的口腔、肠道，一旦条件适宜易发病，这 3 个部位的念珠菌可互相传染。

2. 性交传染 少部分病人可通过性交直接传染。

3. 间接传染 极少数病人通过污染的衣物间接传染。

【辅助检查】

1. 10％氢氧化钾湿片法 阴道分泌物中找到念珠菌的芽孢或菌丝即可确诊。

2. 革兰氏染色 阴道分泌物中找到念珠菌的芽孢或菌丝即可确诊。

3. 培养法 若有症状而多次湿片检查为阴性，或为顽固病例，为确诊是否为非白念珠菌感染。

4. pH 值测定 若 pH＜4.5，可能为单纯念珠菌感染，若 pH 值＞4.5，并且涂片中有多量白细胞，可能存在混合感染，需警惕。

【处理原则】

消除诱因，根据病情选择局部或全身应用抗真菌用药。

1. 消除诱因 若有糖尿病应积极治疗，及时停用广谱抗生素、雌激素及皮质类固醇激素。

2. 局部用药 单纯性 VVC 主要以局部短程抗真菌药物为主，唑类药物的疗效高于制霉菌素。可选用下列药物放于阴道内：咪康唑栓剂、克霉唑栓剂、制霉菌素栓剂。复杂性 VVC 病人局部用药需要适当延长 7～14 日。

3. 全身用药 对不能耐受局部用药者、未婚妇女以及不愿采用局部用药者可选用口服药物。单纯性 VVC 病人也可全身用药，全身用药与局部用药的疗效相似，治愈率 80％～90％。常用药物有：氟康唑、伊曲康唑、酮康唑等。复杂性 VVC 病人口服药物治疗应延长治疗时间，若口服氟康唑 150 mg，则 72 小时后加服 1 次。

【常见护理问题】

1. 组织完整性受损 与阴道分泌物刺激引起局部瘙痒、搔抓等有关。

2. 舒适度减弱 与炎症引起的瘙痒、疼痛等不适有关。

3. 焦虑 与治疗效果欠佳有关。

【护理措施】

基本同滴虫阴道炎病人。

1. 用药护理 向病人说明用药目的与方法，取得病人配合，按医嘱完成正规疗程。根据病人的具体情况，选择不同的用药途径。为保障药物局部作用时间，宜在晚上睡前放置；为提高用药效果，也可用2%～4%碳酸氢钠液坐浴或阴道冲洗后用药；合理使用抗生素，不擅自长时间使用。

2. 性伴侣的治疗　约15%男性与女性病人接触后患有龟头炎，对有症状男性应进行念珠菌检查及治疗，预防女性重复感染。

3. 妊娠期合并感染者　胎儿通过产道时易发生新生儿鹅口疮。妊娠合并VVC应加强局部治疗，禁用口服唑类药物，可选用克霉唑栓剂等，以7日疗法效果为佳。

4. 合并有糖尿病的病人，积极治疗，控制血糖在正常水平。若症状持续存在或诊断后2个月内复发者，需再次复诊。

5. 心理护理　主动与病人进行访谈，观察其行为变化、深入了解病人情绪、心理状态的改变。针对病人及家属因担心疾病的反复发作、治疗过程、家庭经济等出现的治疗信心缺乏，给予个性化疏导。

6. 健康教育　指导清淡饮食，多吃易消化高蛋白的食物，提高自身免疫力。与病人讨论发病的因素及治疗原则，积极配合治疗方案。培养健康的卫生习惯，保持局部清洁，勤换内裤，避免交叉感染。穿过的内裤，用过的盆及毛巾均应用开水烫洗。

三、细菌性阴道病

【概述】

细菌性阴道病（bacterial vaginosis，BV）为阴道内正常菌群失调所致的一种混合感染，但临床及病理特征无炎症改变。

【病因】

正常阴道内以乳杆菌为优势菌群。当感染细菌性阴道病时，乳杆菌减少而导致其他细菌大量繁殖，主要有阴道嗜血杆菌（加德纳菌）、动弯杆菌、普雷沃菌、紫单胞菌、类杆菌、消化链球菌等厌氧菌及人型支原体，其中以厌氧菌居多，其数量可增加100～1000倍。菌群变化的原因不清楚，可能与频繁性交、多个性伴侣或阴道灌洗使阴道碱化有关。

【临床表现】

10%～40%病人无临床症状，有症状的病人主要表现为阴道分泌物增多，有鱼腥臭味，尤其性交后加重，可伴有轻度外阴瘙痒或灼烧感。检查见阴道黏膜无充血的炎症表现，分泌物特点为灰白色，匀质，稀薄，常黏附于阴道壁，黏度低，容易从阴道壁拭去。

细菌性阴道病还可引起其他不良结局，如妊娠期细菌性阴道病可导致绒毛膜羊膜炎、胎膜早破、早产；非妊娠妇女可引起子宫内膜炎、盆腔炎、子宫切除后阴道残端感染。

【辅助检查】

下列 4 项中有 3 项阳性即可临床诊断为 BV。

1. 匀质、稀薄、白色的分泌物，常黏附于阴道壁。

2. 阴道分泌物 pH 值>4.5。

3. 胺臭味试验阳性　取少许分泌物放在玻片上，加入 10％氢氧化钾 1～2 滴，产生烂肉样鱼腥臭味，系因胺遇碱释放氨所致。

4. 线索细胞阳性　取少许分泌物放在玻片上，加一滴生理盐水混合，高倍显微镜下寻找线索细胞。线索细胞即阴道脱落的表层细胞于细胞边缘贴附颗粒状物，即各种厌氧菌，尤其是阴道嗜血杆菌，细胞边缘不清。

除临床诊断标准外，还可用革兰氏染色，根据各种细菌的相对浓度进行诊断。细菌性阴道病为正常的菌群失调，细菌定性培养在诊断中意义不大。

【处理原则】

无症状者不需治疗；性伴侣不必治疗。有症状者治疗原则为选用抗厌氧菌药物，主要有甲硝唑、替硝唑、克林霉素。甲硝唑抑制厌氧菌生长，不影响乳杆菌生长，是较理想的治疗药物，但对支原体效果差。

1. 口服用药　选甲硝唑或克林霉素，连服 7 日。

2. 局部用药　克林霉素软膏涂抹，或甲硝唑泡腾片阴道用药。

3. 妊娠期治疗　由于本病与不良妊娠结局有关，有症状的孕妇与无症状的高危孕妇都需治疗，多口服甲硝唑或克林霉素。

【常见护理问题】

1. 组织完整性受损　与阴道分泌物刺激引起局部瘙痒、搔抓等有关。

2. 舒适度减弱　与炎症引起的瘙痒、疼痛等不适有关。

3. 焦虑　与治疗效果欠佳有关。

4. 知识缺乏　缺乏与疾病相关知识及防治知识。

【护理措施】

参见"滴虫阴道炎"的相关护理措施。

四、老年性阴道炎

【概述】

老年性阴道炎（atrophic vaginitis）常见于自然绝经或人工绝经后的妇女，也可见于产后闭经或药物假绝经治疗的妇女。

【病因】

因卵巢功能衰退，雌激素水平降低，阴道壁萎缩，黏膜变薄，上皮细胞内糖原含量减少，阴道 pH 值增高，多为 5.0～7.0，嗜酸性的乳杆菌不再为优势菌，局部抵抗力降低，其他致病菌过度繁殖或容易入侵引起炎症。

【临床表现】

主要症状为外阴灼热不适，瘙痒及阴道分泌物增多。分泌物稀薄呈淡黄色，严重感染者呈血样脓性阴道分泌物。由于阴道黏膜萎缩，可伴有性交痛。妇科检查可见阴道呈萎缩性改变，上皮皱襞消失、萎缩、菲薄。阴道黏膜充血，常伴有散在小出血点或点状出血斑，有时见浅表溃疡。溃疡面可与对侧粘连，严重时造成狭窄甚至闭锁，炎症分泌物引流不畅形成阴道积脓或宫腔积脓。

【辅助检查】

阴道分泌物检查时，显微镜下可见大量基底层细胞及白细胞而无滴虫及念珠菌。对有血性分泌物者，应与子宫恶性肿瘤鉴别，需常规做宫颈刮片，必要时行分段诊刮术。对阴道壁肉芽组织及溃疡需与阴道癌相鉴别，可行局部活组织检查。

【处理原则】

增强阴道的抵抗力，抑制细菌生长，补充雌激素。

1. 增加阴道抵抗力　针对病因，雌激素制剂可局部给药，也可全身用药。0.5%己烯雌酚软膏或结合雌激素软膏局部涂抹，每日 1~2 次，14 日为一个疗程。补充雌激素是萎缩性阴道炎的主要治疗方法（乳腺癌或子宫内膜癌病人慎用）。全身用药可口服尼尔雌醇，首次 4 mg，以后每 2~4 周 1 次，每晚 2 mg，维持 2~3 个月。

2. 抑制细菌生长　局部用抗生素如甲硝唑或诺氟沙星，放入阴道深部，每日 1 次，7~10 日为一个疗程。对于阴道局部干涩明显者，可应用润滑剂。

【常见护理问题】

1. 知识缺乏　缺乏绝经后妇女缺乏保健知识。

2. 有感染的危险　与局部分泌物增多、溃破有关。

3. 焦虑　与阴道瘙痒、白带增多有关。

【护理措施】

1. 一般护理　注意保持会阴部清洁，穿棉质内裤，勤换内裤，洗后的内裤要放在太阳下曝晒，不要晾置于卫生间内。不要用过热或有刺激的清洗液清洗外阴，出现症状应及时诊断并治疗。

2. 用药护理　让病人理解用药的目的、方法与用药前注意事项，积极主动配合治疗过程。可用 1%乳酸或 0.5%醋酸冲洗阴道，以增加阴道酸度，1 次/日，抑制细菌生长繁殖，通常在阴道冲洗后进行阴道局部用药。用药有困难的病人，指导其家属协助用药或由医务人员帮助使用。

3. 心理护理　积极与病人沟通，取得配合，采取个性化护理措施，主动向病人解释各种诊疗的目的、作用、方法、不良反应和注意事项，减轻病人的恐惧和焦虑，提高治疗的依从性。针对老年妇女思想保守、不愿就医的心态，嘱其家属多予关心。

4. 健康教育　积极锻炼身体，增强机体抵抗力。勤换内衣裤，保持会阴部清洁，大便后擦拭的方向应由前至后，避免将肛门处的病菌带至阴道。不要随意使用公共游泳场、浴室、马桶，避免交叉感染。保持心情愉快，出现血性阴道分泌物要及时检查，排除恶性肿瘤。

五、婴幼儿阴道炎

【概述】

婴幼儿阴道炎（infantile vaginitis）常见于 5 岁以下幼女，多与外阴炎并存。

【病因】

由于婴幼儿的解剖特点（幼女外阴尚未发育好，不能遮盖尿道口及阴道前庭）、生理特点（新生儿出生 2~3 周后体内雌激素水平逐渐降低，阴道内 pH 上升）及不良卫生习惯（外阴不洁、大便污染、外阴损伤或蛲虫感染）等，容易发生炎症。常见病原体有大肠埃希菌、葡萄球菌及链球菌等。此外，淋病奈瑟球菌、滴虫、白念珠菌也为常见病原体。病原体通过患病母亲或保育员的手、衣物、毛巾、浴盆等间接传播。

【临床表现】

主要症状为阴道脓性分泌物增多。常由于婴幼儿内裤上发现有脓性分泌物而就诊，部分患儿有泌尿系统感染症状。若有小阴唇粘连，排尿可出现尿流变细或分流。检查可见外阴及阴道口黏膜充血、水肿，有时可见脓性分泌物自阴道口流出。病变严重者，外阴表面可见溃疡，小阴唇可发生粘连，遮盖阴道口或尿道口，有时将其误诊为生殖器畸形。在检查时还应做肛诊排除阴道异物及肿瘤。

【辅助检查】

明确病原体，用细棉拭子或吸管取阴道分泌物做病原学检查，必要时需行细菌培养。

【处理原则】

减少摩擦，保持外阴清洁干燥；针对病原体选择相应抗生素治疗；有蛲虫者给予驱蛲治疗；有阴道异物者及时取出异物；对小阴唇粘连者，外涂雌激素软膏后多可松解。

【常见护理问题】

1. 组织完整性受损　与炎性分泌物刺激引起局部瘙痒、搔抓等有关。

2. 舒适度减弱　与炎症引起的瘙痒、疼痛等不适有关。

【护理措施】

1. 一般护理　患儿衣服、尿布宜柔软透气，尽可能不穿开裆裤，不坐地，以防病菌侵入。

2. 症状护理　保持患儿外阴清洁干燥，局部涂抗炎油膏，防止小阴唇粘连。

3. 用药护理　按医嘱对症用药，使患儿家属理解用药的目的、方法与注意事项，主动配合治疗过程。

4. 健康教育

（1）勤换洗内裤，每晚用清洁水给婴幼儿洗外阴，保持卫生。

（2）指导家长在婴幼儿每次大便后，臀部用温水洗净擦干，不使用清洗液或肥皂，擦洗顺序从会阴部朝肛门方向擦，动作应轻柔，以免擦伤皮肤。

（3）做好卫生宣传。告知家长和婴幼儿的卫生用品要分开，如母亲患有滴虫或念珠菌阴道炎，特别是淋病奈瑟球菌感染者，应积极治疗，用具应严格隔离、消毒，以免交叉感染。幼儿园老师应对幼儿的衣物、浴盆、便盆等单独使用，定时消毒。

（4）不要带婴幼儿去人群密集的游泳池玩耍。

第三节　宫颈炎

宫颈炎（cervicitis）是妇科最常见的下生殖道炎症之一，包括宫颈阴道部炎症及子宫颈管黏膜炎症，因宫颈阴道部鳞状上皮与阴道鳞状上皮相延续，阴道炎症均可引起宫颈阴道部炎症，临床多见的是宫颈管黏膜炎。由于子宫颈管黏膜上皮为单层柱状上皮，抗感染能力较差，易发生感染。子宫颈管黏膜皱襞多，一旦感染，病原体很难被清除，可导致慢性宫颈炎。

一、急性宫颈炎

【概述】

急性宫颈管黏膜炎指宫颈局部充血、水肿，上皮坏死，黏膜、黏膜下组织、腺体周围大量中性粒细胞浸润，腺腔中可有脓性分泌物。急性宫颈黏膜炎以柱状上皮感染为主，包括子宫颈管内的柱状上皮以及外移到或外翻到宫颈阴道部的柱状上皮。

【病因】

宫颈炎的病原体主要为性传播疾病病原体和内源性病原体。性传播疾病的病原体，如淋病奈瑟球菌、沙眼衣原体、人乳头状病毒、巨细胞病毒等，主要见于性传播疾病的高危人群。内源性病原体，包括需氧菌、厌氧菌，尤其是引起 BV 的病原体，但部分病人的病原体不清楚。因宫颈阴道部鳞状上皮与阴道鳞状上皮相延续，阴道炎症可引起宫颈阴道部炎症。

【临床表现】

大部分病人无症状，有症状者主要表现为阴道分泌物增多。分泌物的性状依据病原体的种类、炎症的程度而不同，可呈乳白色黏液状，或呈淡黄色脓性或血性阴道分泌物。阴道分泌物刺激可引起外阴瘙痒及灼热感，有时也可出现月经间期出血、性交后出血等症状。此外常有尿道症状，如尿急、尿频、尿痛等症状。

妇科检查时可见宫颈充血、水肿、黏膜外翻，有脓性分泌物流出，宫颈管黏膜质脆，易出血。若为淋病奈瑟球菌感染，因尿道旁腺、前庭大腺受累，可见尿道口、阴道口黏膜充血、水肿以及多量脓性分泌物。

【辅助检查】

1. 专科体检时，以下两个特征性体征，具备一个或两个同时具备：

（1）于宫颈或宫颈管棉拭子标本上，肉眼见到脓性或黏液脓性分泌物。

（2）用棉拭子擦拭宫颈管时，容易诱发宫颈管内出血。

2. 白细胞检测　检测宫颈管分泌物或阴道分泌物中白细胞，后者需排除引起白细胞增多的阴道炎症。

（1）宫颈管脓性分泌物涂片做革兰氏染色：中性粒细胞>30/HP。

（2）阴道分泌物湿片检查：白细胞>10/HP。

3. 病原体检测，应做衣原体及淋病奈瑟球菌的检测，以及有无细菌性阴道病及滴虫阴道炎。

（1）检测淋病奈瑟球菌常用的方法：

1）分泌物涂片革兰氏染色：查找中性粒细胞内有无革兰氏阴性双球菌，由于子宫颈分泌物的敏感性、特异性差，不推荐用于女性淋病的诊断方法。

2）淋病奈瑟球菌培养：为诊断淋病的金标准方法。

3）核酸检测：包括核酸杂交及核酸扩增，尤其核酸扩增方法诊断淋病奈瑟球菌感染的敏感性及特异性高。

（2）检测沙眼衣原体常用的方法：

1）衣原体培养：因其方法复杂，临床少用。

2）酶联免疫吸附试验检测沙眼衣原体抗原：为临床常用的方法。

3）核酸检测：包括核酸杂交及核酸扩增，尤以后者为检测衣原体感染敏感、特异的方法。但应做好质量控制，避免污染。

（3）检测 HPV 常用的方法：

1）传统检测方法：主要通过形态学和免疫学方法对 HPV 进行检测。

2）PCR 检测 HPV：可检测核酸杂交阳性标本中的 HPV 片段，灵敏度高。

3）杂交捕获 HPV 分析：有较好的特异度和灵敏度，可以进行 HPV 分型，各种核酸杂交检测方法有一定的优缺点。

4）病理组织学检查：结合原位杂交技术应用组织或细胞在病理切片上和分子探针进行 HPV 杂交，既可观察组织学形态变化，也可对 HPV 进行分型检测，是较理想的病理学检测及研究方法。

【处理原则】

针对病原体进行治疗。对于单纯性急性淋病奈瑟球菌性宫颈炎，大剂量单次给药。常用第三代头孢菌素，如头孢曲松或头孢克肟等；对治疗沙眼衣原体药物为四环素类如多西环素，红霉素类如阿奇霉素或红霉素，喹诺酮类如氧氟沙星；临床上除应用抗淋病奈瑟球菌的药物外，同时应用抗衣原体感染的药物。

【常见护理问题】

1. 组织完整性受损　与炎性分泌物刺激引起局部瘙痒、搔抓等有关。

2. 焦虑　与治疗效果不佳有关。

3. 知识缺乏　缺乏与疾病相关知识及防治知识。

【护理措施】

1. 一般护理　注意饮食清淡，避免辛辣刺激性饮食。

2. 症状护理　加强会阴部护理，保持外阴清洁、干燥，减少局部摩擦。

3. 用药护理　使病人理解用药的目的、方法与注意事项，主动配合治疗过程。针对病原体选择有效抗生素，按医嘱及时、足量、规范应用。

4. 性伴侣的治疗　若宫颈炎病人的病原体为沙眼衣原体及淋病奈瑟球菌，应指导病人及其性伴侣进行相应的检查及治疗。

5. 心理护理　鼓励病人正规就诊，积极配合治疗。

6. 健康教育

（1）治疗前常规行宫颈刮片细胞学检查，以除外癌变可能。

（2）治疗后症状持续存在者，应告知病人随诊。若病人为持续性宫颈炎症，需分析原因，进行全面评估，调整治疗方案，包括了解有无再次感染性传播疾病，性伴侣是否已进行治疗，阴道菌群失调是否持续存在等。

（3）定期做妇科检查，发现急性宫颈炎者及时治疗并力争痊愈。

二、慢性宫颈炎

【概述】

慢性宫颈炎是指宫颈间质内有大量淋巴细胞、浆细胞等慢性炎细胞浸润，可伴有宫颈腺上皮及间质的增生和鳞状上皮化生。慢性宫颈炎可由急性宫颈炎迁延而来，也可为病原体持续感染所致，病原体与急性宫颈炎相似。

【病因及病理】

根据病理组织形态结合临床可有以下几种类型。

1. 慢性子宫颈管黏膜炎　由于子宫颈管黏膜皱襞较多，感染后容易形成持续性宫颈黏膜炎，表现为宫颈黏液及脓性分泌物，反复发作。

2. 宫颈息肉（cervical polyp）　是子宫颈管腺体和间质的局限性增生，并向宫颈外口突出形成息肉。光镜下见息肉表面被覆高柱状上皮，间质水肿、血管丰富以及慢性炎性细胞浸润。宫颈息肉极少恶变。

3. 宫颈肥大　慢性炎症的长期刺激导致腺体及间质增生。此外，宫颈深部的腺囊肿均可使宫颈呈不同程度肥大，硬度增加。

【临床表现】

多数病人无症状，少数可有阴道分泌物增多，呈淡黄色或脓性，月经间期出血、性交后出血，偶有阴道分泌物刺激可引起外阴瘙痒及灼热感。

检查时可见宫颈黏膜外翻、水肿，部分病人的宫颈阴道部外观呈细颗粒状的红色区，呈宫颈糜烂样改变，被称为"宫颈糜烂"。随着阴道镜技术的发展以及对宫颈病理生理认识的提高，"宫颈糜烂"这一术语已被废弃，改称为宫颈柱状上皮异位（columnar ectopy）。宫颈糜烂样改变有可能是宫颈原始鳞柱交接部的外移；也可能是病理性的，如炎症时的宫颈柱状上皮充血、水肿；或宫颈上皮内瘤变以及宫颈癌的早期表现。

【辅助检查】

1. 实验室检查　病原体检测，方法同急性宫颈炎的病原体检测。

2. 病理学检查　宫颈细胞学检查、阴道镜检查及活组织检查以明确诊断。

3. 其他　通过阴道B超诊断深部宫颈腺囊肿。

【处理原则】

排除宫颈癌后，针对病原体及时采用足量抗生素治疗。宫颈糜烂样改变只是妇科检查时常见的一个体征，是否需要治疗根据具体情况而定。目前，对于宫颈糜烂样改变的治疗，国内外学者存在差异。国外学者认为，无临床症状者，不需任何治疗，仅需要做细胞学筛查；若细胞学异常，根据结果进行相应处理。国内部分学者主张采取各种治疗方法破坏柱状上皮和化生上皮，使宫颈阴道部全部为新生的鳞状上皮覆盖，以减少异常发生及感染的机会。目前，物理治疗是临床最常用的有效治疗方法。宫颈息肉可行息肉摘除术，并送病理组织学检查。宫颈肥大一般无需治疗。

【常见护理问题】

1. 组织完整性受损　与阴道分泌物刺激引起局部瘙痒、搔抓等有关。

2. 焦虑　与治疗效果不佳有关。

3. 知识缺乏：缺乏与疾病相关知识及防治知识。

【护理措施】

1. 一般护理、症状护理同急性宫颈炎护理。

2. 物理治疗护理　临床常用的物理治疗方法有激光治疗、冷冻治疗、红外线凝结疗法及微波疗法等。接受物理治疗的病人应注意：

（1）治疗前应常规做宫颈刮片细胞学检查。

（2）有急性生殖器炎症者列为禁忌。

（3）治疗时间选择在月经干净后 3～7 日内进行。

（4）术后应每日清洁外阴 2 次，保持外阴清洁，在创面尚未愈合期间（4～8 周）禁盆浴、性交和阴道冲洗。

（5）病人术后均有阴道分泌物增多，在宫颈创面痂皮脱落前，阴道有黄水流出，在术后 1～2 周脱痂前可有少量血水或少许流血，如出血量多者需急诊处理，局部用止血粉或压迫止血，必要时加用抗生素。

（6）于两次月经干净后 3～7 日复查，了解创面愈合情况，同时注意观察有无子宫颈管狭窄。未愈合者可择期再做第二次治疗。

3. 用药护理　加强健康宣教，使病人理解用药的目的、方法与注意事项，主动配合治疗过程。针对病原体选择有效抗生素，按医嘱及时、足量、规范应用。

4. 性伴侣的治疗　宫颈炎病人的病原体为沙眼衣原体以及淋病奈瑟球菌，应指导病人及其性伴侣进行相应的检查及治疗。

5. 心理护理　对病程长、迁延不愈的病人，应给予关心和耐心解说，告知疾病的过程，消除病人的思想顾虑，减轻其心理负担，树立治疗信心坚持治疗，促进康复。对病理检查发现宫颈上皮有异常增生的病人应密切监测治疗过程，阻断癌变途径，消除病人焦虑心理。

6. 健康教育　定期做妇科检查，及早发现异常，及早治疗。加强疾病知识科普宣传，提高病人对宫颈炎、宫颈癌防护重要性的认识，注意个人卫生，尤其是经期、孕产期及产褥期卫生，避免感染发生。加强治疗后随访，对持续性宫颈炎症病人，需要对其进行全面评估，分析原因，了解有无再次感染性传播疾病，性伴侣是否已进行治疗，阴道菌群失调是否持续存在等。

第四节　盆腔炎

【概述】

盆腔炎（pelvic inflammatory disease，PID）是指女性上生殖道的一组炎性疾病，主要包括子宫内膜炎、输卵管炎、输卵管卵巢脓肿、盆腔腹膜炎。最常见的是输卵管炎及输卵管卵巢炎，单纯的子宫内膜炎或卵巢炎较少见。盆腔炎多发生在性活跃期、有月经的妇女，初潮前、绝经后或未婚者很少发生盆腔炎性疾病，若发生盆腔炎也往往是邻近器官炎症的扩散。

【病因】

女性生殖系统生理结构具有比较完善的自然防御功能，当防御功能遭到破坏，或机体免疫力降低、内分泌发生变化或外源性病原体入侵而导致子宫内膜、输卵管、卵巢、盆腔腹膜、盆腔结缔组织发生炎症。

引起盆腔炎的病原体有：

（1）内源性病原体：来自寄居于阴道内的菌群，包括需氧菌（金黄色葡萄球菌、溶血性链球菌等）和厌氧菌（脆弱类杆菌、消化球菌等）。

（2）外源性病原体：主要是性传播疾病的病原体，如淋病奈瑟球菌、沙眼衣原体、支原体等。需氧菌或厌氧菌可以单独引起感染，但以混合感染多见。

【病理】

1. 急性子宫内膜炎及子宫肌炎　子宫内膜充血、水肿，有炎性渗出物，严重者内膜坏死、脱落形成溃疡。镜下可见大量白细胞浸润，炎症向深部侵入形成子宫肌炎。

2. 急性输卵管炎、输卵管积脓、输卵管卵巢脓肿　急性输卵管炎症因病原体传播途径不同而有不同的病变特点。

（1）炎症经子宫内膜向上蔓延者首先引起输卵管黏膜炎，严重时可引起输卵管黏膜粘连，导致输卵管管腔及伞端闭锁，如有脓液积聚于管腔内形成输卵管积脓。淋病奈瑟球菌及大肠埃希菌、类杆菌及普雷沃菌除直接引起输卵管上皮损伤外，其细胞壁脂多糖等内毒素引起输卵管纤毛大量脱落，导致严重输卵管黏膜结构及功能破坏，并引起盆腔广泛粘连。

（2）病原菌经过宫颈的淋巴扩散通过宫旁结缔组织，首先侵及浆膜层发生输卵管周围炎，然后累及肌层，而输卵管黏膜层可不受累及或受累极轻，病变以输卵管间质炎为主，其管腔常可因肌壁增厚受压变窄，但仍能保持通畅。轻者输卵管仅有轻度充血、肿胀、略增粗，严重者输卵管明显增粗、弯曲，与周围组织粘连。卵巢很少单独发炎，常与发炎的输卵管伞端粘连而发生卵巢周围炎，称为输卵管卵巢炎，习称附件炎。炎症可通过卵巢排卵的破孔侵入卵巢实质形成卵巢脓肿，脓肿壁与输卵管积脓粘连并穿通，形成输卵管卵巢脓肿。输卵管卵巢脓肿多位于子宫后方或子宫、阔韧带后叶及肠管间粘连处，可破入直肠或阴道，若破入腹腔则引起弥漫性腹膜炎。

3. 急性盆腔腹膜炎　盆腔内发生严重感染时蔓延到盆腔腹膜，发炎的腹膜充血、水肿，并有少量含纤维素的渗出液，形成盆腔脏器粘连。积聚于直肠子宫陷凹处形成盆腔脓肿，比较多见。脓肿可破入直肠使症状突然减轻，也可破入腹腔引起弥漫性腹膜炎。

4. 急性盆腔结缔组织炎　病原体经淋巴管进入盆腔结缔组织，引起结缔组织充血、水肿及中性粒细胞浸润，以宫旁结缔组织炎最常见。若组织化脓形成盆腔腹膜外脓肿，可自发破入直肠或阴道。

5. 败血症及脓毒血症　当病原体毒性强、数量多、病人抵抗力降低时常发生败血症。发生盆腔炎性疾病后，身体其他部位发现多处炎症病灶或脓肿者，应考虑有脓毒血症存在，但需要经血培养证实。

6. 肝周围炎（Fitz-Hugh-Curtis 综合征）　是指肝包膜炎症而无肝实质损害的肝周围炎，淋病奈瑟球菌及衣原体感染均可引起。早期在肝包膜与前腹壁腹膜之间形成松软粘连，晚期形成琴弦样粘连。5%～10% 输卵管炎病人可出现肝周围炎，临床表现为继下腹痛后出现右上腹痛，或下腹疼痛与右上腹疼痛同时出现。

7. 盆腔炎性疾病后遗症　是指盆腔炎性疾病未得到及时有效的治疗，可能会发生的一系列后遗症。主要病理改变为组织破坏、广泛粘连、增生及瘢痕形成，导致输卵管阻塞、增粗、积水、输卵管卵巢肿块或输卵管卵巢囊肿，盆腔结缔组织炎的遗留改变表现为主韧带、骶韧带增生、变厚，若病变广泛可使子宫固定。

【临床表现】

可因炎症轻重及范围大小而有不同的症状与体征。

1. 急性盆腔炎

（1）轻者无症状或症状轻微，常因延误正确治疗而导致上生殖道感染后遗症。常见症状为下腹痛、发热、阴道分泌物增多。腹痛为持续性，活动或性交后加重。

（2）重者严重时可有寒战、高热、头痛、食欲不振等。月经期发病者可出现经量增多、经期延长。若有腹膜炎者，出现消化系统症状如恶心、呕吐、腹胀、腹泻等。若有脓肿形成，可有下腹包块及局部压迫刺激症状。包块位于子宫前方可出现排尿困难、尿频等膀胱刺激症状，若引起膀胱肌炎还可有尿痛等；包块位于子宫后方可有直肠刺激症状；若在腹膜外可导致腹泻、里急后重感和排便困难。若有输卵管炎的症状及体征并同时伴有右上腹疼痛者，应怀疑有肝周围炎。

重症病人呈急性病容，体温升高，心率加快，下腹部有压痛、反跳痛及肌紧张，叩诊鼓音明显，肠鸣音减弱或消失。盆腔检查：阴道可见脓性臭味分泌物；宫颈充血、水肿，若有脓性分泌物从宫颈流出，说明有急性炎症；宫颈举痛明显；宫体增大，有压痛，活动受限；子宫两侧压痛明显。若为单纯输卵管炎，可触及增粗的输卵管，压痛明显；若为输卵管积脓或输卵管卵巢脓肿，可触及包块且压痛明显，不活动；宫旁结缔组织炎时可扪及宫旁一侧或两侧片状增厚，或两侧宫骶韧带高度水肿、增粗，压痛明显；若有盆腔脓肿形成且位置较低时，可扪及阴道穹后部或阴道穹侧部有肿块且有波动感。三合诊常能协助进一步了解盆腔情况。

2. 盆腔炎性疾病后遗症 病人有时出现低热、乏力等，临床多表现为不孕、异位妊娠、慢性盆腔痛或盆腔炎性疾病反复发作等症状。根据病变涉及部位，妇科检查可呈现不同特点：通常子宫大小正常或稍大、常呈后位、活动受限或粘连固定、触痛；宫旁组织增厚，圆韧带增粗，触痛；或在附件区可触及条索状物、囊性或质韧包块、活动受限，有触痛。如果子宫被固定或封闭于周围瘢痕化组织中，则呈"冰冻骨盆"状态。

【传播途径】

1. 沿生殖道黏膜上行蔓延 病原体侵入外阴、阴道后，或阴道内的病原体沿宫颈黏膜、子宫内膜、输卵管黏膜，蔓延至卵巢及腹腔，是非妊娠期、非产褥期盆腔炎性疾病的主要感染途径。淋病奈瑟球菌、沙眼衣原体及葡萄球菌等，常沿此途径扩散。

2. 经淋巴系统蔓延 病原体经外阴、阴道、宫颈及宫体创伤处的淋巴管侵入盆腔结缔组织及内生殖器其他部分，是产褥感染、流产后感染及放置宫内节育器后感染的主要感染途径。链球菌、大肠埃希菌、厌氧菌多沿此途径蔓延。

3. 经血循环传播 病原体先侵入人体的其他系统，再经血循环感染生殖器，为结核分枝杆菌感染的主要途径。

4. 直接蔓延 腹腔其他脏器感染后，直接蔓延到内生殖器，如阑尾炎可引起输卵管炎。

【辅助检查】

1. 实验室检查　白细胞总数和中性粒细胞所占百分比均高于正常。血 C 反应蛋白升高，红细胞沉降率升高，阴道清洁度异常，淋病奈瑟球菌、沙眼衣原体等病原微生物检查，可有阳性发现。

2. 超声检查　B 超是简便、实用和经济的检查方法，且与腹腔镜有很好的相关性。严重 PID 时经阴道超声检查可见输卵管增粗、输卵管积液或盆腔有游离液体。出现盆腔肿块时，B 超可显示附件区肿块，伴不均匀回声。

3. 腹腔镜检查　可观察到盆腔脏器的病变情况，诊断准确，并能直接采取感染部位的分泌物做细菌培养，但临床应用有一定局限性。其缺点是不容易被接受，对轻微的输卵管炎不敏感，而且内膜炎无法诊断。

【处理原则】

主要为抗生素治疗，必要时手术治疗。对于盆腔炎性疾病后遗症者，多采用综合性治疗方案控制炎症，缓解症状，增加受孕机会。包括中西药治疗、物理治疗、手术治疗等，同时注意增强机体抵抗力。

【常见护理问题】

1. 慢性疼痛　与反复炎症刺激有关。

2. 焦虑　与治疗效果不佳有关。

3. 知识缺乏　缺乏与疾病相关知识及防治知识。

【护理措施】

1. 一般护理　注意休息，多饮水，给予高热量、高蛋白、高维生素饮食。取半卧位，利于脓液积聚于子宫直肠陷凹，使炎症局限。

2. 症状护理　病情严重者或经门诊治疗无效者应住院治疗，并提供相应护理措施：

（1）疼痛明显时，遵医嘱给予止痛药止痛，缓解病人的疼痛。

（2）及时补充丢失的液体，必要时静脉补液治疗。

（3）定时监测体温、脉搏、血压，高热时采用物理降温，出现腹胀应酌情行胃肠减压。

3. 用药护理　根据病原体的特点及时选择高效的抗生素，通过静脉给药途径达到收效快的目的。告知病人及时、足量、有效的抗生素治疗的重要性在于消除病原体，改善症状及体征，减少后遗症，使其建立信心，主动配合。护士应经常巡视病人，保证输液速度和用药周期，确保药物有效浓度，观察并记录病人的用药反应。

4. 手术护理　对于药物治疗无效、脓肿持续存在、脓肿破裂需要手术切除病灶者，根据病人情况选择经腹手术或腹腔镜手术。术后特别注意体温变化，发现异常及时通知医师，配合医师进行相关治疗。注意引流管护理，保持引流管通畅，固定妥当，观察引流液的量及形状，定期更换引流袋。

5.心理护理 耐心与病人交流，建立良好的护患关系，尽可能满足病人的合理需求。加强疾病知识宣传，解除病人思想顾虑，增加其对治疗的信心。与家属沟通，指导家属关心病人，与病人及家属共同探讨适合个人的治疗方案，取得家属的理解和帮助，以减轻病人心理压力。

6.PID后遗症护理 对于被确定为PID后遗症的病人，要使其了解通过中、西医结合的综合性治疗方案有望缓解症状，以减轻病人的焦虑情绪。

（1）物理疗法：可改善局部血液循环，利于炎症吸收和消退，改善组织营养状态，提高新陈代谢，常用的有激光、短波、超短波、微波等。

（2）中药治疗：通过清热利湿、活血化瘀或温经散寒、行气活血达到治疗目的，也可用中药外敷腹部或保留灌肠。

（3）西药治疗：选择有效抗生素控制炎症，还可采用透明质酸酶等促使炎症吸收。

（4）不孕妇女可选择辅助生殖技术达到受孕目的。

7.健康教育

（1）保持良好的个人卫生习惯，尤其做好经期、妊娠期及产褥期的卫生；指导性生活卫生，经期禁止性交，减少性传播疾病。对沙眼衣原体感染的高危妇女进行筛查和治疗可减少盆腔炎性疾病发生率。

（2）接受抗生素治疗的病人，应在72小时内随诊以确定疗效，评估有无临床症状的改善，如体温下降，腹部压痛、反跳痛减轻，宫颈举痛、子宫压痛、附件区压痛减轻。若症状无改善，则需进一步检查，必要时行腹腔镜或手术探查。对于沙眼衣原体及淋病奈瑟球菌感染者，可在治疗4~6周复查病原体。

（3）告知病人接受正规治疗的重要性，不可随意中断治疗，防止盆腔炎性疾病后遗症发生。

第五节　生殖器结核

【概述】

由结核分枝杆菌引起的女性生殖器炎症称为生殖器结核（genital tuberculosis）。多见于20~40岁妇女，也可见于绝经后的老年妇女。近年因耐药结核、艾滋病的增加以及对结核病控制的松懈，生殖器结核发病率有升高趋势。

【病理】

1. 输卵管结核 占女性生殖器结核的 $90\%\sim100\%$，几乎所有的生殖器结核均累及输卵管，双侧性居多，但双侧的病变程度可能不同。输卵管增粗肥大，其伞端外翻如烟斗嘴状是输卵管结核的特有表现；也可表现为伞端封闭，管腔内充满干酪样物质；有的输卵管增粗，管壁内有结核结节；有的输卵管僵直变粗，峡部有多个结节隆起。输卵管浆膜面可见多个粟粒结节，有时盆腔腹膜、肠管表面及卵巢表面也布满类似结节，或并发腹腔积液型结核性腹膜炎。在输卵管管腔内见到干酪样物质，有助于同非结核性炎症相鉴别。输卵管常与其邻近器官如卵巢、子宫、肠曲广泛粘连。

2. 子宫内膜结核 常由输卵管结核蔓延而来，占生殖器结核的 $50\%\sim80\%$。输卵管结核病人约半数同时有子宫内膜结核。

3. 卵巢结核 占生殖器结核的 $20\%\sim30\%$，主要由输卵管结核蔓延而来，因有包膜包围，通常仅有输卵管周围炎，侵犯卵巢深层较少。少部分卵巢结核由血循环传播而致，可在卵巢深部形成结节及干酪样坏死性脓肿。

4. 宫颈结核 常由子宫内膜结核蔓延而来或经淋巴或血循环传播，较少见，占生殖器结核的 $10\%\sim20\%$。病变可表现为乳头状增生或溃疡，这时外观易与宫颈癌混淆。

5. 盆腔腹膜结核 多合并输卵管结核。根据病变特征不同分为渗出型和粘连型。渗出型以渗出为主，特点为腹膜及盆腔脏器浆膜面布满无数大小不等的散在灰黄色结节，渗出物为浆液性草黄色澄清液体，积聚于盆腔，有时因粘连形成多个包裹性囊肿；粘连型以粘连为主，特点为腹膜增厚，与邻近脏器之间发生紧密粘连，粘连间的组织常发生干酪样坏死，易形成瘘管。

【传播途径】

生殖器结核是全身结核的表现之一，常继发于身体其他部位结核如肺结核、肠结核、腹膜结核等。主要传播途径有：

1. 血行传播是最主要的传播途径。

2. 直接蔓延腹膜结核、肠结核可直接蔓延到内生殖器。

3. 淋巴传播较少见。消化道结核可通过淋巴管传播感染内生殖器。

4. 性传播极罕见。男性患泌尿系统结核，通过性交传播，上行感染。

【临床表现】

1. 不孕 多数生殖器结核病人因不孕而就诊，生殖器结核为原发性不孕病人常见原因之一。由于输卵管黏膜破坏与粘连，常使管腔阻塞；或因输卵管周围粘连，有时管腔尚保持部分通畅，但黏膜纤毛被破坏，输卵管僵硬、蠕动受限，丧失运输功能；子宫内膜结核妨碍受精卵的着床与发育，也可致不孕。

2. 月经失调　早期因子宫内膜充血及溃疡，可有经量过多；晚期因子宫内膜遭不同程度破坏而表现为月经稀少或闭经。多数病人就诊时已为晚期。

3. 下腹坠痛　由于盆腔炎性疾病和粘连，可有不同程度的下腹坠痛，经期加重。

4. 全身症状　活动期病人，可有结核病的一般症状，如发热、盗汗、乏力、食欲缺乏、体重减轻等。轻者全身症状不明显，有时仅有经期发热，重者可有高热等全身中毒症状。

5. 全身及妇科检查　由于病变程度与范围不同而有较大差异，较多病人因不孕行诊断性刮宫、子宫输卵管碘油造影及腹腔镜检查才发现患有盆腔结核，而无明显体征和其他自觉症状。严重盆腔结核常合并腹膜结核，检查腹部时有柔韧感或腹腔积液征，形成包裹性积液时，可触及囊性肿块，边界不清，不活动，表面因有肠管粘连，叩诊空响。子宫一般发育较差，往往因周围有粘连使活动受限。若附件受累，在子宫两侧可触及条索状的输卵管或输卵管与卵巢等粘连形成的大小不等及形状不规则的肿块，质硬、表面不平，呈结节状突起，或可触及钙化结节。

【辅助检查】

多数病人缺乏明显症状，阳性体征不多，故诊断时易被忽略。常用的辅助方法如下：

1. 子宫内膜病理检查　是诊断子宫内膜结核最可靠的依据。

2. X线检查

(1) 胸部X线摄片：必要时行消化道或泌尿系统X线检查，以便发现原发病灶。

(2) 盆腔X线摄片：发现孤立钙化点，提示曾有盆腔淋巴结结核病灶。

(3) 子宫输卵管碘油造影可能见到以下征象：①宫腔呈不同形态和不同程度狭窄或变形，边缘呈锯齿状。②输卵管宫腔有多个狭窄部分，呈典型的串珠状或显示管腔细小而僵直。③在输卵管、盆腔淋巴结、卵巢部位有钙化灶。④如果碘油进入子宫一侧或两侧静脉丛，就应考虑有子宫内膜结核的可能。子宫输卵管造影对生殖器结核的诊断帮助较大，但也有可能将输卵管管腔中的干酪样物质及结核分枝杆菌带到腹腔，故造影前后应肌内注射链霉素、异烟肼等抗结核药。

3. 腹腔镜检查　能直接观察子宫、输卵管浆膜面有无粟粒结节，并可取腹腔液行结核分枝杆菌培养，或在病变处做活组织检查。做此项检查时应注意避免肠道损伤。

4. 结核分枝杆菌检查　取月经血或宫腔刮出物或腹腔液做结核分枝杆菌检查，常用方法：

（1）涂抗酸染色查找结核分枝杆菌。

（2）结核分枝杆菌培养：此法准确，但结核分枝杆菌生长缓慢，通常1～2个月能得到结果。

（3）分子生物学方法：如 PCR 技术，方法快速、简便，但可能出现假阳性。

（4）动物接种：方法复杂，需时较长，难以推广。

5. 结核菌素试验　结核菌素试验阳性说明体内曾有结核分枝杆菌感染；若为强阳性说明目前仍有活动性病灶，但不能说明病灶部位；若为阴性一般情况下表示未有过结核分枝杆菌感染。

6. 其他　白细胞计数不高，分类中淋巴细胞增多，不同于化脓性盆腔炎性疾病；活动期红细胞沉降率增快，但正常不能除外结核病变，这些化验检查均非特异性，只能作为诊断参考。

【处理原则】

遵循抗结核药治疗为主，休息营养为辅的治疗原则，一般情况下经常采用的药物有利福平、异烟肼、链霉素等抗结核药物，严重者可进行手术治疗。生殖器结核经药物治疗能取得良好疗效，但治疗后的妊娠成功率极低，对部分希望妊娠者，可行辅助生育技术助孕。

【常见护理问题】

1. 慢性疼痛　与反复炎症刺激有关。

2. 焦虑　与治疗效果不佳有关。

3. 知识缺乏　缺乏与疾病相关知识及防治知识。

【护理措施】

1. 一般护理　慢性病人可以从事部分工作和学习，但应注意劳逸结合，加强营养，适当参加体育锻炼，增强体质。

2. 症状护理　急性病人应休息3个月。若病人处于妊娠状态，需要在医师的建议下，决定是否继续妊娠。

3. 用药护理　抗结核药治疗对于90%女性生殖器结核有效。药物治疗应遵循早期、联合、规律、适量、全程的原则。将各种药物使用的注意事项、不良反应等向病人解释清楚，如利福平会对肝脏造成损害，有导致胎儿畸形的可能性。告诉病人遵医嘱定时、定量服用药物，不可私自增加或者减少药物的剂量，若出现严重副作用，要及时到医院进行救治，以免造成不良影响。告诉病人要坚持药物治疗，定期到医院进行复查。

4. 心理护理　掌握病人的心理状态，对其进行心理疏导，通过握手、饱含鼓励的眼神等非语言沟通方式给予病人精神支持，鼓励家属给予情感支持，以帮助病人树立战胜疾病的信心，提高治疗依从性。

5. 健康教育　早发现，及时进行正规的抗结核治疗，增强体质，做好卡介苗接种，积极防治肺结核、淋巴结结核和肠结核等。抗结核药物治疗后，需要有一个密切随访阶段，疗程近结束时，宜复查一次胸 X 线透视、尿结核分枝杆菌培养及诊刮，在 3 年内应每 6~12 个月复查一次。

第六节　性传播疾病

性传播疾病（sexually transmitted diseases，STD）是指以性行为为主要传播途径及可经性行为传播的一组传染病。近年我国发病率呈明显上升趋势。性传播疾病主要涉及 8 类病原体引起的 20 余种疾病类型。目前，我国重点监测梅毒、淋病、艾滋病、尖锐湿疣、软下疳、性病性淋巴肉芽肿、生殖器疱疹和非淋菌性尿道炎 8 种性传播疾病。

一、梅毒

【概述】

梅毒（syphilis）是由梅毒螺旋体感染引起的侵犯多系统的慢性全身性 STD。梅毒螺旋体几乎可累及全身各器官，可产生各种症状和体征。梅毒螺旋体不易在体外干燥条件下生存，一般消毒剂及肥皂水即能将其杀灭。但其耐寒力强，4 ℃环境下可存活 3 日，−78 ℃保存数年仍具有传染性。

【病因及发病机制】

梅毒的发病与梅毒螺旋体在体内大量繁殖及其引起宿主免疫反应密切相关。性接触过程中，梅毒螺旋体可通过破损的皮肤黏膜由感染者传给性伴侣，伴随梅毒螺旋体与免疫力的消长，梅毒的表现多种多样，症状和体征时隐时现，疾病进展缓慢，病程长。

【传播途径】

1. 直接传播　性接触是最主要的传播途径，占 95%。

2. 间接传播　少数病人可因医源性传播、接吻、哺乳等直接接触病人的皮肤黏膜而感染，偶可经接触传染衣物等间接感染。个别病人通过输入传染性梅毒病人的血液而感染。

3. 垂直传播　孕妇可通过胎盘将梅毒螺旋体传给胎儿引起先天梅毒。

梅毒孕妇即使病期超过 4 年，螺旋体仍可通过胎盘感染胎儿，胎儿也可在分娩时通过软产道被传染。

【临床表现】

早期主要表现为硬下疳、硬化性淋巴结炎、全身皮肤黏膜损害(如梅毒疹、扁平湿疣、脱发及口、舌、咽喉或生殖器黏膜红斑、水肿和糜烂等)，晚期主要表现为永久性皮肤黏膜损害，并可侵犯神经系统、心血管等多种组织器官而危及生命。

【临床分期】

分为早期梅毒和晚期梅毒，早期梅毒是指病程在 2 年以内，包括：①一期梅毒（硬下疳）。②二期梅毒（全身皮疹）。③早期潜伏梅毒（感染 1 年内）。晚期梅毒指病程在 2 年以上，包括：①皮肤、黏膜、骨、眼等梅毒。②心血管梅毒。③神经梅毒。④内脏梅毒。⑤晚期潜伏梅毒。临床常根据分期指导治疗和追踪。

【辅助检查】

1. 病原体检查 取早期病损处分泌物涂片，用暗视野显微镜检查或直接荧光抗体检查梅毒螺旋体确诊。

2. 血清学检查

（1）非梅毒螺旋体试验包括性病研究实验室试验（VDRL）和快速血浆反应素试验（RPR）等，可行定性和定量检测。用于筛查和疗效判断，但缺乏特异性，确诊需进一步做螺旋体试验。

（2）梅毒螺旋体试验包括荧光螺旋体抗体吸附试验（FTA-ABS）和梅毒螺旋体被动颗粒凝集试验（TP-PA）等，测定血清特异性 IgG 抗体，由于该抗体终身阳性，因此不能用于观察疗效、鉴别复发或再感染。

3. 脑脊液检查 主要用于诊断神经梅毒，包括脑脊液 VDRL，白细胞计数及蛋白测定等。

4. 先天梅毒 产前诊断先天梅毒很困难。B 超检查可以提示甚至诊断，胎儿水肿、腹腔积液、胎盘增厚和羊水过多等均支持感染，但感染胎儿的 B 超检查也可正常。PCR 检测羊水中梅毒螺旋体 DNA 可诊断。

【处理原则】

早明确诊断，及时治疗，用药足量，疗程规范。治疗以苄星青霉素或普鲁卡因青霉素肌内注射为主，对青霉素过敏者采用头孢曲松肌内注射或静脉用药，或盐酸四环素、多西环素口服。但孕妇禁用盐酸四环素、多西环素，红霉素和阿奇霉素对孕妇和胎儿感染疗效差，因此也不推荐使用。

【常见护理问题】

1. 皮肤黏膜组织完整性受损　与炎性分泌物刺激引起局部瘙痒等有关。

2. 有感染的危险　与皮损恶化有关。

3. 知识缺乏　缺乏疾病病因、传播途径等相关知识。

4. 自尊紊乱　与病灶部位、社会对此类病人歧视有关。

【护理措施】

1. 一般护理

(1) 注意休息，生活规律，多食富含维生素、蛋白质的食物，适当锻炼身体，提高免疫力，保证充足的睡眠。

(2) 做好消毒隔离工作，尽量使用一次性物品，勤换内裤，保持床单位及外阴部清洁干燥，以防止交叉感染。

2. 用药护理　对用药病人提供相应指导，使其充分了解用药目的、原则及注意事项，积极配合。在治疗过程中，要求病人严格按医嘱及时、足量、规范完成治疗方案。做好青霉素过敏反应、赫赛反应（治疗中青霉素杀死大量梅毒螺旋体，释放异性蛋白所致反应）的预防和紧急处理。

3. 心理护理　梅毒病人的心理问题较为复杂，应耐心倾听病人的诉说，对病人提出的有关问题予以耐心解释，与病人逐步建立良好的护患关系，取得信任。同时引导病人配偶在病人前保持良好的心境，安慰、鼓励病人，使其树立战胜疾病的信心。

4. 健康教育

(1) 治疗期间禁止性生活，污染的衣裤、被单要做到先消毒后清洗，性伴侣应同时进行检查及治疗，治疗后接受随访。治愈标准为临床治愈及血清学治愈。各种损害消退及症状消失为临床治愈。抗梅毒治疗 2 年内，梅毒血清学试验由阳性转为阴性，脑脊液检查阴性，为血清学治愈。治疗后至少 2 年内不妊娠。

(2) 随访指导：经充分治疗后，应随访 2~3 年。第 1 年每 3 个月复查 1 次，以后每半年复查 1 次，包括临床及非梅毒螺旋体试验。多数一期梅毒在 1 年内、二期梅毒在 2 年内血清学试验转阴。少数晚期梅毒血清非螺旋体抗体滴度水平持续 3 年以上，可判为血清学固定。

二、生殖器疱疹

【概述】

生殖器疱疹（genital herpes）是由单纯疱疹病毒（herpes simplex virus，HSV）感染引起的 STD，特点是生殖器及肛门皮肤溃疡，呈慢性反复发作过程。近年来，口-生殖器性行为方式导致 HSV-1 引起的生殖器疱疹的比例逐渐增加，占 10％～30％。原发性及复发性生殖器疱疹主要由 HSV-2 引起。

【病因及发病机制】

HSV 是嗜神经病毒，属双链 DNA 病毒，分为 HSV-1 和 HSV-2 两个血清型。病毒在细胞内复制，细胞肿胀、变性、坏死，产生皮肤损害。感染细胞可与未感染细胞融合，形成多核巨细胞。HSV 也可不产生临床症状而沿感觉神经轴索迁移到配神经节，形成潜伏感染。在机体免疫力降低或某些因素如日晒、月经、寒冷、发热、劳累等可激活潜伏的 HSV，病毒沿感觉神经轴索下行到末梢而感染邻接的皮肤黏膜细胞并进行增殖，导致局部疱疹复发。

【传播途径】

HSV-2 主要通过性接触传播，存在于皮损渗液、宫颈和阴道分泌物、精液和前列腺液中。HSV 可通过胎盘造成胎儿宫内感染（少见，约占 5％）或经软产道感染新生儿（多见，约占 85％），也可为产后感染（约 10％）。

【临床表现】

表现为生殖器及肛门皮肤散在或簇集小水疱，破溃后形成糜烂或溃疡，自觉疼痛，常伴腹股沟淋巴结肿痛、发热、头痛、乏力等全身症状。

【辅助检查】

1. 病毒培养　取皮损处标本行病毒培养、分型和药物敏感试验。

2. 抗原检测　用直接免疫荧光试验或酶联免疫试验检测皮损标本中 HSV 抗原，是临床常用的快速诊断方法。

3. 核酸扩增试验　皮损标本中 HSV 的 DNA 检测，可提高诊断的敏感性并可进行分型。

4. 血清学检测　用 ELISA 检测孕妇血清及新生儿脐血中特异性 HSVIgG、IgM，区分原发性和复发性生殖器疱疹，脐血中 HSVIgM 阳性，提示宫内感染。

【处理原则】

为易复发疾病，目前尚无彻底治愈方法。治疗目的主要是减轻症状，缩短病程，减少 HSV 排放，控制其传染性。全身抗病毒治疗以阿昔洛韦或伐昔洛韦口服为主，局部皮损处予 3％阿昔洛韦霜涂擦。但局部用药较口服用药疗效差，且可诱导耐药，因此不推荐使用。

【常见护理问题】

1. 皮肤完整性受损　与皮损引起的溃疡有关。

2. 知识缺乏　缺乏与疾病相关知识。

3. 焦虑　与疾病反复发作有关。

【护理措施】

1. 一般护理 注意饮食生活规律，多食富含维生素、蛋白质的食物，适当锻炼身体，提高免疫力。保持生殖器清洁干燥，勤换内裤，密切观察患部水疱的变化情况，避免局部的搔抓，防止皮肤破损合并细菌感染。

2. 用药护理

（1）强调规范用药的重要性：一般以阿昔洛韦或伐昔洛韦口服为主。阿昔洛韦 200 mg，每日 5 次口服，连用 7～10 日为一个疗程，严重感染者可用阿昔洛韦 5 mg/kg，每 8 小时 1 次静脉输注，连用 5 日。

（2）指导病人正确用药：用药期间保持心情舒畅，忌辛辣刺激性食物。

3. 心理护理 护理人员应同情、理解、关爱病人，通过良好的言谈举止、温和的面部表情、诚实坚定的眼神，进行有效的心理疏导，消除病人顾虑，使其树立战胜疾病的信心。

4. 健康教育 有活动性疱疹病人应停止性接触，复发性病人出现前驱症状时立即停止性接触，以保护性伴侣。及时拭去分泌物，保持病灶清洁干燥，防止继发感染；治疗后应减少站立和行走，以避免摩擦；每日更换干净棉织的内裤并定期消毒。疱疹消退无症状期可考虑使用避孕套。被污染的衣物、生活用品要及时消毒处理。性伴侣同时接受检查及治疗。

三、淋病

【概述】

淋病（gonorrhea）是由淋病奈瑟球菌引起的以泌尿生殖系统化脓性感染为主要表现的性传播疾病，也可导致眼、咽、直肠感染和播散性淋病奈瑟球菌感染。淋病潜伏期短，传染性强，可导致多种并发症和后遗症。其发病率占我国 STD 首位。不同地区发病率差异较大，高发地区主要为长江三角洲、珠江三角洲，其次为西北地区，男性发病率高于女性。淋病奈瑟球菌属革兰氏阴性双球菌，离开人体不易生存，一般消毒剂可将其杀灭。

【病因及发病机制】

淋病奈瑟球菌对柱状上皮及移行上皮黏膜有亲和力，常隐匿于泌尿生殖道引起感染。淋病奈瑟球菌表面有菌毛，可附于精子进入子宫颈管，黏附于宫颈管腺上皮而被上皮细胞吞饮。淋病奈瑟球菌在上皮细胞内大量繁殖引起细胞损伤崩解并逸至黏膜下层，淋病奈瑟球菌的脂多糖内毒素与体内补体协同作用，介导免疫反应，共同引起局部炎症反应，导致局部中性粒细胞浸润、黏膜细胞脱落溶解，形成脓液。若病情继续发展，沿生殖道黏膜上行，可引起子宫内膜炎、输卵管黏膜炎（或积脓）、盆腔炎及播散性淋病。

【传播途径】

间接传播概率较小，主要是通过性接触传播、接触含菌衣物及消毒不彻底的检查器械等传播。孕妇感染后累及羊膜腔导致胎儿感染，新生儿也可在分娩时因通过感染的产道而被传染。

【临床表现】

主要表现为阴道脓性分泌物增多，外阴瘙痒或灼热，偶有下腹痛，妇科检查可见宫颈水肿、充血等宫颈炎表现，上行感染可引起输卵管炎症、子宫内膜炎、异位妊娠和不孕症等。也可有尿道炎和前庭大腺炎等症状。

【辅助检查】

1. 分泌物涂片检查见中性粒细胞内有革兰氏阴性双球菌。因检出率较低，美国 FDA 不建议采用。

2. 淋病奈瑟球菌培养是诊断淋病的金标准。

3. 核酸扩增试验敏感性及特异性高，对无症状或有症状妇女，美国 FDA 推荐采用，我国规定在通过相关认定的实验室开展。

【处理原则】

治疗以及时、足量、规范用药为原则。由于耐青霉素菌株增多，目前首选药物以第三代头孢菌素为主。对不能耐受头孢菌素类药物者，可选用阿奇霉素。合并衣原体感染的孕妇应同时使用阿奇霉素或阿莫西林进行治疗。目前头孢菌素耐药淋病奈瑟球菌在世界范围内已出现，因此在治疗中应注意监测药物的临床耐药性。

【常见护理问题】

1. 自身紊乱　与病因及疾病性质有关。

2. 有泌尿系感染的危险　与细菌侵犯泌尿道有关。

3. 焦虑　与身体不适有关。

【护理措施】

1. 一般护理

（1）病人应注意休息，避免过度劳累，加强营养，严禁饮酒及食用刺激性食物。

（2）一方患病后夫妻双方应共同治疗，避免再次感染。

（3）严格消毒隔离，病人的内裤、浴巾、毛巾应煮沸消毒 5～10 分钟，病人所接触的物品及器具用 1% 苯酚液浸泡。

2. 用药护理

（1）强调及时、足量、规范用药的重要性，解释头孢曲松钠治疗的作用和效果，以防疾病转为慢性。

（2）使用头孢菌素时，有青霉素过敏史者需先做头孢菌素过敏试验。

（3）对久治不愈病人的性伴侣，若分泌物检查淋病奈瑟球菌、衣原体、支原体均阴性，要进一步检查前列腺。

3. 心理护理　尊重病人的人格和隐私，不可指责、歧视、嘲笑、讽刺病人。解除病人求医的顾虑，给予适当的关心和安慰。强调急性期及时、彻底治疗的重要性和必要性，帮助病人树立治愈的信心。

4. 急性淋病病人护理　卧床休息，严密做好床边隔离。将病人接触过的生活用品进行严格的消毒灭菌，污染的被褥、衣服需经消毒液浸泡消毒，防止交叉感染等。

5. 健康教育

（1）治疗期间禁止性生活：因淋病病人有同时感染滴虫和梅毒的可能，所以应同时检测阴道滴虫、梅毒血清反应。治疗期间病人应自觉不去公共场所，日常生活用品应及时消毒处理，同时做好家庭内部的清洁卫生工作，如勤晒洗被褥、分开使用浴盆和马桶圈、内衣裤不和他人尤其是小孩的混洗等。

（2）随访指导：指导病人按时随访，判断疗效。于治疗结束后 2 周内，在无性接触史情况下符合下列标准为治愈：①临床症状和体征全部消失。②治疗结束后取宫颈管分泌物做涂片及细菌培养，连续 3 次均为阴性，方能确定治愈。

四、尖锐湿疣

【概述】

尖锐湿疣（condyloma acuminatum）是由人乳头瘤病毒（human papilloma virus，HPV）感染引起鳞状上皮疣状增生病变的性传播疾病。近年常见，仅次于淋病居第二位，常与多种 STD 同时存在。

【病因及发病机制】

HPV 属于环状双链 DNA 病毒，目前共发现 100 多个型别，其中有 40 个型别与生殖道感染有关。生殖道尖锐湿疣主要与低危型 HPV6 型、HPV11 型感染有关。早年性交、多个性伴侣、免疫力低下、吸烟及高性激素水平等为发病的高危因素。HPV 通过性交损伤的皮肤黏膜到达基底层细胞。由于 HPV 的型别、存在状态、机体的免疫状态不同，其结局迥异。若感染低危型 HPV，病毒进入宿主细胞，其 DNA 游离于宿主染色体外，HPV 在基底层细胞脱衣壳，在分化细胞进行 DNA 复制，在颗粒细胞合成衣壳蛋白并包装病毒基因组，在角质层细胞出现完整病毒体，当角质层细胞死亡、脱落，释放病毒体，再感染周围正常细胞。病毒体的大量复制刺激上皮细胞增生，因而显微镜下呈现表皮增生、变厚，临床表现为尖锐湿疣。

【传播途径】

HPV 主要经性接触直接传播，也可通过污染的物品间接传播。孕妇感染 HPV 可传染给新生儿，但其传播途径是经胎盘感染、分娩过程中感染还是出生后感染尚无定论，一般认为胎儿通过软产道时吞咽含有 HPV 的羊水、血液或分泌物而感染。

【临床表现】

年轻女性多见。临床症状常不明显，多以外阴赘生物就诊。可表现为外阴瘙痒、灼痛或性交后疼痛不适。病灶初为散在或呈簇状增生的粉色或白色小乳头状疣，细而柔软的指样突起。病灶增大后互相融合，呈鸡冠状、菜花状或桑椹状。病变多发生在性交易受损的部位，如阴唇后联合、小阴唇内侧、阴道前庭、尿道口等部位。少数免疫力低下或妊娠期病人瘤体可过度增生成为巨大尖锐湿疣（Buschke-Lowenstein tumor）。

【辅助检查】

组织学检查，可见挖空细胞，HPV 检测并进行分型。

【处理原则】

位于外阴的较小病灶，可选用局部药物治疗，80%～90%三氯醋酸涂擦病灶局部，每周 1 次。若病灶大且有蒂，可以行物理及手术治疗，如激光、微波、冷冻、电灼等。巨大尖锐湿疣可直接行手术切除疣体，待愈后再行局部药物治疗。妊娠期禁止使用足叶草碱、咪喹莫特乳膏和干扰素。

【常见护理问题】

1. 自身紊乱　与病因及疾病性质有关。

2. 焦虑　与身体不适有关。

3. 知识缺乏　缺乏与疾病相关的知识。

【护理措施】

1. 一般护理　劳逸结合，生活有规律，饮食宜清淡，不食辛辣刺激性食物，注重营养均衡，以增强免疫力。保持外生殖器清洁干燥，注意个人卫生，选择宽松棉质内裤，治疗期间禁止性生活，避免交叉感染。

2. 用药护理

（1）对于病灶小、位于外阴者，可选用局部药物治疗，用药前可先行表面麻醉以减轻疼痛。

（2）治疗后的最初 3 个月，应嘱咐病人每 2 周随诊 1 次，如有特殊情况（如发现有新发皮损或创面出血等）应随时就诊，以便及时得到恰当的临床处理。

（3）告知病人注意皮损好发部位，仔细观察有无复发。

3. 心理护理　护士应根据病人的不同心理，及时给予相应的心理支持，减轻其焦虑、抑郁程度，使病人能积极、主动、及早地到医院接受正规诊断和治疗，同时应帮助病人充分认识到社会支持对其身心健康的促进作用，鼓励病人与家庭成员、亲友、同事交往，积极参加各种社会活动，主动利用来自各方面的实际帮助和支持，提升自我价值感，从而提高整体生活质量。

4. 健康教育

（1）预防：保持外阴清洁卫生，避免混乱的性关系。被污染的衣裤、生活用品一定要先消毒后清洗。性伴侣应进行尖锐湿疣的检查，并告知病人尖锐湿疣具有传染性，推荐病人使用避孕套阻断传播途径，强调配偶或性伴侣同时规范治疗。

（2）随访指导：尖锐湿疣病人的治愈标准是疣体消失，治愈率高，但有复发可能，病人需要遵循医嘱随访并接受指导。对反复发作的顽固病例及时取活检排除恶变可能。

五、生殖道衣原体感染

【概述】

生殖道衣原体感染主要为沙眼衣原体（Chlamydia trachomatis，CT）感染，是常见的 STD 之一。在发达国家，沙眼衣原体感染占 STD 的第一位，我国 CT 感染率也在上升。

【病因及发病机制】

CT 有 18 个血清型，其中 8 个血清型（D～K）与泌尿生殖道感染有关，最常见为 D、E、F 型。衣原体进入机体后，原体吸附于易感的柱状上皮细胞及移行上皮细胞，在细胞内形成吞噬体，原体在吞噬体内变成始体，进行繁殖，继而转化为原体，随感染细胞的破坏而释放出来，再感染周围细胞。衣原体感染后，机体产生体液免疫及细胞免疫，免疫反应具有防御及保护作用，但同时也可导致免疫损伤。

【传播途径】

成人主要经性接触传播，间接传播少见。孕妇感染后可发生宫内感染，通过产道感染或出生后感染新生儿，其中经产道感染是最主要的传播途径。

【临床表现】

一般多发生在性活跃人群，潜伏期 1～3 周，临床无症状或症状轻微，病人不易察觉，病程迁延，常并发上生殖道感染。临床表现因感染部位不同而异，以宫颈黏膜炎、子宫内膜炎多见，严重者可有输卵管炎及盆腔炎。

【辅助检查】

CT 培养是诊断 CT 感染的金标准。

【处理原则】

由于衣原体的发育周期独特，细胞外的衣原体对抗生素不敏感，细胞内的衣原体对抗生素敏感，因此，应选用具有良好细胞穿透性的抗生素，临床一般多采用多西环素或阿奇霉素口服，亦可选用四环素或克拉霉素口服。性伴侣也应同时进行检查和治疗。治疗期间均应禁止性生活。

【常见护理问题】

1. 组织完整性受损　与炎性分泌物长期刺激引起局部瘙痒、搔抓等有关。

2. 舒适度减弱　与疾病引起的瘙痒、疼痛等不适有关。

3. 自尊紊乱　与病因及疾病性质有关。

4. 知识缺乏　缺乏与疾病相关的知识。

【护理措施】

1. 尊重病人，给予适当的关心和理解，解释发病原因、药物作用和治疗效果，解除病人的思想顾虑，理解彻底治疗的重要性和必要性，防止盆腔炎性疾病的发生。

2. 指导病人保持外阴清洁，尽量穿棉质内裤，保持通风透气。

3. 饮食合理均衡，多食新鲜蔬菜、水果，增强机体抵抗力。

4. 健康教育

（1）指导病人避免混乱的性关系，被污染的衣裤、生活用品要及时消毒。应同时治疗配偶或性伴侣，治疗期间禁性生活。

（2）随访指导治疗后 3～4 周复查病原体。

六、获得性免疫缺陷综合征

【概述】

获得性免疫缺陷综合征（acquired immunodeficiency syndrome，AIDS）又称艾滋病，是由人类免疫缺陷病毒（human immunodeficiency virus，HIV）引起的一种以人体免疫功能严重损害为临床特征的高度传染性疾病。HIV 有 HIV-1、HIV-2 两个型别，引起世界流行的是 HIV-1，HIV-2 主要在非洲西部局部流行，我国主要是 HIV-1 流行。

【病因】

HIV 属逆转录 RNA 病毒，经皮肤黏膜破损处或经血液等其他途径到达血液后，可选择性地侵入 $CD4^+$ 淋巴细胞。HIV 侵入 $CD4^+$ 淋巴细胞后，在病毒逆转录酶的作用下，合成 DNA，并整合到宿主细胞的染色体，整合的病毒 DNA 即可在细胞内复制、形成完整的病毒体释放出细胞外，细胞死亡，感染新的细胞，也可呈潜伏感染状态。HIV 细胞内大量复制，使 CD4$^+$淋巴细胞损伤、死亡，CD4$^+$T 细胞明显减少，而机体在免疫作用下，CD8$^+$CTL 活化，杀伤 HIV 感染细胞，产生抗 HIV 抗体，CD4$^+$淋巴细胞数量回升。但 HIV 未被完全杀死，进入持续潜伏感染状态。随着 HIV 不断复制、扩散，CD4$^+$淋巴细胞不断死亡，如此周而复始，最后导致 CD4$^+$淋巴细胞耗竭，免疫功能严重破坏，并发各种条件致病菌的感染和肿瘤，临床表现为艾滋病，导致死亡。

【临床表现】

病人可有发热、体重下降、全身浅表淋巴结肿大，常合并各种条件性感染（如口腔念珠菌感染、卡氏肺囊虫肺炎、巨细胞病毒感染、疱疹病毒感染、弓形虫感染、隐球菌脑膜炎及活动性肺结核等）和肿瘤（卡波西肉瘤、淋巴瘤等）。也有无症状 HIV 感染，可无任何临床表现。

【传播途径】

艾滋病病人及 HIV 携带者均具有传染性。传播途径：

（1）性接触传播包括同性、异性及双性接触。

（2）其次为血液传播，如吸毒者共用针具注射毒品、接受 HIV 感染的血液或血制品、接触 HIV 感染的血液及黏液等。

（3）母婴传播包括 HIV 在妊娠期通过胎盘传染给胎儿，或分娩时经软产道感染及出生后经母乳喂养感染新生儿。

【辅助检查】

主要实验室检查抗 HIV 抗体阳性，CD4 淋巴细胞总数<200/mm^3，或 200~500/mm^3；CD4/CD8 比值<1；血清 p24 抗原阳性；外周血白细胞计数及血红蛋白含量下降；β$_2$微球蛋白水平增高，合并机会性感染病原学或肿瘤病理依据均可协助诊断。

【处理原则】

目前尚无特效，主要采取抗病毒药物治疗和对症处理。常用的药物为抗病毒药物、干扰素和免疫调节药。

【常见护理问题】

1. 知识缺乏　缺乏疾病相关的知识。

2. 自尊紊乱　与病因及疾病性质有关。

3. 有感染的危险　与免疫功能受损有关。

4. 恐惧　与艾滋病预后不良、疾病折磨、担心受到歧视有关。

【护理措施】

1. 一般护理　严格执行血液隔离和保护性隔离措施，加强口腔及皮肤护理。急性感染期和艾滋病期应绝对卧床休息；无症状感染期可以正常工作；病室宜安静舒适、空气新鲜。

2. 饮食护理　进食高热量、高蛋白、高维生素、易消化的饮食，注意食物色香味，必要时静脉补充所需要营养和水分。

3. 病情观察　密切观察病人的发热程度，注意有无肺部、胃肠道、中枢神经系统、皮肤黏膜等感染的表现；检测各系统症状体征的变化；有无各种严重的机会性感染和恶性肿瘤等并发症的发生，以便及早发现，及时治疗。

4. 对症护理　如有发热、咳嗽、呼吸困难等症状，遵医嘱给予对症治疗。长期卧床者应定时翻身，保持床单位清洁干燥，防止压疮发生。长期腹泻者做好肛周皮肤的护理，必要时预防性使用外用药物。

5. 用药护理　使用核苷类逆转录酶抑制药，可抑制骨髓的造血功能，用药期间应遵医嘱定期检查血常规。使用非核苷类逆转录酶抑制药后监测有无出现耐药性现象。按要求服用药物，如沙奎那韦应餐后服用，英地那韦应餐前服用，奈非那韦应进餐时服用，若突然停药或换药时可出现反跳现象。

6. 心理护理　艾滋病病人往往情绪低落，意志消沉，护理人员应了解病人的真实想法；给予及时的心理疏导，满足合理的需求；解除病人孤独、恐惧感；同时与病人家属、亲友增加接触沟通的机会；不歧视病人，尊重人格，使病人正视现实，接纳自己；建立自尊和自信；面对现实，融入社会。

（周蓉　袁晓）

―――――――――― 本章测试题扫二维码可见 ――――――――――

第十五章 女性生殖内分泌疾病病人的护理

第一节 异常子宫出血

【概述】

正常月经周期为 21~35 日，经期持续 2~8 日，失血量为 20~60 mL。凡不符合上述标准的均属异常子宫出血（abnormal uterine bleeding，AUB）。AUB 可由全身或生殖器官器质性疾病（如血液系统疾病、黏膜下子宫肌瘤）所致，也可由生殖内分泌轴功能紊乱所致，后者也称为功能失调性子宫出血（dysfunctional uterine bleeding，DUB），也可由多种病因综合所致。本节主要叙述临床上最常见的排卵障碍性异常子宫出血。

排卵障碍性异常子宫出血包括稀发排卵、无排卵及黄体功能不足，主要是由下丘脑-垂体-卵巢轴功能异常引起的，常见于青春期、绝经过渡期，生育期也可因多囊卵巢综合征、高催乳素血症、肥胖、甲状腺疾病等因素引起。常表现为不规律的月经，经量及经期长度、周期频率、规律性均可以异常，可引起大出血和重度贫血。排卵障碍性异常子宫出血分为无排卵性异常子宫出血（85%）和排卵性异常子宫出血（15%），本章主要讨论无排卵性异常子宫出血。子宫内膜不规则脱落所致的经期延长是临床常见的病变，虽然没有明确的分类，但目前国内多认为其与黄体功能异常有关，故本节一并介绍。

【病因】

1. 无排卵性异常子宫出血　卵巢不排卵可导致孕激素缺乏，子宫内膜仅受雌激素作用，可呈现不同程度的增殖改变。雌激素不足，子宫内膜发生突破性出血，抑或因雌激素持续作用的撤退，子宫内膜发生出血自限机制异常，出现月经量增多或经期延长，称为无排卵性异常子宫出血。好发于青春期、绝经过渡期和育龄期。

（1）青春期由于下丘脑-垂体-卵巢轴激素间的反馈调节机制尚未成熟，脑中枢对于雌激素正反馈作用存在缺陷，卵泡刺激素（follicle-stimulating hormone，FSH）呈持续低水平，虽有卵泡生长，但不能发育成为成熟卵泡，无促排卵的黄体生成素（luteinizing hormone，LH）陡直高峰形成而不能排卵，且青春期女性情绪不稳定，对外界环境刺激常产生过度应激反应，会对生殖内分泌调节系统产生影响，导致无排卵。

（2）绝经过渡期女性因卵巢功能下降，卵泡数量极少，卵巢内剩余卵泡对垂体促性腺激素的反应也会下降，使卵泡发育受阻碍而不能排卵。

（3）育龄期女性有时因内、外环境的刺激，如劳累、流产、手术和疾病等应激因素的影响而造成短期内不能排卵。

各种因素导致的无排卵均可导致子宫内膜受单一雌激素的刺激而无孕激素对抗，引起雌激素突破性出血（break-through bleeding）或撤退性出血（withdrawal bleeding）。雌激素突破性出血有两种类型：一种是低水平雌激素维持在阈值水平，可发生间断性的少量出血，子宫内膜修复慢，出血时间长；另一种是高水平雌激素维持在有效浓度，引起长时间闭经，子宫内膜增厚但不牢固，容易发生急性突破性出血，血量大而急剧。雌激素撤退性出血是子宫内膜在单一雌激素的刺激下持续增生，此时因大多卵泡退化闭锁导致雌激素水平突然急剧下降，子宫内膜失去激素支持而剥脱出血。无排卵性子宫出血与子宫内膜出血的自限性机制缺陷有关。

2. 黄体功能异常

（1）黄体功能不足：引起黄体功能不足的病因复杂，包括卵泡发育不良、LH排卵高峰分泌不足、LH排卵峰后低脉冲缺陷等。

（2）子宫内膜不规则脱落：与下丘脑-垂体-卵巢轴调节功能紊乱或溶黄体机制失常引起黄体萎缩不全，内膜持续受孕激素影响从而导致内膜不能如期脱落有关。

【病理】

1. 无排卵性异常子宫出血　子宫内膜受雌激素持续作用而无孕激素的拮抗，可发生不同程度的增生性改变，少数也可发生萎缩性改变。包括以下三点：

（1）子宫内膜增生症：①单纯性增生，最常见，内膜弥漫性增生，增生程度超过正常周期的增殖晚期，发展为子宫内膜癌的概率为1%。②复杂性增生，内膜增生呈息肉状，发展为子宫内膜癌的概率约为3%。③不典型增生，只涉及腺体增生，局灶性，发展为子宫内膜癌的概率约为23%。

（2）增殖期子宫内膜：与正常月经周期的增殖期内膜形态一致，只是在月经期后半期仍表现为增殖期形态。

（3）萎缩性子宫内膜：子宫内膜非常薄。

2. 黄体功能异常

（1）黄体功能不足：内膜形态一般表现为分泌期内膜，腺体分泌不良，间质水肿不明显、腺体与间质发育不同步，或在内膜各个部位显示分泌反应不均。

（2）子宫内膜不规则脱落：表现为混合型子宫内膜（残留的分泌期内膜与出血坏死组织及新生的内膜混合共存）。

【临床表现】

1. 无排卵性异常子宫出血　临床上常表现为：①月经周期紊乱。②经期长短不一。③经量多少不一，出血量少时为点滴出血；出血量多、时间长者可能继发贫血；大出血时可导致休克的发生。出血期间一般无腹痛。

2. 黄体功能异常

（1）黄体功能不足：表现为月经周期缩短（周期<21日），有时月经周期虽然在正常范围内，但卵泡期延长、黄体期缩短（<11日），导致病人不易受孕或流产。

（2）子宫内膜不规则脱落：月经周期是正常的，但经期延长，可达9~10日，出血量可多可少。

【辅助检查】

1. 实验室检查

（1）凝血功能检查：排除凝血和出血功能障碍性疾病。

（2）血常规检查：确定有无贫血及血小板减少。

（3）尿妊娠试验或血 HCG 检测：有性生活史的病人应排除妊娠及妊娠相关疾病。

（4）激素测定：在下次月经期一周内测定血清孕酮水平，了解黄体功能确定有无排卵，但因出血频繁而难以测定孕酮时间。可在早卵泡期测定血清 E_2、FSH、LH、T、PRL 及 TSH 等，以排除其他内分泌疾病。

（5）宫颈黏液结晶检查：月经前检查出现宫颈黏液羊齿植物叶状结晶则提示无排卵。

2. 盆腔超声检查　可监测及判断病人卵巢有无优势卵泡存在，了解子宫内膜厚度及回声，明确有无宫腔内占位性病变或其他生殖器官器质性病变。

3. 其他检查

（1）基础体温测定（basal body temperature，BBT）：有助于判断有无排卵，还可提示黄体功能不足。无排卵性异常子宫出血者 BBT 为单相型；黄体功能不足者 BBT 呈双相型，但高温相<11 日；子宫内膜不规则脱落者 BBT 呈双相型，但下降缓慢。

（2）诊断性刮宫手术（diagnostic curettage，DG）：简称诊刮，目的是止血和明确子宫内膜病理诊断。年龄>35 岁、药物治疗无效或存在子宫内膜癌高危因素的异常子宫出血的病人，应行分段诊刮明确子宫内膜病变。拟确定卵巢排卵和黄体功能时，应在月经前期或月经来潮 6 小时内刮宫；不规则阴道流血或大量出血时可随时行刮宫；疑有子宫内膜癌时可行分段诊刮。无性生活史者，若激素治疗失败后疑有器质性病变时应经病人或其家属同意后行诊刮。

（3）子宫内膜活组织检查：目前国外推荐使用 Karman 套管或小刮匙刮取子宫内膜送活检，以获得足够组织标本用于诊断，且创伤小。

（4）宫腔镜检查：直接观察子宫内膜、宫腔形态，在宫腔镜直视下选择病变区进行活检，可诊断各种宫腔病变，如子宫内膜息肉、黏膜下肌瘤、子宫内膜癌等。

【治疗原则】

无排卵性异常子宫出血的一线治疗方案是药物治疗。青春期及育龄期治疗以止血、调整月经周期为治疗原则，有生育要求者，需促排卵治疗。绝经过渡期治疗以止血、调整周期、减少经量、预防子宫内膜病变为治疗原则。

1. 支持治疗　长期贫血者，需补充适量铁剂和营养成分；急性大出血者需扩容的同时输血防休克；已休克者，要积极抗休克，防止器官衰竭；长期出血者，要适当抗感染治疗。

2. 止血　包括性激素治疗、刮宫以及抗感染药、止血药或促性腺激素释放激素激动剂等药物的辅助治疗。

3. 调整周期　青春期及育龄期无排卵性异常子宫出血病人，需恢复正常的内分泌功能，建立正常的月经周期；绝经过渡期病人需控制出血和预防子宫内膜增生，防止异常子宫出血的再次发生。

4. 诱导排卵　有生育要求的病人，需在调整月经周期后进行促排卵药物治疗，如克罗米酚、HCG 促性腺激素、促性腺激素释放激素等。

5. 手术治疗　对药物治疗无效且没有生育要求的病人，可行手术治疗，如子宫内膜电切术、全子宫切除术、子宫血管栓塞术等。

【常见护理问题】

1. 焦虑/恐慌　与反复阴道流血，担心预后有关。

2. 疲乏　与异常子宫出血导致的贫血有关。

3. 有感染的危险　与不规则子宫出血、出血量多导致贫血，机体抵抗力下降有关。

【护理措施】

1. 补充营养 鼓励病人进食高蛋白、高维生素、富含铁（如猪肝、豆角、蛋黄、胡萝卜等）、易消化食物，按照病人的饮食习惯，制订适合于个人的饮食计划，以改善病人的全身状况，增强体质，提高机体抵抗力。

2. 维持正常血容量 嘱病人注意休息，避免过度劳累，保证充足睡眠；大出血时绝对卧床休息，注意保暖、给氧；观察、记录病人的生命体征、出入量，嘱病人保留出血期使用的会阴垫和内裤，准确计量出血量；严重贫血的病人做好止血、配血、输血准备，迅速建立静脉通道，并做好手术止血准备。术后密切观察子宫有无再出血的情况。

3. 预防感染 保持会阴部清洁，严密观察体温、脉搏、子宫体压痛等与感染相关征象，监测白细胞计数和分类等，如有感染征象，遵医嘱应用抗生素治疗。

4. 遵医嘱使用性激素止血 向病人讲解性激素止血治疗的原理和注意事项，指导病人准确用药，按时服药，不得随意停服或漏服，以免引起撤退性出血。性激素容易导致血栓，尤其是使用单雌激素或年龄较大的病人，应指导病人预防血栓，措施包括鼓励下床活动、卧床期间按摩双下肢和踝泵运动。对于高危血栓病人应每日评估有无下肢深静脉血栓的临床表现，如下肢水肿或腓肠肌压痛等。告知病人治疗期间若出现不规则阴道流血，应及时就诊。

性激素的使用方法包括雌孕激素联合用药、单纯使用雌激素、单纯使用孕激素。

(1) 雌孕激素联合用药止血效果优于单一用药。口服避孕药可以有效治疗青春期和育龄期无排卵性异常子宫出血。急性大出血，病情平稳时可用复方单相口服避孕药（即每一片剂中含有相同剂量的雌激素和孕激素），每次1~2片，每8~12小时1次，血止住3日后逐渐减量至每日1片，维持至21日周期结束，目前使用的为第三代短效避孕药。

(2) 单纯使用雌激素用于急性大出血时，大剂量雌激素可迅速使子宫内膜成长，短期内修复创面而止血，又称"子宫内膜修复法"。大剂量雌激素疗法在血红蛋白达到 90g/L 以后必须加用孕激素撤退。高危血栓病人或血栓性疾病史病人禁忌使用大剂量雌激素止血。

(3) 单纯使用孕激素可使雌激素作用下持续增生的子宫内膜转化为分泌期，并对抗雌激素作用，停药后子宫内膜脱落较完全，起到药物性刮宫作用，故称"药物性刮宫"或"子宫内膜脱落法"。适用于体内已有一定雌激素水平、血红蛋白>80 g/L 且生命体征稳定的病人。

5. 使用性激素调整月经周期　应用性激素止血后，必须调整月经周期。青春期及育龄期无排卵性异常子宫出血的病人，需恢复正常的内分泌功能来建立正常的月经周期；绝经过渡期的病人需控制出血和预防子宫内膜增生症的发生。

性激素的使用方法包括雌孕激素序贯法、雌孕激素联合法、孕激素法。

（1）雌孕激素序贯法：即建立人工周期，模拟自然月经周期中卵巢的内分泌变化序贯使用雌、孕激素，使子宫内膜发生相应变化，引起内膜周期性脱落，适用于青春期及育龄期雌激素水平较低者。从撤退性出血第 5 日开始，口服妊马雌酮 1.25 mg 或戊酸雌二醇 2 mg，每晚 1 次，连服 21 日，服雌激素第 11～16 日起加用醋酸甲羟孕酮或地屈孕酮，连服 10～14 日，连续 3 个周期为一疗程。若正常月经周期仍未建立，应重复上述序贯疗法。

（2）雌孕激素联合法：此法开始即用孕激素。孕激素可限制雌激素的促内膜生长作用，使撤退性出血逐步减少；雌激素可预防治疗过程中孕激素突破性出血。常用口服避孕药，尤其适用于有避孕需求的育龄期病人。一般自止血周期撤退性出血第 5 日起，每日 1 片，连续服用 21 日，1 周为撤退性出血间隔，连续 3 周为一疗程。病情反复者可酌情延长至 6 个周期。有血栓性疾病或心脑血管疾病等高危因素及 40 岁以上吸烟女性不宜使用此法。

（3）孕激素法：适用于青春期或组织检查为增生期内膜的异常子宫出血的病人。可于月经周期后半期（撤退性出血的第 16～25 日）口服醋酸甲羟孕酮 10 mg 或地屈孕酮 10～20 mg，每日 1 次，或肌内注射黄体酮 20 mg，每日 1 次，连用 10～14 日，酌情使用 3～6 个周期。

6. 促排卵治疗　经性激素周期性治疗几个疗程后，通过雌孕激素对中枢的反馈调节作用，部分病人可恢复自发排卵。有生育要求的无排卵不孕病人，可使用促排卵药。

7. 使用宫内孕激素释放系统　在宫腔内放置含孕酮或左炔诺孕酮宫内节育器，在宫腔内局部释放孕激素，抑制子宫内膜生长，此法适用于无生育要求的育龄期病人。

8. 心理护理　主动与病人交谈，鼓励病人表达内心感受，耐心倾听病人的诉说，了解病人的疑虑。向病人介绍疾病的病因、治疗方法和效果；指导病人自我调节，保持良好的情绪。鼓励家属多关心、体贴病人，解除病人的后顾之忧，摆脱忧虑。

9. 需要接受手术治疗的病人，按手术常规做好术前术后护理。

10. 健康教育　指导病人按时、按量正确服用性激素，保持药物在血中有效血药浓度，不得随意停服、漏服；指导病人养成良好的饮食习惯，加强营养，补充富铁食物，改善全身状况；加强身体锻炼，注意经期卫生，预防感染；保持心情愉快，保持身心健康；刮宫者 1 个月内避免盆浴和性生活，如出现不规则出血及时就诊。

第二节 闭 经

【概述】

闭经（amenorrhea）是妇科常见的症状，表现为无月经或月经停止，分为生理性闭经和病理性闭经。青春期前、绝经后妊娠期和哺乳期的月经停止，属于生理性闭经，本章节主要讨论病理性闭经。

病理性闭经根据既往有无月经来潮，可分为原发性闭经和继发性闭经。原发性闭经是指年龄超过 14 周岁，第二性征未发育；或年龄已超过 16 周岁，第二性征已发育，但月经还未来潮。继发性闭经是指正常月经建立后月经停止 6 个月，或按自身原有月经周期计算停止 3 个周期以上者。

【病因】

正常月经的建立和维持，依赖下丘脑－垂体－卵巢轴神经内分泌的调节，靶器官子宫内膜对性激素的周期性反应和下生殖道的通畅，其中任何一环节发生障碍均可导致闭经。

1. 原发性闭经 较少见，多为遗传原因或先天性发育异常引起，约 30% 的病人伴有生殖道异常。有苗勒管发育不全综合征、生殖道闭锁、男性假两性畸形、真两性畸形、特纳综合征等，该类病人多有性腺发育异常、生殖道畸形等，很多人有染色体核型异常，或因青春期前卵巢接受放疗、辐射，导致卵巢功能早衰等。

2. 继发性闭经 继发性闭经的发病率明显高于原发性闭经。按控制正常月经周期的 5 个主要环节分为下丘脑性闭经、垂体性闭经、卵巢性闭经、子宫及下生殖道发育异常性闭经。

（1）下丘脑性闭经：最常见，由中枢神经系统及下丘脑各种功能和器质性疾病引起。闭经的特点是下丘脑合成和分泌促性腺激素释放激素（GnRH）脉冲式分泌缺陷或下降导致垂体促性腺激素（FSH）的分泌功能低下，治疗及时间可逆。

1）精神应激：突然或长期精神压抑、紧张、忧虑、环境改变、过度劳累、情感变化、寒冷等，均可引起神经内分泌功能障碍而导致闭经，其机制可能是在应激状态下下丘脑分泌的促肾上腺皮质激素释放激素和皮质激素分泌增加，进而刺激体内阿片肽或多巴胺的分泌，抑制下丘脑分泌促性腺激素释放激素和垂体分泌促性腺激素。

2）体重急剧下降和神经性厌食：中枢神经对体重急剧下降极其敏感，体重急剧下降、过度节食和严重的神经性厌食，均可导致下丘脑多种神经激素分泌功能降低，引起腺垂体多种激素分泌下降。目前认为体内脂肪减少和营养不良引起瘦素水平下降是生殖轴功能受抑制的机制之一。

3）运动性闭经：长期剧烈运动或芭蕾舞、现代舞等训练易导致闭经，这与病人的心理背景、应激反应程度及体脂下降有关。运动剧增后下丘脑分泌的 GnRH 释放受抑制，使 LH 释放受抑制，也可引起闭经。

4）药物性闭经：长期服用甾体类避孕药或其他药物（如吩噻嗪衍生物、利血平）可引起继发性闭经，但药物性闭经通常是可逆的，一般停药后 3~6 个月可恢复正常。

5）下丘脑肿瘤：主要是颅咽管瘤可压迫下丘脑和垂体柄，引起闭经、生殖道萎缩、肥胖、颅内压增高、视力障碍等。

（2）垂体性闭经：主要病变在垂体，腺垂体器质性病变或功能失调，均可影响垂体分泌促性腺激素，从而影响卵巢功能而引起闭经。

（3）卵巢性闭经：主要病变在卵巢，卵巢分泌的性激素水平低下，子宫内膜不发生周期性变化而导致闭经，如卵巢早衰、卵巢功能性肿瘤、多囊卵巢综合征等。

（4）子宫性闭经：闭经原因在下生殖道或子宫，第二性征发育正常，月经调节功能正常。子宫性闭经分为先天性和获得性两种。先天性子宫性闭经的病因包括苗勒管发育异常、下生殖道发育异常（如宫颈闭锁、阴道横隔、阴道闭锁、处女膜闭锁等），导致经血无法排出。获得性子宫性闭经可因创伤（人工流产过度刮宫）、感染导致宫腔粘连引起闭经，也可因手术切除子宫或子宫内膜，或放疗破坏子宫内膜所致。

【处理原则】

1. 全身治疗　根据病人的年龄、病因、生育要求，纠正全身身体状况，进行病因或心理治疗。

2. 激素治疗　病因明确后给予相应激素治疗，以补充体内激素不足或拮抗其过多的激素，达到治疗目的。

3. 辅助生育技术　对于有生育要求的病人，诱发排卵后仍未妊娠或合并输卵管问题的病人或男方不孕者，可以采用辅助生育技术。

4. 手术治疗　针对病人的病因，可选择手术治疗。如垂体肿瘤的病人可进行肿瘤切除术、多囊卵巢综合征的病人可进行腹腔镜下卵巢打孔术、生殖道畸形的病人可行矫正手术。

【辅助检查】

1. 功能试验

（1）药物撤退试验：用于评估病人体内雌激素水平，以确定闭经程度。

1）孕激素试验：口服孕激素（如甲羟孕酮、地屈孕酮、微粒化黄体酮）或肌内注射黄体酮。停药后出现撤退性出血即阳性反应，提示子宫内膜已受一定水平的雌激素影响；停药后无撤退性出血即阴性反应，应进一步行雌孕激素序贯试验。

2）雌孕激素序贯试验：用于孕激素试验阴性的闭经病人。口服足够量的雌激素（如戊酸雌二醇），连服 20～30 日后加服孕激素，停药后出现撤退性出血为阳性，提示子宫内膜功能正常，可排除子宫性闭经，引起闭经的原因是体内雌激素水平低，应进一步寻找闭经原因；无撤退性出血为阴性，应重复试验一次，若仍无出血，则提示子宫内膜有缺陷或被破坏，则可诊断为子宫性闭经。

（2）垂体兴奋试验：又称 GnRH 刺激试验，用于了解垂体对 GnRH 的反应性。注射黄体生成素释放激素后 LH 值升高，说明垂体功能正常，病变部位在下丘脑；经多次重复试验，LH 值无升高或升高不显著，说明垂体功能减退。

2. 激素测定 应停用雌孕激素药物至少 2 周后行血甾体激素测定、催乳素及垂体促性腺激素、胰岛素、雄激素等激素测定，以协助诊断。

3. 影像学检查 包括盆腔超声检查、子宫输卵管造影、CT 或 MRI、静脉肾盂造影等。

4. 宫腔镜检查 了解宫腔情况，能精确诊断宫腔粘连，取子宫内膜做病理学检查。

5. 腹腔镜检查 可直视下观察卵巢形态、子宫大小，诊断多囊卵巢综合征等。

6. 染色体检查 可鉴别性腺发育不全的病因及指导临床处理。

7. 其他检查 如靶器官反应检查，包括基础体温测定、子宫内膜取样。若怀疑结核或血吸虫病应行内膜培养。

【常见护理问题】

1. 焦虑 与担心疾病对健康、性生活及生育的影响有关。

2. 自尊紊乱 与长期闭经，治疗效果不佳，月经不能正常来潮而出现自我否定有关。

【护理措施】

1. 减轻或消除诱发闭经的原因 应激或精神因素所致闭经，应进行耐心的心理疏导，消除精神紧张和焦虑。因体重下降引起的闭经应供给足够的营养，保持标准体重，运动性闭经的病人应适当减少运动量。因肿瘤或多囊卵巢综合征等引起的闭经，应进行特异性治疗。

2. 指导合理用药 性激素补充治疗可维持女性心血管系统、骨骼及骨代谢、神经系统、生殖系统等的健康，促进和维持第二性征和月经。包括：

(1) 雌激素补充治疗：适用于无子宫者。妊马雌酮 0.625 mg/d 或微粒化 17-β 雌二醇 1mg/d，连服 21 日，停药一周后重复给药。

(2) 雌孕激素人工周期疗法：适用于有子宫者。妊马雌酮 0.625 mg/d 或微粒化 17-β 雌二醇 1 mg/d，连服 21 日，最后 10 日同时给予醋酸甲羟孕酮 6~10 mg/d。

(3) 孕激素疗法：适用于体内有一内源性雌激素水平者。月经周期后半期或撤退性出血第 16~25 日，口服醋酸甲羟孕酮 6~10 mg/d，连服 10 日。

(4) 促排卵治疗：适用于有生育要求的病人。常用药物如氯米芬、促性腺激素以及促性腺激素释放激素。对于 FSH 升高的闭经病人，由于卵巢功能衰竭，不建议采用此法。

(5) 其他激素治疗：

1) 溴隐亭：适用于高催乳素血症及垂体催乳素瘤的病人，直接抑制垂体 PRL 分泌，恢复排卵。

2) 肾上腺皮质激素：适用于先天性肾上腺皮质增生所致的闭经，一般用泼尼松或地塞米松。

3) 甲状腺素：如甲状腺片，适用于甲状腺功能减退所致的闭经。

3. 手术配合 生殖道畸形需要进行手术治疗的病人做好术前术后的护理。

4. 加强心理护理 建立良好的护患关系，鼓励病人表达自己的感受，提供正确的诊疗信息，鼓励病人积极参加社会活动，缓解病人的心理压力。鼓励病人与家属良好沟通，取得家人的支持和帮助。

5. 健康教育 说明性激素的作用、不良反应、剂量、具体用法、用药时间等。指导病人严格遵医嘱服药，不得擅自停服、漏服或随意更改药物剂量，并监测用药效果；指导病人养成良好的饮食习惯，低体质或因过度节食、消瘦所致闭经者应调整饮食、加强营养，改善全身状况；运动性闭经者应适当减少运动量及运动强度；保持心情愉快，保持身心健康。

第三节　痛　经

【概述】

痛经（dysmenorrhea）是妇科最常见的症状之一，是指月经期出现的子宫痉挛性疼痛，可伴有下腹坠痛、腰酸或合并有头痛、乏力、恶心等不适，严重者可影响生活和工作。痛经分为原发性痛经和继发性痛经。原发性痛经是指生殖器无器质性病变的痛经，占痛经发病率的90%以上；继发性痛经是指由盆腔器质性疾病如子宫内膜异位症、盆腔炎等引起的痛经。本章节只介绍原发性痛经。

【病因】

原发性痛经多见于青少年，其疼痛与子宫肌肉活动增强所导致的子宫张力增加和过度痉挛性收缩有关。

原发性痛经的发生主要与月经时子宫内膜合成和释放前列腺素（PG）有关。研究表明，痛经病人子宫内膜和月经血中前列腺素 $PGF_{2\alpha}$ 和前列腺素 PGE_2 含量均较正常妇女明显增高，尤其是 $PGF_{2\alpha}$ 含量增高是造成痛经的主要原因，可引起子宫平滑肌过强收缩，血管挛缩，造成子宫缺血、缺氧，引起痛经。

原发性痛经的发生受内分泌因素、精神神经因素、遗传因素和免疫因素等的影响。痛经经常发生在有排卵的月经周期，无排卵型子宫内膜因无黄体酮刺激，所含前列腺素浓度很低，通常不发生痛经。内在或外来应激可使痛阈降低，精神紧张、焦虑、寒冷刺激等都可能影响中枢神经系统。疼痛的主观感受与个体痛阈有关。

【临床表现】

下腹部疼痛是主要症状。疼痛多自月经来潮后开始，最早出现在经前12小时，以行经第1日最为疼痛。疼痛常呈痉挛性，通常位于下腹部耻骨上，可放射至腰骶部和大腿内侧，持续2~3日后缓解，可伴有头痛、恶心、呕吐、腹泻、头晕、乏力等症状，严重时面色发白、出冷汗。

【处理原则】

避免精神刺激和过度疲劳，以对症治疗为主。

【辅助检查】

必要时进行盆腔超声检查，腹腔镜、宫腔镜检查，子宫输卵管造影，排除继发性痛经和其他原因造成的疼痛。

【常见护理问题】

1. 急性疼痛 与行经时子宫收缩，子宫缺血、缺氧有关。

2. 焦虑 与反复痛经影响生活和工作质量造成的精神紧张有关。

3. 睡眠型态紊乱 与痛经导致的睡眠障碍有关。

【护理措施】

1. 加强保健 进行月经期保健的教育，注意经期清洁卫生，经期禁止性生活。保证足够的休息和睡眠、充分的营养摄入、规律而适度的锻炼。

2. 缓解症状 腹部局部热敷和进食温热食物，如饮热汤或热茶，可缓解疼痛。增加病人的自我控制力，转移注意力，如听音乐，使身体放松，以缓解疼痛。疼痛不能忍受时可做非麻醉性镇痛治疗，适当应用镇痛、镇静、解痉药。治疗痛经的药物包括：

（1）口服避孕药：有避孕要求的痛经妇女可口服避孕药，通过抑制排卵，抑制子宫内膜生长，降低前列腺素和加压素的水平，缓解疼痛。

（2）前列腺素合成酶抑制剂：适用于不要求避孕或口服避孕药效果不佳的原发性痛经病人，通过抑制前列腺素合成酶的活性，减少前列腺素的产生，防止过强子宫收缩和痉挛，从而缓解或消除疼痛。常用药物有布洛芬，酮洛芬、双氯芬酸、甲氯芬那酸等。

3. 心理护理 应重视病人的精神心理治疗，阐明月经时轻度不适是生理反应，消除病人的紧张和顾虑。

4. 健康教育 进行月经期的健康保健宣传工作，指导合理用药；指导病人养成良好的饮食习惯和规律的生活作息；保持心情愉悦和身心健康。

第四节 围绝经期综合征

【概述】

绝经（menopause）是指卵巢功能停止所致的永久性无月经状态。绝经的判断是回顾性的，月经完全停止 1 年以上随访后方可判定绝经。围绝经期（perimenopause period）是指妇女绝经前后一段时期，包括从接近绝经出现与绝经有关的内分泌、生物学和临床特征起至最后一次月经后 1 年，也就是卵巢功能衰退的征兆，一直持续到最后一次月经后 1 年。围绝经期综合征以往称更年期综合征，是指妇女在绝经前后由于雌激素水平波动或下降所致的以自主神经系统功能紊乱为主，伴有神经心理症状的一组症候群。绝经分为自然绝经和人工绝经，自然绝经是指卵巢卵泡生理性耗竭所致的绝经；人工绝经是指手术切除双侧卵巢（切除或保留子宫）或因医源性丧失双侧卵巢功能（如化疗或放疗）所致的绝经。人工绝经者更易发生围绝经期综合征，绝经年龄与遗传、营养、地区、环境、吸烟等因素有关，多发生在 45～55 岁之间，可持续至绝经后 2～3 年，少数人可持续至绝经后 5～10 年后，症状才有所减轻或消失。

【围绝经期内分泌变化】

围绝经期最早表现为卵巢功能衰退，随后表现为下丘脑-垂体功能减退。

1. 雌激素　卵巢功能衰退的最早征象是卵泡对 FSH 敏感性降低，FSH 水平升高。围绝经期早期雌激素水平波动较大，甚至高于正常卵泡期水平，由于 FSH 升高对卵泡过度刺激引起雌二醇过多分泌所致。因此整个围绝经期雌激素水平并非逐渐下降，只是在卵泡完全停止生长发育后，雌激素水平才迅速下降。绝经后的卵巢不再分泌雌激素，女性循环中仍有低水平雌激素，主要来自肾上腺皮质和来自卵巢的睾酮和雄烯二酮经周围组织中的芳香化酶转化的雌酮。因此绝经后女性循环中雌酮高于雌二醇。

2. 孕激素　绝经过渡期卵巢尚有排卵功能，仍有孕激素分泌。但因卵泡期延长、黄体功能不良，导致孕激素分泌减少。绝经后几乎无孕酮分泌，极少量孕酮可能来自肾上腺。

3. 雄激素　绝经后雄激素来源于卵巢间质细胞及肾上腺，总体雄激素水平下降。其中雄烯二酮主要来源于肾上腺，量约为绝经前的一半。卵巢主要产生的雄激素为睾酮，由于升高的 LH 对卵巢间质细胞的刺激增加，使睾酮水平较绝经前增高。

4. 促性腺激素　围绝经期 FSH 水平升高，呈波动型，LH 仍在正常范围内，FSH/LH 仍<1。绝经后雌激素水平降低，诱导下丘脑释放 GnRH 增加，刺激垂体释放的 FSH 和 LH 增加，其中 FSH 升高较 LH 更显著，FSH/LH>1。

5. 抑制素　绝经后妇女血抑制素水平下降，较雌二醇下降早且明显，可能成为反映卵巢功能衰退的更敏感指标。

6. 促性腺激素释放激素　绝经后 GnRH 分泌增加，并与 LH 相平衡。

【病因】

1. 内分泌因素　卵泡闭锁导致雌激素水平和抑制素水平降低以及 FSH 水平升高，是绝经的主要信号。

2. 神经递质异常　β-内啡肽及其自身抗体含量明显降低，引起神经内分泌调节功能紊乱，5-羟色胺水平异常，与情绪变化密切相关。

3. 种族、遗传因素　个体人格特征、职业、文化水平、神经类型可能与围绝经期综合征的发病及症状和程度有关。

【临床表现】

1. 近期症状

（1）月经不调：是围绝经期最早出现的症状，表现为月经周期缩短、经量减少，最后绝经；月经周期不规则，周期和经期延长，经量增多，甚至大出血或淋漓不断，然后逐渐减少而停止；月经突然停止则较少见。此期症状的出现取决于卵巢功能状态的波动变化。

（2）血管舒缩症状：主要表现为潮热，是血管舒缩功能不稳定，雌激素降低的特征性表现。其特点是反复出现短暂的面部、颈部及胸部皮肤阵阵发红，伴有烘热，继之出汗，一般持续1~3分钟。症状轻者每日发作数次，严重者十余次或更多，夜间或应激状态易促发。该症状可持续1~2年，有时长达5年或更长。潮热严重者可影响工作、生活和睡眠，是绝经后期妇女需要激素治疗的主要原因。

（3）自主神经失调症状：常出现心悸、眩晕、失眠、头痛、耳鸣等自主神经失调症状。

（4）精神神经症状：常常表现为注意力不集中，并且情绪波动大，如激动易怒、焦虑不安或情绪低落、抑郁、不能自我控制等，记忆力减退也较常见。

2. 远期症状

（1）泌尿生殖道症状：主要表现为泌尿生殖道萎缩症状，如阴道干燥、性交困难及反复的阴道感染，子宫脱垂、膀胱或直肠膨出、压力性尿失禁、排尿困难、尿急、尿痛等反复发生尿路感染症状。

（2）骨质疏松症：绝经后女性缺乏雌激素使骨质吸收增加，导致骨量快速丢失而出现骨质疏松症。50岁以上妇女半数以上会发生绝经后骨质疏松，一般发生在绝经后5~10年内，最常发生在椎体。

（3）阿尔茨海默病（Alzheimer's disease）：是老年性痴呆的主要类型。绝经后女性比老年男性罹患率高，可能与绝经后内源性雌激素水平降低有关。

（4）心血管病变：绝经后女性糖、脂代谢异常增加，动脉硬化、冠心病的发病率较绝经前明显增高，可能与体内雌激素水平低下和雄激素活性增强有关。

【处理原则】

缓解近期症状，早期发现、有效预防骨质疏松症、老年痴呆等老年性疾病。

1. 一般治疗　围绝经期精神神经症状可因神经类型不稳定而加剧，应进行心理疏导。必要时适当使用镇静药促进睡眠，如睡前服用阿普唑仑。鼓励建立健康的生活方式，如坚持锻炼身体、健康饮食，增加蛋白质和含钙丰富的食物的摄入，预防骨质疏松。

2. 性激素替代治疗　有适应证且无禁忌证时选用，用于缓解绝经症状（血管舒缩症状和泌尿生殖道萎缩症状），也可预防骨质疏松，主要药物为雌激素，也可辅以孕激素。

3. 非激素类药物　选择性 5-羟色胺再摄取抑制剂，可用来改善血管舒缩症状及精神神经症状。口服钙剂和维生素 D 等减缓骨质疏松。

【辅助检查】

1. 血清激素测定

（1）FSH 及 E_2 测定：检查血清 FSH 及 E_2 了解卵巢功能。围绝经期血清 FSH>10 U/L。提示卵巢储备功能下降。闭经、FSH>40 U/L 且 E_2<10～20 pg/mL，提示卵巢功能衰竭。

（2）抑制素 B 测定：血清抑制素 B≤45 ng/L，是卵巢功能减退的最早标志，比 FSH 更敏感。

（3）抗苗勒管激素测定：抗苗勒管激素≤0.5～1.0 ng/mL，预示卵巢功能下降。

2. 超声检查　基础状态卵巢的窦状卵泡数减少、卵巢容积缩小、子宫内膜变薄。

3. 骨密度测定　确诊有无骨质疏松。

【常见护理问题】

1. 焦虑　与绝经过渡期内分泌改变、个性特征、精神因素有关。

2. 知识缺乏　缺乏围绝经期生理心理变化知识及应对技巧。

3. 身体意象紊乱　与月经紊乱、出现精神神经症状等围绝经期症候群有关。

【护理措施】

1. 加强心理疏导　积极对病人进行心理疏导，帮助病人建立适应围绝经期生理心理变化的新生活形态，使其安全度过该阶段。建立健康的饮食结构，多摄入奶制品、可补钙，多摄入大豆制品，因为大豆中含有类雌激素物质。鼓励病人加强体育锻炼，增加社交和脑力活动，以促进健康向上的积极心态。

2. 用药护理

（1）激素补充治疗适应证：①绝经相关症状和血管舒缩障碍，如月经不调、潮热盗汗、睡眠障碍、疲倦，情绪障碍如激动、烦躁、焦虑、紧张、情绪低落等。②泌尿生殖道萎缩相关症状，如阴道干涩、疼痛、排尿困难、性交痛、反复发作的阴道炎、泌尿系统感染、夜尿多、尿急、尿频等。③有骨质疏松的危险因素（如低骨量）和绝经后期骨质疏松症。

（2）激素补充治疗禁忌证：已知或可疑妊娠、原因不明的阴道流血、已知或可疑有乳腺癌、已知或可疑有性激素依赖性恶性肿瘤、最近6个月内患有活动性静脉或动脉血栓栓塞性疾病、严重的肝肾功能障碍、血卟啉病、耳硬化症、脑膜瘤（禁用孕激素）等。

（3）激素补充治疗慎用情况：子宫肌瘤、子宫内膜异位症、子宫内膜增生史、尚未控制的糖尿病或严重的高血压、有血栓形成倾向、胆囊疾病、癫痫、偏头痛、哮喘、高催乳素血症、系统性红斑狼疮、乳腺良性疾病、乳腺癌家族史，以及缓解的部分妇科恶性肿瘤，如宫颈鳞癌、子宫内膜癌、卵巢上皮癌等。慎用情况不是禁忌证，目前尚无充足的循证医学证据证实可用或禁用，需进一步观察和研究。

（4）激素补充治疗方法：主要药物为雌激素，可辅以孕激素。性激素补充治疗应个体化用药，应在综合考虑围绝经期具体症状、治疗目的和危险性的前提下，选择达到治疗目的的最低有效剂量。单用雌激素治疗仅适用于子宫已切除者，单用孕激素适用于围绝经期排卵障碍性异常子宫出血。雌、孕激素联合可以采用序贯用药（模拟生理周期）和联合用药，两种用药又分为周期性和连续性用药，周期性用药停药5～7日后有周期性出血，适用于年纪较轻、绝经早期或愿意月经样定期出血的绝经后女性；连续性用药是避免周期性出血，适用于年龄较大或不愿意有月经样定期出血的绝经后女性。用药方式有口服给药、胃肠外给药（如经阴道给药、经皮肤给药）等不同途径。口服给药的优点是血药浓度稳定，但对肝脏有一定损害，还可刺激产生肾素底物及凝血因子；胃肠外给药能缓解潮热，防止骨质疏松，避免肝脏首过效应，对血脂影响较小，对有血栓疾病或倾向的病人应选用天然雌激素、孕激素，并尽量选择经皮肤给药。

（5）用药期间的注意事项：性激素补充治疗时应注意观察服用性激素的副作用，出现不规则阴道流血，应及时就诊，并进行诊断性刮宫以排除子宫内膜病变；定期随访，有无乳腺病变、子宫内膜过度增生，血脂、血压变化以及有无血栓等表现；停止激素治疗时，应缓慢减量或间歇用药，逐步停药，防止症状复发。

3. 保持外阴清洁，穿棉质内衣、裤并勤换洗，减少泌尿、生殖系统感染。

4. 健康教育

（1）围绝经期综合征病人主要以门诊治疗为主，护理上应做好宣教，提高病人的自我保护能力。

（2）指导围绝经期相关知识，使病人和家属了解这个时期的生理变化、心理特点、常见症状及保护措施，通过多途径、多形式开展围绝经期保健知识的宣传活动，提高对围绝经的正确认识，使广大女性能够顺利地度过这个特殊时期；让围绝经阶段的女性了解自己，了解可能出现的症状与相关疾病，通过健康宣教，树立信心，加强自我保健。

（3）设立"妇女围绝经期门诊"，提供咨询、指导和加强护理。注意倾听，鼓励病人表达内心的恐惧和焦虑，用乐观积极的态度对待老年期的到来。

（4）鼓励病人保持健康的生活方式，养成良好的生活习惯，坚持适当、规律的身体锻炼，如跳广场舞、打太极、散步等，避免吸烟和大量饮酒。

（5）饮食指导：多吃富含钙质的食物，如牛奶、豆制品等，多晒太阳。

（6）用药指导：讲解用药目的、剂量、方法、可能出现的副作用；使用激素替代治疗时注意保持长期规律服药，定期随访（开始激素补充治疗后，用药后 1 个月、3 个月、半年、1 年复诊）；服药期间出现不规则阴道流血应及时就诊；保持外阴清洁、干燥，重视绝经后阴道流血，及时就诊。

（7）指导病人进行提肛肌的锻炼，定期妇科检查。

第五节　多囊卵巢综合征

【概述】

多囊卵巢综合征（polycystic ovary syndrome，PCOS）是一种以雄激素过高的临床或生化表现、稀发排卵或无排卵、卵巢多囊改变为特征的病变，常伴有胰岛素抵抗和肥胖。PCOS 是育龄妇女常见的内分泌紊乱性疾病之一，以慢性无排卵和高雄激素血症为特征，是引起无排卵性不孕的主要原因。其发病率占育龄妇女的 5%～10%，在无排卵性不孕症病人的发病率达到 30%～60%，多毛妇女可达 85%。

【病因】

PCOS 病因目前尚不清楚，大量的遗传学研究发现 PCOS 的发病存在家族聚集倾向，可能以显性遗传方式遗传。PCOS 的病理生理是个复杂的问题，目前多数学者认为 PCOS 是致病基因和环境共同作用的结果。

PCOS 内分泌特征有：雄激素过多、雌酮过多、黄体生成素/卵泡刺激素比值增大及胰岛素过多。产生这些变化的可能机制涉及：

1. 下丘脑-垂体-卵巢轴调节功能异常　由于垂体对 GnRH 敏感性增加，分泌过量的 LH，刺激卵巢间质、卵泡膜细胞产生过量雄激素。卵巢内高雄激素抑制卵泡成熟，不能形成优势卵泡，但卵巢中小卵泡仍可分泌相当于早卵泡期水平的雌二醇，加之雄烯二酮在外周组织芳香化酶作用下转化为雌酮，形成高雌酮血症。持续分泌雌酮和一定水平的雌二醇作用于下丘脑和垂体，对 LH 分泌呈正反馈，使 LH 分泌幅度及频率增加，呈持续水平，无周期性，不形成月经中期 LH 峰，故无排卵。对 FSH 分泌呈负反馈，使 FSH 水平相对降低，LH/FSH 比例增大。LH 水平升高又促进卵巢分泌雄激素，形成雄激素过多、持续无排卵的恶性循环。

2. 胰岛素抵抗和高胰岛素血症　胰岛素促进器官、组织和细胞吸收、利用葡萄糖的效能下降，称为胰岛素抵抗。过量胰岛素作用于垂体的胰岛素受体，可增强 LH 释放并促进卵巢和肾上腺分泌雄激素；抑制肝脏性激素结合蛋白合成，使游离睾酮增加。

3. 肾上腺内分泌功能异常　可能与肾上腺皮质网状带 P450c17α 酶活性增加、肾上腺细胞对促肾上腺皮质激素（ACTH）敏感性增加和功能亢进有关。

【临床表现】

PCOS 多起病于青春期，常见的临床表现有：

1. 月经紊乱为最主要症状，多表现为月经稀发或闭经。

2. 高雄激素相关临床表现

（1）多毛、痤疮：是高雄激素血症最常见症状。出现不同程度的多毛，以性毛为主，阴毛浓密且呈男性化倾向，延及肛周、腹股沟或腹中线，也分布在上唇或乳晕周围。油脂性皮肤及痤疮常见，与体内雄激素积聚刺激皮脂腺分泌有关。

（2）女性型脱发：PCOS 女性在 20 岁左右即开始脱发，主要发生在头顶部。

（3）皮脂溢出：PCOS 产生过多雄激素，发生高雄激素血症，使皮脂分泌增加，导致病人头面部油脂过多，毛孔增大。

（4）黑棘皮症：阴唇、颈背部、腋下、乳房下和腹股沟等处皮肤褶皱部位出现灰褐色色素沉着，多呈对称性，皮肤增厚、质地柔软。

（5）男性化表现：主要表现为男性型阴毛分布，一般不出现明显男性化表现，如阴蒂肥大、乳腺萎缩、声音低沉及其他外生殖器发育异常，应与先天性肾上腺皮质增生、肾上腺肿瘤及分泌雄激素的肿瘤相鉴别。

3. 其他

（1）肥胖：半数以上病人肥胖（体重指数≥25），且常呈腹部肥胖型。肥胖与胰岛素抵抗、雄激素过多、游离睾酮比例增加及与瘦素抵抗有关。

（2）不孕：育龄期女性因排卵障碍导致不孕。

（3）抑郁：PCOS 病人抑郁发病率增加，且与高体重指数和胰岛素抵抗有关。

【治疗原则】

PCOS 的治疗基于病人的病变特征和要求综合考虑。

1. 调整生活方式　对肥胖型 PCOS 病人应控制体重和增加体育锻炼，可增加胰岛素敏感性，降低胰岛素、睾酮水平，从而恢复排卵及生育功能。

2. 药物治疗　目前 PCOS 的药物治疗已取代手术治疗作为一线治疗方法，治疗的目的主要与病人的生育要求相关。

（1）降低高雄激素血症的药物：如口服避孕药如达英-35、去氧孕烯炔雌酮片等。

（2）促排卵药物治疗：如氯米芬、促性腺激素等。

（3）胰岛素增敏剂治疗：如二甲双胍提高胰岛素受体的敏感性。

3. 手术治疗　腹腔镜下卵巢打孔术，改善卵巢优势卵泡发育；双侧卵巢楔形切除术，降低雄激素水平，减轻多毛症状，提高妊娠率，但因术后卵巢周围粘连发生率较高已很少应用。

4. 辅助生殖治疗　对于有生育要求的 PCOS 病人，在生活方式调整、抗雄激素和改善胰岛素抵抗等基础治疗后，进行促排卵治疗。氯米芬为一线促排卵药物，氯米芬抵抗病人可给予二线促排卵药物如促性腺激素等。诱发排卵时易发生卵巢过度刺激征，需严密监测，加强预防措施。经一线、二线促排卵药物治疗仍未妊娠、同时合并女性输卵管阻塞或男性不育者，或难治性 PCOS 病人，可以采取胚胎移植的辅助生育技术。

【辅助检查】

1. 基础体温测定　如表现单向型基础体温曲线，提示无排卵。

2. B 超检查　可见卵巢增大（>10 cm），包膜回声增强，表面光滑、灰白色、一侧卵巢可见≥12 个直径 2~9 mm 的卵泡。

3. 诊断性刮宫　PCOS 病人如无排卵，内膜无分泌现象，呈增生或增殖变化。

4. 腹腔镜检查　可见双侧或单侧卵巢增大，表面光滑，无排卵痕迹。

5. 实验室检查　血浆中睾酮升高，LH 和 FSH 分泌异常使 LH/FSH 比值多升高，雌二醇低于正常水平。

【常见护理问题】

1. 知识缺乏　缺乏 PCOS 疾病知识和应对技巧。

2. 焦虑　与担心疾病的健康、生育的影响有关。

3. 体像紊乱　与 PCOS 引起的多毛、肥胖、痤疮及男性化表现有关。

【护理措施】

1. 心理护理　评估病人的心理反应，了解病人既往面对应激情况的反应。PCOS 病人常因肥胖、闭经、多毛、痤疮等症状，产生自卑心理，同时还要承受来自家庭、社会、传统风俗等各方面的压力，病人出现紧张、焦虑、抑郁情绪，需关注病人的心理护理，鼓励病人表达自身想法和感受，疏导病人的不良情绪。鼓励病人与家属沟通，充分得到家人的理解和支持。

2. 调整生活方式　明确减轻体重是最好的治疗方法，不但可以恢复排卵，促进生育，还可以预防远期并发症。"运动、合理饮食、戒烟戒酒及行为矫正"的综合疗法成为肥胖型 PCOS 病人首选的治疗策略，所以要为病人制订个性化的减重方案。指导病人进食低热量、低糖类、高纤维、高蛋白、高不饱和脂肪酸的饮食，进行中等强度、长期的有氧运动。

3. 用药指导　指导病人正确、合理用药，讲解各种药物的作用、不良反应和用药后的注意事项。PCOS 病人常常存在糖、脂代谢紊乱，服用避孕药期间应监测血糖、血脂变化，同时注意控制体重，青春期女性应该慎用避孕药。二甲双胍可出现腹胀、恶心、呕吐、腹泻等副作用。指导病人餐中用药，注意肾功能变化，同时动态监测病人血糖、血清胰岛素水平的变化。服用促排卵药物的病人要注意观察有无卵巢过度刺激征的发生。

4. 手术护理　腹腔镜下卵巢打孔术的病人，做好腹腔镜术前和术后的护理。

5. 健康教育　讲解 PCOS 相关知识，告诉病人 PCOS 常见症状、治疗方法和用药指导等；指导病人调整生活方式，控制饮食，坚持运动锻炼，戒烟、戒酒、保持心情愉快；指导病人定时体检，出现超过月经量的阴道出血、下腹疼痛及时就诊；指导病人定期随访，手术病人出院后 1 个月应到门诊复查。

（李莉　袁晓）

———— 本章测试题扫二维码可见 ————

第十六章　女性生殖系统肿瘤病人的护理

第一节　子宫肌瘤

【概述】

子宫肌瘤（uterus myoma）是女性生殖器官最常见的良性肿瘤，多见于 30～50 岁妇女。大多数病人无或少有临床症状，因此临床报道的子宫肌瘤发病率远低于其真实发病率。

【病因】

目前子宫肌瘤发病的确切因素尚不清楚，一般认为其发生与生长可能与女性性激素长期刺激有关；此外，子宫肌瘤的发病还可能与种族和遗传有关。

【分类】

1. 根据子宫肌瘤与肌层的位置关系，可分为 3 类（图 16-1）。

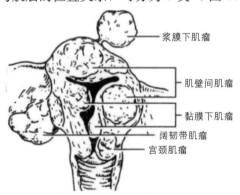

浆膜下肌瘤

肌壁间肌瘤

黏膜下肌瘤

阔韧带肌瘤

宫颈肌瘤

图 16-1　子宫肌瘤分类

（1）浆膜下子宫肌瘤（subserous myoma）：肌瘤向浆膜面生长，并突出于子宫表面，其表面由浆膜层覆盖。随着子宫肌瘤增大，可出现局部压迫症状。

（2）肌壁间肌瘤（intramural myoma）：是子宫肌瘤最常见的类型。肌瘤位于子宫肌壁间，被肌层包绕。

（3）黏膜下肌瘤（submucous myoma）：肌瘤突向宫腔，表面被子宫黏膜层覆盖，因此月经量改变是其常见的临床表现。

2. 根据肌瘤生长部位不同可分为宫体肌瘤和宫颈肌瘤。

【临床表现】

1. 经量增多及经期延长　是子宫肌瘤最常见的临床表现。多见于体积较大的肌壁间肌瘤及黏膜下肌瘤，长期月经量过多可继发贫血。

2. 下腹部肿块　小的肌瘤一般在腹部摸不到肿块，当肌瘤逐渐增大使子宫超过 3 个月妊娠大小时，可在下腹部扪及实性、可活动肿块，无压痛。

3. 白带增多　肌壁间肌瘤及黏膜下肌瘤体积增大，可使宫腔面积增大，内膜腺体分泌增加，因此导致阴道分泌物增多。黏膜下肌瘤并发感染时，可有大量脓样白带或伴有恶臭的阴道分泌物。

4. 压迫症状　子宫肌瘤位置不同可表现出不同的压迫症状。前壁下段肌瘤压迫膀胱可出现尿频、尿急、排尿困难、尿潴留等症状；后壁肌瘤可压迫肠管引起下腹坠胀、便秘等症状；阔韧带肌瘤或巨大宫颈肌瘤向侧方生长可压迫输尿管，导致输尿管扩张甚至发生肾盂积水。

5. 其他　子宫肌瘤还可能出现腰酸背痛、下腹坠胀等不适；若浆膜下肌瘤发生蒂扭转或肌瘤发生红色样变性时可出现急性腹痛；肌壁间肌瘤和黏膜下肌瘤可引起宫腔变形导致不孕或流产。

6. 肌瘤变性　是指肌瘤失去原有的典型结构。常见的包括：

（1）透明变性：最为常见，又称玻璃样变，是指子宫肌瘤剖面旋涡状结构消失，被均匀透明样物质取代。

（2）囊性变：玻璃样变继续发展，肌细胞坏死液化即可发生囊性变。此时子宫肌瘤变软，内部出现大小不等的囊腔，内含清亮液体，或呈胶冻状物质。

（3）红色变性：是一种特殊类型的坏死，常发生于妊娠期或产褥期，其发生机制不清。病人可出现剧烈腹痛伴恶心、呕吐、发热、白细胞计数升高，专科检查可发现肌瘤迅速增大，有明显压痛。

（4）肉瘤样变：子宫肌瘤发生恶变，非常少见。但对于绝经后妇女的肌瘤增大，需要警惕子宫肌瘤恶变的可能。

（5）钙化：多见于供血不足的浆膜下肌瘤以及绝经后妇女的子宫肌瘤。

【辅助检查】

根据病人的病史和体征子宫肌瘤的诊断比较容易，B超是最常用的辅助检查；宫腔镜、腹腔镜等内镜检查也可协助诊断；MRI可准确判断肌瘤的大小、数目和位置。

【处理原则】

根据病人的年龄、肌瘤大小和数目、症状及生育要求等情况进行全面考虑，制订个体化治疗方案。

1. 随访观察　对于肌瘤小、无明显症状的病人，或已接近绝经期的妇女可选择随访观察，因绝经后雌激素水平降低，肌瘤可能逐渐缩小。病人每3~6个月随访一次，若发现肌瘤明显增大或出现症状时需进行进一步治疗。

2. 药物治疗　适用于子宫小于2个月妊娠子宫大小，且症状较轻的病人，特别是近绝经期或全身情况不能耐受手术者，可采用药物治疗。

3. 手术治疗　目前是治疗子宫肌瘤的最主要方法。手术有经腹、经腹腔镜、经阴道等路径；对于有生育要求的病人可选择肌瘤切除术；无生育要求或者可疑恶变者选择子宫切除术；黏膜下子宫肌瘤可经宫腔镜下行肌瘤切除术。

4. 其他治疗　射频消融术（自凝刀术）是近年来治疗黏膜下子宫肌瘤的一项微创新技术，具有精准、微创、有效、安全等特点。手术全程借助B超引导，射频电流通过治疗头介入到子宫肌瘤组织，利用电流高热效应使病变局部温度升高，以实现组织凝固、变性坏死等效果，达到治疗的目的。

【常见护理问题】

1. 知识缺乏　缺乏术后自我照护知识。

2. 疼痛　与手术创伤有关。

3. 焦虑　担心子宫切除后影响生活质量。

4. 有热损伤的危险　与射频消融治疗时电流高热效应有关。

【护理措施】

1. 一般护理　保持病室清洁整齐，定时开窗通风；进行入院宣教，帮助病人熟悉住院环境及住院相关制度，协助病人完善辅助检查。

2. 保守治疗病人的护理

（1）保守治疗的病人需明确随访时间，遵医嘱按时来院接受检查与随访指导。

（2）用药护理：采用药物治疗子宫肌瘤时，常用雄激素、促性腺激素释放激素类似物（gonadotrophin releasing hormone analogue，GnRHa）、米非司酮等，应注意：

1）雄激素对抗雌激素：直接作用于子宫平滑肌，促进子宫收缩，达到减少出血的目的。但同时雄激素促使子宫内膜萎缩，导致近绝经期的妇女提前绝经。常用药物是丙酸睾酮注射液，经期 25 mg/d，每 5 日 1 次，共 3 次，每月总量不超过 300 mg，以免出现男性化。

2）促性腺激素释放激素类似物（GnRHa）：通过抑制卵泡刺激素和黄体生成素的分泌，降低体内雌激素水平，达到缓解症状并抑制肌瘤生长的目的，但停药后雌激素水平恢复，肌瘤又可能逐渐增大到原来大小。用药时可出现绝经期症状及骨质疏松，停药后逐渐恢复正常，因此告知病人用药期间会有停经、潮热、出汗、烦躁等症状，无需担心，同时要遵医嘱补钙。

3）米非司酮可作为术前用药或提前绝经使用，用法：12.5 mg/d 口服，但不宜长期使用，以防出现拮抗糖皮质激素的副作用。

3. 手术治疗病人的护理

（1）术前护理：

1）向病人讲解手术名称、方式及术前注意事项，耐心解答病人的疑问，使其积极配合手术。

2）按照妇科手术护理常规遵医嘱积极完善术前准备，包括皮肤准备、肠道准备、阴道准备、备血、抗生素皮试等。

3）准备行子宫肌瘤切除术病人术前需遵医嘱进行阴道镜检查，必要时宫颈活组织检查，排除宫颈病变；子宫全切术需术前 3 日开始进行阴道准备。

（2）术后护理：

1）体位：术后根据麻醉方式选择合适卧位，肌瘤切除术次日可取半卧位，子宫切除术后可抬高床头，但应以平卧为主。鼓励病人尽早下床活动，可以促进肠蠕动恢复，防止肠粘连与下肢深静脉血栓，下床时需预防直立性低血压。

2）饮食护理：术后 6 小时内禁食，6 小时后进食流质，但应避免牛奶、豆浆等易产气食物，肛门排气后可给予半流质饮食，并逐步过渡到普通饮食，鼓励病人进食高蛋白、富含纤维素的食物，少食多餐。

3）导尿管的护理：肌瘤切除术后导尿管保留 24 小时，子宫全切术后保留 48 小时，留置尿管期间每日进行两次会阴抹洗，预防泌尿系感染。

4）腹腔引流管的护理：妥善固定，并保持引流通畅，每班观察引流液颜色、量及性状，若引流液突然增多、色鲜红，应立即通知医师，警惕术后盆腔内出血。

5）肌瘤切除术后常需要肌内注射或静脉输注缩宫素促进子宫收缩，可能会因此产生下腹痛，应告知病人及其家属腹痛的原因，消除疑虑和紧张情绪。

4. 射频消融病人的护理 射频消融术最佳治疗时间在月经干净后的第3~7日，因此需提前预约手术时间。术前4小时禁食禁饮，保持膀胱充盈，遵医嘱予以止痛处理，预防或减轻术中疼痛。告知病人保持固定体位，必要时制动，防止因体位变动影响手术进行。术中遵医嘱予以心电监护，监测病人生命体征。

5. 心理护理 向病人讲解有关疾病知识，告知子宫切除后不会影响正常的夫妻生活，消除其不必要的顾虑。

6. 健康教育

(1) 合理饮食，加强营养，多食新鲜蔬菜水果及高蛋白食物，尽量不吃含雌激素食物，围绝经期激素治疗应严格遵照医嘱用药，严禁私下使用药物及更改药物剂量。

(2) 子宫肌瘤切除术后休息1个月，遵医嘱严格避孕，禁止盆浴和性生活1个月；子宫全切术后需休息3个月，避免重体力劳动半年，避免增加腹压，如：久坐、久站、用力大便等，避免盆浴及性生活3个月。

(3) 术后可能出现少量阴道流血，如流血超过平时月经量，色鲜红应及时就医。

(4) 腹腔镜伤口需7~10日愈合，开腹伤口需15~20日愈合，伤口愈合前保持切口局部清洁、干燥，预防伤口感染。

(5) 射频消融治疗后可能出现不同程度的下腹疼痛，多数可自行缓解，主要由于肌瘤凝固坏死或液化刺激子宫收缩所致，提前告知病人无需紧张。若出现体温持续38℃以上、腹痛加剧、阴道流血增多等情况需及时就医。

(6) 保守治疗病人每3~6个月进行一次门诊随访，观察肌瘤生长状态，必要时手术治疗。

第二节 宫颈肿瘤

一、宫颈上皮内瘤变

【概述】

宫颈上皮内瘤变（cervical intraepithelial neoplasia，CIN）传统称为宫颈上皮非典型增生，是一组与宫颈浸润癌发生密切相关的病变，反映了宫颈癌发生、发展中的连续过程，包括CIN I级、II级和III级。大部分低级别病变（CIN Ⅰ 级）可自然消退，高级别病变可能发展为宫颈浸润癌，因此及时筛查、治疗宫颈高级别病变，是预防宫颈癌的有效措施。

【病因】

1. 高危型人乳头瘤病毒（human papilloma virus，HPV）的持续感染 目前发现持续感染高危型人乳头瘤病毒，尤其是 HPV16 和 HPV18 是宫颈上皮内瘤变和宫颈鳞癌的主要致病因素。

2. 早婚、早育、多产及过早性生活（＜16 岁） 青春期宫颈尚未发育成熟，易受致癌物质影响，发生病变；多产、密产使宫颈创伤概率增加，增加感染风险。

3. 不洁性行为 包括多个性伴侣及与高危男子（如阴茎癌、前列腺癌病人或其性伴侣曾患子宫颈癌的男子）的性接触等。

4. 其他 如机体免疫力降低、吸烟、经济状况低下、种族、地理位置等可为协同因素。

【临床分级】

2003 年 WHO 将 CIN 分为 3 级（图 16 - 2），反映了连续发展的病理过程。

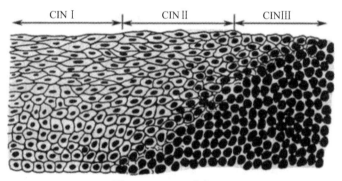

图 16 - 2 CIN 分级

CIN Ⅰ 级即轻度不典型增生，病变局限于上皮下层。

CIN Ⅱ 级即中度不典型增生，病变局限于上皮下 1/3～2/3 层。

CIN Ⅲ 级即重度不典型增生和原位癌，病变几乎或全部占据上皮全层。

2014 年 WHO 女性生殖器官肿瘤分类依据宫颈上皮细胞成熟分化程度和进展为宫颈浸润癌的风险将宫颈上皮内瘤变分为低级别病变和高级别病变两种。CIN Ⅰ 级属于低级别病变，CIN Ⅱ 级和 CIN Ⅲ 级则属于高级别病变，是真正意义上的宫颈癌前病变。

【临床表现】

宫颈上皮内瘤变一般无特殊症状，大部分是通过妇科体检时发现。偶有阴道排液或接触性出血（如性生活或妇科双合诊、三合诊后出现阴道流血）。

【辅助检查】

1. 宫颈细胞学检查　是筛查宫颈病变的基本方法之一。传统使用巴氏涂片，但因其检出率低，目前临床已很少使用，仅用于大范围筛查，临床上较多使用新柏氏液基细胞学检测（Thinprep cytologic test，TCT）进行筛查。

2. HPV DNA 检测　属于宫颈病变的病因学检测，有助于估计疾病的预后。

3. 阴道镜检查　可了解病变区血管的情况，可进行醋酸染色或碘试验，醋酸染色变白或涂碘油不染色的区域即可能发生病变。

4. 宫颈活组织检查　是确诊宫颈上皮内瘤变最准确的方法。在阴道镜下对可疑病变区域进行活组织取材，送病理学检查，确诊是否有宫颈病变。对于绝经后妇女同时需要进行宫颈管内搔刮，以防漏诊。

【治疗原则】

根据细胞学、阴道镜及宫颈活组织检查结果，结合病人的年龄、生育要求等制订个体化治疗方案。

1. CIN Ⅰ 级　约 60% 的 CIN Ⅰ 级会自然消退，因此可随访观察，若病变进展或 2 年持续存在，再进行治疗。

2. CIN Ⅱ 级和 CIN Ⅲ 级　约 20% CIN Ⅱ 级可能发展为 CIN Ⅲ 级，约 5% 发展为宫颈浸润癌，因此 CIN Ⅱ 级以上的病变均需要治疗。对于病变局限、年轻、有生育要求的病人可采取宫颈环形电圈术（loop electrosurgical excision procedure）即 LEEP 手术或宫颈冷刀锥切术；对于病变面积范围大、年龄大且无生育要求的 CIN Ⅲ 级病人可采取子宫全切除手术。

【常见护理问题】

1. 恐惧　与担心疾病预后有关。

2. 知识缺乏　缺乏疾病知识及术后自我护理常识。

3. 疼痛　与手术创伤有关。

4. 潜在并发症　感染、重度贫血、下肢深静脉血栓形成。

【护理措施】

1. 一般护理　为病人提供安静、舒适的环境；责任护士利用挂图、宣传资料、视频等多途径介绍疾病相关知识及治疗方法；鼓励病人表达自己的感受，进行心理疏导，缓解其焦虑、恐惧的情绪；嘱病人注意休息，保证睡眠和营养，以最好的身心状态接受进一步治疗。

2. 手术护理

（1）术前护理：

1）合理安排手术时间：为了预防术后月经来潮导致伤口感染，LEEP、宫颈锥切手术须安排在月经干净后第 3~7 日内进行。

2）子宫切除手术可选择经腹、经腹腔镜及达芬奇机器人完成，LEEP、宫颈锥切可经阴道完成，向病人讲解手术名称、方式、及术前注意事项，使其积极配合手术。

3）术前遵医嘱完善术前准备（详见第二十二章），如肠道准备、阴道准备、皮肤准备等。

（2）术后护理：

1）体位：根据手术及麻醉方式选择合适的术后体位，次日抬高床头 15°~30°以利于引流，鼓励病人床上翻身，体力恢复后尽早下床活动，促进肠蠕动恢复，防止下肢深静脉血栓形成。

2）病情观察：术后遵医嘱监测病人生命体征变化并做好记录，术后 1~2 日体温稍有增高，一般不会超过 38 ℃，为术后吸收热，若持续高热则提示可能有感染的存在。

3）饮食护理：术后 6 小时后进食流质，但应避免牛奶、豆浆等易产气食物，肛门排气后可给予半流质饮食，并逐步过渡到普通饮食，鼓励病人进食高蛋白、富含纤维素的食物，少食多餐。

4）导尿管的护理：一般子宫切除导尿管保留 2 日，留置尿管期间每日进行两次会阴抹洗，嘱病人多饮水，预防泌尿系感染。

5）腹腔引流管的护理：妥善固定，保持引流通畅，做好病人宣教，预防计划外拔管，每班观察并记录引流液颜色、量及性状，若出现引流液增多、色淡黄，需进行相关检查排除淋巴漏或输尿管瘘；若引流液呈鲜红色，警惕术后盆腔内出血。

3. 健康健育

（1）合理饮食，术后病人需加强营养，多食鲜蔬菜水果，保持大便通畅。

（2）LEEP 手术 1~2 周为脱痂期，会有少量出血，若出血量超过平时月经量，及时就医。

（3）LEEP、宫颈锥切及子宫切除术后，均需避免盆浴与性生活 3 个月，复查阴道伤口完全愈合后，方能恢复夫妻生活。

（4）术后遵医嘱进行常规复查，LEEP 和宫颈锥切术后（尤其是切缘仍在灶性低级别病变者）3 个月需复查阴道镜。

二、宫颈癌

【概述】

宫颈癌（cervical cancer）是最常见的妇科恶性肿瘤，目前随着宫颈细胞学筛查的普遍使用，宫颈癌和癌前病变得以被早期发现和治疗，宫颈癌的发病率和死亡率明显下降。随着 HPV 疫苗的问世，使宫颈癌有望成为第一个可预防的恶性肿瘤。

【病因】

同宫颈上皮内瘤变。

【病理】

1. 宫颈鳞状细胞癌最为常见，占宫颈癌的 80%～85%。

（1）巨检微小浸润癌：经肉眼观察无明显异常，或类似宫颈柱状上皮异位。随着疾病的发展，表现为以下 4 种类型（图 16-3）。

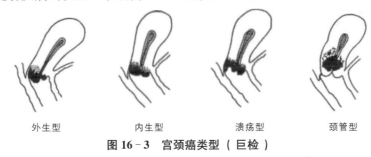

外生型　　　内生型　　　溃疡型　　　颈管型

图 16-3　宫颈癌类型（巨检）

1）外生型：最为常见。癌组织向外生长呈乳头状或菜花状，质脆，因此接触性出血出现早且出血量大。

2）内生型：又称浸润型。癌组织向宫颈深部浸润，宫颈表面光滑或仅有表浅溃疡，妇科检查发现宫颈管扩张、肥大呈桶状、质硬，常累及宫旁组织。

3）溃疡型：外生型或内生型病变进一步发展合并感染、坏死时，癌组织坏死脱落，宫颈局部可形成溃疡或空洞，形如火山口。

4）颈管型：病变发生在宫颈管内，常侵入宫颈管及子宫下段的供血层或转移到盆腔淋巴结。

（2）显微镜检：

1）镜下早期浸润癌指在原位癌的基础上镜检发现小滴状、锯齿状癌细胞团突破基底膜，浸润间质。

2）宫颈浸润癌癌灶浸润间质的范围已超过镜下早期浸润癌，多呈网状或团块浸润间质。根据细胞分化程度可分为：Ⅰ级（高分化鳞癌）、Ⅱ级（中分化鳞癌）、Ⅲ级（低分化鳞癌）。

2. 宫颈腺癌　占宫颈癌的 15%～20%。

（1）巨检：病变来自宫颈管内，浸润管壁或向颈管外口突出生长，常侵犯宫旁组织。宫颈管膨大如桶状，若病灶局限宫颈管内时，宫颈可能外观正常。

（2）显微镜检主要有两种组织学类型：黏液腺癌和恶性腺瘤（又称偏微腺癌）。

3. 宫颈腺鳞癌　较少见，占宫颈癌的 3%～5%，癌组织中既含有腺癌成分也同时含有鳞癌成分。

4. 其他病理类型非常少见，如神经内分泌癌、未分化癌、上皮性癌、间叶性肿瘤、黑色素瘤等。

【转移途径】

宫颈癌主要以直接转移和淋巴结转移为主，血行转移极少见。

【临床分期】

临床上采用国际妇产科联盟（FIGO）2018 年的分期标准（表 16-1），分期应在临床治疗前进行，治疗后不再更改。

表 16-1　宫颈癌临床分期（FIGO，2018）

Ⅰ期	肿瘤局限在子宫颈（扩展至子宫体应被忽略）
ⅠA	镜下浸润癌，浸润深度<5 mm^2
ⅠA1	间质浸润深度<3 mm
ⅠA2	间质浸润深度≥3 mm，<5 mm
ⅠB	肿瘤局限于宫颈，镜下最大浸润深度≥5 mm[b]
ⅠB1	癌灶浸润深度≥5 mm，最大径线<2 cm
ⅠB2	癌灶最大径线≥2 cm，<4 cm
ⅠB3	癌灶最大径线≥4cm
Ⅱ期	肿瘤超越子宫，但未达阴道下 1/3 或未达骨盆壁
ⅡA	侵犯上 2/3 阴道，无宫旁浸润
ⅡA1	癌灶最大径线<4 cm
ⅡA2	癌灶最大径线≥4 cm
ⅡB	有宫旁浸润，未达骨盆壁
Ⅲ期	肿瘤累及阴道下 1/3 和（或）扩展到骨盆壁和（或）引起肾盂积水或肾无功能和（或）累及盆腔和（或）主动脉旁淋巴结[c]
ⅢA	肿瘤累及阴道下 13，没有扩展到骨盆壁

续表

ⅢB	肿瘤扩展到骨盆壁和（或）引起肾盂积水或肾无功能（除非已知由其他原因引起）
ⅢC	不论肿瘤大小和扩散程度，累及盆腔和（或）主动脉旁淋巴结（注明 r 或 p）[c]
ⅢC1	仅累及盆腔淋巴结
ⅢC2	主动脉旁淋巴结转移
Ⅳ期	肿瘤侵犯膀胱黏膜或直肠黏膜（活检证实）和（或）超出真骨盆（泡状水肿不分为Ⅳ期
ⅣA	侵犯盆腔邻近器官
ⅣB	远处转移

说明：当有疑问时，应归入较低的分期。

a 所有分期均可用影像学和病理学资料来补充临床发现，评估肿瘤大小和扩散程度，形成最终分期。

b 淋巴脉管间隙浸润不改变分期。浸润宽度不再作为分期标准。

c 对用于诊断ⅢC 期的证据，需注明所采用的方法是 r（影像学）还是 p（病理学）。例：若影像学，显示盆腔淋巴结转移，分期为ⅢC1r；若经病理证实，分期为ⅢC1p。所采用的影像学类型或病理技术需始终注明。

【临床表现】

早期宫颈癌常无明显症状或体征，随着疾病发展可出现以下临床表现：

1. 阴道流血 早期为接触性出血，后期则为不规则阴道流血。一般外生型出血早、量多；内生型出血晚。若侵蚀大血管，可造成大出血。

2. 阴道排液 多数病人阴道排液增多，为白色或血性，如水样或米泔水样，伴有腥臭味，癌组织坏死或感染时，可有脓性、恶臭味的分泌物。

3. 晚期症状 晚期根据病灶累及范围出现不同的继发症状，还可出现贫血、疼痛、恶病质等全身症状。

【辅助检查】

宫颈癌的辅助检查方法与宫颈上皮内瘤变基本相同。活组织检查确诊后，根据情况进行超声检查、胸部 X 线摄片、膀胱镜、直肠镜及 CT、MRI 等辅助检查确定临床分期。

【治疗原则】

根据临床分期、病人的年龄、生育要求与全身情况等制订个体化的诊治方案。主要治疗方法为手术、放疗及化疗。

1. 手术治疗 主要适用于ⅠA～ⅡA 的早期宫颈癌病人，其优点是年轻病人可保留卵巢及阴道功能。根据病情选择不同术式：如全子宫切除术、广泛性子宫切除术及盆腔淋巴结切除术；对于未生育的年轻病人，如病变局限，为保留病人的生育能力可选择宫颈锥切或广泛性子宫颈切除及盆腔淋巴结清扫术；对于肿块较大的病人也可选择先进行术前辅助性化疗，肿块缩小后再进行手术。

2. 放射治疗　简称"放疗"。适用于ⅡA2期、ⅡB期、Ⅲ期及Ⅳ期以及术后病检淋巴结转移的病人。

3. 化学治疗　简称"化疗"。主要用于晚期或复发转移的病人，也作为手术前或放疗的辅助治疗，常用的化疗方案有PT方案（紫杉醇＋奈达铂/顺铂）、TC方案（紫杉醇＋卡铂）等。

【常见护理问题】

1. 恐惧　与担心疾病预后有关。

2. 知识缺乏　缺乏疾病相关知识及术后自我照护常识。

3. 排尿障碍　与广泛子宫切除手术影响膀胱正常张力有关。

4. 疼痛　与手术创伤有关。

5. 潜在并发症　泌尿系统感染、贫血、下肢深静脉血栓形成。

【护理措施】

1. 一般护理　为病人提供安静、舒适的环境；责任护士利用挂图、宣传资料、视频等多途径介绍疾病相关知识及治疗方法；鼓励病人表达自己的感受，进行心理疏导，缓解其焦虑、恐惧的情绪；嘱病人注意休息，保证睡眠和营养，以最好的身心状态接受进一步治疗。

2. 手术治疗病人的护理

（1）术前护理：

1）宫颈癌手术可选择经腹、经腹腔镜及达芬奇机器人完成，向病人讲解手术名称、方式及术前注意事项，使其积极配合手术。

2）术前遵医嘱完善术前准备（详见第二十二章），如肠道准备、阴道准备、皮肤准备等。

（2）术后护理：

1）体位：根据手术及麻醉方式选择合适的术后体位，次日抬高床头 $15°\sim30°$ 以利于引流，鼓励病人床上翻身，体力恢复后尽早下床活动，促进肠蠕动恢复，防止下肢深静脉血栓形成。

2）病情观察：术后遵医嘱监测病人生命体征变化并做好记录，术后 $1\sim2$ 日体温稍有增高，一般不会超过 $38\ ℃$，为术后吸收热，若持续高热则提示可能有感染的存在。

3）饮食护理：术后 6 小时后进食流质，但应避免牛奶、豆浆等易产气食物，肛门排气后可给予半流质饮食，并逐步过渡到普通饮食，鼓励病人进食高蛋白、富含纤维素的食物，少食多餐。

4）导尿管的护理：广泛子宫切除术导尿管保留 10~14 日，留置尿管期间每日进行两次会阴抹洗，嘱病人多饮水，遵医嘱予以高锰酸钾溶液（1：5000）坐浴预防泌尿系感染。拔除导尿管 4~6 小时后进行膀胱残余尿量测定，若残余尿量超过 100 mL 则需要重新留置尿管。对于宫颈癌术后尿潴留的病人可采取针灸、清洁间歇导尿、夹闭尿管按时放尿等方法促进膀胱功能恢复。

5）腹腔引流管的护理：妥善固定，保持引流通畅，做好病人宣教，预防计划外拔管，每班观察并记录引流液颜色、量及性状，若出现引流液多（24 小时＞200 mL）、色淡黄，需进行相关检查排除淋巴漏或输尿管瘘；若引流液呈鲜红色，警惕术后盆腔内出血。

6）预防下肢深静脉血栓：下肢深静脉血栓是妇科术后最常见并发症之一，根据 Caprini 血栓风险评估宫颈癌术后病人均为血栓高风险，结合术后病人血液中 D-二聚体水平，采取相应的预防措施：如指导病人床上进行踝泵运动、空气压力泵等物理方法，使用低分子肝素药物预防下肢静脉血栓的发生。

3. 术后病检若有淋巴结转移，需补充放疗。

4. 化疗病人护理详见第十八章第四节。

5. 健康教育：

（1）合理饮食，加强营养，多食新鲜蔬菜水果及高蛋白食物，保持大便通畅。

（2）宫颈锥切术后休息 1 个月，禁止盆浴和性生活 3 个月；广泛子宫切除术后休息 6 个月，避免重体力劳动，避免增加腹压，如：久坐、久站、用力大便等，避免盆浴及性生活 3 个月。

（3）术后可能出现少量阴道流血，如流血超过平时月经量，色鲜红应及时就医。

（4）随访治疗后 2 年内每 3 个月复查一次；3~5 年内每半年复查一次；第 6 年开始每年复查一次。

第三节 子宫内膜癌

【概述】

子宫内膜癌（endometrial carcinoma）是发生于子宫体内膜层的一组上皮性恶性肿瘤，以子宫内膜腺体来源的腺癌最为常见。是女性生殖系统最常见的三大恶性肿瘤之一，近年来在全世界范围内其发病率均呈上升趋势。

【病因】

目前确切病因不明。一般认为有以下两种发病机制：

1. 雌激素依赖型均为内膜样腺癌，占子宫内膜癌的大多数，其发生的主要原因是无孕激素拮抗的雌激素长期刺激导致子宫内膜增生症，继而发生癌变。这类病人一般较年轻，常伴有肥胖、高血压、糖尿病、不孕或不育及绝经延迟。该类肿瘤分化较好，雌、孕激素受体阳性率高，预后好。

2. 非雌激素依赖型属于少见类型，如透明细胞癌、浆液性乳头状癌、腺鳞癌等。发病与雌激素无明确关系，与基因突变有关，病人多为老年体瘦妇女。肿瘤恶性程度高、分化差、雌孕激素受体多呈阴性。

【病理】

1. 巨检　肉眼观不同组织类型的内膜癌无明显区别，大体分为以下两种。

（1）弥散型：病灶范围大，突向宫腔，但较少浸润肌层。常伴有出血、坏死，晚期癌灶可侵犯深肌层或宫颈，堵塞宫颈管时可导致宫腔积脓。

（2）局灶型：早期病灶很小、局限，呈息肉或菜花状癌灶，多见于子宫底或宫角部，易浸润肌层。

2. 镜检

（1）内膜样腺癌：占 $80\%\sim90\%$，镜下见内膜腺体高度异常增生、上皮复层并形成筛孔状结构。癌细胞异型明显，核大、不规则、深染，核分裂活跃，分化差的癌则腺体少，腺结构消失，成为实性癌块。按腺癌分化程度分为：Ⅰ级（高分化），Ⅱ级（中分化），Ⅲ级（低分化）。分级愈高，恶性程度愈高。

（2）腺癌伴鳞状上皮分化：腺癌组织中含有鳞状上皮成分，伴化生鳞状上皮者称为棘腺癌，又称腺角化癌；伴鳞癌者称为鳞腺癌；介于两者之间称腺癌伴鳞状上皮不典型增生。

（3）浆液性腺癌：又称子宫乳头状浆液性腺癌，占 $1\%\sim9\%$ 。癌细胞异型性明显，多为不规则复层排列，呈乳头状或簇状生长。肿瘤恶性程度高，易向深层浸润与远处转移，预后极差。无明显肌层浸润时也可能发生腹腔播散。

（4）黏液性癌：肿瘤大部分由胞质内充满黏液的细胞组成，腺体分化良好，病理行为与内膜样癌相似，预后较好。

（5）透明细胞癌：癌细胞呈实性片状、腺管状或乳头状排列，癌细胞浆丰富、透明，核呈异型性，或由靴钉状细胞组成，恶性程度较高，易早期转移。

【临床表现】

1. 异常子宫出血　90%以上的病人都有阴道出血的症状，已绝经者表现为绝经后不规则阴道流血，尚未绝经者则可表现为月经增多、经期延长或月经紊乱。

2. 阴道排液　多为血性或浆液性分泌物，合并感染时分泌物呈脓性或脓血性，有恶臭味。

3. 下腹疼痛及其他症状　肿瘤堵塞宫颈管导致宫腔积脓时可出现下腹胀痛或痉挛样痛，发热等症状；晚期病人可能有重度贫血、消瘦甚至恶病质等体征。

【辅助检查】

1. 分段诊断性刮宫　是目前诊断子宫内膜癌最有价值、最常用的诊断方法。操作顺序为：环刮宫颈管→探宫腔→宫腔搔刮，标本做好标记送检。分段诊断性刮宫可以鉴别子宫内膜癌和宫颈管腺癌，也可以明确宫颈管是否受累，为制订治疗方案提供依据。

2. 细胞学检查　不常用，通过宫颈刮片、阴道穹后部涂片及宫腔管取材涂片做细胞学检查，但诊断阳性率不高，宫腔冲洗、宫腔吸管或宫腔刷取材涂片操作复杂，且阳性也不能做诊断依据，应用价值不高。

3. 宫腔镜检查　可直接观察宫腔和宫颈管有无病灶，大小及部位，直视下取材活检，减少早期病人漏诊，但有可能促进肿瘤扩散。

4. B超检查　可了解子宫的大小，宫腔形状、内膜厚度、有无赘生物等，为临床诊断提供参考。

5. 盆腔 MRI　可协助诊断病变范围，特别是评估肿瘤侵犯子宫肌层深度。

6. 血清肿瘤标志物测定　子宫内膜癌特别是子宫外扩散的病人血清中 CA125 水平明显增高。

【转移途径】

子宫内膜癌大多数生长缓慢，局限于子宫内膜或宫腔的时间较长，部分特殊病理类型和低分化癌发展快，短期可出现转移。主要通过直接蔓延和淋巴结远处转移，晚期也可经血行转移。

【临床分期】

临床上采用国际妇产科联盟（FIGO）2014 年修订的手术－病理分期（表 16－2）进行子宫内膜癌的分期。

表 16－2　子宫内膜癌手术-病理分期（FIGO，2014）

期别	肿瘤范围
Ⅰ期	肿瘤局限于宫体
ⅠA	肿瘤浸润深度＜ 1/2 肌层
ⅠB	肿瘤浸润深度≥ 1/2 肌层
Ⅱ期	肿瘤侵犯宫颈间质，但无宫体外蔓延
Ⅲ期	肿瘤局部和/或区域扩散
ⅢA	肿瘤累及浆膜层和/或附件
ⅢB	阴道和/或宫旁受累
ⅢC	盆腔淋巴结和/或腹主动脉旁淋巴结转移
ⅢC1	盆腔淋巴结转移
ⅢC2	腹主动脉旁淋巴结转移伴或不伴盆腔淋巴结转移
Ⅳ期	肿瘤累及膀胱和/或直肠黏膜；或远处转移
ⅣA	肿瘤累及膀胱和/或直肠黏膜
ⅣB	远处转移，包括腹腔内转移和/或腹股沟淋巴结转移

【治疗原则】

子宫内膜癌的治疗方法有手术、放疗及药物治疗（包括孕激素治疗和化疗）。早期无生育要求的病人以手术治疗为主，术后根据手术-病理分期结果及高危因素选择辅助治疗，有生育要求的病人可采取激素治疗，晚期病人则采用手术、放疗、化疗等综合治疗方案。

1. 手术治疗是首选的治疗方法。手术的目的：一是进行手术-病理分期确定病变的范围和术后辅助治疗方法；二是切除癌变的子宫及转移病灶。

（1）Ⅰ期：行筋膜外子宫切除及双附件切除术，特殊病理类型、子宫内膜腺癌Ⅲ级、肿瘤浸润深度≥1/2 肌层或病变累及宫腔面积超过 50％时应同时行盆腔及腹主动脉淋巴结清扫术或取样。

（2）Ⅱ期：子宫全切或广泛子宫切除及双附件切除术，同时行盆腔及腹主动脉淋巴结清扫术。

（3）Ⅲ期和Ⅳ期：行肿瘤细胞减灭术。

2. 放疗是治疗子宫内膜癌常用的方法之一。可用于：

（1）有手术禁忌或无法手术的晚期子宫内膜癌病人。

（2）术前缩小病灶，创造手术条件。

（3）术后补充治疗，对于有深肌层浸润、淋巴结转移、盆腔和阴道有残留病灶的术后病人可明显减低复发率，提高生存率。

3. 药物治疗

（1）孕激素治疗：第一次晚期或复发、早期要求保留生育功能的病人可以考虑使用孕激素治疗，要求以高效、大剂量、长期使用为宜。

（2）化学药物治疗：适用于晚期不能手术或术后复发的病人，主要药物有紫杉醇、顺铂、多柔比星等。

【常见护理问题】

1. 恐惧　与担心疾病预后有关。

2. 知识缺乏　缺乏疾病知识及术后自我护理常识。

3. 疼痛　与手术创伤有关。

4. 潜在并发症　感染、重度贫血、下肢深静脉血栓形成。

【护理措施】

1. 一般护理　为病人提供安静、舒适的环境；责任护士利用挂图、宣传资料、视频等多途径介绍疾病相关知识及治疗方法；鼓励病人表达自己的感受，进行心理疏导，缓解其焦虑、恐惧的情绪；嘱病人注意休息，保证睡眠和营养，以最好的身心状态接受进一步治疗。

2. 手术护理

（1）术前护理：

1）手术可选择经腹、经腹腔镜及达芬奇机器人完成，向病人讲解手术名称、方式及术前注意事项，使其积极配合手术。

2）术前遵医嘱完善术前准备（详见第二十二章），如肠道准备、阴道准备、皮肤准备等。

（2）术后护理：

1）体位：根据手术及麻醉方式选择合适的术后体位，次日抬高床头15°～30°以利于引流，鼓励病人床上翻身，体力恢复后尽早下床活动，促进肠蠕动恢复，防止下肢深静脉血栓形成。

2）病情观察：术后遵医嘱监测病人生命体征变化并做好记录，术后1～

2 日体温稍有增高，一般不会超过 38 ℃，为术后吸收热，若持续高热则提示可能有感染的存在。

3）饮食护理：术后 6 小时后进食流质，但应避免牛奶、豆浆等易产气食物，肛门排气后可给予半流质饮食，并逐步过渡到普通饮食，鼓励病人进食高蛋白、富含纤维素的食物，少食多餐。

4）导尿管的护理：一般子宫切除术后导尿管保留 2 日，广泛子宫切除术后导尿管保留 10~14 日，留置尿管期间每日进行两次会阴抹洗，嘱病人多饮水，遵医嘱予以高锰酸钾溶液（1∶5000）坐浴预防泌尿系感染。拔除导尿管自主排尿后进行膀胱残余尿量测定，若残余尿量≥100 mL 则需要重新留置尿管。对于术后尿潴留的病人可采取针灸、清洁间歇导尿、夹闭尿管按时放尿等方法促进膀胱功能恢复。

5）腹腔引流管的护理：妥善固定，保持引流通畅，做好病人宣教，预防计划外拔管，每班观察并记录引流液颜色、量及性状，若出现引流液增多、色淡黄，需进行相关检查排除淋巴漏或输尿管瘘；若引流液呈鲜红色，警惕术后盆腔内出血。

6）预防下肢深静脉血栓：下肢深静脉血栓是妇科术后最常见并发症之一，根据 Caprini 血栓风险评估子宫内膜癌术后病人均为血栓高风险，结合术后病人血液中 D-二聚体水平，采取相应的预防措施，如指导病人床上进行踝泵运动、空气压力泵等物理方法，使用低分子肝素药物预防下肢静脉血栓的发生。同时口服避孕药也是血栓形成的高危因素，因此孕激素治疗的病人也需警惕静脉栓塞。

3. 孕激素治疗病人的护理　告知病人治疗需以高效、大剂量的孕激素长期治疗，至少用药 12 周以上才能评价治疗效果，因此病人要具备治疗的耐心和信心，遵医嘱按时用药。使用孕激素后会有潮热、出汗、阴道干涩、骨质疏松等类似围绝经期综合征的表现；以及头晕、恶心、呕吐、不规则阴道流血等不良反应，无需过分紧张。

4. 化疗病人护理　详见第十八章第四节。

5. 健康教育

（1）围绝经期妇女严格遵医嘱补充雌激素，出现异常阴道流血的及时就医，排除子宫内膜病变。

（2）合理饮食，术后病人需加强营养，多食新鲜蔬菜水果，孕激素治疗的病人遵医嘱补钙。

（3）广泛子宫全切术后需休息 6 个月，避免重体力劳动，避免增加腹压，如久坐、久站、用力大便等，避免盆浴及性生活 3 个月。

（4）术后可能出现少量阴道流血，如流血超过平时月经量，色鲜红应及时就医。

（5）随访治疗后 2 年内每 3 个月复查一次；3~5 年内每半年复查一次；第 6 年开始每年复查一次。

第四节　子宫肉瘤

【概述】

子宫肉瘤（uterine sarcoma）比较罕见，恶性程度高，主要来源于子宫肌层、肌层间结缔组织和子宫内膜间质，也可继发于子宫平滑肌瘤。

【病因与病理】

根据不同的组织来源，有三种病理类型。

1. 子宫平滑肌肉瘤　分为原发性和继发性两种，原发性平滑肌肉瘤原发于子宫肌壁和肌壁间血管壁的平滑肌组织，这种肉瘤呈弥漫性生长，与子宫壁无明显的界限，无包膜；继发性平滑肌肉瘤为原有的子宫平滑肌瘤恶变，肌瘤失去原有组织结构，切面为均匀一致的黄色或红色结构，呈鱼肉样或豆腐渣样。继发性子宫平滑肌肉瘤比原发者预后好。

2. 子宫内膜间质肉瘤　肿瘤来源于子宫内膜间质细胞，分为低度恶性子宫内膜间质肉瘤和高度恶性子宫内膜间质肉瘤，高度恶性子宫内膜间质肉瘤恶性程度较高，预后差。

3. 恶性中胚叶混合瘤　又称癌肉瘤，病理切片显示肿瘤中既含癌成分又含有肉瘤，恶性程度高，预后极差。

【临床表现】

1. 阴道不规则流血　流血量多少不定。

2. 腹痛　肉瘤生长快，子宫迅速增大或肿瘤内部出血、坏死、穿透子宫肌层可引起急性腹痛。

3. 腹部包块　病人自诉腹部肿块迅速增大。

4. 压迫症状及其他　肿瘤体积增大，压迫周围组织，可出现不同的压迫症状，如尿频、尿急、尿潴留、大便困难等。晚期病人可出现消瘦甚至恶病质，贫血、癌性发热等症状。

【辅助检查】

子宫肉瘤术前诊断困难，确诊依据是术后组织病理学检查，辅助诊断可选用阴道彩色多普勒超声检查、诊断性刮宫、穿刺活检等。

【转移途径】

子宫肉瘤通过直接蔓延、血行播散及淋巴转移。

【临床分期】

按国际抗癌学会（UICC）分期：

Ⅰ期：肿瘤局限于宫体。

Ⅱ期：肿瘤侵犯至宫颈。

Ⅲ期：肿瘤超过子宫范围，侵犯盆腔其他脏器及组织，但仍局限于盆腔。

Ⅳ期：肿瘤超过盆腔范围，侵犯上腹腔或已有远处转移。

【治疗原则】

治疗上采用以手术治疗为主，术后加用化疗或放疗的综合治疗方法。Ⅰ期行全子宫及双附件切除。宫颈肉瘤、子宫肉瘤Ⅱ期、癌肉瘤应行广泛子宫切除、双附件切除及盆腔淋巴结清扫术。对肉瘤化疗常用三药（顺铂、多柔比星、异环磷酰胺）联合方案。

【常见护理问题】

1. 恐惧　与担心疾病预后有关。

2. 预感性悲哀　与疾病治疗效果差有关。

3. 疼痛　与手术创伤或肿瘤生长迅速有关。

【护理措施】

1. 一般护理　向病人介绍住院环境及诊疗过程、协助病人完善各项辅助检查；评估病人营养状态，鼓励合理进食，保证足够的营养摄入，提供舒适安静的住院环境，保证充足的睡眠。

2. 疼痛的护理　正确评估病人疼痛的程度、部位、性质，晚期病人可根据疼痛专科评估结果给予相应的止痛处理。

3. 手术护理　子宫肉瘤的标准术式为全子宫切除及双附件切除术，围术期护理详见子宫全切的护理。

4. 心理护理　护士应向病人主动提供疾病相关的信息，帮助减轻病人的焦虑与无助，并帮助分析可利用资源的支持系统，增强病人的自信心。

5. 化疗病人护理　详见第十八章第四节。

6. 健康教育

（1）指导病人注意休息，劳逸结合。

（2）子宫肌瘤保守治疗的病人需按时复查，如发现肌瘤短时间内迅速增大应及时处理。

（3）鼓励病人进食高蛋白、高维生素、易消化的饮食。

（4）指导病人按时进行化疗，化疗期间做好化疗药物毒副反应的自我监测，如有异常及时就诊。

（5）子宫肉瘤恶性程度高、易复发，治疗结束后应遵医嘱严密随访。

第五节 卵巢肿瘤

【概述】

卵巢肿瘤是常见的妇科生殖系统肿瘤，可发生于各年龄阶段的女性，组织学类型多样。卵巢上皮肿瘤好发于 50～60 岁的中老年女性，生殖细胞肿瘤则发好于 30 岁以下的年轻女性。从性质上有良性、恶性和交界性之分。由于卵巢位于盆腔深部，病变不易早期发现，卵巢恶性肿瘤一旦发现多属于晚期，因此卵巢恶性肿瘤疗效不佳，死亡率位于妇科恶性肿瘤之首。从组织学分类，卵巢体积虽小，但组织构成非常复杂，是全身脏器原发肿瘤类型最多的器官。目前临床使用世界卫生组织制定的卵巢肿瘤组织学分类法（表16-3）进行分类。

【常见的卵巢肿瘤及病理特点】

1. 卵巢上皮样肿瘤 是最常见的卵巢肿瘤类型，多见于中老年女性。占原发性卵巢肿瘤的 50%～70%，其中恶性卵巢上皮样肿瘤占卵巢恶性肿瘤的 85%～90%。未产、不孕、初潮早、绝经迟等是卵巢癌的高危因素；5%～10%的卵巢上皮癌有遗传异常，主要是与 BRCA1 和 BRCA2 基因突变有关；多次妊娠、哺乳和口服避孕药是其保护因素。

（1）浆液性肿瘤：

1）浆液性囊腺瘤：良性，较常见，约占卵巢良性肿瘤的 25%。多为单侧，表面光滑，囊性，囊内充满清亮液体。分为单纯性及乳头状两种类型，前者囊壁光滑，多为单房；后者常为多房，有乳头状物向囊内突起，向囊外生长。镜下见囊壁为纤维结缔组织，内衬单层立方形或柱状上皮，间质见砂粒体（成层的钙化小球状物）。

2）交界性浆液性囊腺瘤：交界性，多为双侧，中等大小，乳头状多向囊外生长。镜下见乳头分支纤细而密，上皮复层不超过 3 层，细胞核轻度异型，无间质浸润，预后好。

3）浆液性囊腺癌：恶性，是最常见的卵巢恶性肿瘤。多为双侧，体积较大，囊实性，结节状或分叶状，灰白色，切面为多房，腔内充满乳头，质脆，出血、坏死。镜下见囊壁上皮复层排列 4～5 层，癌细胞为立方形或柱状，细胞明显异型，并向间质浸润。肿瘤生长快，预后差。

（2）黏液性肿瘤：

1）黏液性囊腺瘤：良性，约占卵巢良性肿瘤的 20%，多为单侧多房性，肿瘤体积大，表面光滑，灰白色，囊内为胶冻样黏液。偶有恶变与自行破裂，种植在腹膜上继续生长，形成腹膜黏液瘤，但一般仅生长于腹膜表面，不浸润脏器实质。

2）交界性黏液性囊腺瘤：交界性，多为单侧多房，表面光滑，切面见囊壁增厚，有实质区和乳头状形成。镜下见上皮细胞不超过 3 层，细胞核大、深染、轻度异型性，有少量核分裂，增生上皮向囊腔内突出形成短粗乳头，无间质浸润。

表 16-3　卵巢肿瘤组织学分类法（WHO，2014 年，部分内容）

一、上皮性肿瘤

　（一）浆液性肿瘤

　（二）黏液性肿瘤

　（三）子宫内膜样肿瘤

　（四）透明细胞瘤

　（五）勃勒纳瘤

　（六）浆黏液性肿瘤

　（七）未分化癌

二、间叶性肿瘤　低级别子宫内膜样间质肉瘤、高级别子宫内膜样间质肉瘤

三、混合型上皮性和间质性肿瘤　腺肉瘤、癌肉瘤

四、性索间质肿瘤

　（一）单纯间质肿瘤　纤维瘤、细胞型纤维瘤、泡膜瘤、硬化性腹膜炎相关的黄素化泡膜瘤、纤维肉瘤、硬化间质瘤、印戒间质瘤、微囊性间质瘤、Leydig 细胞瘤、类固醇细胞瘤、恶性类固醇细胞瘤

　（二）单纯性索肿瘤　成人型颗粒细胞瘤、幼年型颗粒细胞瘤、Sertoli 细胞瘤、环管状性索瘤

　（三）混合性性索-间质瘤　Sertoli-Leydig 细胞瘤、非特异性性索-间质瘤

五、生殖细胞肿瘤

　（一）无性细胞瘤

　（二）卵黄囊瘤

　（三）胚胎癌

　（四）非妊娠性绒癌

　（五）成熟畸胎瘤

续表

（六）未成熟畸胎瘤
（七）混合性生殖细胞瘤

六、单胚层畸胎瘤及与皮样囊肿有关的体细胞肿瘤、卵巢甲状腺肿、类癌、神经外胚层肿瘤、皮脂腺肿瘤、其他罕见单胚层畸胎瘤等

七、生殖细胞性索间质瘤性母细胞瘤、混合性生殖细胞性索间质肿瘤

八、其他各种肿瘤　卵巢网肿瘤、小细胞癌、Wilms 肿瘤、副神经节瘤、实性假乳头状瘤

九、间皮组织肿瘤腺瘤样瘤、间皮瘤

十、软组织肿瘤黏液瘤、其他

十一、瘤样病变滤泡囊肿、黄体囊肿、大的孤立性黄素化滤泡囊肿、高反应性黄素化、妊娠黄体瘤、间质增生、间质泡膜增生症、纤维瘤样增生、卵巢广泛水肿、Leydig 细胞增生等

十二、淋巴瘤和髓样肿瘤　淋巴瘤、浆细胞瘤、髓样肿瘤

十三、继发肿瘤

3）黏液性囊腺癌：恶性，多为单侧，瘤体较大，囊壁可见乳头或实质区，囊液混浊或为血性。镜下见腺上皮超过 3 层，腺体密集，间质较少，细胞明显异型，有间质浸润。

（3）卵巢子宫内膜样肿瘤：良性瘤较少见，卵巢子宫内膜样癌占卵巢恶性肿瘤的 10%～24%，单侧多见，囊性或实性，肿瘤内部有乳头生长。镜下特点与子宫内膜癌极相似，多为高分化腺癌或腺棘皮癌，且常并发子宫内膜癌，不易鉴别何者为原发或继发。

（4）透明细胞肿瘤：良性罕见，来源于苗勒管上皮，病人均为成年妇女。肿瘤呈囊实性，单侧，较大，交界性上皮由 1～3 层多角形靴钉状细胞组成，常合并透明细胞癌。

（5）勃勒纳瘤：由卵巢表面上皮向移行上皮分化而形成。多为良性，单侧，体积小（直径<5 cm），表面光滑，质硬，切面灰白色漩涡或编织状。

（6）未分化癌：恶性，常为单侧，较大，切面实性或囊实性，褐色或灰黄色，多数伴出血坏死。镜检癌细胞为未分化小细胞，恶性程度高，预后极差。

2. 卵巢生殖细胞肿瘤　好发于年轻的女性及幼女，大部分为青春期前病人，绝经后少见。

（1）畸胎瘤：由多胚层组织构成的肿瘤，偶见只含一个胚层成分。多数为成熟性畸胎瘤，少数不成熟。肿瘤的良、恶性及其恶性程度取决于组织分

化程度。

1）成熟畸胎瘤：良性肿瘤，最多见，又称为皮样囊肿，可发生于任何年龄段，以 20～40 岁多见。多为单侧、单房，腔内充满油脂和毛发，有时可见牙齿或骨质。成熟畸胎瘤恶变率为 2%～4%，多发生于绝经后妇女。

2）未成熟畸胎瘤：恶性肿瘤，多发生于青少年，单侧实性肿瘤，其恶性程度与未成熟组织所占比例、分化程度及神经上皮含量有关。

（2）无性细胞瘤：约占卵巢恶性肿瘤的 5%，主要发生于青春期及生育期妇女，属中等恶性的实性肿瘤，多为单侧，右侧多于左侧。对放疗特别敏感，单纯无性细胞瘤 5 年存活率可达 90%，混合型（含绒癌，内胚窦成分）预后差。

（3）卵黄囊瘤：又称内胚窦瘤，较罕见，恶性程度高，多见于儿童及年轻妇女。多为单侧，体积较大，易发生破裂。由于肿瘤细胞产生甲胎蛋白（AFP），故测定病人血清中 AFP 浓度可作为诊断和监测治疗效果的重要指标。卵黄囊瘤对化疗十分敏感，现经手术及联合化疗后预后有所改善。

（4）胚胎癌：极少见，其原因尚不明，是一种未分化并具有多种分化潜能的恶性生殖细胞肿瘤。向胚体方向分化可形成不同程度分化的畸胎瘤，向胚外方向分化形成卵黄囊结构或滋养细胞结构。具有局部侵蚀性强、播散早及早期转移的特性。

（5）绒癌：是由卵巢生殖细胞中多潜能细胞向胚外方向分化而来的一种恶性程度极高的卵巢肿瘤。与妊娠性绒癌比较，均有 HCG 升高，但原发卵巢绒癌多合并其他恶性生殖细胞肿瘤，病情发展快，预后差。

3. 卵巢性索间质肿瘤　许多类型的性索间质肿瘤能分泌类固醇激素，因此临床出现内分泌失调症状。

（1）颗粒细胞瘤：可发生在任何年龄阶段，肿瘤能分泌雌激素，故青春期前的病人可出现假性性早熟，育龄期病人出现月经不调，绝经后病人则有不规则阴道流血，常合并子宫内膜增生过长甚至发生癌变。在病理上分为成年型和幼年型，成年型颗粒细胞瘤占 95%，属于低度恶性肿瘤，预后良好。幼年型颗粒细胞瘤罕见，主要发生在青少年，恶性程度极高。

（2）卵泡膜细胞瘤：属良性肿瘤，肿瘤也可分泌雌激素，故也有女性化作用，恶性卵泡膜细胞瘤较少见，可直接浸润邻近组织，并发生远处转移，但其预后较一般卵巢癌好。

（3）纤维瘤：为较常见的卵巢良性肿瘤，多见于中年妇女。肿瘤多为单侧，实性，表面光滑或结节状，切面灰白色。偶见纤维瘤病人伴有腹水或胸腔积液，称为梅格斯综合征（Meigs syndrome）。手术切除肿瘤后胸腔积液、

腹水可自行消失 。

（4）支持细胞-间质细胞瘤：罕见，又称睾丸母细胞瘤，多发生于 40 岁以下妇女。高分化者属于良性，中低分化者为恶性。肿瘤具有男性化作用，少数无内分泌功能。

4. 卵巢转移性肿瘤　体内任何部位的原发性癌均可能转移到卵巢，包括乳腺、胃、肠、生殖道、泌尿道等器官。如库肯勃瘤（Krukenberg tumor）即印戒细胞癌，是一种特殊的卵巢转移性腺癌，其原发部位是胃肠道，镜下见典型的印戒细胞，能产生黏液，周围是结缔组织或黏液瘤性间质。大部分卵巢转移性肿瘤的治疗效果不佳，预后差。

5. 卵巢瘤样病变　属于卵巢非赘生性肿瘤，如症状不严重，无需特殊处理，囊肿可自行消失。常见以下几种：

（1）滤泡囊肿：在卵泡发育过程中，因发育停滞或成熟但不排卵，卵泡液潴留而形成。囊肿直径常小于 5 cm。

（2）黄体囊肿：因黄体持续存在所致，比较少见，直径 5 cm 左右。

（3）黄素囊肿：在滋养细胞疾病中出现，详见第十八章滋养细胞疾病，直径 10 cm 左右，本身无手术指征。

（4）多囊卵巢：是一种发病机制复杂，与内分泌紊乱、下丘脑-垂体平衡失调有关。病人双侧卵巢均匀增大，为正常卵巢的 2～5 倍，表面光滑，包膜增厚，坚韧，切面见直径 12～15 mm 大小不等的囊肿。病人常有月经不调、不孕、肥胖、多毛等临床表现，被称为多囊卵巢综合征。

（5）卵巢子宫内膜异位囊肿：又称巧克力囊肿。是因子宫内膜异位于卵巢组织，并反复出血形成单个或多个囊肿，囊液为暗褐色的陈旧性血液。

【临床表现】

1. 卵巢良性肿瘤　大多无症状，一般在妇科检查时发现。肿瘤增大时，可出现腹胀或扪及腹部包块或压迫症状，如尿频、便秘等。

2. 卵巢恶性肿瘤　早期多无症状，不易发现，有临床症状时病情往往已属晚期。由于卵巢恶性肿瘤生长迅速，短期内可有腹胀、腹部肿块及腹水。晚期病人有明显消瘦、严重贫血等恶病质表现。

3. 并发症

（1）蒂扭转：是常见妇科急腹症。好发于蒂长、活动度好、中等大小、重心偏于一侧的卵巢肿瘤，如畸胎瘤。当病人突然改变体位、剧烈运动或妊娠期、产褥期子宫大小、位置发生改变时发生卵巢肿瘤蒂扭转。典型症状是突起的一侧下腹剧痛，常伴恶心、呕吐甚至休克。妇科检查可扪及肿块张力大、压痛，蒂扭转一经确诊应尽快手术治疗。

（2）破裂：发生卵巢肿瘤破裂的原因有外伤性和自发性两种。自发性破裂常由于肿瘤生长过快、体积过大，多数为恶性肿瘤浸润性生长穿破囊壁所致，外伤性破裂可因盆腔检查、分娩、性交、穿刺或腹部受重击等所致。症状轻者仅感轻度腹痛，重者可有剧烈腹痛、恶心、呕吐，甚至腹膜炎及休克症状。妇科检查：腹部压痛、腹肌紧张，可有腹水征，原有的肿块摸不到或仅扪及缩小的低张性肿块。若怀疑肿瘤破裂时应立即行剖腹探查术，术中尽量吸净囊液，彻底清洗盆、腹腔并进行细胞学检查。

（3）感染：较少见，病人表现为发热、腹痛、肿块、白细胞计数增高，妇科检查时腹部压痛、反跳痛、腹肌紧张。治疗应先进行抗感染治疗，再手术切除肿瘤，若短期内不能控制感染，应即刻手术。

（4）恶变：卵巢良性肿瘤可能发生恶变，若肿瘤在短期内迅速生长，尤其是双侧肿瘤应考虑恶变的可能，应尽早手术治疗。

【辅助检查】

1. 超声检查　可检测肿瘤的部位、大小、形态及性质，对肿瘤的来源做出定位，但直径<1 cm 的实质性肿瘤不易测出。

2. 放射学检查　通过 MRI、CT 及 PET-CT 检查能清晰显示肿块，卵巢畸胎瘤行腹部平片检查可显示牙齿及骨质等。

3. 细胞学检查　通过腹水、腹腔冲洗液和胸腔积液找癌细胞，有助于进一步确定Ⅰ期病人的临床分期及选择治疗方案。

4. 胃、肠镜检查　可用于排除胃肠道来源的恶性肿瘤。

5. 肿瘤标志物的检查　用于辅助诊断与病情监测。

（1）血清 CA125：敏感性较高，特异性较差。80%卵巢上皮性癌病人血清 CA125 水平升高（正常值：<35 IU/ mL），绝大多数病人 CA125 水平可体现病情缓解或恶化。

（2）血清 AFP：对卵黄囊瘤有特异性诊断价值，对未成熟畸胎瘤、混合性无性细胞瘤中含卵黄囊成分者有协助诊断意义。

（3）人绒毛膜促性腺激素（HCG）：对原发性卵巢绒毛膜癌有特异性。

（4）性激素：如卵泡膜细胞瘤、颗粒细胞瘤产生较高水平雌激素，黏液性、浆液性或勃勒纳瘤有时也可分泌一定量雌激素。

（5）人附睾蛋白 4（HE4）：是一种新的卵巢肿瘤标志物，可用于卵巢癌的早期检测、鉴别诊断、监测治疗效果及预后评估，目前推荐与 CA125 联合应用诊断卵巢癌。

6. 腹腔镜检查及肿块穿刺活检　对于不能耐受手术的病人可在超声引导下穿刺或者腹腔镜下取得组织标本，以明确肿块性质，制订治疗方案。

【卵巢恶性肿瘤的转移途径】

卵巢肿瘤主要通过直接蔓延、腹腔种植及淋巴结转移，血性转移者少见。

【卵巢恶性肿瘤的临床分期】

卵巢恶性肿瘤的分期间表 16-4。

表 16-4　原发性卵巢恶性肿瘤、输卵管癌、腹膜癌的手术-病理分期（FIGO，2013 年）

期别	肿瘤范围
Ⅰ期	肿瘤局限卵巢
ⅠA	肿瘤限于一侧卵巢或输卵管，表面无肿瘤，包膜完整；腹水或腹腔冲洗液未见癌细胞
ⅠB	肿瘤限于双侧卵巢或输卵管，表面无肿瘤，包膜完整；腹水或腹腔冲洗液未见癌细胞
ⅠC	肿瘤限于一侧或双侧卵巢或输卵管，并伴有如下任何一项：
ⅠC1	手术导致包膜破裂
ⅠC2	手术前肿瘤包膜已破裂或卵巢、输卵管表面有肿瘤
ⅠC3	腹水或腹腔冲洗液发现癌细胞
Ⅱ期	肿瘤累及一侧或双侧卵巢或输卵管并伴有盆腔内扩散（在盆腔入口平面以下）或原发性腹膜癌
ⅡA	肿瘤蔓延或种植到子宫和/或输卵管/或卵巢
ⅡB	肿瘤蔓延到其他盆腔内组织
Ⅲ期	肿瘤累及一侧或双侧卵巢、输卵管或原发性腹膜癌，伴有细胞学或组织学证实的盆腔外腹膜转移或证实存在腹膜后淋巴结转移
ⅢA1	仅有腹膜后淋巴结阳性（细胞学或组织学证实）
ⅢA1（i）	淋巴结转移最大直径≤10 mm
ⅢA1（ii）	淋巴结转移最大直径>10 mm
ⅢA2	显微镜下盆腔外腹膜受累，伴或不伴腹膜后阳性淋巴结
ⅢB	肉眼盆腔外腹膜转移，病灶最大直径≤2 cm，伴或不伴腹膜后阳性淋巴结
ⅢC	肉眼盆腔并腹膜转移，病灶最大直径>2 cm，伴或不伴腹膜后阳性淋巴结（包括肿瘤蔓延至肝包膜和脾，但未转移到脏器实质）
Ⅳ期	超出腹腔外的远处转移
ⅣA	胸水中发现癌细胞
ⅣB	腹腔外器官实质转移（包括肝实质转移、腹股沟淋巴结转移和腹腔外淋巴结转移）

【治疗原则】

一经确诊，首选手术治疗。手术范围及方式取决于肿瘤性质、病变累及范围和病人年龄、生育要求、对侧卵巢情况以及对手术的耐受力等。

1. 卵巢良性肿瘤　若卵巢肿瘤直径<5 cm，怀疑为卵巢瘤样病变，可短期暂时观察，确诊为卵巢良性肿瘤，应手术治疗。年轻、单侧良性卵巢肿瘤者应行卵巢肿瘤剥出术或患侧卵巢切除术；双侧良性肿瘤者应行肿瘤剥除术；绝经后妇女宜行患侧附件切除或子宫及双附件切除，术中需剖开肿瘤观察肿瘤的良、恶性，必要时进行快速病理切片检查，明确肿瘤的性质以确定手术范围。

2. 卵巢交界性肿瘤　主要采用手术治疗，手术范围基本与卵巢癌相似，按手术分期进行，有生育要求的年轻I期病人，可以保留正常的子宫和对侧卵巢。

3. 卵巢恶性肿瘤　以手术为主，辅以化疗、放疗、热灌注治疗及其他综合治疗方案。

（1）手术治疗：早期（FIGO Ⅰ～Ⅱ期）卵巢上皮癌应行全面分期的手术。包括：留取腹水或腹腔冲洗液进行细胞学检查；探查盆、腹腔；对可疑病灶及易转移部位多处取材做组织学检查；全子宫和双附件切除；盆腔及腹主动脉旁淋巴结清除；大网膜和阑尾切除。晚期卵巢癌病人行肿瘤细胞减灭术，其目的是切除原发灶，尽可能切除所有转移病灶，使残余肿瘤直径越小越好。对于手术困难的病人在确诊后可先进行1～2次化疗后再手术。

（2）化学治疗：主要的辅助治疗手段。近年来一线化疗多采用以紫杉醇和铂类为主要化疗药物的联合化疗。可根据病情进行静脉化疗或静脉、腹腔联合化疗。（表16-5、表16-6）

表16-5　卵巢上皮癌常用联合化疗方案

方案	药物	剂量及方法	疗程间隔
TC	紫杉醇（T）	175 mg/m², 静脉滴注1次, 3小时滴完	3周
	卡铂（C）	卡铂（按AUC=5计算）静脉滴注1次	
TP	紫杉醇（T）	175 mg/m², 静脉滴注1次, 3小时滴完	3周
	顺铂	70 mg/m², 静脉滴注1次	
PC	顺铂	70 mg/m², 静脉滴注1次	3～4周
	环磷酰胺（C）	700 mg/m², 静脉滴注1次	

表16-6　卵巢恶性生殖细胞肿瘤常用化疗方案

方案	药物	剂量及方法	疗程间隔
BEP	博来霉素（B）	30 U, 每周1次, 静脉滴注	3周
	依托泊苷（E）	100 mg/（m²·d）×5日, 静脉滴注	
	顺铂（P）	20 mg/（m²·d）×5日, 静脉滴注	

续表

方案	药物	剂量及方法	疗程间隔
BVP	博来霉素（B）	15 mg/m²，第 2 日/每周 1 次，深部肌内注射	3 周
	长春新碱（V）	1～1.5 mg/m²×2 日，静脉滴注	
	顺铂（P）	20 mg/（m²·d）×5 日，静脉滴注	
VAC	长春新碱（V）	1.5 mg/m²，静脉注射（第 1 日）	4 周
	放线菌素 D（A）	300 μg/（m²·d），静脉滴注（第 2～6 日）	
	环磷酰胺（C）	150～250 mg/（m²·d）×5 日，静脉注射（第2～6 日）	

（3）放射治疗：外照射对卵巢上皮癌治疗价值有限，可用于锁骨上和腹股沟转移淋巴病灶或紧靠盆壁的局限性病灶进行局部治疗。故放射治疗不作为上皮性癌的主要辅助治疗手段。

（4）生物治疗：除了手术和化疗外，目前生物治疗也是卵巢癌的综合治疗方法之一。包括免疫治疗、基因治疗、重组病毒治疗等。

（5）分子靶向治疗：目前卵巢癌领域已有获批的靶向治疗药物，主要有靶向聚 ADP 核糖聚合酶（PARP）抑制剂和抗血管内皮生长因子（VEGF）单克隆抗体。临床实验显示可以显著延长无疾病进展时间，特别是针对基因突变的病人。随着分子医学技术的发展，未来一定能识别出卵巢癌群体中更有针对性的分子靶标，从而改善卵巢癌病人的预后。

【常见护理问题】

1. 恐惧　与担心疾病预后有关。

2. 知识缺乏　缺乏疾病知识及术后护理知识。

3. 疼痛　与肿瘤生长迅速及手术创伤有关。

4. 营养失调（低于机体需要量）　与进食减少和肿瘤消耗大有关。

5. 潜在并发症　感染、贫血、下肢深静脉血栓形成。

【护理措施】

1. 一般护理　注意休息、保持充足的睡眠，对于大量胸腔积液、腹水的病人可适当抬高床头，提高病人舒适度，极度消瘦的病人预防压疮。

2. 饮食护理　指导病人进食高蛋白饮食，正确评估病人营养状况，如进食不足，需遵医嘱补充肠内营养粉或静脉营养。

3. 胸穿、腹穿病人的护理　针对出现胸腔积液、腹水的卵巢恶性肿瘤病人。在医师操作过程中，严密观察、记录病人的生命体征变化，胸腔积液、腹水性质及出现的不良反应。一次放腹水不超过 3000 mL，以免腹压骤降，发生虚脱，腹水速度宜缓慢，后用腹带包扎腹部，测量腹围，做好记录。腹腔注药的病人需经常转换体位，左侧与右侧卧位交替，头低和脚低位交替，促使化疗药物在整个腹腔更好地发挥疗效。

4. **手术护理** 遵医嘱按一般腹部手术病人的护理常规，认真做好术前准备和术后护理，围术期护理同其他妇科恶性肿瘤。巨大卵巢肿瘤病人准备腹带、沙袋加压腹部。以防腹压骤然下降出现休克。

5. **化疗病人的护理** 详见第十八章第四节。

6. **心理护理** 卵巢生殖细胞肿瘤、卵巢子宫内膜异位囊肿等多发生于年轻女性，病人担心疾病影响生育、术后疾病复发等问题，因此需要耐心向病人讲解病情，解答提问，消除顾虑；卵巢恶性肿瘤往往诊断时已属晚期，病人担心疾病预后不良，害怕治疗影响生存质量，出现焦虑、恐惧、抑郁等不良心理情绪，护士应为病人提供表达情感的机会和环境，详细了解病人的疑虑和需求，鼓励家属参与，帮助病人顺利地从治疗期过渡到康复期。

7. **健康教育**

（1）鼓励病人加强营养，进食新鲜、高热量、高蛋白、高维生素、易消化的饮食，保持大便通畅。

（2）注意休息，子宫全切术后病人避免重体力劳动及增加腹压的活动。

（3）观察腹部切口愈合情况，保持敷料清洁干燥，出现局部疼痛、红肿、流脓流液等不适症状及时就医。

（4）卵巢恶性肿瘤病人术后需进行6~8次化疗，按时返院化疗，化疗期间做好化疗药物毒副反应的自我监测。

（5）大力宣传卵巢癌的高危因素，提倡高蛋白、富含维生素A的饮食，避免高胆固醇饮食；积极开展普查普治工作：卵巢实性肿瘤或当囊性肿瘤直径>5cm者应及时手术切除；乳腺癌、子宫内膜癌、胃肠恶性肿瘤等病人，术后随访中应定期接受妇科检查，以确定有无卵巢转移癌。

（6）卵巢良性肿瘤病人术后遵医嘱随访。卵巢恶性肿瘤易复发，需长期接受随访和监测，随访时间：术后1年内，每月1次；术后第2年，每3个月1次；术后3~5年视病情每4~6个月1次；5年以后每年1次。

（孙淑娟 王蓉）

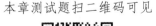
本章测试题扫二维码可见

第十七章　子宫内膜异位症与子宫腺肌病病人的护理

第一节　子宫内膜异位症

【概述】

子宫内膜异位症（endometriosis，EMT）是指子宫内膜组织出现在子宫体以外的部位，简称内异症。卵巢为最常见的侵犯部位。生育期是内异症的高发时段，发病率为 10%～15%。内异症属良性疾病，但具有恶性疾病特点：病变广泛，具有种植、远处转移、复发性等特点。

【病因】

病因至今不明确，目前主要有三种学说。

1. 种植学说　Sampson 提出内异症传播途径主要为：经血逆流、淋巴及静脉播散、医源性种植。目前以经血逆流异位种植学说为主导理论，其认为经期时子宫内膜腺上皮和间质细胞随经血逆流，经输卵管入盆腔，种植在卵巢或邻近的盆腔腹膜上，并在该处生长，形成盆腔内异症。

2. 体腔上皮化生学说　Robert Meyer 提出胚胎期具有高度化生潜能的体腔上皮分化为卵巢表面上皮、盆腔腹膜，盆腔组织受到持续激素或经血及慢性炎症的不断刺激后被激活为子宫内膜样组织。

3. 诱导学说　内源性生化因素诱导未分化的腹膜组织可发展为子宫内膜组织，种植的内膜组织释放化学物质诱导未分化的间充质形成异位的子宫内膜组织。

【临床表现】

1. 症状　25% 的病人表现为无任何临床症状。

（1）疼痛：是内异症的主要症状。疼痛严重程度与病变程度不完全平行，可表现为痛经、非月经期下腹痛、性交痛等，典型症状表现为进行性加重的继发性痛经。疼痛部位多为下腹部、腰骶部及盆腔中部。性交疼痛一般表现为深部性，月经来潮前性交痛明显。

（2）不孕：40％的病人合并不孕。

（3）15％～30％病人有经期延长、经量增多或阴道不规则出血。

（4）特殊部位症状：膀胱内异症常在月经期出现膀胱刺激症状或血尿；输尿管异位症出现腰痛和血尿，甚至形成肾盂积水和肾萎缩；肠道内异症表现为周期性便血、腹痛、腹泻、便秘，严重者可出现肠梗阻症状；手术瘢痕异位症病人表现为手术瘢痕部位出现周期性疼痛和结节，并随时间的延长症状逐渐加重。

2. 体征　妇科检查可发现子宫多为后位，子宫后壁处可扪及触痛性结节，一侧或双侧附件区可扪及与子宫粘连的囊实性包块，活动性差，有触痛。腹壁或会阴部瘢痕的内异症病灶可在瘢痕处触及结节，病灶累及直肠阴道隔时，可在阴道穹后部处扪及有触痛的小结节或肿块。

【辅助检查】

1. 影像学检查　腹部或阴道超声检查可确定异位囊肿的大小形状、位置和囊内容物与周围器官的关系，但无特异性。磁共振对盆腔深部浸润病灶的诊断有重要意义。

2. 腹腔镜检查　目前是确诊盆腔内异症的最佳标准。

3. 血清 CA125 和人附睾蛋白 4（HE4）测定　血清 CA125 可能会升高，因与其他疾病有交叉阳性，缺乏特异性和敏感性，不能作为独立的诊断依据，但可用于监测病灶活动情况、评估治疗效果及预测复发。HE4 一般处于正常水平。

4. 其他　根据异位的不同部位采用膀胱镜、结肠镜等检查协助诊断。

【处理原则】

子宫内异症的处理原则是"缩减和去除病灶，减轻和控制疼痛，治疗和促进生育，预防和减少复发"。原则上症状较轻者采用非手术治疗，定期随访；症状较重、病变严重者可考虑手术治疗。

【常见护理问题】

1. 疼痛　与痛经及慢性盆腔疼痛有关。

2. 焦虑　与不孕、发现盆腔包块有关。

3. 知识缺乏：缺乏子宫内膜异位症及手术相关知识。

【护理措施】

1. 积极预防

（1）预防经血逆流：经期注意个人卫生，注意休息，避免吃生冷食物，及时治疗容易引起经血逆流的妇科生殖器官疾病。

（2）妊娠和药物避孕：口服避孕药可抑制排卵，促进子宫内膜萎缩，对于有避孕要求的病人可推荐使用药物避孕，避免使用宫内节育器。鼓励婚后有痛经的病人及时结婚生育，倡导母乳喂养。短期内在政策允许条件下妊娠有预防复发的作用。

（3）防止医源性种植：避免多次宫腔内操作，经腹部的宫腔手术，要应用纱布垫保护好子宫切口及周围手术野，以防内膜组织异位于腹腔。不宜在月经期进行宫颈、阴道手术和盆腔检查。人流术吸宫时，负压适当，不宜过高。

2. 非手术病人的护理

（1）定期随访：病变不严重、症状轻微的病人可以定期随访，一般 3～6 个月随访并做盆腔检查一次。合并不孕的病人，还需要做不孕的各项检查内容，促使其尽早怀孕。告知病人定期随访的意义及具体时间。

（2）用药护理：有生育要求，不伴有卵巢囊肿或囊肿较小的病人可采用药物治疗，目的主要是缓解疼痛症状，抑制卵巢功能，延缓复发。病人必须对药物治疗和对疾病复发有心理准备。用药期间，护士要详细向病人讲解药物相关知识，让病人了解药物的药理作用、副作用、用法、使用时间、不良反应和注意事项等。耐心解答病人提出的具体问题，让病人掌握解决问题的方法，增加病人疾病依从性，坚持和配合治疗。用药期间要定期门诊随访，发现异常及时就诊，在医师的指导下修正药物治疗方案。孕激素一般连续应用 6 个月，副作用相对较轻，常见的有恶心、乳房胀痛、水钠潴留、血清脂蛋白水平异常、阴道不规则点滴状出血、食欲和体重增加等，停药后数月恢复。达那唑一般需连续使用 6 个月，副作用较大，可耐受，主要为卵巢功能抑制症状及男性化表现，如皮肤痤疮、多毛、体重增加、肝功能损害，需定期随访肝功能。已有肝功能损伤者不宜使用。停药后 1 个月左右可恢复月经和排卵，副作用大部分可消失。促性腺激素释放激素激动剂的副作用主要表现为低雌激素水平症状，如阴道干燥、骨质疏松、性欲降低、乳房胀痛等。大部分症状可在停药后缓解或消失，恢复排卵，但骨质丢失恢复时间需要 1 年甚至更长时间，需告知病人防止意外骨折。

3. 手术病人的护理

（1）术前护理参阅妇科腹部手术病人术前护理。

（2）需要多学科协助诊治的病人，协助做好多学科对病人的评估及会诊，根据需要准备好术中所用物资，如造口袋、输尿管支架及吻合器等。双J管护理和造口护理详见专科护理。

（3）术后护理参阅妇科腹部手术病人的术后护理。深部浸润型病人术后需禁食，经静脉补充电解质及营养。肛门排气后，若无肠道梗阻症状时，饮食逐渐从流质过渡半流质、软食、普食，早期勿进食牛奶、豆奶等易导致肠道胀气的食物，补充高营养饮食，多饮水，避免食用刺激性食物。对于有生育要求的术后病人，鼓励病人术后尽早妊娠。术后两年内未受孕者，告知病人自然受孕机会很小，可咨询辅助生殖技术医务人员。

4. 健康教育

（1）有先天性生殖道畸形病人应及时治疗，防止月经期血液经输卵管流入盆腔。

（2）告知病人疾病相关知识，着重强调随访的重要性，异位症复发率较高，需长期进行随访和监测，应 3～6 个月接受复查并记录。

（3）经期不做盆腔检查，如非必须，操作动作要轻柔；应在月经干净后 3～7 日内进行宫腔手术，最好不做或少做宫腔内操作。

（4）鼓励已适婚龄或婚后痛经的妇女及时结婚生育；有家族史病人宜选择口服避孕药；有生育要求者应行促排卵治疗，争取尽早妊娠。

（5）药物治疗的病人坚持定期随访。随访内容包括：服药期间病人症状、月经、身体变化及药物的副作用等。在医师的指导下规范用药。

（6）进食富含营养物质的饮食。

（7）行全子宫切除术者，术后 1 个月内宜卧床休息，避免重体力劳动，3 个月内禁止性生活和盆浴；行单纯卵巢或附件切除术病人，1 个月内禁止性生活和盆浴；出院后按时门诊复查，复查时应避开月经期，出现不适，及时就诊。

第二节　子宫腺肌病

【概述】

子宫腺肌病（adenomyosis）是指子宫内膜腺体和间质侵入到子宫肌层，受激素的影响发生出血、肌纤维结缔组织增生，形成弥漫性或局限性病变，子宫均匀性增大，一般小于 12 周妊娠子宫大小，常发生在 30～50 岁的生育年龄的经产妇。

【病因】

病因至今尚不清楚。目前认为是基底层内膜侵入到子宫肌层所引起。人工流产手术、多次妊娠、慢性子宫内膜炎等可引起子宫内膜基底层受损，导致基底层内膜易侵入到肌层生长。从解剖结构上看，子宫内膜基底层缺乏黏膜下层，直接与肌层接触，内膜易侵入子宫肌层。另外，体内雌激素、孕激素长期处于高水平，也可造成子宫内膜向肌层生长。

【临床表现】

1. 症状　逐渐加重的进行性痛经为主要症状，痛经发生率为15%～30%，也有35%的病人无临床典型症状。月经异常表现为经期延长、经量过多或不规则出血，月经过多发生率为40%～50%。

2. 体征　妇科检查子宫呈均匀性增大或有局限性结节隆起，有压痛，可合并子宫肌瘤和内异症。

【辅助检查】

1. 无症状者行超声和CT等影像学辅助检查方法，可协助确诊。

2. 有症状者依据临床表现和妇科检查体征可做出初步诊断，确诊需依据术后病理学检查。

3. 血常规检查判断病人是否贫血。

【处理原则】

依据病人年龄、症状和生育要求而定。症状较轻有生育要求、近绝经期的病人可采用药物保守性治疗，定期随访；症状较重、无生育要求或药物治疗无效的病人可考虑行全子宫切除手术。

【常见护理问题】

1. 疼痛　与痛经及慢性盆腔疼痛有关。

2. 焦虑　与不孕、发现盆腔包块有关。

3. 知识缺乏：缺乏子宫腺肌病及术前术后护理相关知识。

【护理措施】

1. 一般护理

（1）耐心向病人讲解子宫腺肌病及术前术后护理相关知识，增强治疗信心。

（2）合并贫血病人给予高铁、高蛋白、高营养、易消化饮食。

（3）药物保守性治疗病人需详细讲解各类药物的副作用，并且告知病人停药后症状可以复现，需要定期进行复查。

2. 对症护理

（1）痛经：

1）耐心向病人解释痛经原因，减轻病人焦虑情绪。

2）评估病人疼痛程度，必要时给予止痛药物对症治疗。

3）生活规律，避免进食辛辣刺激性的食物。

（2）月经异常：保持外阴部清洁，及时更换卫生巾，经量过多或经期过长时及时就诊。

3. 用药护理

（1）遵医嘱使用子宫收缩药物，合并感染时应用抗生素，必要时使用止血药。

（2）合并贫血的病人遵医嘱服用铁剂，严重贫血者遵医嘱输血治疗。

（3）注意各类药物的副作用，应用 GnRH-α 治疗的病人要注意骨质丢失的风险，可以给予反向添加治疗和补充钙剂。

4. 手术病人护理　参阅妇科腹部手术病人的一般护理，术后仍需定期随访。

5. 心理护理　耐心向病人讲解痛经及慢性盆腔疼痛的相关知识，减轻焦虑及恐惧心理，告知病人需要系统正规的治疗和随访，提供疾病及手术相关知识。

6. 健康教育

（1）进食高营养饮食，避免高胆固醇食物。

（2）行全子宫切除术后病人，术后 1 个月内宜卧床休息，避免重体力劳动，3 个月内禁止性生活和盆浴；行单纯卵巢或附件切除术病人，1 个月内禁止性生活和盆浴。

（3）药物治疗的病人需在医师的指导下规范用药。坚持定期随访。随访内容包括：服药期间病人症状、月经、身体变化及药物的副作用等。

（4）出院后按时门诊复查，复查时应避开月经期，出现不适，及时就诊。

（王蓉　孙淑娟）

-------------------- 本章测试题扫二维码可见 --------------------

第十八章　妊娠滋养细胞疾病病人的护理

妊娠滋养细胞疾病（gestational trophoblastic disease，GTD）是一组来源于胎盘滋养细胞的疾病。根据组织学特征可以分为葡萄胎、侵蚀性葡萄胎（invasive mole）、绒毛膜癌（简称绒癌，choriocarcinoma）、胎盘部位滋养细胞肿瘤（placental site trophoblastic tumor，PSTT）和上皮样滋养细胞肿瘤（epithelioid trophoblastic tumor，ETT），其中葡萄胎为良性疾病。2014 年 WHO 新分类中将侵蚀性葡萄胎归为葡萄胎妊娠，列为交界性或不确定行为的肿瘤，但由于侵蚀性葡萄胎的临床表现、诊断及处理原则与绒癌基本相同，因此临床上仍将其归类于恶性肿瘤，将两者合称为妊娠滋养细胞肿瘤。胎盘部位滋养细胞肿瘤和上皮样滋养细胞肿瘤在临床表现、发病过程及处理上与侵蚀性葡萄胎和绒癌存在明显不同，故不属于本章讨论范围。绝大多数滋养细胞疾病继发于妊娠，极少数来源于卵巢或睾丸生殖细胞，称为非妊娠性绒癌。也不在本章讨论范围。

第一节　葡萄胎

【概述】

葡萄胎（hydatidiform mole）又称水泡样胎，是因妊娠后胎盘绒毛滋养细胞增生、间质水肿，形成大小不一的水泡，水泡间借蒂相连成串，形如葡萄而得名，分为完全性葡萄胎和部分性葡萄胎两类。是一种滋养细胞的良性疾病，但部分可发展成妊娠滋养细胞肿瘤。

【病因】

葡萄胎发生的确切原因目前尚不明确，可能与地域、种族、营养与内分泌因素以及遗传因素等有关。

【临床表现】

1. 完全性葡萄胎

（1）停经后不规则阴道流血：是最常见的症状，一般在停经 8~12 周开始，量多少不定，反复发作，逐渐增多。若大血管破裂，可造成大出血，导致休克，甚至死亡。葡萄胎组织有时可自行排出，但排出前和排出时常伴有大量流血，血中偶见水泡状物。若反复阴道流血未得到及时治疗，可继发贫血和感染。

（2）子宫异常增大、变软：大部分的葡萄胎病人的子宫大于相应停经月份，主要与葡萄胎组织迅速增长及宫腔内积血有关。同时子宫质地变软并伴有 HCG 水平异常升高。

（3）腹痛：由于葡萄胎组织增长迅速及子宫快速扩张所致，常表现为阵发性下腹疼痛，能耐受，常发生于阴道流血前，若卵巢黄素化囊肿发生扭转或破裂时，疼痛加剧或出现急腹痛。

（4）妊娠呕吐：与正常妊娠相比，出现时间早，症状严重，持续时间长。需警惕严重呕吐可能导致水电解质紊乱。

（5）妊娠高血压疾病征象：多发生于子宫异常增大者，可在 24 周前出现高血压、水肿、蛋白尿等征象。

（6）卵巢黄素化囊肿（theca lutein ovarian cyst）：由于大量 HCG 刺激卵巢卵泡内膜细胞发生黄素化而形成的囊肿。常为双侧卵巢囊肿，也可单侧，大小不等。一般在葡萄胎清除后 2~4 个月自行消退。

（7）甲状腺亢进征象：约 7% 的病人可出现甲状腺功能亢进的表现，如皮肤潮湿、震颤、心动过速等，但突眼少见。

2. 部分性葡萄胎　部分性葡萄胎也常表现为停经后阴道流血，一般无腹痛，不伴卵巢黄素化囊肿，呕吐也较轻，常无妊娠高血压疾病征象，多数子宫大小与停经月份相符或小于停经月份。有时表现为不全流产或过期流产，仅在对流产组织进行病理学检查时才被诊断。

【辅助检查】

1. 绒毛膜促性腺激素（HCG）测定　正常妊娠时，受精卵着床后数日便形成滋养细胞并开始分泌 HCG，孕 8~10 周 HCG 水平达到高峰，持续 1~2 周后逐渐下降。但发生葡萄胎时，滋养细胞高度增生，在停经 8~10 周以后，HCG 水平不会下降而是随着子宫增大继续上升。

2. 超声检查　最好采用经阴道彩色多普勒超声检查，完全葡萄胎的典型影像为：子宫明显大于相应孕周，无孕囊或胎心搏动，宫腔内充满不均质密集状或短条状回声，呈"落雪状"，当水泡较大时，可呈"蜂窝状"。部分葡萄胎可见由局灶性水泡样胎块引起的超声图像改变及胎儿或羊膜腔，胎儿常伴有畸形。

【处理原则】

1. 清宫　一经确诊，应及时清宫。但清宫前首先应仔细做全身检查，必要时先对症处理，病情稳定后再行清宫，一般选用吸刮术。术前应开放静脉通路、备血。当子宫体积大（大于妊娠 12 周）或术中出血多等情况，不能一次性刮净时，可在一周后进行第二次刮宫。

2. 卵巢黄素化囊肿的处理　一般不需处理，若发生急性扭转，可在 B 超引导下行穿刺吸液，若扭转时间较长发生坏死时，则需要进行患侧附件切除术。

3. 预防性化疗　葡萄胎是否需要进行预防性化疗尚存在争议，近年认为不应常规推荐，仅对高危因素和随访困难的葡萄胎病人采用预防性化疗。常用甲氨蝶呤、氟尿嘧啶或放线菌素-D 单药化疗，部分性葡萄胎一般不做预防性化疗。

4. 子宫切除术　由于单纯的子宫切除只能去除葡萄胎侵入子宫肌层局部的危险，不能预防宫外转移的发生，故一般不做常规推荐，但对于年龄大、无生育要求的病人可行子宫切除术，术后仍需定期随访。

【常见护理问题】

1. 疼痛　与葡萄胎组织增长迅速及子宫快速扩张有关。
2. 焦虑　与担心将来妊娠有关。
3. 恐惧　与将要接受清宫手术有关。
4. 知识缺乏　缺乏疾病的信息及葡萄胎随访知识。

【护理措施】

1. 心理护理

（1）建立良好的护患关系，鼓励病人表达未得到良好妊娠结局的悲伤，针对病人个体需求提供有关医疗与护理信息。

（2）给病人介绍葡萄胎的疾病知识，让病人及家属了解葡萄胎是一种良性疾病，经过清宫治疗后可恢复正常，不影响再次妊娠，解除病人焦虑与恐惧，增强信心。

2. 症状护理

（1）阴道流血的护理：观察阴道流血的颜色、有无水泡样组织排出，正确估计阴道流血量，对于阴道大量流血的病人遵医嘱建立静脉通路，交叉配血，做好术前准备及各种抢救器械与物品准备。

（2）妊娠呕吐：保持口腔卫生，每次呕吐后漱口，选择清淡、易消化的饮食，少食多餐，呕吐严重者予以静脉补液。

（3）腹痛：正确评估疼痛的部位、性质、程度，安慰病人，解释发生疼痛的原因，如出现急性腹痛，应立即通知医师，协助医师进行 B 超下穿刺抽液或做好手术前准备。

（4）妊娠高血压疾病征象：观察病人生命体征，特别是血压的变化，是否有头晕、头痛、视物模糊等症状，水肿明显者应控制钠盐摄入，监测体重，记录尿量，监测尿中蛋白含量。

3. 手术配合

（1）术前：遵医嘱做好病人术前准备，包括备皮、交叉合血、抗生素皮试，建立有效的静脉通路，做好抢救准备。

（2）术中：注意监测病人心率、血压、呼吸与血氧饱和度，询问病人有无胸闷和呼吸困难，如需使用缩宫素，要在宫颈管充分扩张后使用，注意输液速度不宜过快，警惕子宫收缩过强，将滋养细胞压入子宫壁血窦，导致肺栓塞。

（3）术后：监测生命体征、阴道流血及腹痛情况，警惕腹腔内出血征象。

4. 健康教育

（1）清宫术后禁止盆浴及性生活 1 个月。

（2）严格避孕一年，首选工具避孕（避孕套），也可选择口服避孕药，一般不宜选用宫内节育器，以免发生子宫穿孔或混淆子宫出血的原因。

（3）遵医嘱按时定期随访。随访包括以下内容：

1）HCG 测定：葡萄胎清宫后每周 1 次，直到连续 3 次正常，然后每月 1 次持续至少半年，每 2 个月一次共 6 个月，自第 1 次阴性后共随污 1 年。

2）随访除监测 HCG 水平外，应注意询问月经是否规则，有无异常阴道流血、咳嗽、咯血等症状，必要时进行 B 超、X 线胸片或 CT 检查。

（4）葡萄胎后的再次妊娠，应严密监测，明确是否为正常妊娠，分娩后也需监测 HCG 水平至阴性。

第二节　妊娠滋养细胞肿瘤

【概述】

妊娠滋养细胞肿瘤约 60% 继发于葡萄胎，30% 继发于流产，10% 继发于足月妊娠或异位妊娠。其中，葡萄胎清宫后半年以内发生的妊娠滋养细胞肿瘤诊断为侵蚀性葡萄胎，而一年以上者多数为绒癌，一般来说间隔的时间越长，绒癌的可能性越大。继发于流产、足月妊娠、异位妊娠者组织学诊断应为绒癌。侵蚀性葡萄胎一般恶性程度低，预后较好。绒癌恶性程度极高，在化疗药物问世以前死亡率高达90%以上。如今绒癌病人的预后已经得到极大的改善。

【病理】

1. 侵蚀性葡萄胎　病理特点为子宫肌层内有大小不等、深浅不一的水泡状组织，若病灶接近子宫浆膜层，子宫表面肉眼可见紫蓝色结节。镜下可见侵入子宫肌层的水泡状组织形态，有绒毛结构，可见滋养细胞增生和异型性。但绒毛结构也可退化，仅见绒毛阴影。

2. 绒癌　常原发于子宫体，极少数原发于输卵管、宫颈、阔韧带等部位，肿瘤位于子宫肌层内，个数不定，大小不等，无固定形态，与周围组织分界清，可突向宫腔或穿透浆膜层，镜下特点为细胞滋养细胞与合体滋养细胞排列紊乱，高度增生，明显异型，但两种细胞不形成绒毛或水泡状结构。肿瘤组织中不含间质和自身血管，靠瘤细胞侵蚀母体血管而获取营养供给。

【临床表现】

1. 无转移滋养细胞肿瘤　大多数继发于葡萄胎后。

(1) 不规则阴道流血：在葡萄胎排空、流产、异位妊娠术后或足月产后，出现持续不规则阴道流血，量不定。也可以表现为一段时间的正常月经后再次停经，然后又出现阴道流血。

(2) 子宫复旧不全或不均匀性增大：葡萄胎排空后4~6周子宫仍未能恢复到正常大小，质地偏软。也可受子宫肌层内病灶部位和大小的影响，表现出子宫不均匀性增大。

(3) 卵巢黄素化囊肿：由于HCG的持续作用使双侧或一侧卵巢黄素化囊肿持续存在。

(4) 腹痛：一般无腹痛，但当病灶穿透子宫浆膜层导致子宫穿孔、病灶坏死继发感染或黄素化囊肿发生扭转、破裂时可出现急性腹痛。

(5) 假孕症状：由于肿瘤分泌的HCG及雌激素、孕激素的作用，病人可出现假孕症状，如乳房增大，乳头及乳晕着色，外阴、阴道、宫颈着色，生殖道质地变软等。

2. 转移性滋养细胞肿瘤　肿瘤主要通过血行转移，最常见的是肺转移，其次为阴道转移、盆腔转移、肝转移和脑转移。由于滋养细胞肿瘤的生长特点之一是破坏血管，所以各转移部位症状的共同特点是局部出血。

转移性滋养细胞肿瘤病人可以同时出现原发灶和转移灶症状，但也有不少病人原发灶消失而转移灶发展，仅表现为转移灶症状，易造成误诊。

(1) 肺转移：典型表现为胸痛、咳嗽、咯血及呼吸困难。可呈急性发作，也可呈慢性持续状态，病灶较小时可无症状，仅通过X线胸片或肺CT

做出诊断。

（2）阴道转移：一般认为是宫旁静脉逆行性转移所致，转移灶常位于阴道前壁及阴道穹，呈紫蓝色结节，一旦破溃可出现不规则阴道流血，甚至大出血。

（3）肝转移：多伴有肺转移，是不良预后因素之一。病灶较小时可无症状，也可表现为右上腹部或肝区疼痛，若肿瘤穿破肝包膜可出现腹腔内大出血，导致死亡。

（4）脑转移：预后凶险，是主要的致死原因。一般同时伴有肺转移和/或阴道转移。脑转移可分为 3 个时期：瘤栓期、脑瘤期和脑疝期。首先为瘤栓期，可表现为一过性脑缺血症状，如猝然跌倒、暂时性失语、失明等。继而为脑瘤期，即肿瘤组织侵入脑组织形成脑瘤，表现为头痛、喷射样呕吐、偏瘫、抽搐直至昏迷。最后进入脑疝期，因脑瘤增大、出血及周围脑组织水肿，使颅内压进一步升高，形成脑疝，压迫生命中枢、最终死亡。

（5）其他部位转移：包括脾、肾、膀胱、消化道、骨骼等，其症状因转移部位不同而异。

【辅助检查】

1. 血清 HCG 测定　血清中 HCG 水平是滋养细胞肿瘤的诊断和评估治疗效果的主要依据。

2. X 线胸片检查　是诊断肺转移首选的检查方法。典型的影像学表现是：棉球状或团块状阴影，以右侧肺及中下部较为多见。

3. 超声检查　是诊断子宫原发病灶最常用的方法。在声像图上可见子宫正常大小或不同程度增大，肌层间可见高回声或为回声不均匀的团块，无包膜，也可表现为整个子宫弥漫性增高回声，内部伴不规则低回声或无回声。

4. CT、磁共振检查　CT 主要用于较小的肺部病灶和脑、肝等部位的转移病灶有较高的诊断价值，磁共振主要用于脑和盆腔病灶的诊断。

5. 组织学诊断　在原发灶或转移灶组织中见到绒毛或退化的绒毛阴影，则诊断为侵蚀性葡萄胎；未见绒毛结构者则诊断为绒癌。但组织学证据对于滋养细胞肿瘤的诊断并不是必需的。

【临床分期】

国际妇产科联盟（FIGO）妇科肿瘤委员会于 2000 年审定 2002 年颁布了新的临床分期。该分期包含了解剖学分期和预后评分系统两个部分（表18-1、表18-2）。其中预后评分≤6 分者为低危，≥7 分者为高危，其中预后评分≥12 分及对一线联合化疗反应差的肝、脑或广泛转移者为极高危。

表 18‐1　滋养细胞肿瘤解剖学分期（FIGO，2000 年）

分期	病变范围
Ⅰ期	病变局限于子宫
Ⅱ期	病变扩散，但仍局限于生殖器（附件、阴道、阔韧带）
Ⅲ期	病变转移至肺，有或无生殖系统病变
Ⅳ期	所有其他转移

表 18‐2　改良 FIGO 预后评分系统（FIGO，2000 年）

评分	0	1	2	4
年龄（岁）	< 40	$\geqslant 40$	—	—
前次妊娠	葡萄胎	流产	足月产	—
距前次妊娠时间（月）	< 4	$4 \sim 7$	$7 \sim 13$	$\geqslant 13$
治疗前血 HCG（mIU/mL）	$< 10^3$	$10^3 \sim 10^4$	$10^4 \sim 10^5$	$\geqslant 10^5$
最大肿瘤大小（包括子宫）	—	$3 \sim 5$ cm	$\geqslant 5$ cm	—
转移部位	肺	脾、肾	肠道	肝、脑
转移病灶数目	—	$1 \sim 4$	$5 \sim 8$	> 8
先前失败化疗	—	—	单药	两种或两种以上联合化疗

【处理原则】

滋养细胞肿瘤对化疗非常敏感，因此治疗上采用以化疗为主，手术和放疗为辅的综合治疗。

1. 化疗　是首选的治疗方法，临床常用化疗药物有甲氨蝶呤（MTX）、氟尿嘧啶（5-FU）、放线菌素‐D（Act-D）或国产的更生霉素（KSM）、环磷酰胺（CTX）、依托泊苷（VP-16）、长春新碱（VCR）等。低危病人通常选择单一药物化疗，高危病人则选择联合化疗方案。

（1）单一药物化疗：具体药物及用法见表 18‐3。

表 18‐3　推荐常用单药化疗药物及其用法

药物	剂量、给药途径、疗程日数	疗程间隔
MTX	0.4 mg/（kg·d），肌内注射，连续 5 日	2 周
WeeklyMTX	50 mg/m²，肌内注射	1 周
MTX+	1 mg/（kg·d），肌内注射，第 1、3、5、7 日	2 周
四氢叶酸（CF）	0.1 mg/（kg·d），肌内注射，第 2、4、6、8 日（24 小时后用）	
MTX	250 mg，静脉滴注，维持 12 小时	

续表

药物	剂量、给药途径、疗程日数	疗程间隔
Act-D	10~12 μg/ (kg·d)，静脉滴注	2 周
	1.25 mg/m²，静脉注射	2 周
5-FU	28~30 mg/ (kg·d)，静脉滴注，连续 8~10 日	2 周

（2）联合化疗：国内应用较普遍的是以氟尿嘧啶为主的联合化疗和 EMA-CO 方案及 FAV 方案化疗，国外首选 EMA-CO 方案化疗（表 18-4）。

表 18-4　联合化疗方案及用法

化疗方案	药物	剂量、给药途径、疗程日数	疗程间隔
5-FU+KSM			3 周
	5-FU	26~28 mg/ (kg·d)，静脉滴注，连续 8 日	
	KSM	6 μg/ (kg·d)，静脉滴注，连续 8 日	
EMA-CO 方案			2 周
第 1 日	VP-16	100 mg/m²，静脉滴注	
	Act-D	0.5 mg，静脉滴注	
	MTX	100 mg/m²，静脉注射	
	MTX	200 mg/m²，静脉滴注维持 12 小时	
第 2 日	VP-16	100 mg/m²，静脉滴注	
	Act-D	0.5 mg，静脉滴注	
	四氢叶酸 (CF)	15 mg，肌内注射（从静脉注射 MTX 开始算起 24 小时给，每 12 小时 1 次，共 2 次）	
第 3 日	四氢叶酸 (CF)	15 mg，肌内注射，每 12 小时 1 次，共 2 次	
第 4 至 7 日		休息（无化疗）	
第 8 日	VCR	1 mg/m²，静脉注射	
	CTX	600 mg/m²，静脉滴注	
FAV 方案	VCR		17~21 日
第 1 日	VCR	2 mg+0.9%NS 500 mL 化疗前 3 小时	
	5-FU	24~26 mg/ (kg·d)，静脉滴注	
	KSM	4~6 μg/ (kg·d)，静脉滴注	

续表

化疗方案	药物	剂量、给药途径、疗程日数	疗程间隔
第 2~6 日	5-FU	24~26 mg/（kg·d），静脉滴注	
	KSM	4~6 μg/（kg·d），静脉滴注	

（3）停药指征：妊娠滋养细胞肿瘤化疗应持续到症状体征消失，原发灶和转移灶消失，HCG 降至正常后再巩固 2~3 个疗程方可停药。

2. 手术　作为化疗的辅助治疗手段，仅在一些特定的情况下使用。如：控制肿瘤穿透所致大出血等并发症、切除耐药病灶等。

3. 放射治疗　目前应用较少，主要用于肝、脑和肺部等转移部位耐药病灶的治疗。

【常见护理问题】

1. 营养失调（低于机体需要量）　与化疗导致进食减少有关。

2. 焦虑、恐惧　与治疗时间长和接受化疗有关。

3. 有感染的危险　与化疗导致骨髓抑制有关。

4. 有口腔黏膜受损的危险　与使用化疗药物有关。

5. 知识缺乏　缺乏疾病相关知识与化疗自我防护知识。

6. 体像紊乱　与化疗导致脱发有关。

7. 潜在并发症　肺转移、阴道转移、脑转移。

【护理措施】

1. 一般护理

（1）注意休息，不过分劳累。

（2）鼓励病人进食，推荐高蛋白、富含维生素 A、易消化的饮食。

（3）增强机体的抵抗力，注意外阴清洁，防止感染。

（4）治疗期间严格避孕，做好避孕指导。

2. 转移病灶的护理

（1）阴道转移病人的护理：卧床休息，严禁性生活，禁止做不必要的阴道检查和阴道窥器检查，注意阴道转移灶有无破溃出血。如出现阴道大出血时，应立即通知医师，可予以长纱条填塞阴道压迫止血，并记录纱条数量。填塞的纱条必须于 24~48 小时内如数取出，若仍出血不止，继续予以无菌纱条重新填塞，若阴道流血时间长，按医嘱用抗生素预防感染。

（2）肺转移病人的护理：卧床休息，观察病人的呼吸与血氧饱和度，尽量避免用力叩击背部，有呼吸困难或血氧饱和度降低者给予半卧位并吸氧。大量咯血时有窒息，应立即让病人取头低患侧卧位并保持呼吸道的通畅，预防窒息，立即通知医师，配合医师进行止血抗休克治疗。

（3）脑转移病人的护理：卧床休息，提供舒适环境，观察病人有无头晕、头痛、视物模糊、抽搐、肢体活动情况，有无喷射性呕吐，起床活动时应有人陪伴，以防跌倒造成意外损伤。遵医嘱予以降颅压治疗，严格控制输液总量和输液速度。昏迷、偏瘫病人按相应的护理常规实施护理。

3. 心理护理　向病人及家属介绍疾病相关知识及化疗方案与可能出现的化疗反应，告知自我防护的方法，强调坚持化疗的重要性，减少病人恐惧及无助感；详细解答病人的各种疑虑，同时争取家属的支持与配合，共同帮助病人战胜疾病。

4. 健康教育

（1）饮食指导，进食高蛋白、高维生素、易消化的清淡饮食，避免过于刺激、过烫的食物。

（2）预防口腔溃疡，保护口腔黏膜，化疗期间可多用淡盐水漱口，不使用牙签等尖锐物品剔牙，少吃瓜子等坚果，刷牙时选用软毛牙刷，动作轻柔，避免损伤口腔黏膜。若出现口腔溃疡可选用替硝唑含漱液漱口，每日予以口腔护理，进食疼痛可在进食前予以生理盐水＋利多卡因漱口以减轻疼痛。

（3）强调规律化疗的重要性，避免延迟化疗时间，以免出现化疗耐药而导致严重后果。

（4）化疗及随访期间应严格避孕，避孕首选使用避孕套，也可选用口服避孕药，至少化疗结束一年后方可再次妊娠。

（5）化疗间歇期间，遵医嘱监测血常规、肝功能，有异常时及时就诊，以免延误下一疗程的化疗。

（6）治疗结束后应遵医嘱严密随访，第 1 次在出院后 3 个月，然后每 6 个月 1 次至 3 年，此后每年 1 次直至 5 年。以后每 2 年 1 次。随访内容同葡萄胎，平时注意月经是否规则，有无异常阴道流血、咳嗽、咯血等症状，如有异常及时就诊。

第三节　化疗病人的护理

【概述】

化学治疗（简称化疗）是指通过利用化学药物阻止肿瘤细胞增殖、浸润、转移，直至杀灭肿瘤细胞的一种治疗方式，是一种全身性的治疗手段。滋养细胞肿瘤是所有肿瘤中对化疗最敏感的一种。

【化疗药物常见的毒副作用】

1. 骨髓抑制 主要表现为病人外周血液中白细胞和血小板计数减少，大多数化疗药物骨髓抑制最强的时间段为化疗后 7～14 日，此后逐渐恢复，但存在个体差异。目前，临床上普遍采用 WHO 骨髓造血毒性分度标准对化疗后骨髓抑制进行分度（表 18－5）。

表 18－5 WHO 骨髓造血毒性分度标准

	0	I	II	III	IV
血红蛋白（g/L）	≥110	95～109	80～94	65～79	<65
白细胞（×10^9/L）	≥4.0	3.0～3.9	2.0～2.9	1.0～1.9	<1.0
中性粒细胞（×10^9/L）	≥2.0	1.5～1.9	1.0～1.4	0.5～0.9	<0.5
血小板（×10^9/L）	≥100	75～99	50～74	25～49	<25

2. 消化系统损害 常表现为恶心、呕吐、腹泻及消化道溃疡，多数在用药后 2～3 日出现，5～6 日达到高峰，停药后逐渐好转，一般不会影响治疗。若呕吐或腹泻严重可能会造成电解质紊乱。氟尿嘧啶有胃肠道反应，包括恶心、呕吐、腹泻以及口腔溃疡，严重时可能发生假膜性小肠结肠炎。

3. 神经系统损害 长春新碱、紫杉醇、氟尿嘧啶和铂类都有神经毒性作用，紫杉醇表现为外周神经损害，如肢端麻木，可伴有针刺感，严重可影响生活；铂类呈剂量依赖性，累积用药量越多，感觉障碍持续时间越长；长春新碱神经毒性表现为剂量限制性，大剂量的氟尿嘧啶可能发生小脑共济失调等。

4. 肝、肾功能损害 肝功能损害主要表现为转氨酶增高，轻度损害在停药后会逐渐好转，严重的肝功能损害需护肝治疗后再继续化疗。铂类（尤其是顺铂）和甲氨蝶呤对肾脏有一定的毒性，肾功能正常的病人才能使用。

5. 膀胱毒性 环磷酰胺和异环磷酰胺对膀胱有毒性，大剂量注射时可引起膀胱刺激症状，如：尿频、尿急、尿痛，严重时可出现出血性膀胱炎。

6. 皮疹和脱发 一般停药后会重新生长。

【常见护理问题】

1. 营养失调（低于机体需要量） 与化疗导致消化道反应有关。
2. 焦虑、恐惧 与担心疾病预后有关。
3. 知识缺乏 缺乏化疗与自我防护相关知识。
4. 有感染的危险 与化疗引起的骨髓抑制有关。
5. 有出血的危险 与化疗引起的骨髓抑制有关。
6. 有皮肤完整性受损的危险 与化疗药物刺激或外渗有关。

【护理措施】

1. 骨髓抑制的护理

（1）白细胞降低的护理：白细胞计数低于 $3.0×10^9/L$ 者，应考虑停药；低于 $1.0×10^9/L$ 者应采取保护性隔离，避免交叉感染；少量多次输注新鲜血液刺激骨髓造血功能；预防性使用抗生素等。使用升白细胞药物治疗，应注意升白细胞药物一般在化疗停止 24 小时后使用。

（2）血小板降低病人的护理：观察全身皮肤有无出血点或紫癜，尽量避免局部碰撞，有创操作后要延长按压止血时间；当血小板低于 $50×10^9/L$ 时会有出血危险，应停止化疗；当血小板低于 $10×10^9/L$ 时可能发生中枢神经系统、胃肠道及呼吸道出血，应严密观察病人病情变化。

（3）注意个人卫生，保持会阴部清洁。

（4）注意保暖，预防感冒。

2. 消化道反应病人的护理

（1）鼓励病人进食，提供病人喜欢的可口饮食，合理安排进食的时间、分散注意力、创造良好的进食环境、给予镇吐剂等。

（2）密切观察消化道反应的情况，包括呕吐物的性状、颜色；腹痛、腹泻病人次数及性状，警惕假膜性小肠结肠炎。

（3）口腔溃疡者做好预防措施，如多喝水、淡盐水漱口、保持口腔清洁、用软毛牙刷刷牙避免损伤口腔黏膜，避免过烫、刺激性食物。若出现口腔溃疡可选用替硝唑含漱液漱口，每日予以口腔护理，进食疼痛可在进食前予以生理盐水＋利多卡因漱口以减轻疼痛。对于顽固性的口腔溃疡可以给予表皮生长因子局部使用促进溃疡愈合。

3. 肝肾功能损害病人的护理　交代病人化疗期间不能私自用药，用药需得到医师的同意，一般轻度肝功能损伤在停药后一定时期内恢复正常，但未恢复正常时不能继续化疗。嘱病人多饮水，使用顺铂前需要水化，病人 24 小时尿量需大于 2000 mL。

4. 神经系统毒性　若损害严重应立即停药，停药后症状慢慢恢复，一般需要 1~2 个月，同时可以遵医嘱予以维生素 B_6、维生素 B_1 等神经营养的药物。

5. 脱发　治疗前向病人做好解释工作，脱发是化疗引起的，是可逆的，可选择戴帽子或假发，不影响美观，以消除病人的精神压力。

6. 预防过敏反应　使用紫杉醇和铂类都有可能会出现过敏反应，一般发生在首次用药的前 15 分钟之内，表现为皮疹、瘙痒、眼结膜充血、眼睑肿胀、呼吸困难等，严重者可出现喉头水肿。因此用药前遵医嘱进行预处理预防过敏反应，首次用药者需缓慢静滴，15分钟后无过敏反应再次调节输液速度，一旦病人出现过敏反应，应立即停药，遵医嘱予以抗过敏治疗，予以心电监护、吸氧，做好抢救准备。

7. 保护静脉，预防药物外渗

（1）做好解释工作，着重指出药物的刺激性，告知病人化疗药物外渗的严重后果，选择合适的静脉进行穿刺并妥善固定，尽可能使用中心静脉导管输注化疗药物。

（2）输注化疗药物前检查静脉通路情况，询问病人局部感受如何，是否有疼痛、肿胀等不适，输注期间按时巡视，做好交接班。

（3）注药或滴注速度不宜过快，以减少刺激性。对于刺激性强的药物，尽可能从中心静脉给药，如从外周静脉输注时应先确认针头在血管内方可推药，顺序应是生理盐水—化疗药—生理盐水冲洗，推注时应询问病人的局部感觉如何，以免针头滑出血管导致药液外渗。

（4）药液外渗的处理停止输液、保留针头，接注射器回抽。用生理盐水＋利多卡因＋地塞米松（3∶2∶1）进行局部封闭，封闭后用50％MgSO$_4$湿冷敷（草酸铂除外）至少24小时。做好护理记录，包括外渗药物的名称、外渗范围及处理措施，上报护理不良事件。

8. 健康教育

（1）化疗后应注意休息，进食高蛋白、高热量、多维生素食物，多食粗纤维、蔬菜、水果以软化大便，保持大便通畅。

（2）预防感染，尽量避免去公共场所，避免交叉感染。

（3）加强保暖，保持个人、环境清洁，注意饮食卫生。

（4）遵医嘱复查血常规及肝肾功能，结果异常病人及时就诊。

（5）中心静脉置管（PICC）病人每周换药一次，避免游泳、提重物、抱小孩等持重活动。如有污染或贴膜松动及时到医院换药。如穿刺点周围红肿、疼痛、渗出，置管侧肢体肿胀、疼痛应及时就诊。

（孙淑娟　王蓉）

本章测试题扫二维码可见

第十九章 外阴、阴道手术病人的护理

第一节 外阴、阴道手术病人的一般护理

【概述】

外阴手术是指女性外生殖器部位的手术；阴道手术包括阴道手术和途经阴道的手术。外阴、阴道手术与腹部手术不同之处在于：此区域组织松软，局部有丰富的神经血管，易出血、感染，且该处涉及病人隐私，病人易出现自尊低下及自我形象紊乱等心理问题。

【手术前护理】

1. 心理护理

（1）理解病人，耐心为病人解答各种问题，让病人主动配合治疗。

（2）鼓励病人倾诉，及时解决病人的顾虑，减轻病人对疾病的焦虑。

（3）针对个体情况进行针对性指导。

（4）帮助病人寻找积极的应对措施，让病人以积极心态接受手术。

（5）减少暴露部位，注意保护病人隐私。

（6）与家属和朋友沟通，给予病人关心和心理支持。

2. 病情观察

（1）严密监测病人生命体征，密切观察病人病情变化情况。

（2）出血多者，保留会阴垫，测量出血量，及时报告医师。

（3）遵医嘱用药。

（4）局部有压迫症状者，对症积极处理。

3. 全身情况准备

（1）协助病人完成术前检查，了解全身重要脏器的功能状况，评估病人手术耐受力。

（2）有内科合并症者应给予纠正。

（3）注意月经来潮情况。

（4）做好交叉配血、术前药物试验。

4. 健康教育

（1）向病人解释手术的必要性、讲解疾病相关知识，介绍手术及麻醉方式、术前术后护理注意事项、术前准备的内容等。

（2）护士指导病人正确深呼吸、有效咳嗽咳痰、翻身、床上使用便器的方法。教会病人床上肢体锻炼的方法。

（3）教会病人正确的术中术后体位的摆放。

5. 皮肤准备

（1）每日清洗外阴。

（2）外阴有炎症、溃疡者，需治愈后手术。

（3）重点在皮肤清洁，手术离备皮时间越短越好。备皮范围为上至耻骨联合上 10 cm，下至会阴部、肛门周围、腹股沟及两大腿内侧上 1/3。

6. 肠道准备

（1）涉及肠道的手术病人术前 3 日遵医嘱进流质饮食。

（2）大型手术病人术前 1 日禁食，给予静脉补液。

（3）遵医嘱给予肠道抗生素。

（4）术前 3 日，每日口服导泻药，必要时灌肠。

7. 阴道准备

（1）术前 3 日进行阴道冲洗：常用溶液为 1:1000 苯扎溴铵、1:20 聚维酮碘等，每日 2 次。

（2）术晨用消毒液进行阴道消毒，阴道穹部位要特别注意消毒到位。

8. 膀胱准备

（1）进手术室前嘱病人排空膀胱。

（2）根据手术的需要，术前、术中留置导尿管。

9. 特殊用物准备

（1）根据需要做好软垫、支托、阴道模型、丁字带、绷带等特殊手术的用物准备。

（2）其他同妇科腹部手术前准备。

【手术后护理】

1. 麻醉术后一般护理　了解麻醉和手术方式、术中情况、切口、引流管、尿管通畅等情况，严密监测生命体征。

2. 体位与活动　协助病人定时翻身，不同手术方式采取不同体位。术后指导病人尽早进行床上四肢活动锻炼，可为病人进行物理治疗预防血栓。根据病人病情逐渐增加活动量。

3. 切口观察及护理 观察切口敷料是否干燥，切口有无红肿热痛、渗血渗液，发现异常及时通知医师更换敷料；保持外阴部清洁干燥，每日行会阴部冲洗护理 2 次。加压包扎外阴部或阴道内留置纱条压迫止血的病人，纱条一般在术后 12~24 小时内取出，取出时注意核对纱条数量，防止遗漏纱条在阴道内。

4. 管道观察及护理管道 保持通畅。留置针需妥善固定，注意输液速度，观察穿刺部位皮肤情况，注意有无液体渗出或外渗；不同手术导尿管保留时间不同，一般保留 2~10 日。术后应注意保持导尿管的通畅，特别是尿瘘修补术的病人，发现引流尿液不通畅时需及时查找原因并处理。长期留置尿管者应进行膀胱功能训练，拔除尿管后嘱病人尽早排尿，注意病人排小便情况，若有排尿困难，可行诱导、热敷等措施帮助排尿，必要时重新留置尿管。

5. 肠道护理 应控制首次排便的时间，涉及肠道的手术应在病人排气后使用抑制肠蠕动药物，常用阿片酊 5 mL，加水至 100 mL 口服，每日 3 次，每次 10 mL。术后第 5 日给予缓泻剂，软化大便，避免排便困难，导致腹压增加，引起伤口裂开。

6. 健康教育

（1）向病人讲解腹压增加会影响伤口的愈合，应避免做增加腹压的动作。如久站久蹲、用力排便和咳嗽等，活动量逐渐增加。

（2）饮食逐渐从流质过渡到普食，每晚口服液状石蜡 30 mL，软化大便。

（3）指导病人选择安静舒适的环境，利用分散注意力、更换体位、听音乐等方法减轻术后伤口疼痛。

（4）嘱病人出院后休息 3 个月，做好会阴部的清洁卫生；禁止性生活及盆浴；术后 1 个月和 3 个月到门诊复查，经医师检查确定伤口完全愈合后方可恢复性生活，不适随时就诊。

第二节　外阴、阴道创伤

【概述】

外阴、阴道创伤是指各种机械性致伤因素导致外阴、阴道组织结构完整性破坏或功能障碍。外阴、阴道损伤并不多见。

【病因】

分娩是引起外阴、阴道损伤的主要病因，不慎跌倒或碰撞外阴部等外伤因素也可引起，创伤可以伤及阴道深部或尿道、膀胱或直肠。粗暴性交也可导致阴道软组织损伤，初次性交引起的处女膜破裂，绝大多数可自行愈合。

【临床表现】

1. 症状

（1）疼痛：为主要临床症状，轻者疼痛不明显，严重者可发生疼痛性休克。评估疼痛的程度、性质及相关因素。

（2）局部肿胀：为局部水肿或血肿，是常见的表现。

（3）外出血：少量或大量的鲜血自阴道流出。

（4）漏尿：创伤累及膀胱尿道，尿液自阴道流出。

（5）漏粪：创伤累及直肠，粪便自阴道排出。

（6）其他：出血多时可出现贫血症状，合并感染时可出现发热。

2. 体征　检查可见外阴局部有裂伤伤口、活动性出血或紫蓝色突起血肿，局部压痛明显。

【辅助检查】

实验室检查红细胞及血红蛋白值下降，有感染时，白细胞计数增高。

【处理原则】

处理原则为止血、抗休克、止痛、预防感染。遇有活动性出血时，止血要迅速。休克病人边抗休克边行术前准备。

【常见护理问题】

1. 疼痛　与外阴、阴道创伤有关。

2. 恐惧　与突发创伤事件和担心预后和对自身的影响有关。

3. 潜在并发症　失血性休克。

【护理措施】

1. 一般护理　活动性出血量较多或血肿较大病人应立即建立输液静脉通路，平卧，吸氧，合血配血，做好输血准备。有急诊手术可能病人，嘱病人暂禁食。

2. 预防和纠正休克　密切观察病人生命体征、尿量及神志变化。对于小于 5 cm 的血肿，应立刻进行冷敷，也可加压包扎。对于较大的外阴、阴道血肿病人应边抗休克边止血，并做好术前准备。

3. 手术前护理

（1）创伤较重、失血多的病人应立即手术，护士应立即做好交叉配血、输液、备皮等术前准备，给予吸氧，嘱病人禁食，充分消毒外阴及伤口。

（2）择期手术病人术前护理参照本章第一节。

4. 手术后护理

（1）体位：以平卧位，双腿略外展为宜，减少外阴部伤口张力，有利于伤口愈合。对于较小血肿采取保守治疗者，嘱病人健侧卧位。

（2）止痛：根据个体差异采用不同的方法止痛，指导病人选择安静舒适的环境，利用分散注意力、更换体位、听音乐等方法减轻术后伤口疼痛。

（3）肠道护理：应控制首次排便的时间，涉及肠道的手术应在病人排气后使用抑制肠蠕动药物，常用阿片酊 5 mL 加水至 100 mL 口服，每日 3 次，每次 10 mL。术后第 5 日给予缓泻剂，软化大便，避免排便困难，导致腹压增加，引起伤口裂开。

（4）切口观察及护理：观察切口局部有无红肿热痛、渗血渗液，发现异常及时通知医师更换敷料；保持外阴部清洁干燥，每日行会阴部护理 2 次。加压包扎外阴部或阴道内留置纱条压迫止血的病人，纱条一般在术后 12~24 小时内取出，取出时注意核对纱条数量，防止纱条遗漏在阴道内。有炎症表现的切口可用烤灯进行局部照射治疗，促进血液循环，保持伤口干燥，利于伤口的愈合。切口有渗液者应进行伤口引流，要保持引流通畅。如有切口感染者行局部清创并全身抗感染治疗。

（5）会阴部护理：每日用聚维酮碘溶液消毒会阴伤口 2 次，保持会阴清洁干燥，勤更换内裤及会阴垫，预防伤口感染。

（6）密切观察：观察阴道及外阴伤口有无出血、有无进行性疼痛加剧或阴道、肛门坠胀等症状，以防再次血肿形成。

（7）预防感染：外阴部血管丰富，创伤后容易导致感染，另大量失血机体抵抗力下降、侵入性手术操作和留置导尿管等都可能导致感染，故操作或手术时应严格遵守无菌原则，遵医嘱应用抗生素。

5. 心理护理　突然的创伤给病人和家属带来极大的恐慌，护士应安慰病人及家属，鼓励家属为病人提供足够的支持，缓解病人心理压力。

6. 健康教育

（1）保持外阴清洁干燥，若伤口分泌物多或阴道出血较多，应及时到医院查明原因。

（2）养成定时排便的好习惯，保持大便通畅，多饮水，防止大便干结。

（3）伤口未愈合前，禁止性生活及盆浴；避免重体力劳动及增加腹压的动作，活动量逐渐增加。术后 1 个月和 3 个月到门诊复查，经医师检查确定伤口完全愈合后方可恢复性生活，如有不适随时就诊。

第三节 外阴鳞状上皮内病变

【概述】

外阴鳞状上皮内病变（vulvar squamous intraepithelial lesion）是指病变局限于外阴鳞状上皮内，未发生间质浸润的癌前病变，与 HPV 感染相关，有发展为浸润癌的风险。多见于 45 岁左右的妇女，但近年有年轻化（<35岁）趋势。约 38% 的病人的病变可自然消退，但有免疫抑制的病人或老年女性有可能转变为外阴浸润癌。

【病因】

病因不完全清楚，目前认为外阴鳞状上皮内瘤变与人乳头瘤病毒（human papilloma virus，HPV）感染，尤其是 HPV16 型感染有关，也可能与性传播疾病、肛门-生殖道瘤样变、吸烟及免疫抑制有关。

【临床表现】

1. 症状　无特异性，仅表现为外阴局部瘙痒或烧灼感，有时表现为丘疹、斑点或赘疣，可累及肛周组织。

2. 体征　检查发现小阴唇处大多数呈现单个或多个的灰白、粉红色丘疹，斑点、乳头状疣，严重者累及整个会阴。

【辅助检查】

对外阴部位活体组织进行病理学检查可以帮助明确诊断。

【处理原则】

处理原则是消除外阴局部病灶，缓解症状，阻断浸润癌发生。治疗时应考虑病人年龄、症状、病理类型、病变级别、病变的位置和大小、治疗方式对外阴形态和功能的影响。

【常见护理问题】

1. 慢性疼痛　与手术创伤有关。

2. 体像紊乱　与外阴切除有关。

3. 有感染的危险　与病人免疫力低下、手术创面大及邻近肛门等有关。

【护理措施】

1. 非手术治疗病人的护理　进食高蛋白饮食，保证营养摄入，促进伤口愈合；保持外阴清洁，瘙痒时避免用力搔抓，遵医嘱用药，注意用药反应，如有严重不良反应应及时就医。

2. 手术病人的护理　术后一般护理参阅外阴阴道手术病人术前术后护

理，严密观察外阴部伤口的情况，局部可行红外线照射治疗，每次 15～20 分钟，每日 1～2 次，以保持伤口干燥。

3. 激光治疗病人的护理　激光治疗疗效较好，且能保留外阴外观。对于病变面积较大时需分次进行治疗，一般间隔 1～2 个月，治疗后需注意外阴部创面清洁，穿宽松内裤，遵医嘱禁性生活，按时复查。

4. 心理护理　因疾病涉及隐私，护士操作时注意保护病人隐私，多倾听病人的倾诉，耐心解答病人的疑惑，缓解焦虑，树立信心，积极配合治疗。

5. 健康教育

（1）遵医嘱按时按量用药，注意用药反应，如有严重不良反应应及时就医。

（2）穿宽松内裤，保持会阴部清洁干燥。

（3）避免不洁性生活，预防 HPV 感染。

（4）治疗后按时复查：第一年每 3 个月、6 个月、12 个月各复查一次，每年 1 次，随访 5 年。

第四节　外阴鳞状细胞癌

【概述】

外阴鳞状细胞癌（vulvar squamous cell carcinoma）是最常见的外阴恶性肿瘤，多发生于 60 岁以上的绝经妇女，年轻女性发病率近年有升高趋势。转移途径以直接浸润和淋巴转移为主。

【病因】

病因不完全清楚，目前认为与 HPV 感染和吸烟有关，也可能与慢性非瘤性皮肤黏膜病变及外阴的长期慢性刺激有关。

【临床表现】

1. 症状　主要表现为经久不愈的外阴皮肤瘙痒，合并感染或较晚期癌可出现出血、疼痛、渗液。肿瘤侵犯邻近器官时，可出现尿频、尿急、尿痛、血尿、便秘、便血等症状。

2. 体征　癌灶大多数发生于大阴唇，肿物形状不一，多为结节状、菜花状、溃疡状。如腹股沟有淋巴结转移，可在腹股沟处扪及固定不动的、增大的、质地坚硬、有压痛的淋巴结。

【辅助检查】

1. 妇科检查　早期可见大阴唇处有单个或多个外阴结节或小溃疡，晚期可见溃疡面累及整个会阴部、局部组织出血及感染。

2. 细胞学检查　对外阴部可疑病灶进行细胞学检查，可见到癌细胞。

3. 外阴活体组织病理检查　为确诊方法。

4. 影像学检查　B超、CT、MRI、PET-CT可进行全身状态评估，准确测定出临床分期。

5. 阴道镜检查　定位活检，提高活检的阳性率。

【处理原则】

处理原则是手术治疗为主，放疗和化疗辅助治疗。肿瘤早期以手术为主，局部晚期肿瘤应手术结合放化疗、对症及支持治疗。为了提高病人术后生活质量，肿瘤早期手术病人应在不影响预后的前提下尽量减小手术范围，最大限度保留外阴的正常结构。

1. 手术　外阴癌的主要治疗手段，手术的范围取决于临床分期、病变的部位、肿瘤细胞分化的程度、浸润的深度、病人的身体状况及年龄等。一般采用外阴根治术及双侧腹股沟深浅淋巴结清扫术。

2. 放疗　适用于不能手术、晚期病人或复发可能性大的病人。

3. 化疗　适用于晚期或复发癌症的病人。

【常见护理问题】

1. 疼痛　与手术创面大，肿瘤压迫局部神经系统有关。

2. 体像紊乱　与外阴切除有关。

3. 排尿异常　与癌肿侵犯尿道有关。

4. 有感染的危险　与外阴手术创面大、老年人免疫力差有关。

5. 恐惧　与得知患外阴癌有关。

6. 舒适度减弱　与疾病引起的瘙痒、疼痛等不适有关。

【护理措施】

1. 一般护理　保持病区和床单位的清洁，评估病人营养状况，合理饮食，保证足够营养物质摄入。

2. 症状护理　瘙痒时勿用刺激性药物或肥皂水等擦洗会阴部，避免搔抓，局部有破溃时应用抗生素预防感染。注意会阴部的清洁卫生，局部可用过氧化氢溶液清洗。若出现尿频、尿急等膀胱刺激症状或便秘、便血时对症处理。

3. 用药护理　晚期和复发病人可选用化学药物治疗，具体护理措施见妇科化疗护理。

【手术前护理】

1. 心理护理

（1）涉及隐私，理解病人，耐心解答病人提出的各种问题，取得其信任。

（2）鼓励病人表达自己内心感受，减轻其紧张情绪，主动配合治疗。

（3）针对个体情况进行针对性指导。向病人解释手术的必要性、讲解疾病相关知识，介绍相关手术的名称及过程、注意事项、术前准备的内容、配合的技巧。

（4）帮助病人寻找积极的应对措施，使病人接受并配合手术。

（5）减少暴露部位，注意保护病人隐私。

（6）与家属和朋友沟通，给予病人关心和心理支持。

2. 病情观察

（1）严密观察病人病情，并记录病人生命体征情况。

（2）出血多者，保留会阴垫，测量出血量，及时报告医师。

（3）遵医嘱用药。

（4）局部有压迫症状者，对症积极处理。

3. 全身情况准备

（1）了解病人全身重要脏器的功能，协助病人完成术前检查，评估病人的手术耐受力。

（2）有内科合并症者应给予纠正。

（3）注意月经来潮情况。

（4）观察病人的生命体征情况，发现异常及时报告医师并积极配合处理。

（5）术前做好药物试验，合血配血备用。

4. 健康教育

（1）告知病人术后保持会阴部清洁的意义及伤口拆线时间，并指导会阴清洗的方法。

（2）护士认真向病人及家属进行术后并发症预防的指导及训练，告诉病人正确咳痰、深呼吸、翻身、床上使用便器的方法。教会病人床上肢体锻炼的方法。

（3）讲解手术中常用的体位及术后维持体位的重要性。

5. 皮肤准备

（1）每日清洗外阴。

（2）外阴有炎症、溃疡者，需治愈后手术。

（3）重点在皮肤清洁，备皮时间离手术越近越好。备皮范围为上至耻骨联合上 10 cm，下至会阴部、肛门周围、腹股沟及两大腿内侧上 1/3。

6. 肠道准备

（1）涉及肠道的手术病人术前 3 日进少渣饮食。

（2）大型手术术前 1 日禁食，给予静脉补液。

（3）遵医嘱给予肠道抗生素。

（4）术前 3 日，每日肥皂水洗肠一次或口服导泻药，术前日晚及术晨行清洁灌肠。不涉及肠道的手术，仅术前日晚洗肠一次。

7. 阴道准备

（1）术前 3 日进行阴道冲洗：常用 1∶1000 的苯扎溴铵（新洁尔灭）、1∶20 聚维酮碘等溶液，每日 2 次。

（2）术晨用消毒液进行阴道消毒，特别注意阴道穹部位，消毒完毕后用棉签蘸干。

8. 膀胱准备

（1）进手术室前嘱病人排空膀胱。

（2）术前留置导尿管。

【手术后护理】

1. 麻醉术后一般护理　了解麻醉和手术方式、术中情况、切口、引流管、导尿管通畅等情况，严密监测生命体征、心电监护，必要时行低流量吸氧，床挡保护防坠床。

2. 体位与活动　应平卧，双腿外展屈膝位为主，膝下垫软枕，减少腹股沟及外阴部的张力，利于伤口的愈合；嘱病人尽早进行床上四肢活动锻炼，可为病人进行物理治疗预防血栓。活动量循序渐进。

3. 切口观察及护理　密切观察会阴部切口情况，观察切口敷料是否干燥，切口有无红肿热痛、渗血渗液，发现异常及时通知医师更换敷料，观察外阴切口有无肿胀。观察时注意局部皮肤的温度、湿度、颜色，注意阴道分泌物的量、性质、有无异味及颜色。保持外阴部清洁干燥，勤更换会阴垫及内裤；每日行会阴部冲洗护理 2 次，排便后用同法清洁外阴。术后 2 日起，腹股沟、会阴部可行红外线照射，每日 2 次，每次 20 分钟。有感染者应通知医师进行局部清创及全身抗感染治疗。

4. 管道观察及护理　留置针妥善固定，保持输液管通畅，注意观察穿刺部位皮肤情况，注意有无液体渗出；导尿管术后留置 2 周左右，按照导尿管护理常规进行，鼓励病人多饮水，预防泌尿系感染。拔尿管前应进行膀胱功能训练，拔除尿管后应嘱病人尽早排尿，若有排尿困难，可行诱导、热敷等措施帮助排尿，必要时重新留置尿管。

5. 肠道护理　术后给予无渣饮食，应控制首次排便的时间，术后第 5 日给予缓泻剂，软化大便，避免排便困难导致腹压增加，引起伤口裂开。

6. 淋巴水肿预防及护理　外阴癌根治术，常因双侧腹股沟淋巴结清扫后下肢淋巴液回流受阻，出现继发性下肢淋巴水肿，嘱病人术后勿长期站立或久坐，避免剧烈运动和下肢损伤，保持肢体皮肤清洁，勤修剪趾甲，积极治疗足癣，减少感染。向病人讲解淋巴水肿疾病知识，使病人能够自我识别早期淋巴水肿的症状，早发现早处理。

7. 放疗病人的皮肤护理　一般在放疗后 8~10 日出现皮肤反应。放疗期间护理人员要随时观察照射皮肤的颜色、结构及皮肤完整性。依据皮肤损伤的程度进行护理。轻度损伤在保护皮肤的基础上可以继续照射；中度损伤出现水疱、溃烂时应停止放疗，注意保持局部皮肤清洁干燥，勿穿破水疱，预防感染，可涂 1% 的甲紫或用无菌凡士林纱布换药；重度表现为局部皮肤溃疡，应停止照射，可用抗生素软膏或生肌膏进行换药。

8. 心理护理　因疾病涉及隐私，护士操作时注意保护病人隐私，多倾听病人的倾诉，耐心解答病人的疑惑，缓解焦虑，树立信心，积极配合治疗。

9. 健康教育

（1）保持会阴部清洁、干燥，穿宽松内裤，排便后清洁消毒外阴；如有局部红肿热痛、流脓、流液时及时到医院就诊。

（2）注意休息，术后避免剧烈运动、重体力活动或增加腹压的动作。

（3）告知病人术后出现少量阴道流血或血性分泌物属正常现象，如果流血量多需及时就诊。

第五节　处女膜闭锁

【概述】

处女膜闭锁（imperforate hymen）是女性最常见的一种外生殖器异常，又称无孔处女膜。由于处女膜无孔，使月经血和阴道分泌物无法排出，集聚在阴道内。若不及时切开，反复月经来潮后经血集聚增多，经血经输卵管逆流，易造成子宫、输卵管和盆腔积血或感染，输卵管因积血粘连而致伞端闭锁，月经血逆流至盆腔可发生子宫内膜异位症。

【病因】

发育过程中，阴道末端的泌尿生殖窦组织未腔化所致。

【临床表现】

1. 症状　绝大多数病人表现为青春期时出现周期性下腹痛，进行性加重。严重时可出现肛门坠胀、尿频等。偶有幼女因有大量黏液集聚在阴道内，出现下腹部坠痛，处女膜向外凸出而就诊。

2. 体征

（1）外阴检查可见处女膜表面呈紫蓝色，向外膨出，阴道无开口。

（2）肛门检查可扪及阴道内有囊性包块向直肠前壁膨出。

（3）直肠-腹部诊时，下腹部可扪及阴道包块上方经血潴留的子宫，压痛明显，用手按压包块，可见处女膜向外膨出更加明显。

【辅助检查】

盆腔超声检查为首选，可见阴道内有积液。

【处理原则】

确诊后应尽快手术，应在闭锁的处女膜最突出部位行 X 形状切开，清除阴道内积血，检查宫颈是否正常，切除多余的处女膜瓣并修剪缝合好切口边缘，保持引流通畅，防止创面粘连。

【常见护理问题】

1. 疼痛　与月经血潴留有关。

2. 情景性自尊低下　与青春期闭经有关。

3. 恐惧　与缺乏疾病应对能力有关。

【护理措施】

1. 一般护理　指导病人进食高蛋白、高维生素、易消化的饮食，注意休息。

2. 症状护理　根据疼痛评估情况适当给予止痛剂，出现恶心呕吐时，对症给予止吐治疗。

3. 手术护理

（1）手术前向病人及家属耐心解释及时手术的重要性和必要性，讲解手术方法，取得配合，准备好手术用物。

（2）手术后采取半卧位，有利于经血和分泌物引流，术后尽早下床活动。观察病人腹痛、阴道排液或流血情况，每日会阴冲洗护理两次，保持外阴部清洁，教会病人正确使用卫生护垫。

4. 心理护理　手术前告知病人手术效果良好，让病人以积极心态面对手术。对存在恐惧情绪病人，协助病人获取患病同伴支持，鼓励病友相互间交流，用成功的案例鼓励病人正确对待疾病。

5. 健康教育　保持外阴清洁，预防感染；手术后月经来潮，注意经期卫生；注意症状是否好转，如果仍有下腹痛或肛门坠胀感，应及时去医院就诊；做好心理辅导，打消病人对性生活和生育方面的疑虑；手术后 1 个月到医院门诊复查。

第六节　MRKH 综合征

【概述】

MRKH 综合征（Mayer-Rokitansky-Kuster-Hauser syndrome）即为临床最常见的先天性无阴道，发生率为 1/5000~1/4000，几乎均合并无子宫或仅有始基子宫，卵巢功能多正常。

【病因】

双侧副中肾管发育不全或双侧副中肾管尾端发育不良所致。

【临床表现】

1. 症状　原发性闭经及性生活困难。

2. 体征　检查可见病人体格、外阴发育、第二性征均发育正常，无阴道口或仅在前庭后部见一浅凹。可伴有泌尿道发育和骨骼系统异常。

【辅助检查】

1. 盆腔 B 超检查　可见内生殖器的情况，是否有子宫、卵巢及其发育情况。

2. 基础体温呈双向型。

3. 实验室检查　染色体核型检查为 46，XX。血液内分泌检查卵巢性激素正常水平。

【处理原则】

建议在 18 岁后，有性生活要求前进行治疗，非手术治疗为顶压法，手术治疗为阴道成形术，一般在婚前 6~12 个月行阴道成形术。

【常见护理问题】

1. 疼痛　与宫腔积血、手术创伤或更换阴道模型有关。

2. 长期自尊低下　与不能生育有关。

3. 知识缺乏　缺乏更换阴道模具的知识。

4. 绝望　与终身不能生育有关。

【护理措施】

1. 一般护理　指导病人进食高蛋白、高维生素、易消化的饮食，预防便秘，注意休息。

2. 手术护理

（1）顶压法：用阴道模具压迫阴道凹陷，使其扩张并延伸到接近正常阴道长度。此方法系无创操作，应作为一线方法推荐。

（2）参考一般阴道手术的护理。

（3）术前用物准备：①根据病人的情况选择 2 个以上适当型号的消毒好的阴道模具和丁字带备用。②皮瓣阴道成形术者，准备一侧大腿中部皮肤并备皮。

（4）阴道成形术后护理：术后留置导尿 5 日，密切观察人工阴道的血运和流血情况；观察会阴部有无肿胀，阴道软塞固定是否妥当、敷料有无渗血、丁字带固定松紧是否适宜；阴道软塞置入 5 日后更换成阴道模具，每日 2 次聚维酮碘消毒外阴部，保持外阴清洁，预防感染。如果出现外阴水肿，可用硫酸镁湿敷外阴水肿部位。

（5）疼痛护理：一般采用平卧屈膝位，两腿略分开。首次更换阴道模具时疼痛明显，必要时可在更换前 30 分钟使用止痛药。选择合适型号的模具，更换模具前在模具表面涂抹润滑剂和抗生素软膏，动作轻柔，以减轻病人疼痛感。

（6）正确使用阴道模具：教会病人正确更换阴道模具的方法。每日消毒更换模具，使用前用清水冲净消毒液，以免刺激阴道黏膜；使用后应及时将阴道模具洗干净后放入消毒液浸泡，2 个模具交替使用，置入阴道后用丁字带固定。排便或排尿时，指导病人在阴道口按住模具，以防模具脱出；每次便后保持会阴清洁，尽量将模具塞到顶端。对大、小便困难者可调整，外拉或取出阴道模具后再放入。

3. 心理护理 MRKH 综合征病人因生理缺陷，均有不同程度的心理障碍。存在自卑、抑郁等负面情绪，又因担心手术效果对今后生活、婚姻的影响而产生焦虑、恐惧心理，情绪波动大。护士要体贴病人，尊重病人，耐心宣教疾病相关知识，消除其不良心理。尊重病人隐私权，在私密的环境下与病人沟通交流或进行诊治和护理。详细讲解并充分告知病人手术方法和步骤，鼓励家属陪伴支持，帮助病人获得社会支持，症状严重者可遵医嘱使用药物减轻焦虑。

4. 健康教育

（1）注意休息，避免增加腹压动作，避免重体力劳动（提重物＜5 kg），避免骑、跨、跳、跑、长时间下蹲等动作。

（2）出院后休息 3 个月，定期复查。

（3）禁止性生活、盆浴 3 个月，3 个月后鼓励性生活，注意性生活卫生。

（4）告知病人坚持佩戴模具是手术成功的重要环节，要学会正确消毒和佩戴阴道模具，每日更换，为防止成形的阴道挛缩，必须白天和晚上坚持使用模具至术后3个月，3个月后白天可不佩戴，晚上仍需佩戴模具，直至半年后有规律性生活，才可去掉模具。

（5）鼓励病人保持乐观的心态对待生活。

第七节　阴道闭锁

【概述】

阴道闭锁（atresia of vagina）为生殖器官梗阻型畸形。根据阴道闭锁的解剖学特点，分为阴道下段闭锁和阴道完全闭锁。阴道下段闭锁，其阴道上段及宫颈、宫体均正常；阴道完全闭锁，多合并宫颈、宫体发育不良或子宫畸形。

【病因】

泌尿生殖窦未参与形成阴道下段所致。

【临床表现】

1. 症状　青春期出现进行性加重的周期性下腹痛。

2. 体征

（1）阴道下段闭锁可见阴道上段扩张，严重时合并宫腔、宫颈积血，妇科检查可见直肠前方包块位置较低，无阴道开口，阴道黏膜颜色正常，不向外隆起。

（2）阴道完全闭锁多合并宫颈、子宫体发育不良或子宫畸形，经血易逆流至盆腔，常发生子宫内膜异位症。

【辅助检查】

盆腔磁共振和超声检查可帮助诊断。

【处理原则】

一旦明确诊断，应尽早手术切除。以解除阴道阻塞，使经血引流通畅为手术原则。

【常见护理问题】

1. 疼痛　与经血潴留有关。

2. 情景性自尊低下　与青春期闭经有关。

3. 恐惧　与缺乏疾病应对能力有关。

【护理措施】

1. 术前术后护理同一般阴道手术的护理。

2. 健康教育

（1）保持外阴清洁，预防感染。

（2）保留子宫的手术病人，注意观察症状是否好转，如果仍有下腹痛或肛门坠胀感，应及时去医院就诊。行子宫阴道贯通术或子宫颈成形术的病人，注意扩张阴道，预防挛缩。

（3）做好心理护理，解除病人对性生活和生育方面的疑虑。

（4）手术后 1 个月到医院门诊复查。

第八节　阴道横隔、纵隔和斜隔综合征

【概述】

阴道横隔（transverse vaginal septum）可位于阴道内任何部位，以上段和中段的交界处多见。横隔上有孔者为不完全性横隔，横隔上无孔者为完全性横隔，很少伴有泌尿系统和其他器官的异常。阴道纵隔（longitudinal vaginal septum）指阴道被一纵行黏膜壁分为两条纵行通道，分为完全纵隔和不全纵隔，常常伴有双子宫、双宫颈、同侧肾脏发育不良。阴道斜隔综合征常常伴有同侧泌尿系统发育异常，多为双子宫、双宫颈及斜隔侧肾脏缺如。

【病因】

两侧副中肾管会合后的尾端与尿生殖窦相接处未贯通或部分贯通时导致阴道横隔。双侧副中肾管会合后，尾端纵隔未消失或部分消失引起阴道纵隔。阴道斜隔综合征病因不明，可能与一侧副中肾管向下延伸未到泌尿生殖窦形成盲端有关。

【临床表现】

1. 症状

（1）阴道横隔：位于阴道上部的不全性横隔，多无症状，位置偏低者可影响性生活，阴道分娩时影响胎先露的下降。完全性横隔表现为原发性闭经，进行性加重的周期性下腹痛。

（2）阴道纵隔：完全纵隔者无症状，性生活和阴道分娩不受影响。不全纵隔者可有性生活不适或困难，阴道分娩时可能影响胎先露的下降。

（3）阴道斜隔综合征分为 3 个类型：①Ⅰ型为无孔斜隔，隔后的子宫与外界及另侧子宫完全隔离，宫腔积血聚集在隔后腔，痛经明显，平时常出现一侧下腹痛。②Ⅱ型为有孔斜隔，隔后的子宫与另侧子宫隔绝，经血通过小孔滴出，引流不畅，月经期表现为月经淋漓不断或有少量褐色分泌物流出。③Ⅲ型为无孔斜隔合并宫颈瘘管，在两侧宫颈间或隔后腔与对侧宫颈之间有

小瘘管,有隔一侧的月经血可通过另一侧宫颈流出,但引流不通畅。月经持续时间长,感染后有脓性分泌物流出。

2. 体征

(1)阴道横隔:妇科检查见阴道较短或仅见盲端,不完全性横隔中部可见小孔,肛诊时可扪及宫颈及子宫体。完全性横隔可在相当于横隔上方部位触摸到肿块。

(2)阴道纵隔:阴道检查时可见阴道被一条纵行黏膜壁分为两条纵行通道,黏膜壁上端靠近宫颈,完全纵隔下端到达阴道口,不完全纵隔下端未到达阴道口。

(3)阴道斜隔综合征:妇科检查时发现一侧阴道穹或阴道壁触及囊性肿物,Ⅰ型肿物较硬,宫腔积血时触及增大子宫;Ⅱ型和Ⅲ型触及到的肿物张力较小,压迫肿物有陈旧性血液流出。

【辅助检查】

1. 超声检查 可见一侧宫腔积血,阴道旁囊肿,同一侧肾脏缺如。

2. 子宫碘油造影 可显示宫颈间有无瘘管,由斜隔注入碘油,可观察隔后腔的情况。

3. 泌尿系造影 可了解泌尿系器官情况。

【处理原则】

阴道横隔和阴道斜隔综合征以手术治疗为主,阴道纵隔影响性生活或阴道分娩时,应将纵隔切除。阴道横隔一旦确诊,应尽早手术,阴道斜隔综合征手术时机以月经期为最佳时间,做最大范围的隔切除。

【常见护理问题】

1. 疼痛 与经血潴留有关。

2. 焦虑 与生殖道畸形影响生育有关。

3. 知识缺乏 缺乏疾病及手术相关知识。

【护理措施】

1. 术前术后护理参阅一般阴道手术的护理。

2. 阴道横隔切除术后为防止阴道狭窄或横隔挛缩,要定期扩张阴道或放置阴道模具,直至上皮愈合。放置阴道模具护理要点参阅 MRKH 综合征模具的使用。

3. 阴道斜隔切除术后需保证阴道引流通畅,一般术后无须放置阴道模具。

4. 健康教育

(1)保持外阴清洁,预防感染。

（2）告知阴道横隔切除术后病人正确使用阴道模具。

（3）告知阴道斜隔综合征病人最佳手术时间为月经期，选择好手术时机，入院手术。

（4）手术后1个月到医院门诊复查，怀孕、分娩做好妊娠期保健和分娩观察。

第九节　宫腔粘连

【概述】

宫腔粘连指子宫内膜受损，内膜基底层破坏引起子宫壁的相互粘连。其发病率逐年增高，多次人工流产、刮宫导致的宫腔粘连发生率高达25%～30%。美国生殖协会根据宫腔闭塞的程度、宫腔镜下粘连形态、月经情况等将宫腔粘连分为轻度、中度、重度粘连。

【病因】

1. 创伤因素　宫腔的各种手术操作，如人工流产、刮宫、黏膜下肌瘤摘除术、子宫肌瘤剔除术等。

2. 感染因素　宫腔的各种手术操作致宫腔感染，结核性和化脓性子宫内膜炎也可引起。

【临床表现】

1. 症状　粘连部位不同，症状不完全相同，主要症状为人工流产或刮宫术后，出现闭经、月经过少、周期性下腹痛、继发不孕等。

2. 体征　妇科检查发现子宫体大小正常或稍大较软，有明显压痛，有时有宫颈举痛；双侧附件检查，轻者正常，重者可有压痛或增厚。

【辅助检查】

1. 超声检查　月经前检查子宫内膜的厚度，B超检查宫腔内有液性暗区时常提示宫腔内有积血。

2. 子宫输卵管造影　是最有效的影像学检查，用于了解宫腔情况。

3. 宫腔镜检查　是最可靠的诊断手段，同时还可进行治疗。

【处理原则】

无临床症状或虽有月经过少，但无生育要求、无痛经或宫腔积血的病人不需要手术治疗；对于不孕、反复流产、月经过少、宫腔积血且有生育要求的病人，首选宫腔粘连分离手术。

【常见护理问题】

1. 疼痛　与经血潴留有关。

2. 焦虑　与不能生育有关。

3. 知识缺乏　缺乏疾病及手术相关知识。

【护理措施】

1. 一般护理　术前术后一般护理参阅阴道手术的一般护理。

2. 症状护理　评估疼痛程度，合理使用镇痛方法止痛，保持外阴部清洁。

3. 用药护理　术后为防止宫腔粘连，在放置宫内节育器的同时，给予雌激素、孕激素治疗，促使子宫内膜周期性生长和脱落。药物使用方法：术后第 2 日开始服用雌激素类药物，连续服用 21 日，服药第 11 日时每日加服孕激素，两药同时服完，停药后 3～7 日发生撤退性出血。在撤退性出血的第 5日重复给药。一般建议连续服用 2～3 个周期。服药期间，不得随意停服和漏服药物，以免引起子宫异常出血。服用补佳乐时要告知病人定期监测肝功能。

4. 心理护理　病人因不孕承受着家庭和社会的压力，对手术寄予很大的期望。护士要耐心倾听病人的主诉，详细介绍疾病及宫腔镜手术相关知识，使病人精神放松，积极配合治疗。

5. 健康教育

（1）术后 1 个月内禁止性生活、盆浴，保持会阴部清洁。

（2）积极治疗炎症。

（3）教会病人规范正确使用激素类药物，不可随意停药。

（4）定期复查肝功能，术后 1 个月、3 个月来门诊随访。

（5）如需再次行宫腔镜检查，指导病人月经干净 3～7 日来医院检查。

（王蓉　孙淑娟　欧阳沙媛）

------------ 本章测试题扫二维码可见 ------------

第二十章　盆底功能障碍性疾病病人的护理

第一节　子宫脱垂

【概述】

子宫脱垂（uterine prolapse）是指子宫从正常位置沿阴道下降，宫颈外口到达坐骨棘水平以下，甚至子宫全部脱出到阴道口以外。常伴有阴道前后壁膨出。

【病因】

1. 分娩损伤　是子宫脱垂的最常见原因。特别是产钳胎吸下的困难阴道分娩者，筋膜、盆底肌及子宫韧带过度延伸而削弱其支撑力量。产后过早参加重体力劳动，因此影响盆底组织张力的恢复，导致复旧子宫有不同程度的下移。多次分娩也会增加盆底组织受损的机会。

2. 长期腹压增加　长期慢性咳嗽，便秘，经常抬举重物或盆腔的巨大肿瘤、腹水、肥胖等，均能使腹压增加，使子宫向下移位。

3. 盆底组织发育不良和退行性病变　多见于先天性盆底组织发育不良或营养不良所致，偶见于未产妇或处女。常伴有其他器官的下垂，年老的病人及长期哺乳的妇女体内雌激素水平下降，盆底组织萎缩退化导致子宫脱垂或加重子宫脱垂的程度。

【临床表现】

Ⅰ度病人大多数无自觉症状，Ⅱ、Ⅲ度病人主要有如下表现：

1. 腰骶部酸痛及下坠感　由于下垂的子宫对韧带的牵拉，盆腔充血，病人可有腰骶部酸痛及下坠感，站立过久或劳累后症状明显，卧床休息后症状减轻。

2. 肿物自阴道脱出　常在腹压增加时，阴道口有一肿物脱出。起初肿物在平卧休息时可变小或消失。严重者休息后不能回缩，需要用手还纳至阴道内。若脱出的子宫、阴道黏膜水肿，用手还纳也很困难。子宫长期脱出于阴道口外，病人行动极为不便，反复摩擦可出现宫颈溃疡，甚至出血，若继发感染则有脓性分泌物。

3. 排便异常　伴膀胱、尿道膨出的病人易出现排尿困难、尿潴留或压力性尿失禁。若继发泌尿道感染可出现尿频、尿急、尿痛等不适。若合并直肠膨出的病人可有便秘、排便困难。

【临床分度】

1. 子宫脱垂的临床分度

（1）Ⅰ度：

1）轻型：宫颈外口距处女膜缘<4 cm，未达处女膜缘。

2）重型：宫颈已达处女膜缘，阴道口可见子宫颈。

（2）Ⅱ度：子宫颈及部分子宫体已脱出阴道口外。

1）轻型：宫颈脱出阴道口，宫体仍在阴道内。

2）重型：宫颈及部分宫体脱出阴道口。

（3）Ⅲ度：宫颈及宫体全部脱出阴道口外。

2. 阴道前壁膨出的临床分度

（1）Ⅰ度：阴道前壁形成球状物，向下突出，达处女膜缘，但仍在阴道内。

（2）Ⅱ度：阴道壁展平或消失，部分阴道前壁膨出于阴道口外。

（3）Ⅲ度：阴道前壁全部膨出于阴道口外。

3. 阴道后壁膨出的临床分度

（1）Ⅰ度：阴道后壁达到处女膜缘，但仍在阴道内。

（2）Ⅱ度：部分阴道后壁膨出于阴道口外。

（3）Ⅲ度：阴道后壁全部膨出于阴道口。

【处理原则】

1. 支持疗法

（1）加强营养：合理安排工作和休息时间，避免重体力劳动；积极治疗便秘、慢性咳嗽及腹腔巨大肿瘤等增加腹压的疾病。

（2）盆底肌肉锻炼：可增加盆底肌肉群的张力。盆底肌肉（肛提肌）锻炼也称为 Kegel 锻炼，指导病人行收缩肛门运动，用力使盆底肌肉收缩 3 秒以上后放松，每次 10~15 分钟，每日 2~3 次。

（3）放置子宫托：子宫托是一种支持子宫和阴道壁使子宫维持在阴道内而不脱出的工具，尤其适用于病人全身状况不适宜手术、妊娠期和产后，手术前放置可促进膨出面溃疡的愈合。常用的子宫托有喇叭形、环形和球形 3

种。重度子宫脱垂伴盆底肌肉明显萎缩及宫颈、阴道壁有炎症，溃疡者不适用，经期和妊娠期停用。

（4）中医治疗：中药和针灸可促进盆底肌张力恢复，缓解局部症状。

2. 手术治疗　凡非手术治疗无效或Ⅱ、Ⅲ度子宫脱垂者均可根据病人的年龄、全身状况及生育要求等采取个体化手术治疗。手术目的是缓解症状，恢复正常的解剖位置及脏器功能，有满意的性功能。常选择以下手术方法：阴道前后壁修补术加主韧带缩短及宫颈部分切除术——曼彻斯特手术（Manchester operation）、经阴道全子宫切除术及阴道前后壁修补术、阴道封闭术及盆底重建手术等。

【常见护理问题】

1. 焦虑　与长期的疾病状态影响正常生活及社交、不能预知手术效果有关。

2. 皮肤完整性受损　与脱出物和衣物长期摩擦有关。

3. 疼痛　与子宫下垂牵拉韧带及宫颈、阴道壁溃疡有关。

4. 舒适度减弱　与外阴肿物脱出、行动不便及小便异常有关。

5. 有长期低自尊的危险　与子宫长期脱出、自卑感强有关。

【护理措施】

1. 保守治疗病人的护理

（1）日常生活护理：加强营养，适当安排休息和工作，避免重体力劳动，保持大便通畅，积极治疗慢性腹压增加的疾病。

（2）心理护理：病人因长期受疾病折磨，往往有焦虑、抑郁、烦躁的情绪，护士应该理解病人，针对其心理状态给予疏导，做好家属的工作，使其配合治疗及护理工作。

（3）健康指导：讲解疾病的相关知识，指导病人避免增加腹压及增强盆底肌肉群张力的方法，如盆底肌肉锻炼和物理疗法等。中药补中益气汤（丸）有促进盆底肌肉张力恢复，缓解局部症状的作用。

（4）使用子宫托：教会病人子宫托的放取方法。子宫托不可长期使用不取，以免发生嵌顿，可能会导致局部组织受压缺血。使用时应注意：①放置前要监测雌激素水平，雌激素过低不宜放置。绝经后的病人可行性激素补充疗法或定时使用阴道雌激素霜剂，一般在放置子宫托前 4~6 周开始使用，并在放托的过程中持续使用。②每日晨起后将子宫托放入阴道内，睡觉前取出消毒后备用。③保持阴道清洁，月经期和妊娠期禁止使用。④上托后，分别于第 1、3、6 个月时到医院检查一次，以后每 3~6 个月到医院复查。

2. 手术治疗病人的护理

（1）手术前护理：

1）协助病人做好各项术前检查，询问病人过敏史，并遵医嘱进行抗生素皮试、配血，准备好术前用药。

2）阴道准备：遵医嘱补充雌激素的药物；术前 3～4 日用高锰酸钾坐浴每日 1～2 次。教会病人高锰酸钾溶液的配制方法，避免灼伤；坐浴后，阴道局部涂抹雌激素软膏，对于有溃疡者，局部涂抗生素软膏。

3）肠道准备：术前 3 日进食流质，并遵医嘱口服缓泻剂导泻。交待病人口服缓泻剂的方法和注意事项，腹泻严重者及时告知医师补液治疗。甲硝唑片口服控制肠道细菌，术日晨根据病人大便情况进行灌肠。交待病人术前 6 小时禁食禁饮。

4）皮肤准备：会阴部手术上至耻骨联合上 10 cm，两侧至腋中线，下至外阴部、肛门附近、臀部及大腿内侧上 1/3。备皮时避免刮伤病人皮肤。

5）心理准备：先帮助病人了解疾病相关知识和大致的手术方法，让病人减轻对疾病及手术的焦虑与恐惧，树立信心，主动配合治疗和护理。

6）手术当日做好四测，更换病服，取下内衣、首饰、义齿等。做好病人手术部位的标记。

（2）手术后护理：

1）术后去枕平卧 6 小时，监测病人的生命体征。遵医嘱予以低流量吸氧。

2）观察病人阴道内伤口情况，如病人反复阴道出血及肛门坠胀感，应及时通知医师查看病人，并进行相应的处理。

3）术后一般留置导尿管 3～5 日，保持外阴清洁干燥，每日行外阴擦洗 2 次；保持导尿管通畅，鼓励病人多喝水，预防泌尿系感染。

4）饮食指导：遵医嘱指导病人进食无渣流质饮食，控制过早排便，一般 3 日后给予正常膳食；指导病人进食高维生素、高蛋白、易消化的饮食，补充蔬菜、水果，避免用力解大便。

5）用药指导：术后第 2 日遵医嘱恢复口服雌激素补充药物，阴道内纱布取出后开始高锰酸钾坐浴。

6）并发症的预防：术后当日要指导病人床上进行踝泵运动，协助病人翻身拍背，预防静脉血栓的形成。一旦出现下肢肿胀痛及双腿腿围大小不一致，立即排除静脉血栓形成。

7）出院指导：术后休息 3 个月，尽量多卧床休息，半年内避免重体力劳动，尽量避免呼吸道的感染，减少咳嗽，避免腹压增加。保持大便通畅，减少便秘。禁止盆浴及性生活 3 个月。出院 1 个月至门诊复查。

8）健康教育：指导病人尽量避免增加腹压的动作，教会其盆底肌肉锻炼的方法，并能坚持实施；指导病人正确使用子宫托，避免脱出的组织长期暴露阴道外引起破溃、感染；指导病人遵医嘱补充雌激素，按时服药，不可随意停药；做好术后病人的出院及门诊复查指导。

第二节　压力性尿失禁

【概述】

压力性尿失禁（stress incontinence）指腹压突然增加导致的尿液不自主流出，并不是由逼尿肌收缩压或膀胱壁对尿液的张力压所引起。其特点是正常状态下无遗尿，而腹压突然增加时尿液自动流出。又称真性压力性尿失禁、张力性尿失禁、应力性尿失禁。2006 年中国流行病学调查显示，压力性尿失禁在成年女性中发生率为 18.9％，是一个很重要的卫生和社会问题。

【病因】

90％以上压力性尿失禁为解剖型压力性尿失禁，为盆底组织松弛引起。盆底组织松弛的主要原因有妊娠与阴道分娩损伤、绝经后雌激素水平降低等。最为大家广泛接受的压力传导理论认为压力性尿失禁的病因在于盆底支持结构缺损而使膀胱颈/近端尿道脱出于盆底外。因此，咳嗽时腹腔内压力不能被平均地传递到膀胱和近端尿道，导致增加的膀胱内压力大于尿道内压力而出现漏尿。不足 10％的病人为尿道内括约肌障碍型，为先天发育异常所致。

【临床表现】

几乎所有的下尿路症状及许多阴道症状都可见于压力性尿失禁。腹压增加时不自主溢尿是最典型的症状，而尿频、尿急、急迫性尿失禁和排尿后膀胱区胀满感是最常见的症状。而 80％的压力性尿失禁伴有阴道膨出。

【辅助检查】

1. 压力试验　病人膀胱充盈时，取膀胱截石位检查。嘱咐病人咳嗽的同时，观察尿道口。如果每次咳嗽时出现尿液不自主地溢出，则提示压力性尿失禁。延迟溢尿或有大量的尿液溢出提示非抑制性的膀胱收缩。如果截石位状态下没有尿液溢出，应该让病人站立时重复压力试验。

2. 指压试验　指压阴道前壁、侧壁、后壁分别行压力诱发试验。可了解导致尿失禁的阴道脱垂部位，并可确定手术时尿道吊带松紧程度。

3. 棉签试验　病人截石位，尿道外口消毒插入棉签，棉签前端应过膀胱颈，正常时棉签与水平线所成角度为 $-5°\sim+10°$。嘱病人向下屏气增加腹压，观察角度的变化，加压前后角度增加大于 $30°$ 提示膀胱颈后尿道下移。

4. 尿动力学检查　可进一步明确尿失禁类型，有助于医师选择治疗方案。

5. 尿常规或培养检查　阴性可排除尿道感染。

6. 尿垫实验　规定时间内，受试者在主观抑制排尿的前提下，通过进行某些特定的运动后出现的尿液漏出而造成的尿垫重量增加。目前常用 1 小时尿垫实验。实验一旦开始，受试者不能排尿，持续 1 小时；实验前预先在会阴放置经称重的干燥尿垫；试验初期 15 分钟内受试者喝 500 mL 白开水，卧床休息；随后的 30 分钟，试验者行走，上下台阶；最后 15 分钟受试者应坐立 10 次、用力咳 10 次、跑步 1 分钟、拾起地面 5 个小物体再用自来水洗手 1 分钟。在试验 60 分钟结束时，将放置的尿垫称重，要求病人排尿并测尿量。尿垫净重（尿垫总重减自重）即为 1 小时漏尿量，1 小时漏尿量 $\geqslant2$ g 为阳性。

【临床分度】

有主观分度和客观分度。客观分度主要基于尿垫试验，临床常用简单的分度。

1. Ⅰ级尿失禁　只有产生剧烈压力下，比如打喷嚏、咳嗽、慢跑。

2. Ⅱ级尿失禁　在产生中度压力下，比如快速运动或上下楼梯。

3. Ⅲ尿失禁　在产生轻度压力下，比如站立时，但病人在仰卧位时可控制尿液。

【处理原则】

1. 非手术治疗　适用于轻、中度压力性尿失禁治疗和手术治疗的前后辅助治疗。非手术治疗有盆底肌锻炼、盆底电刺激、膀胱训练、a-肾上腺素能激动药和阴道局部雌激素治疗。$30\%\sim60\%$ 的病人通过非手术治疗能改善症状，并能治愈轻度的压力性尿失禁，产后正确的锻炼对产后尿失禁的妇女有帮助。

2. 手术治疗　压力性尿失禁的手术方法很多，目前公认最佳式式为膀胱尿道悬吊术和阴道无张力尿道中段悬吊术。因阴道无张力尿道中段悬吊术创伤更为微小，现已成为一线手术治疗方法。压力性尿失禁的手术治疗一般在病人完成生育后治疗。

【常见护理问题】

1. 焦虑　与长期的腹压增加、尿失禁影响正常生活及社交有关。

2. 有长期低自尊的危险　与长期尿失禁引起自卑感有关。

3. 舒适度减弱 与长期尿失禁引起衣物类处于潮湿状态有关。

【护理措施】

1. 术前护理

（1）心理护理：压力性尿失禁对病人生活质量影响很大，甚至还可能导致抑郁、失眠等心理问题。根据病人的基本情况与病人沟通交流，通过安抚、安慰使病人的紧张、焦虑、恐惧的情绪减轻或消除，能很好地配合医护人员做好手术前的准备，树立战胜疾病的信心。

（2）术前逼尿肌训练：主要是对病人的肛提肌和盆底肌进行训练。通过训练能够有效地提高病人的排尿和控尿的能力。病人需坚持收缩肛门，并有节奏地训练阴道收缩功能：先向内收缩阴道，将肛门、外阴周围肌肉向上提拉 5 秒后再放松全身，每日进行 2～3 次训练，每次坚持至少 15 分钟。膀胱括约肌收缩性锻炼：在排尿过程中先需要有意识地中断尿液的排出，再收缩肛门和阴道。

（3）术前准备：①配合医师做好术前的各项检查。②指导病人多饮水，多排尿，预防尿路的感染，但睡前应减少饮水量以保证睡眠。一旦有尿溢出，及时更换衣裤，使会阴部保持清洁。③阴道准备：术前根据病人的情况遵医嘱补充雌激素，进行阴道冲洗护理，每日 2 次。④肠道准备：术前 3 日予以流质饮食，手术前晚及手术当日早晨必要时给予清洁灌肠。⑤指导病人进行有效的咳嗽。⑥其他准备：术前当晚保证睡眠充足，保证围术期生命体征稳定，术前 6 小时禁饮禁食，术前当日取下义齿及佩戴的金银首饰，做好术前核查工作。

2. 术后护理

（1）伤口的观察：查看双侧腹股沟区小切口有无红肿、渗液，一旦有渗血应及时更换敷料。术后阴道内填塞纱条，阴道可能会有胀痛感，及时向病人做好解释工作，并严密观察阴道内纱条是否脱落，术后 24 小时取出。

（2）术后 6～8 小时可进行流质饮食，术后据病人肠道排气情况可逐渐改为普通饮食，但仍要指导病人多吃粗纤维、蔬菜水果和易消化食物，防止便秘。

（3）排尿护理：妥善固定导尿管，保持导尿管的通畅，随时观察病人尿液的颜色、量的情况。一般在术后 24 小时后拔除导尿管，病人在尿管拔除后应多饮水、多排尿，减少尿路感染，拔除尿管后应超声检查病人残余尿量，如残余尿＞100 mL，可能是早期排尿反射未恢复，嘱咐病人每 30 分钟至 1 小时排尿一次，膀胱功能的训练能增加逼尿肌的敏感性，连续几次训练后可能就会恢复正常的排尿。

（4）预防下肢静脉血栓：①术后嘱病人多床上翻身，并进行踝泵运动，预防血栓形成，术后 24 小时可适当下床活动。②疼痛护理：手术创伤小，疼痛轻，但术后仍需正确评估病人疼痛程度，必要时告知医师给予镇痛处理。③预防感染：术后做好会阴部护理，遵医嘱常规应用抗生素。

3. 心理护理　术后告知病人手术的情况，恢复的过程，之前的状况会逐渐好转的，要有战胜疾病的信心，要学会跟家属朋友倾诉自己内心的感受，释放压力。

4. 健康教育

（1）禁止盆浴、性生活 1 个月，保持会阴部干燥清洁。

（2）病人应加强营养，增强抵抗力。

（3）避免一切可能会增加腹压的动作：如便秘、打喷嚏等，避免重体力劳动半年，避免长时间站立或久坐。

（4）出院后门诊复查术后情况，按期进行随访。

（5）嘱病人出院后坚持盆底肌锻炼，增强盆底肌张力。

第三节　生殖道瘘

【概述】

由于各种原因导致生殖器与其邻近器官之间形成的异常通道称为生殖道瘘，临床上尿瘘（urinary fistula）最常见，其次为粪瘘（fecal fistula），两者可同时存在，称混合性瘘。尿瘘指生殖道与泌尿道之间形成异常通道，尿液自阴道排出，不能控制。尿瘘可发生在生殖道与泌尿道之间的任何部位。

【病因】

常见尿瘘原因为产伤和盆腔手术损伤导致的膀胱阴道瘘和输尿管阴道瘘，尿道阴道瘘通常是尿道憩室、阴道前壁膨出或压力性尿失禁手术后的并发症。

1. 产伤　曾经作为引起尿瘘的主要原因，但现如今发达国家已不存在，一般发生在医疗条件落后的地区。根据发病机制分为：

（1）坏死型尿瘘：由于骨盆狭窄、胎位异常或胎儿过大所致头盆不称，产程延长，特别是第二产程延长者，膀胱、阴道前壁、尿道挤压在胎头和耻骨联合之间，导致局部组织缺血坏死形成尿瘘。

（2）创伤型尿瘘：产科助产手术，特别是产钳助娩直接损伤。创伤型尿瘘远远多于坏死型尿瘘。

2. 妇科手术损伤　经腹手术和经阴道手术损伤都有可能导致尿瘘和输尿管阴道瘘。是由于手术时分离组织粘连，伤及膀胱、输尿管或输尿管末端游离过度，造成膀胱阴道瘘和输尿管阴道瘘。

3. 其他　放射治疗后、外伤、晚期生殖道泌尿道肿瘤、膀胱结核、子宫托安放不当及局部药物注射治疗等均能导致尿瘘。

【临床表现】

1. 漏尿　最典型的临床表现是产后或盆腔手术后出现阴道无痛性持续性流液。根据瘘孔的位置，可分为持续漏尿、体位性漏尿、压力性尿失禁或膀胱充盈性漏尿等，如较高位的膀胱瘘孔病人站立时无漏尿，而平卧时则漏尿不止；瘘孔极小者在膀胱充盈时才出现漏尿；一侧输尿管阴道瘘由于健侧输尿管的尿液进入膀胱，因此在漏尿同时仍有自主排尿。漏尿发生的时间也因病因不同有区别，坏死型尿瘘多在产后及手术后 3~7 日开始漏尿；手术直接损伤者术后即开始漏尿；腹腔镜下子宫切除中使用能量器械所致的尿瘘常在术后 1~2 周发生；根治性子宫切除的病人常在术后 10~21 日发生尿瘘，多为输尿管阴道瘘；放射损伤所致漏尿发生时间晚且常合并粪瘘。

2. 外阴瘙痒和疼痛　局部刺激、组织炎症增生及感染和尿液刺激、浸渍，可引起外阴局部瘙痒和烧灼痛，外阴呈皮炎改变。若一侧输尿管下段断裂而致阴道漏尿，由于尿液刺激阴道一侧顶端，周围组织引起增生，妇科检查可触及局部增厚。

3. 尿路感染　合并尿路感染者有尿频、尿急、尿痛及下腹部不适等症状。

【辅助检查】

1. 漏出液生化检查　比较漏出液与尿液、血液中的电解质和肌酐来明确尿液中的电解质和肌酐水平应为血液中的数倍，若漏出液中的电解质和肌酐水平接近尿液则高度怀疑有尿瘘可能。

2. 大瘘孔时阴道检查即可发现，小瘘孔则通过触摸瘘孔边缘的瘢痕组织也可初步诊断。如病人盆腔手术后，检查未发现瘘孔，仅见尿液自阴道穹一侧流出，多为输尿管阴道瘘。检查暴露不满意时，病人可取胸膝卧位，用单叶拉钩将阴道后壁向上拉开，可查见位于阴道上段或近阴道穹处的瘘孔。常见的辅助检查有：①亚甲蓝试验。②靛胭脂试验。③膀胱镜、输尿管镜检查。

【处理原则】

手术修补瘘口是主要治疗方法。非手术治疗仅限于手术或分娩后 1 周内发生的膀胱阴道瘘和输尿管较小瘘孔，留置导尿管于膀胱内或在膀胱镜下插入输尿管导管，4 周至 3 个月有愈合的可能。绝经后妇女可以给予雌激素治疗，促进阴道黏膜上皮增生，有利于伤口愈合。

【常见护理问题】

1. 皮肤完整性受损　与尿液刺激所致外阴皮炎有关。

2. 长期低自尊　与长期尿瘘、粪瘘有关。

3. 无望感　与治疗效果难以预见有关。

【护理措施】

1. 心理护理　护士应多了解病人的心理感受，耐心解释疾病发生的原因和预后，缓解病人内心的恐惧和焦虑，不能因异常气味而疏远病人。指导家属多关心和鼓励病人，告知病人和家属可以通过手术治愈该病，帮助病人和家属树立战胜疾病的信心。

2. 适当体位　对于妇科手术导致尿瘘的病人，如瘘孔较小应留置尿管，指导病人保持正确的体位，一般是采取瘘孔高于尿液面的卧位，使小瘘孔自行愈合。

3. 鼓励病人多饮水　由于漏尿，病人往往自己限制饮水量，甚至不饮水，造成酸性尿液对皮肤的刺激更大。应向病人解释限制饮水的危害，并指出多饮水可以达到稀释尿液，自身冲洗膀胱的目的，从而缓解和预防外阴皮炎。一般每日饮水不少于 3000 mL，必要时按医嘱静脉输液以保证液体入量。

4. 术前准备　除按一般会阴部手术病人准备外，应积极控制外阴炎症，为手术创造条件。方法有：术前 3～5 日每日用 1：5000 的高锰酸钾溶液坐浴，外阴部有湿疹的病人，可在坐浴后行红外线照射，然后涂氧化锌软膏。使局部干燥，待痊愈后再行手术；对于老年妇女或闭经者则按医嘱术前半个月给含雌激素的药物，促进阴道上皮增生。有利于术后伤口的愈合；有尿路感染者先控制尿路感染后再做手术；必要时给予地塞米松软化瘢痕。

5. 术后护理　术后护理是尿瘘修补手术的成功关键。术后必须留置导尿管或耻骨上膀胱造瘘 7～14 日，注意避免导尿管脱落，保持导尿管通畅，发现导尿管堵塞应及时处理，以免膀胱过度充盈影响术后伤口的愈合。拔管前要注意训练膀胱肌张力，拔管后协助病人每 1～2 小时排尿 1 次，再逐步延长排尿时间。应根据病人瘘孔的位置决定体位，如膀胱阴道瘘的瘘孔在膀胱后底部者，应取俯卧位；如瘘孔在侧面者应取健侧卧位，应使瘘孔居于高位。术后每日补液不少于 3000 mL，以达到膀胱冲洗的目的，要保持外阴清洁，由于腹压增加可导致导尿管脱落，这样就会影响伤口的愈合，要积极预防咳嗽、便秘，尽量避免下蹲等增加腹压的动作。

6.健康教育

（1）加强营养，多吃蔬菜水果、高维生素、高蛋白、高纤维食物，保证营养供给，促进伤口愈合。

（2）避免久坐和久站，避免一切可能会增加腹压的动作，尽量卧床休息，避免重体力劳动半年。

（3）禁止盆浴、性生活1个月，如有带导尿管出院的病人，嘱病人多饮水，保持导尿管的通畅，遵医嘱来院拔导尿管和复查。

（黄虹　王蓉）

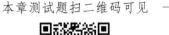

第二十一章　妇科常见急腹症病人的护理

第一节　异位妊娠

受精卵在子宫体腔以外着床发育时，称为异位妊娠（ectopic pregnancy，EP），俗称宫外孕。根据受精卵着床部位的不同，异位妊娠分为输卵管妊娠、卵巢妊娠、腹腔妊娠、阔韧带妊娠、宫颈妊娠等，以输卵管妊娠最为常见，占 95%，异位妊娠是妇产科常见的急腹症之一。

一、输卵管妊娠

输卵管妊娠（tubal pregnancy）分为间质部、峡部、壶腹部和伞部妊娠，以壶腹部妊娠最为多见，约占 78%。当输卵管妊娠流产或破裂时，如不及时处理，可危及病人生命。

【病因】

1. 输卵管炎症　输卵管黏膜炎症和输卵管周围炎造成输卵管腔狭窄、部分堵塞或蠕动异常，影响受精卵的运行。是引起输卵管妊娠主要的病因。

2. 输卵管妊娠史或手术史　曾有输卵管妊娠史再次异位妊娠的概率达 10%，曾有手术史者，再次异位妊娠的概率达 10%～20%。

3. 输卵管发育不良或功能异常　输卵管过长、黏膜纤毛细胞缺乏、肌层发育差、内分泌调节功能紊乱等可影响受精卵的正常运行，亦可导致输卵管妊娠。

4. 辅助生殖技术　实施辅助生殖技术输卵管妊娠的概率约为 5%。

5. 避孕失败　宫内节育器和口服紧急避孕药失败，发生异位妊娠的概率大。

6. 其他　吸烟、精神紧张、子宫肌瘤、卵巢肿瘤压迫输卵管等也可导致输卵管妊娠。

【临床表现】

临床表现与受精卵着床部位、是否流产或破裂、出血量、出血时间长短等有关。早期未发生流产或破裂时，常无特殊的临床表现。停经、腹痛、阴道流血是异位妊娠的三大典型症状，即异位妊娠三联征。

1. 症状

（1）停经：多数病人停经 6～8 周以后出现不规则阴道流血，20％～30％病人无停经史，或误将不规则的阴道流血视为月经。

（2）腹痛：95％ 以上输卵管妊娠病人的主要症状。输卵管妊娠流产或破裂前，常表现为一侧下腹隐痛或胀痛。发生破裂时，病人突感一侧下腹撕裂样疼痛，伴有恶心呕吐。若血液局限在病变区时，主要表现为下腹部疼痛，血液积聚于直肠子宫陷凹处时，出现肛门坠胀感；出血多时可引起全腹疼痛，血液刺激膈肌可出现肩胛及胸部的放射性疼痛。

（3）阴道流血：60％～80％的病人出现不规则阴道流血，一般不超过月经量，少数病人阴道流血较多，常在病灶除去后方能停止。

（4）晕厥和休克：腹腔内出血及剧烈腹痛可致晕厥或休克症状，症状轻重取决于内出血速度及量，但与阴道流血量不成正比。

2. 体征 患侧下腹部有明显压痛、反跳痛，肌紧张不明显。出血量多时叩诊有移动性浊音。有些下腹部可摸到包块。妇科检查阴道穹后部饱满、触痛，宫颈举痛或摇摆痛，子宫略变软，增大，可触及增粗的输卵管并有压痛，内出血多时子宫有漂浮感。

【辅助检查】

1. B 超检查 阴道 B 超比腹部 B 超准确率更高，有助于诊断输卵管妊娠。

2. HCG 测定 血或尿 HCG 测定是早期异位妊娠诊断的重要依据。

3. 孕酮测定 输卵管妊娠时，血清孕酮水平较低，一般在 10～25 ng/mL。血清孕酮<5 ng/mL 时，宫内妊娠流产或异位妊娠可能性较大。

4. 阴道穹后部穿刺 后部穿刺抽出陈旧性不凝固血液时有助于诊断。后部穿刺阴性也不能排除异位妊娠。

5. 腹腔镜检查 目前很少将腹腔镜作为检查的依据，更多的是作为手术治疗。

6. 诊断性刮宫 很少用，适用于与不能存活的宫内妊娠的鉴别诊断和超声不能确定妊娠部位者。宫腔刮出物做病理检查，切片中仅见蜕膜未见绒毛者有助于诊断异位妊娠。

【处理原则】

手术治疗为主，其次是药物治疗。处理方式的选择取决于病人年龄、生育要求、异位妊娠的部位、大小、结局、出血情况等综合因素。手术治疗是目前主要的治疗方法，手术方式包括输卵管切除术和保守性手术。内出血不多或无出血的病人可采用药物治疗。

【常见护理问题】

1. 有休克的危险　与出血有关。

2. 恐惧　与担心手术有关。

3. 知识缺乏　缺乏异位妊娠疾病知识。

【护理措施】

1. 手术治疗病人护理

（1）积极做好手术前准备：平卧、保暖、给氧、立即建立两路有效静脉通道，配血、备血，做好输血及各种抢救器械及物品准备、腹部皮肤准备。

（2）密切观察病人生命体征、意识、皮肤、尿量等并做好记录。

（3）做好心理护理，向病人及家属做好沟通解释工作，缓解紧张焦虑情绪，积极配合治疗护理。术后要帮助病人以正常的心态接受妊娠失败的现实，向病人讲解异位妊娠的疾病知识，除可减少病人因害怕再发生异位妊娠而抵触妊娠的情绪，还可提高病人的自我保健意识。

（4）术前准备与术后护理内容参考腹部手术病人的护理。

2. 非手术治疗病人护理

（1）一般护理：卧床休息，避免剧烈运动及增加腹压的动作，保持大便通畅，进食高蛋白、高维生素、含铁丰富的易消化饮食。

（2）严密病情观察：密切观察病人的一般情况、生命体征、面色、精神状态、腹痛、阴道流血情况，重视病人的主诉，告诉病人病情发展的一些指征：如腹痛加重、阴道出血量增多、肛门坠胀感加剧时要积极给予处理。

（3）加强化学药物治疗的护理：应用 B 超和血清 HCG 进行治疗效果的严密监测，观察病人的病情变化和药物的毒副作用。向病人讲解化疗护理的常识：甲氨蝶呤不良反应较小，较多表现为口腔黏膜溃疡、消化道反应，骨髓抑制以白细胞下降为主，可有轻微肝功能异常、脱发、皮疹等，多数反应是可逆的。进食前后用生理盐水漱口，用软毛牙刷刷牙，不宜吃坚果类和油炸类食品，以防损伤口腔黏膜。避免吃油腻的、甜的食品，鼓励病人少量多餐，进食高蛋白、高维生素、易消化饮食，保证每日所需的营养物质。

（4）心理护理：用药前应与病人充分沟通交流，告知病人血清 HCG 降低的规律，用药 4 日内会有一段时间增高，以后逐渐下降，降低至正常所需要的时间与用药前血清 HCG 水平有关，避免病人产生焦虑和担忧治疗效果。

（5）健康教育：

1）养成良好卫生习惯，性伴侣稳定，术后禁止性生活及盆浴 1 个月，预防盆腔感染。

2）发生盆腔炎须及时彻底治疗。

3）输卵管妊娠有 50%～60% 的不孕率和 10% 的再发生率，告知病人下次妊娠时及时就医，不要轻易终止妊娠。

4）随访指导：术后每周 1 次血清 HCG 测定，定期做 B 超检查，直至血清 HCG 连续 3 次阴性，超声检查包块缩小，症状缓解或消失，表明治疗有效。如血清 HCG 下降不明显甚至出现升高时应及时就医。

二、宫颈妊娠

【概述】

受精卵着床和发育在子宫颈管内称为宫颈妊娠（cervical pregnancy），极为罕见。近年来，由于辅助生殖技术的应用，宫颈妊娠的发病率有所增高。由于受精卵着床的宫颈部位以纤维组织为主，收缩力差，血窦开放时常引起危及生命的大出血。

【病因】

病因尚不清楚，可能与下列因素有关：

1. 子宫内膜缺陷　人工流产术、引产术、刮宫术、放置宫内节育器、剖宫产、慢性子宫内膜炎破坏了子宫内膜，甚至引起瘢痕或宫腔粘连，导致宫腔内膜不适合胚胎种植而发生宫颈妊娠。

2. 子宫内膜成熟延迟　因子宫内膜发育晚于孕卵发育，受精卵到达宫腔时无法植入导致颈管内种植。

3. 受精卵运行过快或发育过缓　受精卵到达宫腔时尚未发育至囊胚期，无植入宫腔组织能力，或受精卵运行速度过快，在其发育至囊胚期具有种植能力前已进入宫颈管，从而在宫颈管内种植发育。

4. 辅助生育技术的应用　多次分娩、子宫或宫颈畸形、子宫肌瘤等都可发生宫颈妊娠。

【临床表现】

1. 症状　停经后阴道流血，表现为无痛性不规则性阴道流血，流血量由少到多，逐渐增加为大量出血，也可表现为间歇性阴道大流血，流血时间多数在 6~8 周。

2. 体征　宫颈膨大呈桶状，呈紫蓝色，子宫体大小正常或稍大，宫颈外口扩张边缘很薄，内口紧闭，宫颈和宫体相连呈"葫芦"状。

【辅助检查】

1. 超声检查　B 超特别是阴道 B 超的应用，对诊断有帮助，显示宫腔空虚，妊娠产物在膨大的宫颈管内。

2. 病理检查　分段刮宫，宫腔内未发现任何妊娠产物。

【处理原则】

确诊后应立即行宫颈搔刮术或宫颈管吸刮术，术前须备血、做好输血准备。

【常见护理问题】

1. 潜在并发症：出血 与宫颈管妊娠有关。

2. 恐惧 与担心手术有关。

3. 知识缺乏 缺乏宫颈妊娠疾病知识。

【护理措施】

1. 阴道大出血、失血性休克的急救护理

（1）立即建立两路有效静脉通路，上氧、配血、备血，积极输液输血抗休克治疗。

（2）做好手术、抢救物品及器械的准备。

（3）做好吸刮宫颈管术、搔刮术或子宫动脉栓塞术的手术中配合工作。若出血不止，随时做好行双侧髂内动脉结扎、全子宫切除术准备。术后用纱布条填塞宫颈管创面或用小水囊压迫止血。

（4）密切观察病人生命体征、意识、皮肤、尿量等情况并做好记录。

（5）心理护理：向病人及家属做好手术方案及相关知识，缓解其焦虑恐惧情绪，让其积极配合治疗护理。术后要帮助病人以正常的心态接受妊娠失败的现实，向病人讲解异位妊娠的疾病知识，除可减少病人因害怕再发生异位妊娠而抵触妊娠的情绪，还可提高病人的自我保健意识。

2. 保守治疗病人的护理

（1）一般护理：卧床休息，进食高蛋白、高维生素、含铁丰富的饮食，保持会阴清洁，预防感染。

（2）病情观察：密切观察病人面色、精神状态、阴道流血、腹痛情况，监测生命体征，如发现出血增多、肛门坠胀感加剧、头晕、乏力等表现，及时告知医师。

（3）化学药物治疗：MTX 为目前最常用的药物。常用方案为 MTX 20 mg 肌内注射，共 5 日，或 MTX 50 mg/m^2 单次肌内注射或将 MTX 50 mg 注入妊娠囊内。若胚囊未缩小、胎心搏动未消失、HCG 无明显下降，间隔 6 日可给第二疗程治疗。化学药物治疗的护理措施参考输卵管妊娠。

（4）心理护理：向病人及家属耐心讲解宫颈妊娠相关知识及宫颈妊娠的治疗方案，减轻焦虑，取得配合。术后帮助病人接受此次妊娠失败的事实，提高病人的自我保健意识。

（5）健康教育：严格遵医嘱避孕，保守治疗后宫颈功能的完全恢复一般需 8 个月左右，至少需要间隔相应的时间再考虑妊娠；告知病人有再次宫颈妊娠的可能。

三、剖宫产切口部妊娠

【概述】

剖宫产切口部妊娠（cesarean scar pregnancy，CSP）是指受精卵着床于上次剖宫产子宫切口瘢痕处的一种异位妊娠，是剖宫产远期并发症之一。近年来，随着我国的剖宫产率增加，有关本病的报道呈逐渐增多趋势。

【病因】

病因尚不明确，可能由于剖宫产术后子宫切口愈合不良，瘢痕宽大，或炎症导致瘢痕部位有微小裂孔，当受精卵运行过快或者发育迟缓，在通过子宫腔时无种植能力，在到达瘢痕处时通过微小裂孔而进入子宫肌层着床引起。

【临床表现】

1. 症状

（1）既往有子宫下段剖宫产史。

（2）停经后伴有不规则阴道流血。

（3）早孕反应：与宫内妊娠早孕反应相同。

（4）伴随症状：少数人有轻微腹痛，如短时间内失血量较多，可出现失血性休克表现。

2. 体征　大多数病人无特殊体征，个别在妇科检查时发现子宫峡部膨大。

【辅助检查】

1. 经阴道超声检查　诊断 CSP 主要手段。其典型图像特征包括：①宫腔和宫颈管内无妊娠囊。②妊娠囊位于子宫前壁峡部。③膀胱与妊娠囊之间肌壁变薄。④彩色多普勒血流显示妊娠囊高速低阻血流信号。

2. 宫腔镜检查　宫腔镜下可见妊娠囊位于子宫前壁下段，可确诊切口妊娠，但操作时可能引起大出血。

3. 血清 β-HCG　与正常妊娠无区别。

【处理原则】

依据个体化的原则选择治疗。一旦确诊，多建议终止妊娠。治疗方法包括药物和/或手术治疗。根据病人年龄、对生育的要求、超声分型选择治疗方法。甲氨蝶呤是首选的药物。

【常见护理问题】

1. 潜在并发症：出血　与剖宫产瘢痕处妊娠有关。

2. 恐惧　与担心手术有关。

3. 知识缺乏　缺乏剖宫产瘢痕妊娠疾病知识。

【护理措施】

1. 一般护理

（1）卧床休息，病情稳定后可适当下床活动。

（2）给予高蛋白、富含铁质、维生素的营养饮食。

2. 症状护理

（1）阴道流血：①密切观察病人阴道流血量。②保持外阴清洁，预防感染。③大量出血病人应立即采取抗休克处理措施，立即建立两路有效静脉通路，上氧、交叉配血、备血，积极输液输血抗休克治疗，并做好手术、抢救物品及器械的准备。

（2）腹痛：①考虑腹腔内出血、子宫破裂时应立即建立两路以上静脉通路，给氧、快速输液、输血，快速做好术前准备及各种抢救器械及物品准备，立即送手术室。②注意腹痛部位、疼痛程度、性质，严密监测生命体征变化，及时发现子宫破裂及腹腔内出血的征象。

3. 用药护理　MTX 治疗期间随时可能发生严重子宫出血，应严密监测阴道流血量、腹痛及生命体征情况，定期超声监测胚囊或包块周围血流信号的变化，定期测定血清 HCG 水平。

4. 手术护理

（1）子宫动脉栓塞术：最好在术后 3 日内进行 B 超监视下行清宫术，刮宫前再次超声检查确认胚囊着床处血流情况，刮宫应做好抢救准备，术中尽量清除胚囊绒毛，具体术前术后护理参考"动脉栓塞术"护理。

（2）清宫术：可能导致严重的子宫大出血，一般不轻易做清宫手术。清宫术应在 MTX 治疗后或子宫动脉栓塞术后进行。清宫术前做好大出血准备，如备血、局部压迫止血预案如宫腔纱布填塞等。建立两路静脉通道，术中按医嘱静脉输注缩宫素，防止术中子宫大出血。

5. 心理护理　耐心向病人讲解 CSP 疾病知识，帮助病人及家属选择治疗方案，减轻其焦虑及恐惧心理，增加治疗信心。

6. 健康教育

（1）保守治疗出院后应定期随访，随访时间依据病情变化而定，随访行超声和血清 HCG 检查，直至结果正常，局部包块消失。

（2）告知无生育要求妇女，月经恢复正常后应注意避孕；有生育要求妇女，建议治愈后半年再妊娠，并告知有再次发生 CSP、胎盘植入及妊娠晚期子宫破裂的风险 。

第二节　卵巢黄体破裂

【概述】

卵巢黄体破裂（rupture of ovarian corpus luteum cyst）是临床上最为常

见的卵巢破裂疾病。具有发病急、常伴腹腔内出血等特点。

【病因】

1．黄体囊肿形成是黄体破裂的好发因素之一。

2．原有基础性疾病如凝血机制异常、血液病者，容易出血且不易止血。

3．妇科检查、外伤、性交等使卵巢受直接或间接外力作用。

4．盆腔炎症使组织脆性增加和卵巢子宫充血均可致黄体囊肿破裂。

【临床表现】

1．症状　腹痛是最常见的症状，一般在黄体期，常有性交、外伤等诱因。突然出现下腹一侧疼痛，逐渐蔓延至整个腹部，伴有恶心、呕吐、里急后重感。重者可出现头晕、眼花、皮肤湿冷，甚至晕厥等休克症状。也有少数病人在月经中期出现无明显诱因的腹痛。

2．体征　病人呈痛苦面容，腹肌轻度紧张、压痛反跳痛，宫颈举痛，阴道穹后部饱满、触痛，子宫一侧可扪及界限不清的包块，触痛明显。出血多者可出现贫血貌、四肢湿冷、血压下降、脉率快等休克表现，腹部叩诊有移动性浊音。

【辅助检查】

1．血常规　血红蛋白下降。

2．B超　患侧卵巢增大或形成包块，盆腹腔积液。

3．血或尿 HCG 测定阴性，但妊娠黄体破裂则为阳性。

4．阴道穹后部穿刺抽出不凝固的暗红色血液。

5．腹腔镜检查可见卵巢破裂有血块附着或活动性出血，腹腔内积血，是确诊的金标准。

【处理原则】

出血少者一般保守治疗，卧床休息和应用止血药物；出血多者须手术治疗，手术首选腹腔镜手术；若合并休克，应边抗休克边手术。

【常见护理问题】

1．疼痛　与卵巢黄体破裂有关。

2．有休克的危险　与内出血有关。

3．焦虑　与担心手术有关。

4．知识缺乏　缺乏卵巢黄体破裂疾病知识。

【护理措施】

1．保守治疗期间护理

（1）指导病人卧床休息，避免剧烈咳嗽、运动、用力排便和情绪激动等可能诱发再出血的高危因素。

（2）遵医嘱使用止血药物。

（3）交叉配血，做好备血准备。

（4）密切观察生命体征腹痛情况，注意腹痛部位、疼痛程度、性质，定期行B超监测盆腔积液、附件区包块的变化情况，如腹痛加剧，肛门坠胀感加重，出现血压下降、脉搏细数、面色苍白等休克表现，及时做好术前准备。

2. 手术治疗护理　按腹腔镜术前后护理常规实施。

3. 心理护理　告知病人卵巢黄体破裂是一种自限性疾病，保守治疗病情稳定后很少再发生出血，减轻病人焦虑心理。

4. 健康教育　卧床休息，避免剧烈咳嗽、运动、用力排便和情绪激动等可能诱发再出血的高危因素；遵医嘱服药、定期检查，出现腹痛或肛门坠胀感加剧时及时告知医务人员或就诊。

第三节　卵巢囊肿蒂扭转

【概述】

卵巢囊肿蒂扭转（torsion of the pedicle of ovarian cyst）是常见的妇科急腹症之一，约10％的卵巢肿瘤病人可能发生蒂扭转。瘤蒂长、中等大小、活动度良好、重心偏于一侧的肿瘤容易发生。常发生在体位突然变动、妊娠期或产褥期子宫位置发生改变时，青年女性较常见。

【病因】

1. 与腹压的突然改变有关　在体位突然发生变动时，如转身、跳跃、翻滚等动作可引起瘤蒂的扭转。

2. 用力咳嗽、膀胱充盈或排空也可引起瘤蒂的扭转。

3. 妊娠期卵巢囊肿或肿瘤有较大的活动空间，或产后子宫缩小，腹壁松弛，子宫的牵引等可引起蒂扭转。

【临床表现】

1. 症状　典型症状是在体位改变后突然发生一侧下腹剧痛，可伴恶心、呕吐甚至休克。如为不全扭转，疼痛较轻微。若扭转自行复位，则疼痛随之缓解。

2. 体征　双合诊检查下腹一侧可有不同程度的压痛、反跳痛或肌紧张，可扪及触及有压痛的包块，蒂部压痛最明显。

【辅助检查】

1. 超声检查　主要依靠对卵巢肿瘤蒂扭转血管的识别。

2. 实验室检查　白细胞计数增高和红细胞沉降率略增快。

【处理原则】

一经确诊，应尽快手术。综合蒂扭转时间、扭转的程度、卵巢肿瘤性质以及病人的年龄考虑手术方式。

【常见护理问题】

1. 疼痛　与卵巢囊肿蒂扭转有关。

2. 有休克的危险　与内出血有关。

3. 焦虑　与担心手术有关。

4. 知识缺乏　缺乏卵巢囊肿蒂扭转疾病知识。

【护理措施】

1. 一般护理

（1）指导病人多休息，保持舒适体位，避免剧烈运动或突然改变体位等高危因素。

（2）进食高热量、高维生素、高蛋白易消化饮食。

（3）密切观察生命体征腹痛情况，注意腹痛部位、疼痛程度、性质，有无腹膜刺激征，腹部检查注意有无包块，观察腹痛与体位的关系，诊断不清楚前，禁用止痛药物。如腹痛加剧，出现血压下降、脉搏细数、面色苍白等休克表现，及时做好交叉配血等紧急手术术前准备。

（4）注意观察呕吐物的性状及呕吐量，呕吐后及时漱口，保持口腔卫生。

2. 手术治疗护理　按腹腔镜术前后护理常规实施。

3. 心理护理　耐心向病人讲解生殖系统的解剖知识，告知患侧附件切除术病人，虽然生育概率降低和内分泌功能受到影响，但另一侧附件仍然具备功能，不会影响女性特征，减轻病人对手术的恐惧。

4. 健康教育　育龄妇女应常规进行妇科和盆腔超声检查，做到卵巢囊肿的早发现、早诊断、早治疗；有卵巢囊肿病史的妇女，必须定期随访，一旦出现腹痛症状，应及时就诊。

（王蓉　孙淑娟）

---------------- 本章测试题扫二维码可见 ----------------

第二十二章　妇科手术病人的护理

第一节　妇科手术术前护理

妇科常见疾病如卵巢肿瘤、子宫内膜异位性疾病、子宫肌瘤、子宫内膜癌、子宫颈癌等，手术治疗是其重要手段。手术既是治疗过程亦是创伤的过程，为保证手术安全顺利进行，促进病人术后快速康复，护理人员则需要在了解和掌握这些疾病知识的同时，为做好病人充分的术前准备和运用整体护理模式提供准确、精细的个性化术后护理。

妇科腹部手术　按手术的急重轻缓程度分为急诊手术、限期手术、择期手术。按手术方式可分为：开腹手术、腹腔镜手术、达芬奇机器人辅助腹腔镜手术。按手术的范围可主要分为卵巢囊肿剥除术、附件切除术、子宫肌瘤剥除术、次全子宫切除术、全子宫切除术、全子宫及附件切除术、次广泛子宫切除术、广泛子宫切除及盆腔淋巴结清扫术、剖腹探查术、卵巢肿瘤细胞减灭术等。子宫及输卵管切除术也可经阴道施行。

一、经腹手术术前护理

【术前护理】

妇科手术准备内容基本与外科腹部手术相同，但由于妇科病人手术的特殊性，对于手术前后注意事项需提供专业指导，使病人达到适合手术的身心状态。

1. 术前评估　术前需要对病人进行全面评估，包括：

（1）病人的一般情况：了解病人的年龄、职业、体重、文化程度、家族史、既往史、过敏史、不良嗜好、家庭状况等，了解病人的手术方式以及待解决的问题。

（2）病人的身心状况：评估病人的神志、意识、生命体征、病人的既往史、过敏史和阳性体征等；评估病人的饮食、营养和睡眠情况，末次月经时间；评估及防范坠床跌倒、压疮、静脉血栓形成风险；评估病人的心理状况，了解其对手术的认知程度，是否有恐惧与焦虑，是否因担心切除生殖器官失去女性功能产生失落感。

2. 心理护理 部分病人错误地认为切除子宫会提前进入更年期、影响夫妻生活等，这些往往是病人和家属最担心、最迫切想知道的问题。针对这些情况，责任护士需要采用通俗易懂的语言耐心解答病人的提问，向病人介绍手术方式及配合要点，讲解疾病相关知识及手术治疗效果。术前指导可采用团体小讲课的方式进行，鼓励病人多和其他病友沟通交流，以利于病人相互分享自我感受，让病人家属参与其中，增加病人的治疗信心，安心配合治疗。

3. 皮肤、阴道准备 妇科腹部手术的备皮范围为自剑突下至两大腿上1/3，包括外阴部，两侧至腋中线，备皮动作宜轻柔，避免损伤皮肤。备皮完后沐浴更衣、擦干，避免着凉。拟行卵巢肿瘤细胞减灭、广泛子宫切除、次广泛子宫切除、子宫全切的病人需于手术前3日行阴道抹洗，一般予0.5%苯扎溴铵消毒阴道壁、宫颈及阴道穹后部，无性生活史者只清洁外阴，不做阴道抹洗。

4. 肠道准备 饮食指导根据病人手术要求和个体情况进行，一般手术如卵巢囊肿剥除术、子宫肌瘤剥除术、附件切除术、子宫全切术于手术前一日进食普食，子宫内膜异位症、腹部手术史或妇科恶性肿瘤有可能涉及肠道的手术，则手术前3日开始流质饮食，遵医嘱口服导泻剂，遵医嘱做好禁食禁饮。

5. 其他 同外科术前护理，手术前护士要监测病人生命体征变化，手术前1日做好交叉配血及备血，根据病人手术切口分级完善药物敏感试验等。嘱病人保持皮肤清洁卫生和完整性，注意保暖，避免感冒，指导病人进行深呼吸和咳嗽训练，向病人示范和讲解正确的咳嗽方法及技巧。手术前一日晚间值班护士应督促病人休息，保持病房安静、舒适的环境，如有必要，为减轻病人的焦虑情绪，保证术前有充足的睡眠，可遵医嘱给予口服适量镇静安眠药物，如地西泮、阿普唑仑等。

【手术日护理】

手术当日早晨，测量病人生命体征，询问病人自我感觉，有无月经来潮等，如有异常及时报告医师，以确保病人以最佳身心状态接受手术。

1. 提前做好手术准备，再次行阴道抹洗消毒阴道、宫颈、阴道穹后部，消毒后使用大棉签拭干。拟行次广泛子宫切除术、广泛子宫切除术的病人需在阴道消毒后于阴道内填塞纱布条，起到抬举子宫为手术提供方便的作用。纱布条用聚维酮碘溶液浸湿，以减轻对阴道壁的摩擦。

2. 术前留置导尿管，保持膀胱空虚状态，避免术中伤及膀胱。腹腔镜手术病人在手术室实施麻醉后再留置导尿管，无痛苦且易于操作。

3. 根据医嘱手术前半小时给予麻醉前用药，常用阿托品和苯巴比妥钠等，用于减少病人唾液腺分泌和缓解紧张情绪，对抗因麻醉药品的迷走神经兴奋作用。

4. 协助病人取下首饰、发卡、可活动的义齿以及贵重物品等交予家属妥善保管，长发者应把头发扎成高马尾，头戴手术帽避免弄乱头发或被呕吐物污染。

5. 责任护士确认病历资料与各项术前检查报告结果是否完善，药物敏感试验结果、交叉配血情况、术中带药等。与手术室护士两人核查病人床号、姓名、住院号、手术体表标记等，确认无误后签核查单，安抚并护送病人进手术梯。

6. 做好手术病人床单位的准备，铺麻醉床，垫中单，备好吸氧用物、心电监护等，等待病人手术后返回病房。

二、会阴部手术术前护理

【会阴部手术的种类】

会阴部手术是妇科常见的手术。会阴部是身体的隐私部位，该部位神经血管丰富，前邻尿道，后近肛门，在护理过程中应注意保护病人隐私。按手术区域分外阴、阴道手术；按手术范围分，有前庭大腺切开引流术、外阴切除术、外阴癌根治术、陈旧性会阴裂伤修补术、处女膜切开术、宫颈锥切术、子宫黏膜下肌瘤剥除术、阴道成形术、阴道前后壁修补术、尿瘘修补术、阴式子宫切除术等。会阴部手术术前护理措施与妇科腹部手术术前护理措施基本相同，因属机体隐私部位，外阴、阴道的位置靠近尿道和肛门，血管和神经丰富，需向病人介绍相关手术名称，术前的准备内容、方法、目的以及必要性等。

【外阴、阴道手术术前护理】

会阴部是女性隐私部位，病人因害羞和怕被人看不起往往不愿过多谈及疾病，又因担心疾病预后及术后切口瘢痕影响将来性生活质量而出现焦虑、自尊紊乱的心理反应。护士应充分理解病人，鼓励病人说出自己症状及感受，检查和护理操作时注意保护病人隐私，做好家属的思想工作，协同家属一起为病人提供生活和心理支持，使病人积极配合治疗。

1. 病人评估

（1）一般情况：了解病人年龄、婚育史等一般情况，了解病人的症状及病情变化等。

（2）身心状况，评估病人坠床跌倒、压疮、静脉血栓形成风险及心理状态。

2. 心理护理　责任护士应耐心与病人沟通交流，了解病人的心理活动，向病人讲解术后保持会阴部清洁的重要性，指导病人进行包括深呼吸、翻身、床上使用便器的预训练，向病人和家属介绍相关手术名称、过程以及疾病治疗的相关注意事项，减轻病人的焦虑程度，做好家属的工作，让其理解病人感受，配合治疗和护理，为病人提供生活和心理上的支持。

3. 皮肤准备　会阴部手术病人应特别注意个人卫生，保持外阴清洁，每日清洗。手术前一日进行备皮，范围为自耻骨联合上 10 cm 至外阴部、肛周、臀部及大腿内侧上 1/3。若外阴皮肤有溃疡、炎症等，应报告医师查看配合处理。另需行植皮手术的病人，应遵医嘱做好供皮区皮肤的准备。

4. 肠道准备　术前 3 日进食流质饮食，并按医嘱给肠道抗菌药物及导泻剂。若口服导泻剂效果不佳，则遵医嘱予加服导泻剂或清洁灌肠。

5. 阴道准备　手术前 3 日即开始行阴道准备，常用 0.5% 苯扎溴铵行阴道抹洗消毒，每日 1 次，陈旧性会阴裂伤Ⅲ度以上、子宫脱垂及阴道前后壁膨出病人予 1∶5000 高锰酸钾溶液坐浴，年老绝经病人视情况予雌激素软膏阴道局部上药，以利于手术后伤口愈合。

6. 其他　手术前一日晚间值班护士应督促病人休息，保持病房安静、舒适的环境，如有必要可遵医嘱给予口服适量镇静安眠药物，如地西泮、阿普唑仑等。

【手术日护理】

1. 膀胱准备　术前无需常规导尿，根据手术的需要，在手术中或者手术后留置导尿管。

2. 用物准备　根据不同手术后病人的需要准备用物，如阴道模具、丁字带、绷带、沙袋等。其余同妇科腹部手术术前准备。

三、急诊手术术前护理

妇科需要急诊手术的疾病包括异位妊娠、卵巢黄体破裂、卵巢肿瘤蒂扭转等。通常病情危重，如治疗不及时可危及生命，要求护理人员应冷静、快速了解病人病史，耐心向病人及家属解答疑问，在不影响诊疗的前提下允许家属陪伴，增加病人安全感。让病人和家属了解正在进行的术前准备工作以及需要配合的注意事项，急诊需手术的病人立即交代禁食禁饮，禁止服用缓泻剂及灌肠。测量并记录病人体温、脉搏、血压、呼吸等，密切观察病人病情变化，迅速建立静脉通道，积极配合医师完成各项术前检查，遇到失血性休克的病人，在积极纠正休克的同时，迅速完成手术前准备。使救治工作准确、高效、有序进行。

第二节 妇科手术术后护理

一、经腹手术术后护理

1. 术后病人交接　病人手术结束后返回病房，责任护士需向麻醉师、手术室护士、手术医师详细了解病人手术中情况，包括手术名称、手术范围、麻醉方式、术中出血、输血、补液量、术中用药以及有无特殊注意事项。查看病人输液通路、各管道通畅及固定情况，腹部切口敷料有无渗血，有无阴道流血等，详细记录于护理记录单上。

2. 生命体征的观察　遵医嘱予心电监护，监测病人血压、脉搏、呼吸并记录。术后 3 日内体温可稍有升高，一般不超过 38 ℃，为术后吸收热，无需特殊处理。

3. 术后体位　根据病人手术性质、麻醉方式和病人情况而定。

(1) 全身麻醉未清醒病人采取头偏向一侧的平卧位，专人守护，有呕吐、咳痰等情况及时清理，以免呛入气道，引起窒息或吸入性肺炎，麻醉清醒后病人可头颈下垫软枕抬高床头 10°～45°的半卧位。

(2) 子宫全切的病人可采取床头抬高 10°～15°的改良低半卧位，有利于肺扩张和膈肌活动，利于腹部肌肉放松，减轻腹部伤口张力，可协助病人按需更换左、右、平卧位，使手术创面得到充分引流，增加病人舒适度。

(3) 硬膜外阻滞与蛛网膜下腔阻滞（又称腰麻）病人，若麻醉师无特殊交班可让病人自主选择和更换保持头部、颈部、脊柱在同一平面的半侧卧位、侧卧位、翻身等，主动或被动地活动四肢。

(4) 次日病情稳定的病人，可协助病人床边坐位、站立逐步过渡到步行，逐渐增加活动量，子宫全切的病人应避免久坐久站以及增加腹压的动作等。

4. 伤口的护理　观察病人伤口敷料是否整洁干燥，如有渗血、渗液及时报告医师处理。开腹手术病人伤口须用腹带包扎，可减小腹部伤口张力、预防出血。必要时可用沙袋压迫 6～8 小时。协助病人适当进行循序渐进的活动，避免过度用力和突然增加腹压的动作，咳嗽时最好令病人半坐卧位，减轻伤口处张力。子宫肌瘤剥除术、子宫切除术后病人应注意观察阴道分泌物的颜色、性状和量，术后一周可有少量阴道流血，如有异常应及时报告医师。

5. 引流管的护理

（1）妥善固定，避免牵拉，预防计划外拔管。

（2）保持引流管通畅，严格执行无菌操作更换引流袋，每班观察并记录引流物的颜色、性状、量。若 24 小时引流液超过 200 mL，特别是短时间内明显增加时，提示体腔内有活动性出血点可能，应立即通知医师进行处理。

（3）一般在术后 2~3 日拔除引流管。部分妇科恶性肿瘤病人手术范围大或行淋巴结清扫术后，可出现引流液较多的情况，当引流液持续或间断引流出淡黄色液体且>200 mL/d 时，协助医师留取肌酐、尿素氮、乳糜试验等标本，排除尿瘘、淋巴漏可能。

6. 导尿管的护理

（1）通常手术后 24 小时拔除导尿管，子宫全切术后第 2 日拔除导尿管，次广泛子宫全切及广泛子宫全切导尿管应留置 10~14 日。

（2）术后保持导尿管通畅，观察尿量、颜色以及性质。

（3）保持会阴部清洁干燥，每日予 0.5% 苯扎溴铵行会阴擦洗，每日 2 次，防止泌尿系感染。

（4）拔除导尿管后协助病人排尿，避免直立性低血压导致坠床跌倒事件发生。

（5）广泛子宫全切术后病人需在拔除导尿管排尿后行膀胱残余尿量测定，当残余尿量≥100 mL 时，须重新留置导尿管。

7. 疼痛的管理　以手术后 24 小时内疼痛最明显。镇痛泵的使用可在一定程度上缓解术后疼痛感，且可根据病人疼痛强度动态调节。根据疼痛部位、性质、评分结果采用相应止痛措施，减轻疼痛，保证病人舒适度和得到充分休息。

8. 胃肠道的护理　手术后出现恶心、呕吐一般不需特殊处理。协助病人头偏向一侧，及时清理呕吐物，防误吸引起窒息。严重者通知医师适当使用药物缓解症状。病情允许的情况下术后早期经口进食进饮，既可减少胃部不适，又可刺激肠蠕动，促进肠道功能恢复。鼓励并协助病人尽早活动，可预防或减轻腹胀，促进肠蠕动恢复。禁食期间协助病人做好口腔护理，保持口腔清洁卫生。

9. 预防术后并发症　详见本章第三节。

10. 出院指导　根据不同术式及病人自身情况提供个性化出院指导，包括饮食与营养、活动强度、休息与锻炼、自我保健与复查等。例如子宫切除术病人的出院前宣教主要包括以下内容：

（1）环境应安静舒适，注意通风，保持室内空气清新，温湿度适宜。

（2）饮食上，应选择含丰富蛋白质、高热量、高维生素饮食，尽快恢复体力，如：鸡蛋、鱼、瘦肉等，注意粗细搭配，增加粗纤维、蔬菜、水果摄入，以软化大便，保持大便通畅，防止阴道伤口出血。

（3）全休 3 个月，避免重体力劳动半年，避免提重物、抱小孩、久坐、久站以及增加负压的动作，如打喷嚏、咳嗽、用力解大便等。避免伤口愈合不良。

（4）保持会阴部清洁卫生，勤换内裤，禁盆浴、性生活 3 个月。

（5）保持腹部伤口清洁干燥，一般腹腔镜术后伤口 7～10 日，开腹手术伤口 15～20 日可淋浴，如发现伤口红肿、有硬结、疼痛或发热等症状时，请及时就诊。

（6）全子宫切除术后 7～14 日内阴道残端肠线融化可出现少量粉红色分泌物，为正常现象，不需处理，如出现阴道流血、异常分泌物应及时返院检查。

（7）向病人说明复查的重要性，出院后 1 个月携带好出院记录及门诊病历按时到医院门诊复查。

二、会阴部手术后护理

术后护理与腹部手术病人相似，由于前后与尿道口和肛门相邻，要特别注意会阴部护理。

1. 体位 根据不同手术采取相应体位。

（1）外阴根治术后的外阴癌病人，术后取平卧位，双下肢屈膝外展，膝下垫软枕，减少外阴部和腹股沟的张力，促进伤口愈合。

（2）处女膜闭锁切开、阴道成形术后的病人，术后采取半坐卧位，利于经血排出。

（3）盆底修复或阴道前后壁修补术后的病人应以平卧为宜，降低阴道张力，有利伤口愈合。

2. 伤口的护理

（1）观察外阴伤口有无渗出，局部皮肤的颜色、温度、感觉、有无坏死和红肿热痛等异常反应等。

（2）观察阴道分泌物的性质、量、颜色和有无异味。

（3）留置引流管的病人保持管道固定通畅，观察并记录引流物的颜色、性质和量。

（4）保持外阴局部清洁、干燥，勤更换内裤、床垫。

（5）每日予聚维酮碘溶液会阴擦洗 2 次，每次便后同法消毒。

（6）会阴局部可行 1∶5000 高锰酸钾溶液坐浴或红外线烤灯照射，促进血液循环，保持伤口干燥，利于伤口愈合。

3. 导尿管的护理　根据手术范围和病情导尿管留置 2~10 日。术后需保持导尿管的固定通畅，注意观察尿量、尿色，特别是行尿瘘修补术后的病人，发现异常及时查找原因并处理。拔除导尿管后协助病人尽早排尿，若出现排尿困难，可给予热敷、诱导等措施促进排尿，必要时需重新留置导尿管。

4. 饮食管理和肠道护理　术后饮食应根据病人手术范围、手术情况和麻醉方式遵医嘱执行，逐步过渡至普食。会阴部手术病人应控制首次排便时间，以防止伤口被粪便污染和排便时对伤口造成牵拉，影响伤口愈合。术后第 5 日开始可适当给予缓泻剂软化大便，避免排便困难。

5. 疼痛的护理　责任护士应正确评估病人疼痛，理解病人，针对个体差异，采取不同方法缓解疼痛，如更换体位减轻伤口张力、保持病室环境安静、分散注意力、遵医嘱合理使用止痛药等减轻病人疼痛，同时观察用药后止痛效果，使其能积极配合治疗及护理。阴道成形术后需要使用阴道模具，应指导病人掌握正确更换模具的方法。阴道模具应每日消毒，在第一次更换阴道模具时疼痛明显，可于更换模具前半小时使用止痛药，选择合适型号的阴道模具，模具外套避孕套，并在表面涂抹润滑剂，以减轻病人疼痛。

6. 避免增加腹压　向病人讲解腹压增加会影响伤口愈合，应尽量避免增加腹压的动作，如长时间下蹲、用力咳嗽、打喷嚏、用力解大便等。

7. 出院指导

（1）会阴部手术病人伤口愈合较慢，应嘱病人保持会阴部清洁卫生，1∶5000高锰酸钾溶液外阴热坐浴，每日 2 次。

（2）需使用阴道模具者，必须白天和晚上坚持术后使用模具至术后 3 个月，3 个月后白天可不佩戴，晚上仍需佩戴模具，直至半年后有规律性生活，才可去掉模具。

（3）一般术后应休息 3 个月，3 个月内禁止盆浴、性生活和重体力劳动；避免增加腹压，逐渐增加活动量。

（4）出院后 1 个月和 3 个月门诊复查，检查术后恢复情况，经医师检查确定伤口完全愈合后方可恢复性生活。若有异常阴道流血、局部伤口红肿热痛及流液、阴道分泌物异味、排尿异常等病情变化应及时就诊。

第三节　妇科手术术后并发症的护理

并发症是指在某一种疾病的治疗过程中，发生了与这种疾病治疗行为相关的一种或几种疾病。手术并发症是指因手术操作而引起的其他组织器官相关的损伤、缺失、功能障碍等，无论手术大小都有可能发生术后并发症的危险，积极预防是关键。并发症可在术后即刻发生，也可在迟些时间发生。为预防术后并发症的发生，护士必须熟知常见并发症的临床表现，积极采取应对措施。

1. 腹胀　手术中肠管受到激惹、肠蠕动减弱，病人术后抽泣、呻吟、用嘴呼吸等可咽入大量不易被肠黏膜吸收的气体而加重腹胀。肠蠕动通常在术后 48 小时恢复正常，排气后，腹胀即可缓解。术后 48 小时肠蠕动仍未恢复正常者，应排除机械性肠梗阻、麻痹性肠梗阻的可能。刺激肠蠕动、缓解腹胀的措施很多，如顺时针按摩下腹部、床上活动、针刺足三里、肛管排气或遵医嘱皮下或肌内注射新斯的明等。术后早期下床活动能促进肠蠕动早日恢复，预防和减轻腹胀，促进排便通畅。若腹胀因炎症或缺钾引起，则应按医嘱给予抗生素或补钾治疗，形成脓肿者则应及时切开引流。

2. 泌尿系感染

（1）尿潴留：是盆腔内和经阴道手术后常见的并发症，也是发生膀胱感染的重要原因。病人可因不适应排尿环境或排尿体位的改变导致尿潴留，术后留置导尿管机械性的刺激或使用麻醉止痛剂降低了膀胱的膨胀感也是发生尿潴留的主要原因，为预防尿潴留发生，根据病人具体情况进行护理，拔除导尿管后嘱病人尽早排尿，可提供相对安静、隐蔽的排尿环境，让病人选取自己习惯的体位或姿势床上排尿；指导病人大量饮水促进排尿反射；发生排尿困难时，可通过热敷、按摩下腹部，放松肌肉促进排尿；利用条件反射诱导排尿，如听流水声或温水冲洗外阴等；帮助病人及早有效建立排尿反射，指导病人养成定时排尿的习惯。进行正确有效的盆底肌功能的训练，以加强控尿能力。若以上措施无效，膀胱残余尿量测定≥100 mL 则应导尿，一次放尿不可超过 1000 mL，以免大量放尿致腹腔内压力急剧下降引起虚脱和/或膀胱内压突然降低，导致膀胱黏膜急剧充血发生血尿。

（2）尿路感染：老年病人、术后必须长期卧床以及既往有尿路感染史的病人，都更易发生泌尿系统感染。长期留置导尿管的病人应根据导尿管材质定期更换尿管，定期更换尿袋，尿袋勿高于膀胱，以防尿液逆流回膀胱，不要过分牵拉尿管。注意保持会阴部的清洁，鼓励病人多饮水，每日 2000 mL 以上。如果出现尿频尿急尿痛伴有发热等症状时，按医嘱行尿常规、尿细菌培养等检查，确定是否有泌尿系感染。

3. 伤口血肿、感染、裂开　妇科手术多为清洁封闭伤口，大多数都能愈合良好，手术后发现伤口敷料渗湿时应及时通知医师更换敷料加压包扎，多可止血，伤口渗血多时，除遵医嘱给予止血药物及补充血容量，还需密切观察病人的生命体征、面色、尿量变化；当伤口周围出现明显压痛、肿胀，检查有波动感时，应考虑出现伤口血肿。血肿极易感染，常为伤口感染的重要原因。发现异常情况，责任护士应及时通知医师进行处理。少数病人，突然增加腹压的动作后或年老体弱、过度肥胖者，可出现伤口裂开的严重并发症。病人自觉伤口部位疼痛，有渗液从伤口处流出，行子宫全切手术病人突然出现阴道流血、流液，严重者从伤口处可见大网膜、肠管脱出。护士应立即用无菌纱布覆盖并通知医师，必要时需送手术室协助处理。

4. 下肢深静脉血栓　是妇科手术后严重的并发症之一，由于各种原因，如肥胖、高龄、避孕药、激素替代药、既往有血栓史、恶性肿瘤以及手术时间长、术后止血药的应用等高危因素，手术后长期卧床活动减少，静脉血流缓慢，部分病人血液高凝状态，以及因手术、反复穿刺或输注高渗性、刺激性药物致血管内膜的损伤导致下肢深静脉血栓形成，静脉管腔阻塞，血液回流受阻可引起下肢疼痛、水肿、小腿紧胀感、局部温度升高等表现。当血栓脱落，栓子可随着血液流动游走，发生肺栓塞时可威胁生命。因此，责任护士应通过血栓评估风险量表筛选出高危病人，向病人讲解深静脉血栓的形成因素、症状、危险性和预防措施，术前即开始做好风险防范，针对术前长期禁食、严格肠道准备或年老体弱排泄多的病人，注意及时补充水分，避免体液丢失过多致血液浓缩。高危病人手术前穿弹力袜，手术后使用间歇性压力充气泵促进静脉回流。卧床期间进行主动和被动运动，协助病人勤翻身、按摩双下肢、督促病人行双下肢"踝泵运动"，鼓励病人早期下床活动，避免下肢静脉输液。同时注意观察病人双下肢有无水肿、皮温、皮色改变，询问病人自觉反应，有无胀痛、麻木感等。一旦出现下肢深静脉血栓，应绝对卧床休息，抬高患肢制动，严禁局部热敷、按摩，以免血栓脱落，遵医嘱使用抗凝溶栓药物治疗的同时，严密观察病人自觉反应、皮肤及消化道有无出血征象。

（董文韬　王蓉）

------------ 本章测试题扫二维码可见 ------------

第二十三章　不孕症与辅助生殖技术

第一节　不孕症

【概述】

不孕症是指有正常性生活未经避孕一年而未孕，对于 35 岁以上的女性，如果有正常性生活，未避孕 6 个月未孕也推荐进入不孕症的评估流程。不孕症有原发性和继发性之分，从未有过妊娠的称为原发不孕；曾有过生育或流产又超过 1 年未再孕，则称为继发不孕。我国不孕症发病率为 7%～10%。

【病因】

自然受孕是一个复杂的生理过程，女方正常排卵，男方射出足够数量的正常精子，卵子和精子能够在输卵管壶腹部内结合成受精卵，受精卵不断分裂形成胚胎，通过输卵管的蠕动及纤毛的摆动将胚胎送达宫腔，胚胎在子宫内膜着床发育就获得妊娠。自然受孕的任何一个或几个环节出现问题均可造成不孕。不孕症的发病原因中女方因素约占 40%，男方因素占 30%～40%，男女双方因素约占 20%，不明原因不孕占 5%～10%。

1. 女性不孕因素

(1) 输卵管和盆腔因素：是导致女性不孕的最常见的因素，约占不孕症病因的 35%。输卵管具有运送精子、拾卵及将受精卵运送至宫腔的功能，任何影响输卵管通畅及生理功能的因素都可引起不孕。

1) 炎症：输卵管和盆腔炎症是造成不孕的主要原因。炎症导致输卵管失去正常形态和功能，使得精子、卵子、受精卵和早期胚胎在输卵管内的运送受阻，导致不孕。

2) 输卵管和盆腔结核：多继发于肺结核，也可发生于腹膜结核。严重的结核可致输卵管变得僵硬并与周围组织粘连，失去正常的生理功能。

3) 子宫内膜异位症：指子宫内膜组织生长于子宫腔以外的部位。异位的子宫内膜可以侵犯全身任何部位，以卵巢和宫骶韧带最常见。子宫内膜异位症病人中，不孕率高达 40% 左右。

4）输卵管发育异常：先天性输卵管发育不良或缺损。

5）盆腹腔手术史：如化脓性阑尾炎、阑尾穿孔可能导致盆腔炎症；输卵管结扎术、输卵管切除术等致输卵管功能丧失。

（2）卵巢因素：占不孕原因的 25%～35%。卵巢是女性的性腺器官，主要作用是产生卵子、排卵及分泌性激素，其功能直接决定女性的生育功能。任何影响卵巢功能的因素均可导致不孕。

1）多囊卵巢综合征（polycystic ovary syndrome，PCOS）：是育龄妇女最常见的内分泌和代谢紊乱性疾病，以排卵障碍和高雄激素血症以及可能伴发的多囊卵巢为特征，临床表现为月经稀发甚至闭经、不孕、多毛、肥胖。

2）卵泡黄素化未破裂综合征：是指卵泡成熟但不破裂，卵细胞未排出而黄素化，形成黄体并分泌孕激素。

3）黄体功能不全：月经周期中有卵泡发育、排卵及黄体形成，但是黄体孕激素分泌不足或黄体过早衰竭，导致子宫内膜分泌反应不良，影响月经和生育功能。

4）其他：如先天性卵巢发育不良或无卵巢，各种原因引起的卵巢早衰或卵巢功能减退，卵巢功能性囊肿、卵巢子宫内膜异位症等均可以导致排卵障碍而致不孕。

（3）子宫因素：子宫是孕育胚胎、胎儿和产生月经的重要器官。

1）子宫畸形：如双角子宫、单角子宫、纵隔子宫等均可影响怀孕，引起流产或早产。

2）子宫肌瘤：可引起不孕或怀孕后流产。

3）子宫内膜病变：子宫内膜炎、内膜结核、内膜息肉、内膜粘连或子宫内膜分泌反应不良等均影响胚胎着床。

（4）宫颈因素：宫颈的先天缺陷，如宫颈发育不良、细长、先天性宫颈狭窄或闭锁，可妨碍精子进入宫腔；宫颈的赘生物，如宫颈息肉，宫颈肌瘤阻塞宫颈管均可影响精子通过；宫颈炎症严重时，宫颈管内分泌物脓细胞增多，也不利于精子通过。

（5）外阴及阴道因素：

1）女性外阴、阴道发育异常：如两性畸形、处女膜闭锁、先天性全部或部分阴道闭锁、双阴道或阴道纵隔导致性交困难致精卵结合障碍而不孕。

2）阴道炎症：各种阴道炎轻者不影响受孕，严重时大量白细胞可降低精子活力，甚至可吞噬精子而影响受孕。

（6）免疫因素：

1）女方抗心磷脂抗体（anti cardiolipin antibody，ACA）：组织炎症、损伤或粘连时，其细胞膜的心磷脂与 ACA 结合可产生一系列不良反应，引起蜕膜或胎盘血流不足而导致流产。

2）女方血清内抗精子抗体（anti sperm antibody，AsAb）：AsAb 使精子和卵子不能结合或受精卵不能着床，并可降低精子的穿透性、抑制精子的顶体反应，妨碍受精。

（7）其他：如下丘脑病变、垂体病变、肾上腺功能异常、甲状腺功能亢进或减退、胰岛功能异常、染色体异常、过度肥胖或消瘦、精神心理因素等均会影响女性生育功能。

2. 男性不育因素

（1）精液异常：主要表现为精液中无精子或精子数量少，活动力弱、形态异常，原因是多方面的，主要有生精障碍和输精障碍。

1）睾丸发育异常：如先天性睾丸发育不全不能产生精子，双侧隐睾导致曲细精管萎缩等妨碍精子产生。

2）生殖系统感染：腮腺炎并发睾丸炎导致睾丸萎缩；睾丸结核破坏睾丸组织；淋病奈瑟球菌或沙眼衣原体感染与急性附睾炎及慢性前列腺炎有密切的关系。解脲支原体感染可能影响精子的正常发生及精子的运动、产生自身抗体而影响受孕。

3）输精管道阻塞致精子运送受阻：先天性的输精管道结构畸形、缺如或者因为炎症、肿瘤、手术、非手术的创伤等导致的输精管阻塞，均会阻碍精子通过。

4）内分泌功能障碍：男性内分泌受下丘脑-垂体-睾丸轴调节，垂体、甲状腺及肾上腺功能障碍可能影响精子的产生而引起不育。

5）遗传因素：染色体核型异常，如克氏综合征、嵌合型、Y 染色体微缺失等，可导致无精或严重少、弱、畸精症。

（2）免疫因素：精子本身有特异抗原，当输精管受损或发生睾丸炎、附睾炎时会引起精子的自身免疫产生抗精子抗体，妨碍精子发生，引起精子聚集和制动，损伤精子细胞膜，干扰受精，影响胚胎着床。

（3）勃起异常：表现为勃起功能障碍、阴茎异常勃起。导致的原因很多，可分为精神心理性勃起功能障碍和器质性勃起功能障碍两类。

3. 男女双方因素

（1）缺乏性生活的基本知识：个别夫妇性知识极度缺乏，致无性生活或不能正常性生活。

（2）精神因素：精神过度紧张影响受孕，有些不孕症可能是心理因素引起的，对大多数病人而言，紧张、焦虑等心理因素又可加重不孕症。

（3）免疫因素主要有：

1）同种免疫：男方的精子、精浆作为抗原，在女方体内产生抗体，使精子凝集或使精子失去活动力，导致不孕。

2）自身免疫：男性精子、精浆或女性卵子、生殖道分泌物等溢出生殖道进入自身的周围组织，造成自己身体的免疫反应，在体内产生相应的抗体物质，可能妨碍精卵结合而影响受孕。

（4）不明原因不孕：指双方通过系统的检查，仍然不能明确不孕的原因。这部分病人可能也存在某些方面的异常，只是目前的检测手段还不能发现。

【常见的检查方法】

1. 女方常见的检查方法

（1）妇科内外生殖器检查：了解子宫大小、位置、硬度、活动度，有无压痛等；宫颈大小、有无糜烂、有无举痛及摇摆痛等；阴道是否通畅，阴道黏膜情况，分泌物量、色、性状，有无异味等；附件有无肿块、增厚、压痛等；此外还应检查第二性征发育状况，毛发分布，乳房有无溢乳。

（2）卵巢功能检查：通过抽血检查激素、观察卵巢窦卵泡数、监测有无排卵了解卵巢功能。

1）激素检查：月经第 2~5 日抽血测定基础性激素六项，如卵泡刺激素（FSH）、黄体生成素（LH）、雌二醇（E_2）、孕酮（P）、睾酮（T）、泌乳素（PRL），月经任意时间空腹抽血查抗缪勒管激素（AMH）可以了解卵巢功能。

2）观察卵巢窦卵泡数：一般在月经第 2~5 日进行，因阴道 B 超较腹部 B 超能更清晰显示窦卵泡数而受青睐。检查前需要对外阴和 B 超探头消毒处理。

3）监测排卵：可通过测试基础体温、观察宫颈黏液变化、子宫内膜活检、排卵试纸测定、B 超检查等了解排卵情况。基础体温测定是自行监测排卵最简单的方法。阴道 B 超可以了解双卵巢大小及基础卵泡数的多少、连续直观卵泡的生长发育且无创伤被临床医师广泛应用。

（3）输卵管通畅试验：常见的检查方法有子宫输卵管通液、子宫输卵管碘油造影，要求在月经干净后 3~7 日进行，术前 3 日无性生活、阴道无炎症。

（4）宫腔镜检查：月经干净后 3~7 日进行，宫腔镜可以直观子宫腔形态、子宫内膜、输卵管开口、宫腔有无粘连、息肉、黏膜下肌瘤，并做相应的治疗。

（5）腹腔镜检查：月经干净后 2～7 日不同房进行，直视下观察子宫、输卵管、卵巢的情况而得出诊断结果，可同时进行腹腔镜粘连分离术和异位病灶清除术，还可行输卵管插管通液确定输卵管是否通畅。其缺陷是不能了解宫腔内的情况，临床常行宫腹腔镜联合探查。

（6）性交后精子穿透力试验：可获知精子是否能穿透宫颈黏液，是否具有较好的活动率和活力等。

（7）免疫学检查：目前常用的有抗子宫内膜抗体、抗精子抗体、抗卵巢抗体检测。

（8）超声影像检查：可以了解子宫及双附件情况，包括子宫位置、形态、有无畸形、是否合并子宫肌瘤；子宫内膜厚度；双卵巢大小及基础卵泡数的多少；双侧输卵管是否有明显积水、积液及与周围组织的关系。

（9）遗传学检查：对有不良孕产史的病人需进行染色体的检查。

2. 男方常见的检查方法

（1）外生殖器检查：一般取直立位进行，检查包括有无生殖器畸形，阴茎长度、有无弯曲、尿道开口等；睾丸的位置、质地和大小；附睾、输精管有无结节或缺如；阴囊内有无精索静脉曲张、鞘膜积液等。

（2）精液检查：精液常规分析是判断男性生育力的最基本的方法。不孕症夫妇初诊时，男方至少按标准程序做 2 次精液检查，2 次分析如有明显差异，还要进行第三次分析。多次检查异常，才能诊断为男方因素不育。

1）精液常规检查：禁欲后 2～7 日进行。WHO 第五版正常精液常规检查结果为：液化时间不超过 1 小时；精液量大于 1.5 mL；精子密度计数≥15×10^6／mL；前向运动精子≥32％；pH≥7.2；白细胞<1×10^6/mL；精子活动率≥40％。精液异常情况有无精子、精子数量少、精子活动力弱等几种情况。

2）精子形态分析：需要通过特殊染色后在显微镜下来判断，头部和尾部均正常的精子被认为是形态正常的精子，正常形态精子≥4％为正常。

（3）免疫检查：采用混合抗球蛋白反应（mixed anti globulin reaction，MAR）试验，进行表面抗原定位及定量测定抗精子抗体，正常结果为阴性。

（4）内分泌检查：男性不育检查的生殖激素可为评估男性整体生育能力提供依据，主要包括 FSH、LH、T、PRL、E_2 等，抑制素 B（Inhibin B，INHB）是一种由支持细胞分泌的激素，认为比 FSH 更能敏感预测精子的发生，近年来被广泛使用。

（5）病理学检查：对于无精症的病人，通过睾丸活检获取少量曲细精管进行组织学分析，以判断输精管是否梗阻并了解生精功能。

（6）遗传学检查：确定为无精症、严重少弱精症、畸精症的病人，需进行染色体核型和 Y 染色体的微缺失检查。

（7）超声影像学检查：直肠超声检查可了解前列腺和附属腺体的基本情况；也可用于精子抽吸术；阴囊超声检查可评估阴囊异常情况；彩色多普勒超声检查可协助诊断触诊难以分辨的精索静脉曲张；体检发现输精管缺如的病人，应该进行肾脏的超声检查。

【处理原则】

加强体育锻炼，增强体质，养成良好的规律的生活习惯，保持积极乐观的心态，戒烟戒酒。夫妻双方学习相关性知识，保持适中的性生活频率。处理应针对病因因人而异。但引起不孕不育的病因较多，所以治疗方案的制订要综合考虑病人的年龄、卵巢功能、不孕年限、既往病史及生育史、经济和健康状况等，治疗方案需要权衡利弊和病人夫妇共同制订。主要有药物治疗、手术治疗和辅助生育技术治疗。

1. 药物治疗

（1）女性不孕的药物治疗：针对女性内分泌失调主要选用调整内分泌功能的药物来调整月经周期、促进排卵；针对感染性因素引起的不孕症可合理选用抗生素治疗；针对慢性炎症造成的输卵管轻度粘连或不全梗阻，可结合中药治疗；生殖器官结核则行抗结核治疗；免疫性不孕行抗免疫治疗等。

（2）男性不育的药物治疗：目前仍缺乏对男性精子缺陷和提高精子质量的有效治疗药物，药物治疗男性不育的有效性有待进一步探讨。可供选择药物主要有激素类、抗雌激素类、抗生素类、维生素及微量元素类、中药等。

2. 手术治疗

（1）女性不孕症的手术治疗：女性不孕症的手术治疗要综合考虑病人的年龄、既往病史、对生育的要求、经济状况等各种因素后决定手术方案。对于不孕症女性来说，手术不仅仅是为了切除病灶，更要考虑重建和保留生育功能，以达到手术后能生育的目的。手术方式的选择需向病人讲明利弊并取得病人及家属的同意和配合。临床常用于治疗女性不孕症的手术有开腹手术、腹腔镜手术、宫腔镜手术、宫腹腔镜联合手术。

（2）男性不育的手术治疗：由于器质性病变造成的男性不育，可选择针对性的手术治疗。男性不育的手术治疗，主要有 4 种类型：

1）为了提高睾丸的生精功能，如精索静脉曲张手术或隐睾手术。手术可采取开放手术或腹腔镜手术。

2）由于输精道梗阻而致不育需采用外科手术恢复输精管道通畅。

3）精液不能正常排入女性生殖道引起的男性不育，这类病人一般有正常的生精功能，但因性功能障碍、逆行射精或阴茎尿道异常使精液不能正常排入女性生殖道，可行手术治疗。

4）由于全身其他器官的疾病所引起的男性不育可通过手术解除。如甲状腺功能亢进症病人行甲状腺切除，高泌乳素血症不育症病人经垂体 CT 或 MRI 检查证实有垂体肿瘤者，经药物治疗无效时，可经蝶骨行微小或巨大腺瘤切除术。

3. 辅助生殖技术治疗　辅助生殖技术逐渐成为治疗不孕症的重要手段。通过对不孕症病人病情的全面评估，确认无法采用常规的药物或手术治疗，或者常规的治疗失败后，应及时建议病人采用辅助生殖技术治疗，以免贻误最佳治疗时间。

【常见护理诊断及问题】

1. 知识缺乏　缺乏性生殖知识，缺乏性技巧。

2. 有长期低自尊的危险　与不孕症治疗过程中繁杂的检查及屡次无效的治疗效果有关。

【护理措施】

1. 一般护理

（1）护理评估：评估病人的现病史、既往病史、月经史、婚育史、个人史、家族及遗传病史、目前健康状况、心理和社会支持状况。

（2）配合医师检查：配合医师进行卵巢功能检查、输卵管通畅检查、特殊感染的检查、免疫检查或宫腹腔镜检查等，男性进行精液检查和相关生化检查。

（3）健康教育：向病人介绍影响生育的各个环节及相关受孕知识，必要时给予性生活的指导；详细说明各项检查、治疗步骤及准备事项；指导病人正确用药；指导饮食和健康的生活方式。通过多种形式向病人介绍有关不孕的知识，如发放宣教册子、举办健康教育讲座、播放相关视频。

2. 心理护理　目前在不孕症诊治的过程中，病人的心理问题已经成为医护人员重点关注的问题。多项研究表明，不孕症病人或多或少都承受着不同程度的心理压力，心理压力不仅影响不孕妇女的生活质量和身体健康状况，同时还影响不孕症的治疗效果。反过来，在不孕症的治疗过程又会产生新的压力。

（1）不孕症病人的心理压力来源：

1）来自婚姻的压力：我国传统的家庭观念中，孩子占据主导地位，如果无法和普通人一样怀孕生子，会使得他们心理受到打击，如果多年就医未果的话，会产生严重的挫败感。有不孕因素的一方会因为不能生育而产生负疚感，如果非责任方不能体谅配偶的话，责任方会产生罪恶感，进而对婚姻失去信心。随着婚龄的延长，婚姻质量下降，甚至婚姻破裂。

2）来自社会的压力：中国"不孝有三，无后为大"的传统思想根深蒂固，使得社会对生儿育女有关行为高度关注。当男女久婚不孕时，家人会不停催促，甚至指责谩骂；同事朋友会热心询问或提供帮助；少数的人还可能会议论纷纷，这些均会增加不孕夫妇的心理压力。

3）来自疾病本身的压力：不孕症病因复杂，受年龄、精神、营养、内分泌、机体免疫、先天发育及内外生殖器病变等多种因素影响。特别是一些夫妇，为了尽快能达到生育目的，四处奔波治疗成了生活的重心。诊断和治疗过程的漫长，不孕夫妇耗费大量的精力和钱财，且长期处于期盼与失望的焦虑情绪中，身心疲惫。

4）来自经济方面的压力：我国不孕症治疗费用尚未纳入医保范畴，所以不菲的治疗费用是经济负担较重家庭病人的主要压力来源，尤其是无固定收入来源或是低收入家庭的病人。有研究显示，有经济压力的不孕症病人中，可能因不能继续承受昂贵的治疗费用而中断治疗，导致不孕年限延长，以至于错失最佳治疗时机。

（2）不孕症病人常见的心理问题：因为社会背景、性格、治疗方式、治疗周期和治疗结局的不同而表现出不同的心理特征，在治疗的不同时期又有着特征性的变化。多项研究表明，不孕症病人经常表达如下的情绪及心理，包括：害羞、怀疑和早期焦虑；对医师做出不孕的诊断表示否认、意外；盲目求医，多次失败导致精神紧张甚至恐惧；治疗过程中反复期盼后失败，使病人多次遭受挫折后失望、痛苦、愤怒，存在不孕因素的一方会因此产生负疚感、负罪感；当上述心理变化到一定程度后，不孕夫妇常陷入悲伤、自卑、孤独；不孕症病人的心理变化到后期最常见的表现是抑郁和严重焦虑，甚至导致性功能障碍。心理因素通过影响人体神经内分泌的功能而影响生殖能力和性功能、影响精卵的结合与胚胎着床，人体生理功能的改变反过来影响心理状态，导致恶性循环。

（3）心理护理方法和技巧：对不孕症病人的心理评估非常重要，尽可能详细采集正确的病史，准确理会病人表达的主观体验，结合不孕病史、既往心理疾病史、当前躯体和心理状态检查的结果给予综合评估其认知水平和心理状态。可采用相关的量表进行评估，根据评估结果及时疏导病人不良情绪，解除病人思想顾虑，积极配合治疗。对于焦虑和抑郁水平较高的病人建议转诊于专业的心理咨询医师或精神科医师处，以便及早干预。

第二节 辅助生殖技术的护理

【概述】

辅助生殖技术（assisted reproductive technology，ART）是指对配子、胚胎或者基因物质体内外操作而获得新生命的技术。广义的 ART 包括人工授精（artificial insemination，AI）、体外受精胚胎移植术（in vitro fertilization and embryo transfer，IVF-ET）及其衍生技术。

1. 人工授精 人工授精（AI）是指用人工而非性交的方法将精子注入女性生殖道内，使精子和卵子在体内受精、妊娠的方法，根据精子来源可分为夫精人工授精（artificial insemination with husband's semen，AIH）和供精人工授精（artificial insemination with donor's semen，AID）。

（1）人工授精的适应证：

1）AIH 的适应证：主要适用于丈夫患阳痿、早泄、逆行射精、尿道下裂、脊髓损伤等病症，但是精子的数量和活力需在正常范围或仅有轻度异常；AIH 也适用于女性生殖道畸形、排卵障碍及免疫性不孕、宫颈性不孕。

2）AID 的适应证：主要适用于丈夫无精子症或严重的少弱畸形精子症，或患有遗传性疾病以及双方血型不相容或免疫性不孕。

（2）人工授精的禁忌证：①女方患有不宜生育妊娠的严重遗传、躯体或精神疾病。②一方患有泌尿生殖系统的急性感染性疾病或性传播疾病。③一方近期接触致畸量的放射线、有毒物质，或服用有致畸作用的药品、毒品等处于作用期。④女方输卵管不通。

2. 体外受精胚胎移植术 体外受精胚胎移植术（IVF-ET）是指将卵子从女性成熟卵泡内取出，在体外与精子结合形成胚胎，再将胚胎移植到子宫腔内继续发育的技术，俗称"第一代试管婴儿"。

（1）体外受精胚胎移植术的适应证：主要适用于输卵管堵塞、排卵障碍、男方少精症、子宫内膜异位症、免疫因素及不明原因性不孕。

（2）体外受精胚胎移植术的禁忌证：①男女任一方患有严重的精神疾患、泌尿生殖系统急性感染、性传播疾病。②患有《母婴保健法》规定的不宜生育且目前无法进行产前诊断或植入前遗传学诊断的遗传学疾病。③任何一方具有吸毒等严重不良嗜好。④任何一方接触致畸量的射线、毒物、药物并处于作用期。⑤女方子宫不具备妊娠功能或严重疾病不能耐受妊娠者。

3. 卵细胞质内单精子注射 卵细胞质内单精子注射（intra cytoplasmic sperm injection，ICSI），又称"第二代试管婴儿"，是借助显微操作系统将单个精子注入卵细胞质内，从而达到受精的目的。适用于第一代 IVF-ET 难以治疗的重度/极重度少弱畸精症、逆行射精、梗阻性无精子症以及 IVF 受精失败的病人。

4. 胚胎植入前遗传学诊断 胚胎植入前遗传学诊断（preimplantation genetic diagnosis，PGD）是指对移植前的胚胎进行染色体数目、结构或者是否携带某种特定致病基因进行遗传学检测，以选择无遗传学疾病的胚胎植入宫腔，从而获得正常胎儿的技术。PGD 作为 IVF-ET 重要的衍生技术之一，也被称为"第三代试管婴儿"，该技术对于阻断遗传学疾病的传递，提高出生人口质量具有重要意义。

5. 胚胎、配子冻融技术 胚胎冷冻技术已经成为 ART 的常规技术，将剩余的胚胎冷冻可以提高每个取卵周期的累计妊娠率，避免胚胎浪费和多次促排卵及取卵。精子冷冻不仅使精子库的建立成为可能，还能为年轻的男性恶性肿瘤病人保存自己的生育能力。与精子和胚胎冷冻技术相比，卵子冷冻技术进展较缓慢，目前卵子库的建立尚有待于卵子冷冻技术的进一步突破。

【辅助生殖相关心理问题】

1. 不孕症病人常表现出多种情绪问题，包括焦虑、抑郁、恶劣心境以及愤怒和社会疏离感。而试管婴儿技术作为一种多维度的应激源，容易引发焦虑和抑郁等不良情绪。这些心理问题的来源主要包括以下四点：

（1）长期不孕所造成的应激状态。

（2）试管婴儿技术往往为助孕治疗的终极手段，对生育子女的极度渴望使得不孕女性对 IVF/ICSI 存在高的期望值。

（3）对将要进行的侵入性手术操作的担忧。

（4）对试管婴儿较高的医疗费用和可能较低的成功率顾虑。

2. 辅助生育中常见心理问题的影响 辅助生育中的心理问题将对病人本身的心理健康、辅助生育治疗结局以及医务人员造成多方面的负面影响。

（1）经历焦虑和/或抑郁的情绪状态对病人本人是非常痛苦的体验，甚至影响其家庭关系和社会适应能力。

（2）为焦虑和抑郁的病人提供医疗服务对医护人员来说更加棘手。处于应激状态下的病人更容易对医疗服务产生不满，从而引起医务人员额外的负担甚至导致职业倦怠。

（3）存在情绪问题的病人更容易终止治疗。

（4）心理问题还和低的妊娠率直接相关，大量的研究已经证实，应激、焦虑和抑郁都可能影响 IVF 的临床妊娠率和活产率。

【人工授精标准操作流程】

1. 完善术前检查，包括男女双方需进行体格检查，以确定人工授精的适应证和禁忌证。

2. 告知治疗流程，适应证、并发症、成功率、随访要求。签署人工授精知情同意书和多胎减胎知情同意书。

3. 选择临床诱发排卵方案　自然周期或药物诱导排卵。

4. 监测卵泡发育和子宫内膜生长情况。

5. 选择合适的人工授精时间。

6. 夫精人工授精的精液标本的收集和处理，供精人工授精精液标本的解冻、复苏和处理。

7. 实施人工授精技术。

8. 术后黄体支持。

9. 妊娠确认和随访。供精人工授精随访结果需定期反馈到人类精子库。

【体外授精胚胎移植术标准操作流程】

1. 完善各项术前检查，确定体外受精胚胎移植术的适应证及禁忌证。

2. 告知病人就诊流程、成功率、并发症和随访要求，签署 IVF-ET 相关知情同意书，协助医师完善病人术前病史。

3. 诱导排卵或控制性卵巢刺激　诱导排卵是指对有生育要求的排卵障碍或其他适应证的病人采用药物诱发卵巢的排卵功能，一般以诱导单卵泡发育为目的。控制性卵巢刺激是指在严密监控下采用促排卵药物诱导多个卵泡发育，以获得合适数量和高质量卵母细胞为目的。两者均需在有经验的生殖专业医师的指导下进行，需要熟练掌握适应证和禁忌证，选择最合适的促排卵方案。

4. 取卵、体外培养　选择卵泡发育合适的时机，在 B 超引导下经阴道行卵泡穿刺取出卵子，与丈夫的精子在实验室结合进行体外培养。

5. 胚胎移植　一般在取卵术后 3～6 日进行，可采用腹部超声引导下移植。

6. 黄体支持　IVF-ET 周期中胚胎移植后需要进行黄体支持，能提高妊娠率、降低流产率。黄体支持的途径有肌内注射黄体酮、口服黄体酮、阴道内给黄体酮凝胶等。

7. 随访 随访追踪的时间点分别是移植后 2 周、4～5 周、21～23 周、分娩。指导病人按照围产期保健要求及时复诊，出现异常情况及时就诊。

【常见护理诊断及问题】

1. 知识缺乏：缺乏 ART 相关知识和相关疾病知识。

2. 焦虑与恐惧 与接受人工授精术、取卵术、移植术，担心最终能否成功妊娠有关。

3. 社交孤立，社会支持薄弱 与疾病涉及个人隐私，无法向他人倾诉或取得帮助有关。

4. 潜在并发症：手术损伤、感染、卵巢扭转、卵巢过度刺激综合征。

【辅助生殖技术的护理】

1. 专业护理技能 辅助生殖技术是多学科多领域交叉的学科，技术的日新月异，理念的不断更新，要求专科护士不仅要熟练掌握常规的护理知识技能，还要不断地学习和掌握生殖领域的新技术、新进展，提高专业技能。

(1) 专业操作技能：生殖中心的护理人员需要熟练掌握静脉穿刺、阴道术前准备，协助进行人工授精手术、宫腔探查术、超声引导下取卵术、胚胎移植术、超声引导下胚胎减灭术和相关的男科手术等。部分护理人员还要负责协助完成超声监测排卵、子宫输卵管造影等手术。

(2) 沟通交流技能：病人治疗过程中，从评估、计划、措施、执行到评价都需要与病人进行深入沟通，良好的沟通能使护理人员及时识别和满足病人的需求，疏导病人不良情绪，护理人员与病人沟通后得到的一些信息及时准确地传达给医师，协助治疗周期的规划与调整。

(3) 咨询技能：寻求专业治疗的病人在治疗前进行适当的咨询，了解即将接受治疗的相关信息，护理人员在日常的工作中可随时给予病人指引和答疑。咨询时护理人员需要做到以下几点：

1) 情感支持：给予情感帮助，尤其在病人受到挫折，心理压力大时，鼓励病人达到自己的目标。

2) 专业的信息支持：当病人对复杂治疗过程存在疑惑时给予说明解释，讲解治疗方法及步骤，用通俗易懂的语言详细告知治疗技术的过程，利弊、承受的风险、费用以及配子、合子、胚胎去向，让病人充分知情。

3) 遵守伦理原则：咨询内容严格保密，对于病人咨询的问题量力而行，必要时建议病人接受专业咨询，有些生殖中心专门开设生殖咨询门诊，为病人提供高水平、更独立的专业咨询。

(4) 教育技能：不孕治疗过程复杂，治疗项目繁多，护理人员要有计划地对病人进行健康教育，用通俗易懂的语言解释治疗过程，所用药物的作用及使用方法，在宣教过程中还应不断评估病人知识掌握情况，选择关键点针对性强化宣教；鼓励病人提问并解答，使病人对知识的接受由被动变为主动。在健康教育过程中，可以使用多种形式：如发放宣教手册、健康教育授课、播放相关视频、术前集中宣教等。

（5）管理技能：生殖中心助孕夫妇的治疗与护理，既不同于住院病人，又有别于门诊病人，它是集门诊治疗、检查、手术、观察、随访为一体的复杂治疗过程，并且涉及临床医学、实验室、辅助检查等多个专业。为了保证医疗资源充分利用，病人治疗正常有序进行，要求护理人员必须具有良好的管理技能。

2. ART 的护理

（1）护理评估：评估病人的健康史、身体状况、心理和社会支持状况。

（2）辅助检查：配合医师进行卵巢功能检查、输卵管通畅检查，评估 ART 适应证；配合进行特殊感染的检查、免疫检查或宫腹腔镜检查、各器官功能评估，以排除 ART 禁忌证。协助医师行 B 超检查、尿 LH 峰测定，以选择最佳的授精时间或取卵的时间。

（3）健康教育：向病人介绍影响 ART 的各个环节及相关知识；详细说明各项检查、治疗步骤及准备事项；指导病人正确用药，严禁自行增减用量；指导饮食和健康的生活方式。通过多种形式向病人介绍有关 ART 知识，如发放宣教册子、举办健康教育讲座、播放相关视频等。

（4）证件准备：确定接受治疗的夫妇应为合法夫妻，并符合国家计划生育政策，不孕夫妇需提供双方结婚证、身份证、符合国家计划生育政策的相关证明，证件审核后扫描或留复印件存档。

（5）心理护理：

1）热情接待，以与病人单独谈话的形式准确评估病人夫妇的心理状态，及时疏导病人不良情绪，解除病人思想顾虑，积极配合治疗，并把心理评估贯穿在整个治疗过程。建立良好的护患关系，取得家属配合和理解，注意保护病人隐私。

2）根据评估的结果，选择合适的心理疏导途径，如果评估到严重的心理问题，及时转诊到精神心理科由专业的心理咨询师或精神科医师接诊。

3）对于反复行 ART 治疗不成功的病人，进行心理干预时要根据沟通掌握的情况，在对后续治疗有一个规划的前提下，可以适当建议一个治疗修整期。

（6）配偶指导：指导治疗过程中男方排精时间，交代好手术当日取精注意事项，以保证顺利取精。

（7）术中护理：妥善准备术中（人工授精、取卵、移植等）所需物品，与实验室、临床医师共同做好病人的身份识别；严格按照无菌操作规程，动作轻柔，操作中与病人进行有效沟通，减少病人焦虑情绪，积极配合，顺利完成手术。

（8）术后护理：术后严密观察有无不适，进行饮食、活动和用药指导，随访指导。

3. 辅助生殖技术并发症的护理　辅助生殖技术给广大不孕病人带来福音的同时，如果应用不当，也会出现严重的并发症，甚至危及病人生命及子代安全。常见的并发症有卵巢过度刺激综合征、多胎妊娠、异位妊娠、取卵手术并发症、卵巢扭转等。

（1）卵巢过度刺激综合征的护理：卵巢过度刺激综合征（OHSS）是不孕症病人在药物促排卵过程中出现的一种医源性疾病。由于人类对促排卵药产生过度反应，致双侧卵巢增大、卵巢多卵泡发育、体内雌激素过高、毛细血管通透性增加、体液和蛋白急性外渗第三间隙引起的一系列临床症状的并发症。严重者引起血液浓缩、胸腔积液、腹水、肝肾功能损害、血栓形成、成人呼吸窘迫综合征等，甚至危及生命。

1）护理评估：高危因素评估非常重要。对于具有以下高危因素的病人在促排卵过程中，严格掌握药物剂量，严密观察症状和体征，加强监测。

A. 对促排卵药物敏感的卵巢如多囊卵巢综合征或卵巢多囊样改变。

B. 年龄 <35 岁，体型偏瘦、体重指数（BMI）<18 者。

C. 注射 HCG 日 E_2 >3500 pg/mL，单侧卵泡 >20 个。

D. 应用 HCG 诱导排卵及黄体支持，以及妊娠后内源性的 HCG 的产生等均是 OHSS 发生的高危因素。

2）护理措施：

A. 心理护理：病人的心理状态和疾病的发生、发展和预后有着密切关系，消除病人的负性情绪，给予病人精神鼓励，使之产生良性的心理应对，用积极健康的态度参与护理。

B. 轻度 OHSS 病人，不需要特殊处理，注意休息，避免剧烈运动或重体力劳动，防止卵巢扭转。饮食宜清淡易消化、高蛋白饮食。教会病人自我监测，每日测量并记录体重、腹围、尿量，当恶心呕吐、腹胀腹痛加剧、尿少时需回院就诊，及时采取措施防止重度 OHSS 的发生。

C. 中、重度 OHSS 的病人，如果不适症状严重需要住院治疗。遵医嘱使用药物维持体液外渗时的血容量，及早纠正低血容量是预防 OHSS 导致各种微循环障碍并发症的关键；严密监测生命体征、体重、腹围及尿量；必要时监测血氧饱和度；避免久坐或长期卧床，预防血栓形成；为了预防卵巢扭转，日常生活、变换体位时动作轻柔缓慢，避免动作幅度过大；避免一切可能增加腹压的因素，如保持大便通畅，防止便秘，勿憋尿。饮食宜少食多餐，以高蛋白、高热量、高维生素、低脂肪易消化的食物为主。

（2）多胎妊娠的护理：多胎妊娠是辅助生殖技术常见的医源性并发症之一。多胎妊娠孕产妇妊娠期、分娩期并发症多，围生儿病残率及死亡率高，属于高危妊娠。辅助生殖技术中多胎妊娠的发生仍是难以避免的问题，为改善母儿围产期预后，常选择减胎术作为重要的补救措施。

减胎的手术方法主要有经阴道减胎术和经腹部减胎术。适用于经 B 超证实宫内孕囊≥2 个，且均见胎心搏动者。经阴道减胎的最佳时机为妊娠 7～10 周。经腹部减胎适用于妊娠 10 周以上者。存在各个器官系统特别是泌尿生殖系统的急性感染者为减胎术禁忌证；先兆流产、单绒毛膜双胎妊娠应谨慎减胎。

1）护理评估：评估病人心理因素。由于妊娠来之不易，通常病人及家属不能接受减胎术，担心流产，害怕疼痛。甚至怀有侥幸心理，认为多胎妊娠可能不会出现问题。

2）护理措施：耐心讲解多胎妊娠的潜在风险，多胎妊娠减胎的必要性和可能的风险；讲述手术的方法和过程；介绍成功的案例，消除顾虑。遵医嘱完善术前准备，包括白带常规、血常规、凝血功能检查等；术前可酌情使用镇静止痛药；术中排空膀胱，常规消毒阴道，配合医师进行手术，给予病人心理安慰和鼓励；术后严密观察有无宫缩和阴道流血；术后 48 小时行 B 超检查存活的胚胎和被减灭的孕囊，必要时再次行减胎术；术后注意休息，避免重体力劳动，禁止性生活至孕 12 周以后。

（3）异位妊娠的护理：目前报道辅助生殖技术治疗后异位妊娠的发生率接近自然受孕。

1）护理评估：对于疑诊异位妊娠的病人，需要住院观察。评估临床表现和体征，根据评估结果决定异位妊娠的治疗方法；评估病人心理状态。

2）护理措施：

A. 心理护理：异位妊娠是严重影响妇女健康的急症疾病，尤其在接受 IVF-ET 的病人，经历了对怀孕的期盼、怀孕后的惊喜，若 B 超提示异位妊娠，心理上会经受巨大的打击，感到痛苦、失望，甚至绝望，同时又担心手术后能否再次怀孕，是否危及生命而产生忧虑、不安、恐惧等情绪。医护人员应安慰、鼓励病人，讲解有关异位妊娠的知识，帮助其树立战胜疾病的信心。

B. 一般护理、药物治疗护理、手术治疗护理等参见第二十一章第一节异位妊娠的护理。

（4）取卵手术并发症的护理：超声引导下经阴道穿刺取卵是 IVF-ET 的常规步骤之一，该方法一般安全，但如果操作不当或遇特殊情况，易引起一些并发症，主要包括出血、内脏牵涉反射、组织器官损伤等。

1）护理评估：评估病人有无腹痛、阴道出血、进行性贫血症状和体征；有无急腹症的症状和体征；评估病人生命体征。评估病人及家属的心理状态及承受能力。

2）护理措施：

A. 心理护理：当穿刺点出血较多时，病人会有紧张情绪；当休克发生急剧，病情进展快，容易引起病人及家属产生不同程度的紧张、焦虑、恐惧的心理；病人同时担心不能移植新鲜胚胎而产生悲观、失望的情绪；因为内脏牵拉或损伤造成不适，导致紧张焦虑。护士应耐心与病人及家属沟通，做好宣教，安抚病人，避免过度紧张。

B. 密切观察生命体征、面色、精神、阴道出血、尿量及颜色、腹痛情况，必要时协助医师止血，遵医嘱使用止血药、补充血容量、维持液体平衡等，做好抢救的准备。

（5）卵巢扭转的护理：参见第二十一章第三节卵巢肿瘤蒂扭转的护理。

（周例暖）

本章测试题扫二维码可见

第二十四章　妇产科常用的护理技术、检查及手术

第一节　产科常用护理技术

一、新生儿沐浴

【目的】

给新生儿沐浴能清洁皮肤，促进血液循环，增加舒适，可以评估身体状况，增进母婴感情交流。

【适应证】

出生 24 小时正常新生儿。

【用物准备】

新生儿电子秤、一次性垫巾、小方巾、浴巾、衣服、尿片、消毒脐带用物（75％乙醇、无菌棉签）、沐浴露等。

【操作步骤】

1. 核对新生儿信息，松解包被、尿片，脱去衣服。置于新生儿电子秤称重。

2. 擦洗面部　先将小方巾浸湿，由眼睛内眦到外眦擦洗，更换小方巾部位同法擦洗另一只眼睛；然后用小方巾擦洗双耳，避免水流入外耳道；最后擦洗颜面部，从额部由上到下擦洗至下颌。

3. 清洗头部　操作者夹于新生儿左腋下，左手托起新生儿枕部，拇指和中指分别将新生儿两耳郭向前盖住耳孔，防止水进入耳内。右手用水淋湿头发，再将沐浴露涂于头上，如有皮脂结痂用流动水边冲洗边梳理头发，直至清洗干净。然后再用流动水清洗颈部、耳后并擦干。

4. 洗净躯干和四肢　将新生儿枕部枕于操作者左侧肘部，操作者左手握住新生儿左上臂，右手涂沐浴露依次洗颈部→腋下→上肢→手→胸部→腹部→脚→腹股沟→会阴；左右手交接新生儿，使新生儿俯卧于操

作者的右前臂，右手握在新生儿的左上臂，左手同法清洗新生儿后颈、背部、臀部，边洗边冲干净。注意清洗干净皮肤皱褶处。如皮肤皱褶处胎脂过多，可用液状石蜡浸润再擦拭干净。切不可强行擦拭，以免皮肤破损。

5. 清洗完毕，用大毛巾将新生儿抱起、擦干，用干棉签擦干脐窝，用75％乙醇消毒脐部，由脐部中央向四周环形擦拭消毒两遍。注意检查全身各部位，并观察皮肤情况。最后给新生儿垫上尿片，穿好衣服。

6. 再次核对新生儿信息，记录体重、大小便情况。

【护理要点】

1. 操作前调节室温 26 ℃～28 ℃，水温 38 ℃～42 ℃。

2. 操作前后均要洗手，浴巾、小方巾一用一消毒，避免交叉感染。

3. 动作应轻柔，减少新生儿暴露时间，注意保暖。

4. 密切观察新生儿，通过语言和肢体语言与新生儿进行情感交流。

5. 擦洗面部时禁用肥皂水或者沐浴露，避免将水误入眼、口、鼻、耳内。

二、新生儿抚触

【目的】

1. 有利于消化和吸收，促进新生儿体重增长和智力发育。

2. 减少哭闹，改善睡眠。

3. 刺激淋巴系统，增强抗病能力。

4. 增进母子情感交流，舒缓母亲压力，满足新生儿情感需求。

【适应证】

出生 24 小时正常新生儿。

【用物准备】

衣服、毛巾、尿片、润肤油。

【操作步骤】

将新生儿沐浴后，采取舒适体位（平仰卧位）。取适量润肤油在操作者手掌心，搓匀并抹于双手指腹（每个部位操作 6～8 次）。

1. 头面部

（1）用两手拇指从前额中央沿眉骨向两侧移动。

（2）双手拇指指腹分别从新生儿前额中心处的发际下与眉弓上，对称按抚至两额角发际处。

（3）双手拇指指腹分别自新生儿下颌上（下巴窝处）和下颌下处（下巴端）向外向上滑动至耳垂，划出两个微笑状。

（4）一手托住新生儿的一侧头部，另一手抚摸另一侧头部：①前额发际
→枕后至耳后（大半圈）。②从侧额角至耳后（中半圈）。③从额角至耳朵
（小半圈）。④同样手法抚触对侧头部。

2. 胸部

（1）双手手指并拢，放于新生儿两侧 12 肋缘处（以肚脐划一横线与两
侧腋中线交会点），用一只手侧指腹从新生儿一侧肋缘向上抚滑至新生儿对
侧肩峰（注意避开新生儿的乳头）。

（2）另一只手（左手）以同样方法抚滑至新生儿对侧肩峰（两手交替进行）。

3. 腹部

（1）双手指腹交替自新生儿右下腹→上腹→左下腹作顺时针抚滑动。

（2）再给新生儿做"I，L，U"（I love you），同时对新生儿说："宝贝，
我好爱你"。

4. 上肢

（1）手臂：

1）操作者将新生儿的一只手臂抬举并握住手腕，另一只手从新生儿的
腋处握住胳膊自上而下向外旋抚，双手交替进行。

2）一只手从新生儿的腋处握住胳膊自上而下握捏至手腕，双手交替
进行。

3）同样手法抚触对侧手臂。

（2）手部：

1）双手拇指指腹交替抚摸新生儿的手掌，其余四指交替抚摸手背。

2）拇指、示指和中指自新生儿每个手指根部轻轻抚捏至指尖。

3）同样手法抚触对侧手部。

5. 下肢：

（1）腿部操作方法同手臂。

（2）脚部：

1）双手的四指放在新生儿的脚面，用双手拇指指腹自新生儿脚跟底部
轻轻抚触至新生儿的脚趾关节处。

2）一手托住新生儿的脚踝，另一只手抚摸新生儿的脚背。

3）用拇指、示指和中指轻轻自新生儿脚指根部，揉捏至新生儿的脚
趾端。

4）同样手法抚摸对侧脚部。

6. 背部

（1）横向抚触：双手指腹并拢，放在新生儿的背部（以脊椎为中线），

自新生儿的颈部向外作横向抚摸至新生儿的腰部。

（2）纵向抚触：一只手从新生儿的头顶部→颈部→背部→臀部轻轻地纵向抚摸，左右手可交替进行。

（3）最后双手轻揉新生儿臀部。

【护理要点】

1. 保持舒适的房间环境，播放柔美轻松的音乐，注意与新生儿进行眼神、语言等情感交流。

2. 手法从轻开始，慢慢增加力度，以新生儿舒服合作为宜。

3. 抚触时间从 5 分钟开始，以后逐渐延长到 15～20 分钟，每日 1～2 次。

4. 选择适当的时间，避开新生儿进食后 1 小时内、饥渴或烦躁时；最好是在新生儿沐浴后或穿衣过程中进行。

5. 抚触前检查新生儿全身情况。如新生儿头部有血肿、产瘤或皮肤有破损或肢体活动受限时，应不做抚触并及时告知家长。

6. 抚触过程中密切观察新生儿反应，出现肤色发生变化、哭闹、肌张力增高应暂停。

三、母乳喂养

【目的】

1. 满足婴儿生长发育。

2. 促进母婴健康。

3. 增进母婴感情。

【适应证】

无母乳喂养禁忌证的母婴。

【用物准备】

坐位哺乳备座椅，踏脚凳，U 形枕；侧卧位哺乳时备 L 形枕。乳母必要时修剪指甲并清洁双手、软枕、脚凳。

【操作步骤】

1. 母亲洗净双手，舒适地坐着或躺着，最好在其腰部和手臂下方放置一软枕，坐位时在足下放一脚凳使母亲放松。

2. 母亲将婴儿抱于怀中，将拇指与其余四指分别放于乳房上、下方，呈"C"形托起整个乳房。

3. 婴儿的身体贴近母亲，面向乳房；婴儿的头与身体在一条直线上；婴儿的口对着乳房。

（1）侧卧位适用于：①剖宫产术后的母亲，以避免切口受到压迫。②母亲倍感疲惫，希望在婴儿吃奶时休息或睡觉。③乳房较大，利于婴儿含接。

（2）摇篮式为产妇常用的姿势。

（3）抱球式适合于剖宫产的母亲或乳房较大、乳头内陷以及乳头扁平的母亲。

4. 用乳头轻触婴儿的嘴唇，使婴儿建立觅食反射，当其嘴张大后，将乳头和乳晕放入婴儿的口中。婴儿的嘴唇应包住乳头和乳晕或大部分乳晕，下巴紧贴乳房。如婴儿不张嘴，则用乳头刺激唇部，当嘴张大时母亲快速将乳头送进婴儿嘴里。

5. 哺乳结束时用示指轻轻向下按婴儿下颌，轻拉奶头抽出。

【护理要点】

1. 母亲喂哺时保持心情愉快、体位舒适。环境安全，室温适宜，注意保护隐私。

2. 产妇两侧乳房交替喂哺，先吸空一侧乳房，再吸另一侧乳房，及时排空双侧乳房。

3. 喂哺过程中要观察婴儿的面色、呼吸、吸吮和吞咽等情况。

4. 喂哺结束后可挤少许乳汁涂于乳头及乳晕处，可预防乳头皲裂。

5. 进行母乳喂养宣教，指导 6 个月内纯母乳喂养，母乳喂养至 2 岁及 2 岁以上。

四、手法挤奶

【目的】

1. 母婴分离时，需保持泌乳。

2. 缓解奶胀或解除乳腺管堵塞及乳汁淤积。

3. 在母亲或婴儿暂不宜母乳喂养时，需保持泌乳。

4. 防止乳头及乳晕干燥、皲裂。

5. 促进泌乳。

【适应证】

所有母乳喂养及母婴分离的母亲。

【用物准备】

盛奶容器、小毛巾（揞奶用）。

【操作步骤】

1. 向乳母解释挤奶的目的及操作方法，乳母修剪指甲并清洁双手。

2. 让乳母根据身体情况选择挤奶的体位姿势（坐或站位均可），以她自己感到舒适为准。将大口径的、灭菌的盛奶容器靠近乳房。指导乳母的身体略向前倾，用手将乳房托起，将乳头对着容器的开口。

3. 开始手法挤奶操作 首先指导乳母将拇指和示指分别放在乳房的上下方，距乳头根部 2cm 的乳晕上，将拇指与示指先向胸壁方向（内侧）轻轻下压，压力应作用在拇指与示指间乳晕下方的乳腺组织上，然后向外有节奏挤压，放松，放松时手不应离开皮肤。如此数次，重复进行。再以逆时针的顺序沿着乳头，依次按照同样挤奶的手法将乳晕下方主输乳导管的乳汁挤出。

4. 挤（吸）出的母乳按要求储存。

5. 安置好乳母休息，整理挤（吸）奶的用物，做好终末消毒处理。

【护理要点】

1. 环境安全，温度适宜。注意保护隐私。

2. 挤奶前，指导乳母进食热饮料，放松心情等以促进射乳反射。

3. 挤奶时动作要轻柔，手法要正确。挤奶让乳母自己做，避免引起剧烈疼痛。

4. 一侧乳房至少挤压 3~5 分钟，待乳汁少了，就可挤另一侧乳房。如此反复。持续 20~30 分钟为宜。

5. 挤奶时，不要挤压乳头。

五、新生儿脐部护理

【目的】

1. 保持脐部清洁干燥、防止感染。

2. 对已发生脐部感染的患儿，促进愈合。

【适应证】

新生儿日常护理、脐部感染的患儿。

【用物准备】

75％乙醇或聚维酮碘、无菌棉签。

【操作步骤】

1. 评估新生儿反应、体温及脐部皮肤有无红肿、脐窝有无脓性分泌物等。

2. 沐浴后，暴露脐部，用干棉签将水醮干，然后用无菌棉签蘸消毒液消毒脐带残端、脐窝及脐轮周围皮肤，消毒时从脐根部呈螺旋动作向四周擦拭，不可来回乱擦，以免把周围皮肤上的细菌带入脐根部。

【护理要点】

1. 环境安全，温度适宜。

2. 脐部护理每日 1~2 次，直至脱落。

3. 脐带未脱落前，勿强行剥落。

4. 使用尿布时，应防止尿、粪污染脐部。

六、新生儿预防接种

【目的】

1. 接种乙肝疫苗可有效预防乙肝。

2. 接种卡介苗可有效预防结核病。

【适应证】

正常出生的新生儿可接种乙肝疫苗；新生儿出生体重≥2500 g 的正常新生儿可接种卡介苗。

【用物准备】

治疗盘、1 mL 注射器、75％乙醇、棉签、弯盘、砂轮、乙肝疫苗、冻干卡介苗、注射用水、污物回收盘、锐器盒、抢救盒、卡介苗专用处理桶。

【操作步骤】

1. 评估新生儿全身情况，接种部位有无损伤。评估是否符合接种指征。

2. 双人核对新生儿手腕带、产妇姓名及疫苗。向产妇讲解接种疫苗的好处、重要性及注意事项。对监护人进行接种告知，签订接种告知书，接种人员扫描疫苗包装盒上电子监管码，并在接种本上签字。

3. 疫苗接种

（1）乙肝疫苗接种：用相应规格注射器吸取 1 人份疫苗，排尽注射器内空气、皮肤常规消毒，左手将新生儿三角肌绷紧，右手以执毛笔式持注射器，与皮肤呈 90°角，用前臂带动腕部固定针管，缓慢推注疫苗，注射完毕，用消毒干棉球轻压针刺处，快速拔出针头，观察有无渗血或药液渗出，若有渗出，应将消毒干棉球按压片刻，若有回血，应更换注射部位，重新注射。

（2）卡介苗接种：用注射器吸取 1 人份疫苗，排尽注射器内空气，皮肤常规消毒，待乙醇干后，左手绷紧注射部位皮肤，右手以平执式持注射器，食指固定针管，针头斜面向上与皮肤呈 10°～15°刺入皮内。再用左手指固定，然后注入疫苗，使注射部位形成一个圆形隆起的皮丘，皮肤变白，毛孔变大注射完毕，针管顺时针方向旋转 180°后，迅速拔出针头。

4. 再次核对新生儿信息，整理好新生儿衣物，按规定处理医疗废物。

5. 在预防接种登记本上登记疫苗接种时间、部位、疫苗批号、有效期、接种者签名。并将信息录入电脑。发放预防接种本，进行健康宣教，告知接种后注意事项及后续疫苗接种。

【护理要点】

1. 环境安全，温度适宜。

2. 严格三查八对一验证，严格按要求管理疫苗。

3. 接种前将疫苗摇匀，接种后注意观察有无局部反应及全身反应，有严重过敏者，应及时处理。常规配备抢救药物及用物。

4. 做好乙肝疫苗全程接种告知，依时间规定到预防接种门诊接种。

5. 卡介苗注射前针头要拧紧，注射后将针头旋转 180°后拔出，以免漏液，勿按压注射部位。卡介苗正常反应 2~3 周后局部形成脓肿，可自行穿破形成溃疡，约 2 个月多数可愈合结痂，脱痂后形成凹陷瘢痕。

6. 开启后的疫苗 30 分钟内未用完应废弃。接种后的污染物，如注射器、安瓿、棉签、余液等按规定处理。

七、新生儿暖箱的使用

【目的】

提供一个温度与湿度相适宜的环境，以提高未成熟儿的成活率，促进新生儿的生长发育。

【适应证】

早产儿、足月低体重儿、体温不恒定的新生儿。

【用物准备】

新生儿暖箱、灭菌用水。

【操作步骤】

1. 核对新生儿信息，向家属做好解释工作。

2. 将灭菌用水加入暖箱水槽中至水位线。

3. 入箱前将温箱预热，检查各项参数显示是否正常。应根据小儿体重及出生日龄设定所需的温度和湿度。如体重 2.5 kg，出生 2 日内的新生儿，温箱温度可设置为 33 ℃，2 日后为 32 ℃，相对湿度为 55%~65%。

4. 当暖箱温、湿度达到预设值后，再次核对新生儿信息后放入暖箱中，必要时安放皮肤温度监测探头。

5. 各项治疗、护理尽量在暖箱内集中进行。定时测量体温。将新生儿置于"鸟巢"中，使新生儿有安全感。

【护理要点】

1. 严格执行操作规程，定期检查温箱有无故障，保证绝对安全。告知家属不可随意调节暖箱温度、湿度，不宜频繁打开暖箱门窗。

2. 观察使用效果，如温箱发出报警信号，应及时查找原因，妥善处理。

3. 严禁骤然提高温箱温度，每日监测体温情况，以免患儿体温上升造成不良后果。

4. 工作人员接触患儿前后必须洗手，防止交叉感染。

5. 保持温箱清洁，患儿出温箱后应进行终末消毒。

6. 温箱避免放在阳光直射、有对流风或取暖设备附近，以免影响箱内温度。

八、新生儿蓝光照射

【目的】
将间接胆红素转化为水溶性物质，从而加速黄疸的消退。

【适应证】
高胆红素血症的患儿。

【用物准备】
新生儿暖箱、灭菌用水、蓝光仪、新生儿眼罩、会阴遮盖物（尿片）。

【操作步骤】
1. 核对新生儿信息，向家属做好解释工作。

2. 接通电源，检查线路及灯管亮度，新生儿暖箱水槽内加入灭菌用水，调节箱内温度并使箱温升至患儿适宜温度和湿度。

3. 再次核对新生儿信息，清洁皮肤，戴护眼罩，遮会阴部，其余部位裸露。使新生儿皮肤均匀受光，并尽量使身体广泛照射，若使用单面光疗箱，每 2 小时更换体位一次，可以俯卧、仰卧、侧卧交替更换。专人巡视，并做好记录。

4. 光疗过程中，随时观察新生儿眼罩、会阴遮盖物是否移位，皮肤有无受损。

5. 严密观察新生儿体温及箱温变化。新生儿体温保持在 36.5 ℃～37.5 ℃为宜，根据体温调节箱温。如体温超过 38.5 ℃，需暂停光疗。

6. 光疗结束后，清洁新生儿皮肤，穿好衣服，做好各项记录，密切观察新生儿皮肤黄疸情况。

7. 关好电源，拔出电源插座，做好仪器的清洁、消毒工作，记录使用时间。

【护理要点】
1. 告知家属光疗时新生儿皮肤不宜用爽身粉或油剂以免降低光疗效果。

2. 告知家属光疗时注意保护新生儿眼睛和会阴部。

3. 严格护理交接班。

4. 光疗过程中密切观察新生儿有无光疗不良反应如发热、皮疹、腹泻、青铜症等，如出现以上不良反应及时报告医师。

5. 光疗过程中保证新生儿水分及营养的供给。

6. 定期对蓝光灯管进行光强度测定，及时更换，防止灰尘影响光照强度，影响光疗效果。蓝光仪应放置在干净，温度、湿度变化小，无阳光直射的场所。

九、多普勒听胎心音

【目的】

了解胎心音节律、频率，监测胎儿在子宫内情况。

【适应证】

适用于 12 周以上孕妇。

【用物准备】

胎心音听诊器或胎心音多普勒仪、耦合剂、秒表、纸巾。

【操作步骤】

1. 携用物至床旁，核对孕妇腕带上信息并评估孕周。

2. 向孕妇解释操作目的，取得配合，保护隐私，必要时拉好幕帘或屏风遮挡。

3. 协助孕妇取仰卧屈膝位，头部稍垫高，暴露腹部，双腿放平，腹肌放松。

4. 用四步触诊法确定胎背位置，靠近胎背上方的孕妇腹壁处听诊 1 分钟（正常范围 110～160 次/分，节律整齐）。

5. 听诊完毕，用纸巾擦净孕妇腹部及探头上的耦合剂。

6. 协助孕妇整理衣物，告诉孕妇胎心率数值并记录。

【护理要点】

1. 保持环境安静，注意保护隐私，冬季注意保暖。嘱孕妇排空膀胱。

2. 妊娠 24 周前，胎心音听诊部位多在脐下正中或稍偏左、右；妊娠 24 周后，听诊部位为：①枕先露，听诊部位在脐左（右）下方。②臀先露，听诊部位在脐左（右）上方。③肩先露，听诊部位在脐周围。

3. 听诊时应注意胎心音的节律及速率，应与子宫杂音、腹主动脉音及脐带杂音相鉴别。

4. 告知孕妇在听诊过程中有不适，应告知医务人员。应告知孕妇胎心音的正常值范围，测得胎心>160 次/分或<110 次/分，给予吸氧并报告医师及时处理。

5. 若有宫缩，应在宫缩间歇时听诊。

十、胎动计数

【目的】

胎动计数是孕妇自我监护胎儿在子宫内生长发育情况以及了解胎儿在子宫内安危的一种简便、安全而又可靠的手段之一。

【适应证】

适用于 20 周以上的孕妇。

【用物准备】

计数工具（如小纸团、胎动计数 APP）、计时器。

【操作步骤】

1. 根据季节调节好室温，用屏风遮挡好孕妇。

2. 孕妇准备好计数纸团和计时器，了解胎动计数的目的、意义及配合方法，排空膀胱。

3. 评估孕周，协助孕妇取舒适体位。

4. 孕妇自感胎儿动 1 次，将计数工具拿出 1 个便于计数。

5. 1 小时后统计计数工具的数量，或 1 小时内孕妇自觉胎动的次数。

6. 1 小时后操作者到孕妇床边了解胎动计数情况，并将其胎动计数记录在护理记录单。

【护理要点】

1. 胎动计数时间为每日早、中、晚固定时间，安静的状态下，各数 1 小时，并记录。

2. 妊娠 16～20 周自觉胎动，正常胎动 3～5 次/时，妊娠 28 周以后，正常胎动次数≥10 次/2 小时。随妊娠周数增加，胎动次数也增多，但至妊娠晚期因羊水量减少和空间减小，胎动次数又逐渐减少。如果胎动次数≥6 次/2 小时或＞30 次/12 小时为正常；如果＜6 次/小时、≤10 次/12 小时或比以往监测规律减少 50％以上则应考虑是否有胎儿宫内缺氧，应及时报告医师，并作相应护理处置（嘱左侧卧位、吸氧等）。

3. 计数胎动时，胎儿连续的活动只能计数 1 次。

4. 腹部脂肪较厚的孕妇可将手掌置于腹部感觉胎动情况。

十一、宫高、腹围的测量

【目的】

1. 宫高和腹围可间接反映子宫大小。

2. 可初步判断孕周，并间接了解胎儿生长发育状况，估计胎儿体重。

3. 有助动态观察胎儿发育，及时发现胎儿宫内发育迟缓、巨大儿或羊水过多等妊娠异常，使其有可能通过及时治疗得到纠正。

【适应证】

适用于 20 周以上孕妇。

【用物准备】

检查床、皮尺。

【操作步骤】

1. 备齐用物到孕妇床边，核对孕妇及腕带上信息。

2. 孕妇排空膀胱。

3. 向孕妇解释检查目的与内容，取得配合。注意保护孕妇隐私，必要时幕帘或屏风遮挡。

4. 协助孕妇取仰卧屈膝位，头部稍垫高，暴露腹部，双腿略曲稍分开，腹肌放松。

5. 操作者站立于孕妇右侧，摸清宫底高度，用皮尺一端放在耻骨联合上缘，另一端贴腹壁沿子宫弧度到子宫底最高点，读出厘米数为所测得的宫高数，以厘米（cm）为单位记录。

6. 用皮尺以脐水平绕腹部一周，读出厘米数为所测得的腹围数，以厘米（cm）为单位记录。

7. 协助孕妇起床，整理衣裤并记录。

【护理要点】

1. 操纵者使用皮尺测时松紧度合适、不要扭曲，要摸清耻骨联合上缘和子宫底最高点，以准确测量数值。

2. 注意观察腹形大小。如腹部过大、宫底高度大于应有的妊娠月份，考虑双胎妊娠、巨大儿、羊水过多的可能；腹部过小，宫底过低者，应考虑胎儿宫内发育迟缓或孕周推算错误；腹部两侧向外膨出且宫底位置较低者，子宫横轴直径较纵轴长，多为肩先露；尖腹或悬垂腹，伴有骨盆狭窄的可能。

3. 正常情况下，宫底高度在孕满 36 周时最高，至孕足月时略有下降。

4. 测量前孕妇避免过多活动，测量时指导孕妇放松。长时间测量时避免仰卧位低血压。

十二、观察宫缩

【目的】

评估子宫收缩的强度、持续时间、间歇时间，判断产力。

【适应证】

有宫缩的孕妇。

【用物准备】

电子胎心监护仪、耦合剂、固定探头绑带。

【操作步骤】

1. 携用物至孕妇床旁，核对姓名及腕带信息。

2. 孕妇排空膀胱，取舒适体位。冬季注意保暖，操作者检查前手预热。操作前评估孕妇情况，如孕周、妊娠期检查资料、产程进展等。

3. 向孕妇解释操作目的，取得配合。注意保护隐私，必要时拉好幕帘或使用屏风遮挡。

4. 触诊观察法　操作者将手掌放于孕妇的腹壁宫底部下 3 指处，感受宫缩时子宫的变化。宫缩时宫体部隆起变硬、间歇期松弛变软。触诊应观察 3 次以上的宫缩。

5. 电子胎心监护法　接通电源，检查设备，将电子胎心监护仪上的宫缩描记指针归零，再将宫缩探头固定在孕妇腹壁宫底部下 3 指处，连续描记 40 分钟。准确记录宫缩强度、持续时间与间歇时间、胎心率等，监护完毕分析图形并记录。

6. 协助孕妇整理衣裤。

【护理要点】

1. 尽量避免仰卧位。

2. 宫缩探头上勿涂耦合剂，避免损伤电子胎心监护仪。

3. 固定带松紧适宜，注意探头是否有脱离现象。

十三、按摩子宫

【目的】

刺激产后子宫收缩，预防和减少产后出血。

【用物准备】

无菌包内置（治疗巾 1 块，孔巾、中单各 1 块，弯盘、无齿镊或弯血管钳 1 把）、无菌手套 1 双、清洁大浴巾 1 条、消毒垫巾 1 块、0.5% 聚维酮碘棉球若干、无菌纱布若干。

【适应证】

1. 自然分娩或剖宫产术后的产妇。

2. 产后出血的产妇。

【操作步骤】

1. 向产妇解释操作目的，取得产妇配合。产妇排空膀胱，取仰卧膀胱截石位。

2. 按摩子宫

（1）单手按摩：操作者用一手置于产妇腹部，拇指在子宫前壁，其余 4 指在子宫后壁，握住子宫底部，均匀而有节奏地按摩子宫，促进子宫收缩，是最常用的方法。

（2）双手按摩：操作者一手在产妇耻骨联合上缘按压下腹中部，将子宫底向上托起，另一手握住宫体，使其高出盆腔，在子宫底部有节律地按摩子宫。同时，双手配合，间断地用力挤压子宫，使积存在子宫腔内的血块及时排出。

（3）双合按摩：

1) 常规消毒产妇会阴部，铺无菌巾，戴无菌手套。

2) 操作者一手进入产妇阴道，握拳置于阴道穹前部，顶住子宫前壁，另一手在腹部按压子宫后壁，使宫体前屈，两手相对紧压并均匀有节律地按摩子宫，不仅可刺激子宫收缩，还可以压迫子宫血窦，减少出血。出血减少时停止。清点用物，分类处理。

3. 正确评估阴道流血量、颜色及性状。

4. 洗手、记录。

【护理要点】

1. 按摩子宫的手法应正确，用力均匀，同时，应严密观察生命体征、子宫收缩、阴道出血情况。

2. 按摩子宫前，应协助产妇排空膀胱，必要时行导尿术。

3. 按摩持续时间，视子宫收缩情况而定。

4. 按摩的同时，应明确子宫收缩不良及产后出血的原因，不可盲目按压，延误病情处理。

5. 操作完毕要检查棉球和纱布，做到数物相符，避免遗留在阴道内。

第二节　妇科常用护理技术

一、会阴擦洗/冲洗

【操作目的】

保持会阴和肛门部的局部清洁，促进会阴伤口愈合和提高病人舒适度，防止感染。

【适应证】

1. 妇产科术后留置导尿管者。

2. 有会阴伤口者。

3. 急性外阴炎者。

4. 长期卧床有阴道流血者。

【禁忌证】

对碘过敏者。

【用物准备】

一次性使用中单、垫巾，一次性手套，弯盘、无菌镊子，无菌纱布、消毒棉球、妇科长棉签、擦洗液、快速手消毒液。

常用擦洗液有 0.1% 苯扎溴铵溶液、0.5% 聚维酮碘溶液、1∶5000 高锰酸钾溶液等。

【操作步骤】

1. 核对病人信息，询问有无擦洗液过敏，协助排空膀胱，评估会阴，说明操作目的和方法，以取得配合。

2. 拉床帘遮挡，保护隐私。

3. 协助病人取屈膝仰卧位，暴露外阴，注意保暖，将中单或垫巾放臀下，会阴冲洗时便盆放于中单或垫巾上。

4. 操作者戴手套后将弯盘放于病人会阴部，用无菌镊子夹取棉球或擦洗液充分蘸湿的妇科棉签进行擦洗，常规行擦洗 3 遍。第 1 遍擦洗顺序自耻骨联合往下至会阴体，自上而下、由外至内、先对侧后近侧，擦净会阴部的污垢、血迹和分泌物，最后清洁肛门。第 2 遍擦洗顺序自上而下、由内向外、先对侧后近侧，或以伤口为中心向外擦洗，擦洗时严格执行无菌操作原则，防止污染。第 3 遍擦洗顺序同第 2 遍，根据病人实际情况增加擦洗次数，直至擦净，最后用无菌纱布擦干。

5. 观察会阴部、会阴伤口周围有无红肿、分泌物及性质，皮肤有无破损，伤口愈合情况，有异常及时报告并记录。

6. 擦洗完毕后撤去便盆、中单、垫巾，协助整理床单位，给予健康指导。

【护理要点】

1. 操作前告知操作目的，以取得病人理解与配合。

2. 操作中保护隐私，及时询问主诉，嘱病人有不适症状及时告知。

3. 操作后指导注意卫生，保持局部清洁。

4. 产后、有外阴伤口病人每次排便后均需行会阴擦洗，预防感染。

5. 留置导尿管者，注意保持导管通畅，避免脱落、受压及扭曲，擦洗由尿道口向远端方向擦净。

6. 严格无菌操作，行多个病人擦洗时，每次操作前后均需用快速手消毒液洗净双手，最后擦洗伤口感染的病人以避免交叉感染。

7. 有月经来潮时病人取伤口对侧卧位。

二、会阴湿热敷

【操作目的】

应用热源和药物的作用直接接触患区，促进局部血液循环，有利于炎症局限、水肿消退、血肿吸收及组织修复，以达到消炎、止痛、促进伤口愈合的目的。

【适应证】

1. 会阴水肿。

2. 会阴血肿吸收期。

3. 会阴伤口有硬结和早期感染者。

【禁忌证】

1. 外阴血肿初期（24 小时内）或外阴局部有活动性出血者。

2. 意识不清或感觉迟钝者。

【用物准备】

一次性使用中单、垫巾，棉垫，手套，消毒弯盘 2 个（内有镊子 2 把、纱布数块、棉球，医用凡士林），沸水、热源袋（热水袋或电暖宝等）、红外线灯、热敷溶液、50％硫酸镁，95％乙醇。

【操作步骤】

1. 核对病人信息，协助排空膀胱，评估会阴，说明操作的目的及方法，以取得配合。

2. 拉床帘遮挡，保护隐私。

3. 协助病人取屈膝仰卧位，暴露热敷部位，注意保暖，将中单或垫巾放臀下。

4. 按会阴擦洗方法清洁会阴局部污垢。

5. 热敷部位涂上一薄层凡士林后盖上无菌纱布，再敷浸有热敷溶液的温纱布，外盖棉垫保温。

6. 热敷时间 15～30 分钟，每 3～5 分钟更换热敷垫一次，可将热源袋放在棉垫外或红外线灯照射。

7. 移去热敷布后观察热敷部位的皮肤情况，协助整理床单位。

【护理要点】

1. 操作前做好宣教沟通，以取得配合。

2. 湿热敷的面积为病灶范围的 2 倍。

3. 湿热敷的温度为 41 ℃～48 ℃。

4. 检查热源袋是否完好，防止烫伤。

5. 会阴部损伤初期（24 小时内）忌做湿热敷。

6. 热敷过程中注意保护隐私，观察病人病情变化及热敷效果。

三、阴道灌洗/冲洗

【操作目的】

使宫颈和阴道保持清洁，可缓解局部充血以控制炎症，有清洁、收敛的作用。术前清洁阴道可降低感染机会。

【适应证】

1. 各种阴道炎、宫颈炎。

2. 全子宫切除或阴道手术术前准备。

【禁忌证】

1. 月经期、产后或人流术后宫颈口未闭有阴道流血的病人。

2. 宫颈癌有活动性出血。

3. 阴道镜检查前 24 小时。

4. 无性生活史。

【用物准备】

一次性使用中单、垫巾、手套，阴道窥器、阴道冲洗器各 1 副，妇科长棉签，输液架、弯盘、便盆、干纱布，灌洗液：0.5% 聚维酮碘溶液、0.1% 苯扎溴铵溶液、生理盐水、0.5% 醋酸溶液、2%～4% 碳酸氢钠溶液等。

【操作步骤】

1. 核对病人信息，协助排空膀胱，说明操作的目及方法，以取得配合。

2. 指引病人到检查室，拉隔帘遮挡，保护隐私。

3. 根据病情配制灌洗液 500～1000 mL，装进冲洗器内挂于输液架上。

4. 协助病人取膀胱截石位，将中单或垫巾放臀下，暴露外阴，注意保暖。

5. 先冲洗外阴部，分开小阴唇，用窥阴器暴露宫颈后冲洗时不停转动窥阴器，确保阴道壁及阴道穹后部都冲洗干净。

6. 当灌洗液剩下 100 mL 时拔出窥阴器和灌洗头，将外阴再次冲洗干净。

7. 协助病人坐便盆以便排出阴道内残余液体，用干纱布擦净外阴。协助整理衣裤返回病床。

【护理要点】

1. 操作前做好宣教沟通，讲解操作目的及步骤，取得病人理解与配合。

2. 询问有无性生活史及阴道流血。

3. 灌洗过程中注意保暖，保护隐私，动作轻柔，询问病人主诉。

4. 灌洗液温度以 41 ℃～43 ℃ 为宜，灌洗液与检查床高度 60～70 cm，不超过 70 cm，以免压力过大影响疗效。

5. 根据病人病情选择不同的灌洗液。

（1）滴虫阴道炎：酸性溶液。

（2）念珠菌病：碱性溶液。

（3）非特异性阴道炎：生理盐水或一般消毒液。

（4）术前病人：聚维酮碘溶液或者苯扎溴铵溶液等。

6.产后 10 日或妇产科术后 2 周的病人阴道分泌物异常，阴道切口愈合不良等可行低位阴道灌洗，灌洗液与床沿高度不超过 30cm。

7.各种阴道炎冲洗后更换清洁内裤。

8.未婚者禁用窥阴器可用导尿管行阴道灌洗。

四、宫颈/阴道上药

【操作目的】

用于治疗各种阴道炎、宫颈炎，也可用于完善术前准备。由于操作简单，护士可在门诊进行，也可指导病人在家自行上药。

【适应证】

1.各种宫颈炎、阴道炎。

2.宫颈、阴道手术术后残端炎症。

3.宫颈、阴道手术前。

【禁忌证】

1.月经期、妊娠期及产后 2 周内。

2.阴道不规则流血时期。

3.已确诊宫颈及阴道晚期恶性肿瘤。

【用物准备】

一次性使用中单、垫巾、手套，长镊子、阴道窥器、无菌纱布、妇科长棉签、带尾线的大棉球，胶布，阴道灌洗用品，所需药品。

【操作步骤】

1.核对病人信息，协助排空膀胱，说明操作的目的及方法，以取得配合。

2.拉隔帘遮挡，保护隐私。

3.协助病人取膀胱截石位，将中单或垫巾放臀下，注意保暖，根据需要备好便盆。

4.先行阴道灌洗或擦洗，用阴道窥器充分暴露阴道、宫颈，用妇科长棉签拭去阴道穹后部、阴道内灌洗液和宫颈、阴道壁分泌物。

5.根据病情以及药物的性状采取不同的上药方式

（1）局部上药：包括腐蚀性药物和非腐蚀性药物，用于治疗宫颈炎和阴道炎。操作时用妇科长棉签蘸取药物后，转动阴道窥器涂于阴道壁或宫颈。

（2）喷洒法：适用于粉末状药物如磺胺嘧啶、呋喃西林、己烯雌酚等，用于治疗非特异性阴道炎、萎缩性阴道炎。操作时用喷洒器将药物直接均匀喷于病变部位。

（3）宫颈棉球上药：常用的有止血药物或抗生素等，用于宫颈急性、亚急性炎症伴出血者。操作时用阴道窥器充分暴露宫颈，长镊子夹取已蘸取药物的带尾线大棉球塞于宫颈，阴道窥器和长镊子退出后将棉球尾线用胶布固定于阴阜上方，24 小时后病人可自行将棉球取出。

（4）阴道穹后部上药：常用药物有甲硝唑，制霉菌素等片剂、栓剂，用于滴虫、念珠菌、老年性阴道炎和慢性宫颈炎。可指导病人洗净双手戴指套将药物用示、中指沿阴道后壁缓慢塞入直至完全伸入为止，一般临睡前用药。

【护理要点】

1. 操作前做好宣教沟通，讲解操作目的，询问药物过敏史，注意有无性生活史及阴道流血。

2. 操作中保护隐私，注意保暖，取出阴道窥器时勿将药物带出。

3. 操作后指导保持会阴部清洁干燥，每日更换棉质内裤。

4. 用药期间禁止性生活，月经期停止用药。

5. 无性生活史的病人上药禁用阴道窥器，用长棉签涂擦，老年人选用小号阴道窥器，动作轻柔，避免损伤阴道黏膜。

6. 上非腐蚀性药物应缓慢转动窥阴器使阴道壁均匀涂好药物。

7. 上腐蚀性药物应注意保护好阴道壁和宫颈的正常组织。

8. 上药时间宜选择临睡前或休息时，避免药物流出。

五、坐浴法

【操作目的】

药液直接作用于局部，利用药物与温度作用，保持清洁，促进局部血液循环，促使皮肤黏膜吸收以减轻局部炎症及疼痛，以消除炎症利于组织恢复。

【适应证】

1. 阴道或经阴道行全子宫切除手术的术前准备。

2. 子宫脱垂、阴道松弛病人。

3. 外阴炎、阴道炎。

4. 会阴伤口已愈合但局部有硬结病人。

【禁忌证】

1. 月经期、妊娠、产后 2 周内。

2. 有阴道流血、盆腔急性炎症。

3. 外阴或臀部手术非感染性伤口未愈合病人。

【用物准备】

坐浴盆、专用坐浴架，消毒毛巾，坐浴药液：1∶5000 高锰酸钾溶液，0.1‰苯扎溴铵溶液，2‰～4‰碳酸氢钠溶液等。

【操作步骤】

1. 核对病人信息，协助排空膀胱，说明操作的目的及方法，以取得配合。

2. 根据病情配制好比例正确足够量的药液，坐浴盆放于坐浴架上。

3. 拉隔帘遮挡，或指引病人去卫生间保护隐私。

4. 病人将整个臀部及外阴部浸泡于药液中，时间 15～20 分钟，浸泡完毕用毛巾擦干外阴及臀部。

【护理要点】

1. 操作前排空大小便，用温水清洗外阴及肛门周围。

2. 操作中注意保暖，询问主诉，有不适及时停止坐浴，卧床休息。

3. 坐浴部位有伤口时，浴盆、药液及用物必须无菌，坐浴完毕用无菌技术处理伤口。

4. 根据坐浴目的严格控制溶液温度

（1）热浴：温度 39 ℃～41 ℃，适用于渗出性病变和急性炎性浸润，时间 20 分钟。

（2）温浴：温度 35 ℃～37 ℃，适用于术前准备和慢性盆腔炎，时间 15～20 分钟。

（3）冷浴：温度 14 ℃～15 ℃，适用于阴道松弛、性功能低下者，时间 2～5 分钟。

5. 药液严格按比例配制，浓度不可过高或过低。

6. 坐浴药液量不超过坐浴盆总容量的 1/2，保持外阴及臀部完全浸入水中。

第三节　产科常用检查及手术

一、四步触诊

【概述】

四步触诊是产科医务人员必须掌握的基本技能，可检查子宫大小；了解胎方位、胎产式、胎先露及胎先露是否衔接；子宫敏感度。

【适应证】

四步触诊法适用于 24 周以上孕妇。

【禁忌证】

无。

【用物准备】

一次性垫巾。

【操作步骤】

1. 根据环境调节室温，注意保护孕妇隐私。

2. 核对孕妇信息，向孕妇解释检查的重要性，取得配合。嘱孕妇排空膀胱。

3. 视诊　注意腹形及大小，腹部有无妊娠纹、手术瘢痕及水肿等。

4. 触诊　妊娠中晚期，应采用四步触诊法检查子宫大小、胎产式、胎先露、胎方位及胎儿是否衔接。在做前3步手法时，检查者面向孕妇头侧，做第4步手法时，检查者则应面向孕妇足端。软尺测量子宫高度（耻骨联合上缘至子宫底的距离）。

第1步手法：检查者用两手置子宫底部，了解子宫外形并测得宫底高度，估计胎儿大小与孕周数是否相符。然后以两手指腹相对轻推，判断宫底部的胎儿部分，胎头硬而圆且有浮球感，胎臀软而宽且形状不规则。

第2步手法：检查者左右手分别置于腹部左右侧，一手固定，另一手轻轻深按检查，两手交替，触及平坦饱满者为胎背，可变形的高低不平部分是胎儿肢体，有时感到胎儿肢体活动。

第3步手法：检查者右手拇指与其余4指分开，置于耻骨联合上方握住胎先露部，进一步查清是胎头或胎臀，左右推动以确定是否衔接。若胎先露部仍浮动，表示尚未入盆。若已衔接，则胎先露部不能推动。

第4步手法：检查者左右手分别置于胎先露部的两侧，向骨盆入口方向向下深按，再次核对胎先露部的诊断是否正确，并确定胎先露部入盆的程度。

5. 检查完后协助孕妇取舒适体位并及时记录。

【护理要点】

1. 注意检查者的力度，不可太过用力，使孕妇不感到痛为宜。

2. 检查者先面向孕妇，做第四步手法再面向孕妇足端。

3. 孕妇排尿后仰卧，头部稍垫高，露出腹部，双腿略屈曲稍分开，使腹肌放松。

二、骨盆测量

【概述】

骨盆是产道的最重要的组成部分，骨盆的大小，是以各骨之间的距离，即骨盆径线大小来表示。分娩的快慢和顺利与否，都和骨盆的大小与形态是否异常有密切的关系。

【适应证】

妊娠期所有孕妇。

【禁忌证】

无。

【用物准备】

骨盆测量器、汤姆斯骨盆出口测量器、刻度尺，治疗盘内盛放医用棉签、一次性肛门检查指套、一次性垫巾、消毒液状石蜡。

【操作步骤】

1. 根据环境调节室温，注意保护孕妇隐私。

2. 备齐用物至床旁，核对孕妇信息，向孕妇解释检查的重要性，取得配合。嘱孕妇排空膀胱。

3. 骨盆内测量　阴道分娩前或产时，需要确定骨产道情况时，可进行以下骨盆内测量：

（1）对角径：耻骨联合下缘至骶岬前缘中点的距离。检查者将一手的示、中指伸入阴道，用中指尖触到骶岬上缘中点，示指上缘紧贴耻骨联合下缘，另一手示指固定标记此接触点，抽出阴道内的手指，测量中指尖到此接触点距离即为对角径。

（2）坐骨棘间径：测量两坐骨棘间的距离。测量方法是一手示、中指放入阴道内，分别触及两侧坐骨棘，估计其间的距离。

（3）坐骨切迹宽度：为坐骨棘与骶骨下部间的距离，即骶棘韧带宽度。

（4）出口后矢状径：为坐骨结节间径中点至骶骨尖端的长度。检查者戴指套的右手示指伸入孕妇肛门向骶骨方向，拇指置于孕妇体外骶尾部，两指共同找到骶骨尖端，将骨盆出口测量器一端放在坐骨结节间径的中点，另一端放在骶骨尖端处，测量器标出的数字即为出口后矢状径值。

4. 骨盆外测量　已有充分的证据表明测量髂棘间径、髂嵴间径、骶耻外径并不能预测产时头盆不称，无需常规测量。但怀疑骨盆出口狭窄时，可测量坐骨结节间径和耻骨弓角度。

（1）测量坐骨结节间径的方法：孕妇取仰卧位，两腿弯曲，双手紧抱双膝，测量两坐骨结节内侧缘的距离。

（2）测量耻骨弓角度的方法：用左右手拇指指尖斜着对拢，放置在耻骨联合下缘，左右两拇指平放在耻骨降支上，测量两拇指间角度，为耻骨弓角度。

5. 协助孕妇取舒适体位并及时记录检查结果。

【护理要点】

1. 关心体贴孕妇，态度和蔼亲切，注意保暖，动作轻柔。

2. 做出口后矢状径测量时，嘱孕妇放松，先以医用棉签蘸消毒液状石蜡润滑一次性肛门检查指套，再伸入肛门测量。

3. 注意保护孕妇的隐私，用屏风遮拦。

4. 检查完后，及时记录并将测量结果告知孕妇及其家属。

三、阴道检查

【概述】

阴道检查是产科医护人员的基本操作，分娩期前行阴道检查可协助确定骨盆大小、宫颈容受和宫口开大程度，动态观察产程。

【适应证】

适用于无禁忌证的临产后的待产妇。

【禁忌证】

完全性前置胎盘的孕妇。

【用物准备】

0.5%聚维酮碘棉球、无菌手套、一次性垫巾。

【操作步骤】

1. 备齐用物至床旁，核对待产妇姓名及腕带信息。

2. 向待产妇及家属说明操作目的，以取得配合。注意保护待产妇隐私，冬季注意保暖。

3. 帮助待产妇脱去右侧裤腿，取仰卧位于待产床上，双腿弯曲分开，臀下铺一次性垫巾。

4. 操作者右手戴无菌手套，站在待产妇右侧，协助待产妇取膀胱截石位。用0.5%聚维酮碘棉球进行外阴部消毒（阴道口、大小阴唇），分泌物较多时，应增加擦拭次数或会阴冲洗保证清洁。

5. 操作者左手放置于宫底部，在宫缩来临时轻压宫底。右手示指、中指轻轻伸入阴道内，以示指、中指伸直并拢检查，其余手指屈曲。在宫缩时检查宫口大小、胎膜破否、先露高低。

6. 脱去手套，协助待产妇穿好衣裤，告知其宫口扩张大小并及时记录。

【护理要点】

1. 待产妇了解阴道检查的意义及配合方法，排空膀胱。

2. 检查时注意动作轻柔，临产后应在宫缩时进行，一次检查清楚为原则，不得反复进出阴道，同时应控制检查的次数。

3. 严密监测待产妇生命体征、胎儿宫内情况及产程进展，必要时剖宫产终止妊娠。注意有无阴道流血，准确评估阴道流血的原因及出血量，必要时建立静脉通路，做好抢救和终止妊娠的准备。感染者监测体温、心率变化、宫缩、阴道流液性状、血白细胞计数及胎儿宫内情况。

4. 促进舒适，保持外阴清洁，遵医嘱使用抗生素。

5. 按要求做好护理记录、绘制产程图。

四、电子胎心监护

【概述】

电子胎心监护在产前和产时应用广泛，优点是能连续记录胎心率的动态变化，不受宫缩影响，且同时记录子宫收缩、胎动情况、胎心率三者的关系。

【适应证】

1. 妊娠 32 周以上、产时孕妇。

2. 胎心率或胎动异常者。

【禁忌证】

无。

【用物准备】

电子胎心监护仪、耦合剂、卫生纸、腹带 2 根。

【操作步骤】

1. 备齐用物至床旁，核对孕妇姓名及腕带信息。

2. 评估孕周，向孕妇及家属说明操作目的，以取得配合。注意保护孕妇隐私，冬季注意保暖。

3. 孕妇暴露腹部，取半仰卧位或半坐卧位，胎膜破裂且胎先露高浮者取仰卧位。

4. 将胎心音探头涂耦合剂放置于胎心音区，宫腔压力探头放置于宫底两横指处，都用专用腹带固定。

5. 启动电子胎心监护仪。

6. 连续监测 20 分钟。如果 20 分钟内无胎动或胎动不明显，须延长监测时间。同时协助孕妇取左侧卧位、吸氧，必要时轻柔推动孕妇腹部，促使胎动。

7. 监护完毕整理床单位，用卫生纸擦拭胎心音探头和孕妇腹部耦合剂。

8. 分析图形，将结果告知孕妇。

【检查结果及临床意义】

1. 胎心率基线　指任何 10 分钟内胎心率平均水平（除外胎心加速、减速和显著变异的部分），至少观察 2 分钟以上的图形，该图形可以是不连续的。①正常胎心率基线：110～160 次/分。②胎儿心动过速：胎心率基线＞160 次/分。③胎儿心动过缓：胎心率基线＜110 次/分。

2. 基线变异　指每分钟胎心率自波峰到波谷的振幅改变。按照振幅波动程度分为：①变异消失：振幅波动完全消失。②微小变异：振幅波动≤5 次/分。③中等变异（正常变异）：振幅波动 6～25 次/分。④显著变异：振幅波动＞25 次/分。

3. 晚期减速　指伴随宫缩出现的减速，通常是对称性地、缓慢地下降到最低点再恢复到基线，减速的开始到胎心率最低点的时间≥30 秒，减速的最低点通常晚于宫缩峰值：一般来说，减速的开始、最低值及恢复分别延后于宫缩的起始、峰值及结束。

4. 变异减速　指突发的显著的胎心率急速下降。减速的开始到最低的时间＜30 秒，胎心率下降≥15 次/分，持续时间≥15 秒，但＜2 分钟。当变异减速伴随宫缩时，减速的起始、深度和持续时间与宫缩之间无固定规律。典型的变异减速是先有一初始加速的肩峰，紧接一快速的减速，之后快速恢复到正常基线伴有一继发性加速（双肩峰）。

5. 延长减速　指明显的低于基线的胎心率下降，减速程度≥15 次/分，持续时间≥2 分，但不超过 10 分钟。胎心减速≥10 分钟则考虑胎心率基线变化。

6. 反复性减速　指 20 分钟观察时间内，≥50％的宫缩均伴发减速。

7. 间歇性减速　指 20 分钟观察时间内，≤50％的宫缩伴发减速。

8. 正弦波形　胎心率基线呈现平滑的类似正弦波样摆动，频率固定，3～5次/分，持续≥20 分钟。

9. 宫缩　观察 30 分钟，10 分钟内有 5 次或者 5 次以下宫缩为正常宫缩；观察 30 分钟，10 分钟以内有 5 次以上宫缩为宫缩过频。

【护理要点】

1. 孕妇了解电子胎心监护的意义及配合方法。

2. 保护孕妇的隐私，专人守护，及时观察胎心音变化。

3. 避免空腹行电子胎心监护。

4. 观察孕妇有无胸闷、气促、头晕等自觉症状，发现异常及时报告医师。

五、会阴切开术

【概述】

会阴切开术是产科常用手术，常用的切开方式有会阴后-侧切开术和会阴正中切开术。

【适应证】

1. 母儿有病理情况急需结束分娩者，例如妊娠合并心脏病，胎儿宫内窘迫或巨大儿等。

2. 会阴组织坚韧，会阴体过长、过紧，耻骨弓狭窄等，估计可能造成会阴撕裂难以避免者。

3. 产钳或胎头吸引器助产视母胎情况和术者经验决定是否需要会阴切开。

【禁忌证】

不能经阴道分娩。

【用物准备】

产包中备有会阴切开用物（内有弯盘 1 个，直血钳 1 把，弯血管钳 1 把，巾钳 1 把，侧切剪刀 1 把，线剪 1 把，持针器 1 把），带针 2-0 可吸收线 1 根，带针 3-0 可吸收线 1 根，纱布 10 块，10 mL 注射器 1 个，2%利多卡因 1 支，0.9%氯化钠 1 支，0.5%聚维酮碘，无菌手套 1 副等。

【操作步骤】

1. 操作者向产妇解释会阴切开、缝合的目的、意义及配合方法。

2. 产妇取膀胱截石位，行会阴冲洗消毒。

3. 操作者穿手术衣、戴无菌手套，铺消毒巾。

4. 行阴部神经阻滞麻醉及会阴局部麻醉。

5. 会阴切开

（1）会阴后-侧切开术。麻醉生效后，术者在胎头着冠或估计胎儿 2~3 次宫缩后胎头可娩出于宫缩时以左手示指、中指两指伸入阴道内，撑起左侧阴道壁，右手持侧切剪自会阴后联合中线向左侧 45°（会阴高度膨隆增加角度至 60°~70°）剪开会阴，长 4~5 cm。

（2）会阴正中切开术。局部浸润麻醉生效后，术者于宫缩时沿会阴后联合正中垂直剪开 2 cm。

6. 会阴缝合　待胎盘娩出后，检查软产道有无裂伤、伤口有无延伸。阴道内填塞带尾线纱条。在阴道黏膜切口顶端 0.5~1 cm 处开始间断或连续缝合至处女膜外缘；间断缝合肌层和皮下组织；皮内缝合皮肤。

【注意事项】

1. 术者动作轻柔，掌握好切开时机。

2. 操作过程中关心和爱护产妇，并指导产妇正确使用腹压，使胎儿顺利经阴道娩出。

3. 会阴侧切时切口应整齐，内外一致。缝合过程中要注意对合整齐，松紧适宜，不留死腔，缝合完毕取出纱条，清点用物，常规行肛门指检，了解有无缝线穿透直肠黏膜及有无阴道后壁血肿。

4. 术后注意保持会阴部清洁、干燥，每日外阴冲洗 2 次，大便后及时清洗会阴。

5. 注意观察外阴伤口有无渗血、红肿、脓性分泌物、硬结等，及时通知医师处理。

六、胎头吸引术

【概述】

胎头吸引术是将胎头吸引器置于胎头上，形成一定的负压后吸引住胎头，通过牵引协助胎头娩出的一种助产手段。现在常用的胎头吸引器有锥形金属＋硅胶空筒和扁圆形胎头吸引器。

【适应证】

1. 子宫收缩乏力致第二产程延长。

2. 需缩短第二产程者，如产妇患有心脏病、严重贫血、哮喘等。

3. 胎儿宫内窘迫需尽快结束分娩者。

【禁忌证】

1. 宫口未开全或胎膜未破者。

2. 有严重的头盆不称、面先露、产道阻塞、尿漏修补术后等，不能或不宜经阴道分娩者。

3. 胎头双顶径未达坐骨棘水平以下，先露骨质部未达坐骨棘＋3 或以下。

【用物准备】

1. 按接产术用物。

2. 胎头吸引器 1 个，50 mL 注射器 1 个，血管钳 2 把，蘸液状石蜡棉球 2 个，导尿管 1 根。

3. 新生儿抢救用物。

【操作步骤】

1. 术前评估母胎情况，向产妇讲解胎头吸引术助产的目的及防范，取得产妇积极配合。

2. 产妇取膀胱截石位，导尿。按接产术消毒、铺无菌产单。

3. 行阴部神经阻滞麻醉和会阴局部浸润麻醉。初产妇会阴体较长或会阴部坚韧者，应先行会阴后-侧切开术。

4. 放置吸引器 在吸引器胎头端涂液状石蜡，左手分开两侧小阴唇，暴露阴道外口，以左手中、示指掌侧向下撑开阴道后壁，右手持吸引器将胎头端向下放入阴道后壁前方，然后左手中、示指分开阴道壁右侧，将吸引器右侧缘滑入阴道内；然后手指转向上提拉阴道前壁，使吸引器上缘滑入阴道内；最后拉开左侧阴道壁，使吸引器完全滑入阴道内并与胎头顶部紧贴。

5. 抽吸负压　将吸引器牵引柄气管上的橡皮管与电动吸引器的橡皮管连接，开动吸引器抽气。一般情况选用 400 mmHg 负压，胎头位置低可用 300 mmHg 负压，胎头位置高或胎儿较大，估计分娩困难者可用 450 mmHg 负压。若无负压表，则抽吸空气 150 mL，用血管钳夹住连接管，确认吸引器与胎头紧贴。

6. 牵引　先用右手中、示两指轻轻握持吸引器的牵引柄，左手中、示两指顶住胎头枕部，轻轻缓慢用力试牵引，了解吸引器与胎头是否衔接正确及是否漏气。牵引应在宫缩时进行，先向下、向外协助胎头俯屈下降，当胎头枕部抵达耻骨联合下方时向上、向外牵引，使胎头逐渐仰伸直至双顶径娩出。在宫缩间歇应停止牵引，但应保持吸引器不随胎头回缩。在枕左/右前或枕横位时，牵引同时应顺势旋转胎头。若为枕后位，最好用手旋转胎位至枕前位后再行胎吸助产，旋转时助手应在腹部行外推转，每次宫缩旋转 45°为宜。

7. 取下吸引器　当可触及胎儿颌骨时，应拔开橡皮管或放开气管夹，消除吸引器内的负压，然后取下吸引器，按正常分娩机转娩出胎儿。

【注意事项】

1. 关心体贴产妇，给予正确的指导和鼓励。

2. 开放静脉通路，确认抢救新生儿相关人员、物品、药品到位。

3. 牵拉胎头吸引器前，检查吸引器有无漏气。胎头着冠前最容易滑脱，要减慢牵引速度和力量。吸引器负压要适当，压力过大容易使胎儿头皮受损，压力不足容易滑脱；发生滑脱，可重新放置，但不应超过 2 次，否则改行剖宫产。牵引时间不应超过 10 分钟。抽气后不能急于牵引，等待 1 次宫缩，形成负压再牵引。吸引器助产失败改用产钳助产或剖宫产结束分娩。

4. 术后检查软产道，有撕裂应立即缝合。

5. 评估新生儿产瘤大小、位置，有无头皮血肿及头皮损伤，以便及时处理。注意观察新生儿面色、反应、肌张力等，警惕发生颅内出血。

6. 新生儿科医师检查新生儿情况（护士用药遵医嘱）或协助转新生儿科。

七、产钳术

【概述】

产钳术是用产钳牵拉胎头以娩出胎儿的手术。目前绝大部分采用出口产钳和低位产钳。产钳由左右两叶组成，每叶分为钳叶、钳茎、钳锁扣和钳柄4部分。

【适应证】

1. 同胎头吸引术。

2. 胎头吸引术因阻力较大而失败者。

3. 剖宫产胎头娩出困难者、臀先露后胎头娩出困难者。

4. 持续性枕后位。

【禁忌证】

1. 同胎头吸引术。

2. 胎头颅骨最低点在坐骨棘水平及以上，有明显头盆不称者。

3. 胎儿窘迫，估计短时间不能结束分娩者。

4. 确定为死胎、胎儿畸形者，应行穿颅术。

【用物准备】

1. 按接产术用物。

2. 产钳1副，液状石蜡棉球2个，导尿管1根。

3. 新生儿抢救用物。

【操作步骤】

1. 关心体贴产妇，给予正确的指导、鼓励并取得知情同意。

2. 开放静脉通路，确认抢救新生儿相关人员、物品、药品到位。

3. 产妇取膀胱截石位，常规外阴消毒，导尿。

4. 行阴部神经阻滞麻醉和会阴局部浸润麻醉，阴道检查明确胎位及施术条件。多行左侧会阴后-侧切开术。

5. 放置产钳，以枕前位为例。术者左手持产钳左叶钳柄，将左叶沿右手掌面伸入手掌与胎头之间，在右手引导下将钳叶缓缓向胎头左侧及深部推进，将钳叶置于胎头左侧，钳叶及钳柄与地面平行，由助手持钳柄固定。然后术者右手持产钳右叶钳柄，在左手引导下将钳叶引导至胎头右侧，达左叶产钳对应位置。产钳放置好后，检查钳叶与胎头之间无软组织及脐带夹入，胎头矢状缝在两钳叶正中。

6. 产钳合拢，产钳右叶在上、左叶在下，两钳叶柄平行交叉，扣合锁住，钳柄对合。宫缩间隙略微放松钳锁。

7. 牵拉产钳，宫缩时术者向外、向下缓慢牵拉产钳，然后再平行牵拉。

当胎头着冠后将钳柄上提，使胎头仰伸娩出。

8. 当胎头双顶径越过骨盆出口时，松开产钳，先取下产钳右叶，钳叶应顺胎头慢慢滑出，再同法取出产钳左叶，然后按分娩机转娩出胎体。

9. 术后常规检查宫颈、阴道壁及会阴切口，并予以缝合。术后给予留置导尿。

【注意事项】

1. 告知产钳的意义、配合方法及可能出现的并发症。取得知情同意。

2. 牵引产钳时用力要均匀，钳柄不能左右摇摆。指导产妇正确运用腹压，减轻其紧张情绪。

3. 放置及取出产钳时，指导产妇全身放松张口呼气。术中注意观察产妇宫缩及胎心变化。

4. 术后检查软产道，有撕裂应立即缝合。留置尿管，预防产后尿潴留。

5. 检查新生儿有无头皮血肿及头面部皮肤擦伤，多为眼球和面部擦伤，以便及时处理。注意观察新生儿面色、反应、肌张力等，警惕发生颅内出血。

6. 新生儿科医师检查新生儿情况（护士用药遵医嘱）或协助转新生儿科。

八、新生儿复苏

【概述】

大约 10% 的新生儿需要一些帮助才能开始呼吸，小于 1% 的新生儿需要强有力的复苏手段才能存活。新生儿复苏术是抢救生命的紧急措施，正确掌握新生儿复苏术对降低围生儿死亡率有着重要的意义。

【适应证】

无活力出生的新生儿。

【禁忌证】

无。

【用物准备】

预热毛巾 2 块，肩下小枕、新生儿辐射台、氧气源、气流充气式气囊、自动充气式气囊、面罩、吸球、各种型号一次性吸引管（胎粪吸引管）、低负压吸引器、喉镜、胃管、听诊器、脉搏氧饱和度仪、8F 胃管、胶带、1～50 mL 注射器、早产儿塑料薄膜、1∶10000 肾上腺素、0.9% 氯化钠、有条件医院备有 T 组合复苏器、空氧混合仪。

【操作步骤】

1. 分娩前新生儿复苏团队安排好小组成员的工作任务和所负责任，做好复苏计划。

2. 确保复苏药品、物品齐全并处于功能完好状态，快速检查器械和设备。

3. 快速评估　新生儿出生后快速评估 5 项指标：是否足月？羊水清吗？是否有哭声或呼吸？肌张力是否好？是否高危妊娠？如以上任何一项为"否"，则进行初步复苏。

4. 初步复苏　立即将新生儿置于辐射台，头轻度后仰，保持鼻吸位。必要时清理呼吸道，先口后鼻（有胎粪无活力给予气管插管吸引胎粪）。早产儿用塑料薄膜包裹防止体热丢失，足月儿擦干全身，拿开湿毛巾，给于刺激，重新摆正体位。诱发自主呼吸。初步复苏无效时需要进行正压人工呼吸。

5. 正压人工呼吸　用听诊器评估心率或者连接脉搏氧饱和度仪传感器在新生儿右上肢，若心率<100 次/分，呼吸暂停或喘息样呼吸，氧饱和度不能维持在目标值时，足月儿用 21％的氧浓度（空气）连接气流充气式气囊进行正压人工呼吸；早产儿用 30％～40％的氧浓度进行正压通气。有条件的医院可选用 T 组合复苏器、空氧混合仪进行。正压通气方法：将新生儿摆正鼻吸气的体位，正确放置面罩，罩住部分下颌，罩住口、鼻（必要时使用双手法）。放置面罩有 2 种方法：

（1）单手放置面罩法（单手法）：操作者单手放置面罩，用拇指、示指或中指环绕下压面罩边缘，同时无名指和小指将下颌抬起以保持气道通畅，面罩放在面部覆盖口鼻和下颌的尖端，通常先覆盖下颌再覆盖口鼻。操作者的另一只手操作复苏囊或 T 组合复苏器。

（2）双手放置面罩法（双手法）：单手法有时难以维持面罩和面部好的密闭和正确的体位，如果不能达到好的密闭，可用双手握住面罩及推下颌的方法，用双手的拇指和示指握住面罩向面部用力，每只手的其余 3 指放在下颌骨角并向面罩的方向轻抬下颌。操作者全神贯注于面罩的密闭及保持正确的体位，助手则站于新生儿侧面挤压复苏囊或开闭 T 组合复苏器 PEEP 帽进行正压通气。按压压力 20～25 cmH$_2$O，频率 40～60 次/分。边按压边观察胸廓起伏，助手听诊双肺呼吸音。若正压人工呼吸无效，则进行矫正通气。改善面罩正压通气-矫正通气（表 24-1）。当新生儿心率超过 100 次/分、能自主呼吸、氧饱和度达目标值，应减少正压人工通气的压力和频率，新生儿转复苏后治疗和护理。如果新生儿进行数分钟的正压人工通气，应经口腔插入胃管。有效的正压人工通气 30 秒后，心率仍<60 次/分、氧饱和度低于目标值，应做胸外按压，在胸外按压前先进行气管插管。

表 24-1　矫正通气步骤

矫正步骤		操作
M	调整面罩	确定面罩与面部封闭良好
R	调整气道位置	摆正头位成鼻吸气位
S	吸口腔和鼻	检查并吸口鼻分泌物
O	轻微张口	稍张口并下颌向前移动
P	增加压力	逐渐增加压力直至每次呼吸看到呼吸运动，听到呼吸音
A	气道选择	考虑气管插管或喉罩气道

6.胃管插入　测量新生儿鼻梁到耳垂然后到剑突与脐之间连线的中点，量好后在胃管上做一标记，通过口腔插入胃管，安放胃管后尽快恢复通气。迅速连接注射器，轻轻地抽出胃内容物，取下注射器，胃管的口保持开放，用胶带将胃管固定在新生儿面颊部，保持胃管尖端在新生儿胃里不被拉回到食管。

7.气管插管　将新生儿摆正鼻吸气的体位，给新生儿常压吸氧。插管方法有喉镜下经口气管插管和喉罩气道。

（1）喉镜下经口气管插管：左手持喉镜沿口腔右侧滑入，将舌体轻推向左侧，推进喉镜镜片顶端到达会厌软骨，暴露声门和声带。右手持导管，沿着口腔右侧进入导管，当声门张开时，插入导管顶端，直到导管线上的声带线达声门水平。用右手稳定导管小心撤出喉镜，如有金属芯，将其从气管导管中撤出，小心固定导管在唇上。助手听诊双肺呼吸音，确保气管插管有效。

（2）喉罩气道：操作者示指将喉罩插入新生儿的口腔并沿其硬腭直到顶端接近食管。当喉罩完全插入，充气囊扩张，扩张的喉罩覆盖喉口并使边圈与咽下部的轮廓一致，用低压封堵住食管。气道导管有一个 15 mm 连接管口可连接复苏囊、T 组合复苏器或呼吸器。控制球与边圈连接用于监护喉罩的扩张。

8.胸外按压　胸外按压与导管法正压人工通气配合，氧浓度调至100%，胸外按压者站在头侧，按压两乳头连线中点下方，胸骨下 1/3，避开剑突，约为前后胸直径的 1/3，按压和放松的比例为按压时间稍短于放松时间。胸外按压和人工呼吸的比例应为 3∶1，胸外按压者大声计数"1-2-3-吸"，60 秒后评估。胸外按压的方法分拇指法和双指法，拇指法优于双指法。①拇指法：拇指第一关节应弯曲，垂直按压在胸骨和脊柱间的心脏，其他手指用于支撑背部。②双指法：用一手的中指加示指或中指加无名指，用指尖按压胸骨，另一手支撑背部。60 秒后，心率＞60 次/分，停止胸外按压，继续正压人工通气，根据氧饱和度将氧调至 40％，继续正压人工通气 60 秒再评估；心率＜60 次/分，除继续胸外按压配合正压人工通气，还要给予药物治疗。

9. 药物使用　60 秒正压人工呼吸及胸外按压配合气管插管正压人工呼吸后，心率仍＜60 次/分，可给予 1∶10000 肾上腺素快速静脉注射 0.1～0.3 mL/kg（气管导管内给药 0.5～1 mL/kg），静脉通路正在建立时考虑气管导管途径。脐静脉建立方法：消毒脐带，脐根部打松结，距离脐根部 2cm 切断，插入脐静脉导管 2～4 cm，连接三通，抽回血。每隔 3～5 分钟可重复给肾上腺素。如新生儿对复苏无反应，并呈现休克（肤色苍白、脉搏微弱、心率持续低，尽管有效的复苏努力，循环状况无改善）、有胎儿失血的历史（如阴道大量出血、胎盘早剥、前置胎盘或双胎输血等）可给予生理盐水 10 mL/kg，5～10 分钟或以上缓慢静脉注射。60 秒后评估，心率＜60 次/分，除继续胸外按压配合正压人工通气，还要继续给予药物治疗；心率＞60 次/分，停止胸外按压，继续正压人工通气，氧浓度降至 40％，30 秒后再评估；若心率＞100 次/分，有自主呼吸，氧饱和度达目标值，可考虑拔气管插管，停止正压通气，常压给氧，转复苏后监护，转 NICU 继续治疗。

【注意事项】

1. 每次分娩时至少有 1 名熟练掌握新生儿复苏的医护人员在场，工作人员应分工合作，密切配合。保持复苏设备功能完好，药品齐全。

2. 进行正压通气最好在脉搏氧饱和度仪的监测下进行。正压通气进行 2 分钟，应经口腔插入胃管。

3. 足月儿开始可用空气复苏，早产儿开始用 30％～40％的氧，有条件的医院可用空氧混合仪根据氧饱和度调整给氧浓度。如无空氧混合仪可用接上氧源的自动充气式气囊去除储氧袋（氧浓度为 40％）进行正压通气。如果有效正压通气心率不增加或氧饱和度增加不满意，应当考虑将氧浓度提高到 100％。

4. 在 ABCD 复苏原则下，新生儿复苏分为 4 个步骤，即快速评估、正压人工通气和脉搏血氧饱和度监测、气管插管正压通气和胸外按压、药物和/或扩容 4 个步骤。

5. 气管插管整个操作在 20～30 秒内完成，喉罩气道适用于气囊-面罩通气无效，气管插管失败或不可行时；小下颌或相对大的舌，如皮埃尔-罗班综合征（Pierre-Robin syndrome）和唐氏综合征；多用于出生体重≥2000 g 的新生儿。

6. 复苏后的新生儿可能有多器官损害的危险，应继续监测生命体征、血糖并早发现并发症。

第四节　妇科常用的检查与手术

一、生殖道脱落细胞学检查

【概述】

女性生殖道细胞指阴道、宫颈管、子宫和输卵管的上皮细胞。生殖道上皮细胞受卵巢激素影响出现周期性变化，故临床上可通过检查其脱落细胞来了解卵巢功能、协助诊断生殖系统肿瘤的观察治疗效果，经济、简便、实用，是目前国内外防癌普查的重要手段之一。

【适应证】

1. 早期宫颈癌的筛查，>30 岁已婚女性应每年检查一次。

2. 生殖系统炎症　如宫颈炎、阴道炎。

3. 卵巢功能检查　月经紊乱、功能失调性子宫出血、异常闭经等。

4. 协助诊断阴道、宫颈、宫腔、输卵管等部位的肿瘤。

5. 胎盘功能检查　可疑胎盘功能减退的孕妇。

【禁忌证】

1. 急性生殖器炎症。

2. 月经期。

【用物准备】

阴道窥器 1 个，消毒妇科长棉签及棉球数个，消毒钳 1 把，载玻片 2 张，宫颈刮片 2 个或宫颈刷 1 个，宫颈吸管 1 根，装固定液（95％乙醇）标本瓶 1 个。

【操作步骤】

采集标本前 24 小时禁性生活、阴道检查、阴道灌洗及阴道用药，取材用具要求无菌干燥。

1. 阴道涂片　主要了解卵巢和胎盘功能，病人取膀胱截石位。已婚妇女从阴道侧壁上 1/3 处刮取，动作轻柔避免刮取深层组织；无性生活的女性用消毒棉签浸湿后伸入阴道侧壁上 1/3 处轻卷后取出，均匀涂抹于玻片，忌来回反复涂抹，将玻片置于 95％乙醇溶液中固定。

2. 宫颈刮片　早期宫颈癌的重要筛查方法。取材位置在宫颈鳞-柱上皮交接处，以宫颈外口为中心，用小刮板轻轻刮取一周，避免引起组织出血影响检测结果，然后均匀涂抹于玻片。对白带过多病人应先拭去黏液后取材。该方法获取细胞数目较少，假阳性率高，现已少用。

3. 宫颈刷片　可了解宫颈管内情况，目前临床最常用薄层液基细胞学检查（thin-prep cytologic test，TCT）。先将宫颈分泌物拭去，用吸管轻放入宫颈管吸取分泌物或用宫颈刷在宫颈管内旋转一周后取出，旋转宫颈刷将标本均匀涂抹于玻片或保存于特制液中。TCT 所制涂片效果清晰，阅片容易，此项新技术一次取样多次阅片，对宫颈癌及癌前病变诊断率较高，同时还可提示是否有炎症，现临床应用广泛。

4. 宫腔吸片　检查宫腔有无恶性病变。将宫腔吸管缓慢送入宫底，往上下左右方向移动吸取分泌物，取出时停止抽吸，然后将所吸标本均匀涂于玻片固定。此方法适用于绝经后出血妇女，方法简单、取材效果好，缺点是取材不够全面。

【检查结果及临床意义】

1. 正常女性生殖道脱落细胞的种类

（1）鳞状上皮细胞：阴道及宫颈阴道部上皮的鳞状上皮为非角化的分层鳞状上皮，上皮细胞分为底、中层和表层，其生长与成熟受卵巢雌激素的影响，细胞由底层向表层逐渐成熟。

（2）柱状上皮细胞：分为宫颈黏膜细胞和子宫内膜细胞，涂片中均可见到。

（3）非上皮细胞：非来源于生殖道上皮的细胞，如吞噬细胞、白细胞、红细胞等。

2. 测定阴道上皮中雌激素的影响程度，卵巢功能低下时出现底层细胞。底层细胞<20%轻度低下；底层细胞 20%～40%中度低下；底层细胞>40%高度低下。

3. 妇科肿瘤诊断标准及临床意义　癌细胞特征表现在细胞核、细胞形态和细胞间关系的改变。目前我国常用分类方法有巴氏 5 级分类法，近年推广应用广的 TBS（the Bethesda system）分类法。

（1）巴氏 5 级分类标准如下：

1）Ⅰ级：未见明显异常细胞，提示正常。

2）Ⅱ级：可见非典型细胞，细胞中无恶性特征，提示炎症。

3）Ⅲ级：可见细胞核异质，为可疑恶性细胞，提示可疑癌。

4）Ⅳ级：可见非典型癌细胞，涂片中恶性细胞较少，提示高度可疑癌。

5）Ⅴ级：可见癌细胞，形态典型，量多，提示为癌。

（2）TBS 分类法描述性诊断内容：

1）良性细胞学改变：包括反应性细胞学改变（炎症、损伤）和感染（细菌、真菌、原虫等）。

2）鳞状上皮细胞改变：包括非典型鳞状上皮细胞，低级别鳞状上皮内病变，高级别鳞状上皮内病变，鳞状细胞癌。

3）腺上皮细胞改变：包括非典型腺上皮细胞，腺原位癌，腺癌。

4）其他恶性肿瘤：始发于宫颈、宫体的不常见肿瘤及转移癌。

【护理要点】

1. 检查前讲解检查的方法及意义，使病人积极配合。

2. 准备好检查用物，检查用具必须为无菌、干燥的一次性使用用品，载玻片应为脱脂处理。

3. 病人检查前 24 小时内禁性生活、阴道检查、阴道上药等操作。

4. 标本取放过程中动作应轻、稳、准。涂片均匀往一个方向涂抹，忌来回涂抹。

5. 载玻片做好标记，放入标本瓶中及时送检。

6. 指导病人及时将报告结果反馈给医师，避免延误治疗，可疑癌前病变或癌存在，行阴道镜进一步检查。

7. 保持会阴部清洁，出现阴道流血、流液等情况及时就诊。

二、宫颈脱落细胞 HPV 检测

【概述】

流行病学分子生物学资料表明，人乳头瘤病毒（human papilloma virus，HPV）能致宫颈上皮内病变（CIN）及宫颈癌的发生，故临床上已逐渐推广 HPV 检测作为宫颈癌及癌前病变的常规筛查手段，不同型别的 HPV 病毒致病能力存在差异，因此 HPV 病毒的早期发现、准确分型和病毒定量对宫颈癌的防治具有重要意义。

【适应证】

1. 阴道炎伴接触性不规则出血。

2. 白带异常。

3. 骶尾部、臀部及大腿根部持续性疼痛，排尿、排便障碍等。

【禁忌证】

1. 月经期。

2. 生殖系统炎症药物治疗期。

【用物准备】

阴道窥器 1 个，手套 1 副，消毒妇科长棉签或棉球若干，专用标本瓶 1 个，专用宫颈刷 1 个。

【操作步骤】

采集标本前 3 日不做阴道冲洗、阴道上药，禁性生活 24 小时，取材用具要求无菌干燥。

1. 取材方法　病人取膀胱截石位，暴露宫颈后拭去宫颈分泌物，打开专用采集仪器在宫颈口位置逆时针手法旋转一周后取出，置于采集仪器中保存送检。

2. 检测方法

（1）传统检测方法：因特异性和灵敏度不理想，目前较少用。

（2）PCR 检测：HPV-DNA 灵敏度高，可检测核酸杂交阳性标本中的 HPV-DNA 片段，操作简单，缺点是易因高灵敏度导致假阳性结果。

（3）杂交捕获：HPV-DNA 目前广泛应用于宫颈癌的筛查、复查，具有较好的特异性和灵敏度。

（4）病理组织学检测：操作复杂，国内缺乏检测所用稳定的探针，不适于大规模筛查。

【检查结果及临床意义】

1. HPV 的生理特性　HPV 是环状双链 DNA 病毒，属于乳头多瘤空泡病毒科乳头瘤病毒属；已分离出多种基因型。HPV 被分为高危型和低危型。低危型包括 HPV6、11、42、43、44 等与外生殖道湿疣、复发性呼吸道息肉等相关；高危型包括 HPV16、18、31、33、35、39、45、51、52、56、58、59、66、68 等与宫颈癌前病变及宫颈癌相关。

HPV 具有高度宿主特异性，性接触为主要的传染途径，但经正规系统治疗后可被人体清除。其感染率取决于被感染者年龄、身体素质、性行为习惯，性活跃期感染率最高，高峰年龄在 18~28 岁。

2. HPV 感染与宫颈癌及癌前病变的关系　HPV 感染到宫颈癌的发生，时间可间隔 10~15 年，一旦机体免疫力降低，潜伏的病毒即可恢复活动，由感染期可进展为宫颈上皮内病变（CIN），CIN 有可能发展为宫颈浸润癌。

3. 临床意义　世界卫生组织（WHO）等权威推荐机构认为目前主要的筛查策略有以下三种：HPV 初筛、细胞学初筛、细胞学与 HPV 联合筛查。无性生活女性不推荐 HPV 检测作为初筛，有 HIV 感染、器官移植、长期应用皮质激素的女性应将初筛年龄提前，有性生活女性推荐从 21 岁开始用细胞学与 HPV 联合初筛，若均为阴性筛查时间可延长 3~5 年；细胞学阴性而高危型 HPV DNA 阳性者，应 1 年后复查。

【护理要点】

1. 检查前评估病人心理状况，告知检查目的、方法、注意事项及可能出现的不适，以取得配合。

2. 标本做好标记，及时装入标本瓶中固定并送检。

3. 评估检查后阴道流血情况，如有异常及时告知医师。

4. 向病人说明检查结果的临床意义，及时将结果反馈给医师，避免延误诊治。

三、白带常规

【概述】

白带由前庭大腺、宫颈腺体、子宫内膜的分泌物和阴道黏膜的渗出液、脱落的阴道上皮细胞混成，从阴道内流出的液体。正常白带为高度黏稠的白色絮状液体，不黏附于阴道壁，多沉积于阴道穹后部，无腥臭味。白带常规是用消毒棉签在阴道里蘸取分泌物放显微镜下观察，检查内容包括阴道分泌物 pH 值、清洁度、阴道微生物、线索细胞、胺试验等，来判断是否有白带异常，是妇产科常见的检查。

【适应证】

1. 妇科体检。

2. 阴道分泌物有异味、颜色及性状异常。

3. 外阴及阴道瘙痒。

【禁忌证】

1. 月经期、妊娠期。

2. 雌激素用药后。

【用物准备】

一次性使用手套，中单或垫巾 1 张，阴道窥器 1 个，不同型号塑料管或专用标本瓶 1 个，无菌棉签。

【操作步骤】

1. 病人排空膀胱，取膀胱截石位，暴露外阴。

2. 窥器暴露阴道，用消毒棉签从阴道穹后部蘸取分泌物。

3. 将棉签放入检查瓶，做好标记送检。

【检查结果及临床意义】

1. 阴道 pH 值　正常 pH 为 4~4.5，pH >5~6 时，滴虫或细菌性阴道炎可能性大。

2. 阴道清洁度　Ⅰ～Ⅱ度为正常，Ⅲ～Ⅳ度为异常白带，提示有阴道炎。

3. 阴道微生物　正常情况为"－"，正常阴道环境有大量乳杆菌，表示阴性，乳杆菌检查出少量或无表示阴道微环境失调，如出现念珠菌、滴虫、淋病奈瑟球菌等呈"＋"表示有阴道炎。

4. 胺试验　诊断细菌性阴道疾病的方法，由于厌氧菌产生的胺遇氢氧化钾可释放胺气，故患有细菌性阴道炎病人白带可发出鱼腥味。

5. 线索细胞　细菌性阴道炎最敏感、最特异的体征，联合胺试验阳性可确诊细菌性阴道炎。

6. 白带性状　真菌性阴道炎白带呈豆腐渣样；滴虫性阴道炎白带呈黄绿色带臭味。

【护理要点】

1. 检查前 24 小时禁盆浴、性生活、阴道上药及阴道灌洗。

2. 评估病人心理状况，告知检查目的及意义，以取得配合。

3. 留取标本的用物保持干燥无菌。

4. 协助取膀胱截石位，上下检查床时注意安全。

5. 指导检查后及时将结果报告反馈医师，避免延误诊治。

四、妇科肿瘤标志物检测

（一）癌抗原 125（CA125）

1. 检测方法及正常值

（1）癌抗原 125（cancer antigen 125，CA125）检测方法：放射免疫测定法（RIA）和酶联免疫法（ELISA）。

（2）癌抗原 125 正常值：血清参考值<35 U/mL。

2. 临床意义　目前世界上应用最广泛的卵巢上皮性肿瘤标志物，在多数卵巢浆液性腺癌中阳性表达率可达 80％以上，在鉴别盆腔肿块、卵巢癌治疗后病情进展、预后方面广泛应用。血 CA125 水平高低可反映肿瘤的大小，有效的手术和成功的化疗后可逐渐降至正常，却仍不能排除直径<1 cm 的肿瘤存在。血 CA125 水平在治疗后下降 30％或 3 个月内降至正常可视为治疗有效；若血 CA125 降至正常后再次升高或持续增高，一般认为复发率会明显升高，CA125>35 U/mL 肿瘤在 2~4 个月内复发率高达 92.3％。

CA125 对宫颈癌和子宫内膜癌的诊断也有一定价值，其血清数值与子宫内膜癌的分期有关，血 CA125>40 U/mL 时肿瘤侵及子宫浆肌层可能达 90％。

（二）人附睾蛋白 4（HE4）

1. 检测方法及正常值　人附睾蛋白 4（human epididymis protein 4，

HE4）检测使用标准试剂盒，血清参考值<150 pmol/L。

2. 临床意义　在正常卵巢上皮中 HE4 是不表达的，在卵巢浆液性癌和子宫内膜样癌中表达率分别高达 93% 和 100%，因此，HE4 联合 CA125 的检测对卵巢上皮性癌早期诊断、病情变化、术后复发及与良性肿瘤的鉴别中极具临床价值。

（三）甲胎蛋白（AFP）

1. 检测方法及正常值　甲胎蛋白（alpha-fetoprotein，AFP）检测方法：RIA 和 ELISA，血清参考值<20 μg/L。

2. 临床意义　AFP 属于胚胎期蛋白产物，由胚胎肝细胞和卵黄囊产生，出生后肝癌细胞和卵巢生殖细胞肿瘤都可分泌 AFP。在卵巢生殖细胞肿瘤中，多个类型的肿瘤 AFP 水平均出现明显增高，如内胚窦瘤 AFP 水平可>1000 μg/L，因此 AFP 对卵巢生殖细胞恶性肿瘤尤其是内胚窦瘤诊断、随访具有较高临床价值。

（四）癌胚抗原（CEA）

1. 检测方法及正常值　癌胚抗原（carcinoembryonic antigen，CEA）检测方法：RIA 和 ELISA，血浆参考值一般<2.5 μg/L，CEA>5 μg/L 视为异常。

2. 临床意义　CEA 属于肿瘤胚胎抗原，对肿瘤类别无特殊标记功能，多种妇科恶性肿瘤均可出现阳性表达如宫颈癌、子宫内膜癌、阴道癌、外阴癌、卵巢上皮性癌等，卵巢肿瘤中 CEA 表达阳性率分别为黏液性良性肿瘤 15%，交界性肿瘤 80%，恶性肿瘤 100%，尤其低分化黏液性癌最为明显；在妇科恶性肿瘤中，卵巢黏液性腺癌阳性率最高，Brenner 瘤次之，子宫内膜癌和透明细胞癌也具有较高的表达水平，浆液性肿瘤相对较低。故借助 CEA 动态检测可了解各妇科肿瘤的病情变化及治疗效果具有较高临床价值。

（五）鳞状细胞癌抗原（SCCA）

1. 检测方法及正常值　鳞状细胞癌抗原（squamous cell carcinoma anti-gen，SCCA）检测方法：RIA 和 ELISA，也可采用化学发光法提高敏感度，血参考值<1.5 μg/L。

2. 临床意义　SCCA 为从宫颈鳞状上皮细胞癌分离所得肿瘤糖蛋白抗原，对绝大多数鳞状上皮细胞癌有较高特异性。宫颈鳞癌 70% 以上 SCCA 升高，宫颈腺癌则为 15% 左右，外阴、阴道鳞状上皮细胞癌为 40%~50%。临床上将 SCCA 作为宫颈鳞癌病情进展和临床分期的指标之一，如肿瘤侵及淋巴结，SCCA 明显升高，病人如接受规范治疗痊愈后则逐渐下降，若化疗后 SCCA 持续上升，提示该化疗方案不敏感。因此 SCCA 对肿瘤病人有判断预后、动态检测病情的临床价值。

五、女性生殖器活组织检查

生殖器官活组织检查指在病变处或可疑部位取小部分组织做病理学检查，简称活检（biopsy）。常用的取材方法有外阴、阴道、宫颈、子宫内膜的局部活组织检查，诊断性宫颈锥切术，诊断性刮宫，组织穿刺检查等。

（一）宫颈活组织检查

宫颈活组织检查可作为诊断宫颈癌前病变和宫颈癌的可靠依据，包括宫颈局部活组织检查和诊断性宫颈锥切术，诊断性锥切是对宫颈活检的补充诊断手段。

【适应证】

1. 宫颈局部活组织检查

（1）宫颈脱落细胞检查巴氏Ⅲ级或Ⅲ级以上。

（2）TBS 分类鳞状上皮细胞异常者。

（3）阴道镜诊断为 HSIL 或可疑癌。

（4）有接触性宫颈出血或肉眼检查可疑癌。

（5）宫颈赘生物性质待查者。

（6）特异性宫颈炎症如尖锐湿疣，需与宫颈癌鉴别者。

2. 诊断性宫颈锥切

（1）细胞学检查多次找到恶性细胞，而宫颈活检未发现癌灶者。

（2）宫颈活检为高级别鳞状上皮内病变者。

（3）为明确病变累及程度及决定手术范围，宫颈活检为早期浸润癌者。

【禁忌证】

1. 急性生殖道炎症。

2. 妊娠期和月经期。

3. 凝血功能障碍者。

【用物准备】

1. 宫颈局部活组织检查　阴道窥器 1 把，宫颈钳、宫颈活检钳各 1 把，长镊子 2 把，无菌棉签和棉球若干，带尾线棉球或纱布 1 个，洞巾 1 块，手套 1 副，复方碘溶液，0.5％聚维酮碘溶液，装有 4％甲醛液标本袋数个。

2. 诊断性宫颈锥切术　宫颈扩张器 4～7 号，子宫探针 1 个，尖手术刀 1 把，刮匙 1 把，0.5％聚维酮碘溶液，无菌导尿包 1 个，余同宫颈局部活组织检查。

【操作步骤】

1. 宫颈局部活组织检查

　　（1）嘱病人排空膀胱，取膀胱截石位，常规消毒铺巾充分暴露宫颈，擦净宫颈分泌物后局部消毒。

　　（2）根据阴道镜等检查在碘不着色区对可疑部位行多点或单点取材，注意取材深度。将所取组织置于4‰甲醛溶液中做好标记并送检。

　　（3）当病变延伸至宫颈管时行颈管搔刮术。

　　（4）宫颈填塞带尾线纱布压迫止血，嘱病人24小时后自行取出。

　　2. 诊断性宫颈锥切术

　　（1）病人在腰麻或连硬外麻下取膀胱截石位，常规消毒铺巾。

　　（2）导尿，充分暴露宫颈，拭净分泌物后消毒阴道和宫颈。

　　（3）宫颈钳夹住宫颈前唇使宫颈向外牵引，宫颈着复方碘溶液，扩张宫颈管行颈管搔刮术，在病变区外围或碘不着色区外0.5 cm处做环形切口，深度约2 cm，然后深入宫颈管1～2.5 cm处做锥形切除。

　　（4）创面用带尾线无菌纱布止血。

　　【护理要点】

　　1. 检查前评估病人全身状况，完善必要的辅助检查。

　　2. 急性、亚急性生殖器炎症或盆腔炎性疾病应治疗后再行活检。

　　3. 有阴道滴虫及真菌感染时待治愈后再取活检。

　　4. 最佳取活检时间为月经干净后3～7日。

　　5. 所取标本注明标本取材部位及时送检，指导病人及时将病理报告反馈医师。

　　6. 术后24小时取出纱布，如阴道流血多加用局部止血方法。

　　7. 导尿管留置24小时后拔除。

　　8. 保持会阴清洁，用抗生素预防感染。

　　9. 下次月经干净后3～7日复查。

　　10. 禁盆浴及性生活2个月。

　　（二）诊断性刮宫

　　诊断性刮宫（diagnostic curettage）简称诊刮，通过刮取子宫内膜及其他组织进行活组织检查以明确诊断，是宫腔疾病最常采用的诊断方法。怀疑有宫颈管病变时应同时对颈管及宫腔进行诊断性刮宫，简称分段诊刮。

　　【适应证】

　　1. 月经失调。

　　2. 女性不孕症。

　　3. 异常子宫出血或阴道排液。

　　4. 功血、可疑子宫内膜癌及宫腔内组织残留致异常子宫出血。

5. 分段诊刮多用于区分宫颈管癌和子宫内膜癌。

【禁忌证】

1. 术前体温>37.5 ℃。

2. 急性阴道炎、亚急性阴道炎、宫颈炎、盆腔炎。

【用物准备】

阴道窥器 1 个,无菌棉签、棉球若干,装有 4%甲醛固定液的标本瓶 2~3 个,0.5%聚维酮碘溶液,无菌刮宫包 1 个(内有无齿卵圆钳 1 把,宫颈钳 1 把,长镊子 2 把,子宫探针 1 个,宫颈扩张器 4~8 号,弯盘 1 个,大小刮匙各 1 把,取环器 1 个,纱布数块)。

【操作步骤】

一般不需麻醉,对宫颈内口过紧者酌情给予镇静药、局部麻醉或静脉麻醉。

1. 病人排空膀胱后取膀胱截石位,双合诊了解子宫位置、大小及附件情况,常规消毒铺巾。

2. 充分暴露宫颈,消毒宫颈及宫颈管,钳夹宫颈前唇,用探针探测子宫深度及方向。

3. 备无菌纱布一块收集刮取组织。用刮匙依次刮取宫腔四壁及两侧宫角组织,将刮出组织置于 4%甲醛溶液中标记并送检。

4. 刮出物如肉眼观察为可疑癌组织,应停止刮宫。

5. 分段诊刮时先用刮匙自宫颈内口至外口搔刮一周留取颈管组织,后探测宫腔,将颈管及宫腔组织分别装瓶、标记并送检。

【护理要点】

1. 术前进行充分评估,完善必要的辅助检查。

2. 术前禁性生活 5 日,讲解注意事项以取得病人配合。

3. 诊刮的并发症有出血、感染、子宫穿孔。根据诊刮目的不同术前可输液、备血、应用抗生素,按流程先探明子宫情况再仔细操作,术中严格无菌操作,术后用抗生素,禁盆浴及性生活 2 周。

4. 怀疑子宫内膜结核时注意刮取子宫两侧宫角。

5. 不孕症病人诊刮时间应选择月经前或月经来潮 6 小时内,可判断有无排卵。

6. 怀疑子宫内膜癌可随时诊刮,除宫体外应注意从宫底取材,防止漏诊。

7. 避免刮宫过度,造成子宫内膜炎、宫腔粘连导致闭经。

8. 保持会阴清洁,观察阴道流血情况,如有异常及时就诊。

六、宫腔镜检查

【概述】

宫腔镜检查（hysteroscopy）是通过膨宫介质扩张宫腔，插入光导玻璃纤维窥镜直接观察宫颈、宫颈内口、宫腔和输卵管开口的情况，针对病变组织准确取材送检，也可直接在宫腔镜下手术治疗。

【适应证】

1. 异常子宫出血。

2. 可疑宫腔粘连、畸形。

3. B超提示异常宫腔病变、宫腔异物。

4. 子宫内膜增生的诊断与随访。

5. 原因不明的不孕。

6. 子宫造影异常。

7. 宫腔镜手术前常规检查。

【禁忌证】

1. 绝对禁忌证

（1）急、亚急性生殖道感染。

（2）心、肝、肾器官衰竭及血液系统疾病等不能耐受手术者。

（3）近3个月内有子宫手术或子宫穿孔史者。

2. 相对禁忌证

（1）宫颈瘢痕，不能充分扩张者。

（2）宫颈裂伤或松弛，可使灌流液大量外漏者。

（3）未系统抗结核治疗的生殖道结核者。

【用物准备】

阴道窥器1个，宫颈钳、卵圆钳、敷料钳各1把，子宫探针1根，刮匙1把，宫颈扩张器4~8号，小药杯、弯盘各1个，棉球2个，纱布2块，5%葡萄糖溶液1000 mL，庆大霉素8万U 1支，地塞米松5 mg 1支，宫腔镜。

【术前准备及麻醉】

1. 检查时间　月经干净后3~7日内。

2. 体检及阴道准备　仔细询问病史，排除禁忌证，行全身检查、妇科检查及常规白带联检、TCT、HPV等检查。

3. 术前饮食　术前禁食6~8小时。

4. 麻醉　宫腔镜检查无需麻醉或宫颈局麻，宫腔镜手术采用硬膜外阻滞或静脉麻醉。

【操作步骤】

1. 操作流程

（1）病人取膀胱截石位，常规消毒、铺巾，暴露宫颈后用宫颈钳夹持宫颈，探针了解宫腔深度及方向，扩张宫颈至大于镜体外鞘直径半号。连接膨宫泵，调整压力为最低有效膨宫压力，以 5％葡萄糖溶液膨开宫颈，宫腔镜直视下缓慢插入宫腔，调整出水口流量使宫腔内压达所需压力。

（2）观察宫腔：先观察宫腔、宫底、宫腔前后壁、输卵管开口，在退出过程中观察宫颈内口及宫颈。

（3）宫内操作：时间短、简单的操作确诊后可立即施行，如节育环嵌顿、内膜息肉及内膜活检等，时间长、操作复杂的宫腔镜手术应在手术室麻醉后进行。

2. 能源 高频电发生器，单极、双极电切及电凝均可用于宫腔镜手术治疗，此外还有激光及微波。

3. 膨宫液的选择 单极电切或电凝必须选用非导电的 5％葡萄糖液，双极电切或电凝选生理盐水，对有糖尿病的病人可选 5％甘露醇。

【护理要点】

1. 术前完善检查，做好宣教及心理护理以取得配合。

2. 宫腔镜系统的检测，确保仪器处于备用状态。

3. 术中做好操作配合，询问主诉，观察病人生命体征变化。

4. 评估病人术后心理状况，给予心理支持。

5. 评估病人生命体征，阴道流血情况。

6. 评估有无宫腔镜并发症如出血、穿孔、过度水化综合征、感染，其他如气体栓塞、宫腔及宫颈粘连等。

7. 讲解诊疗后注意事项，禁盆浴及性生活 2 周。

七、阴道镜检查

【概述】

阴道镜检查（colposcopy）将充分暴露的阴道、宫颈通过光学放大 5～40 倍，直接观察该部位以发现与癌相关的病变并行定点活检。阴道镜检查也可用于观察外阴、会阴体及肛周皮肤病变。

【适应证】

1. 宫颈细胞学检查 LSIL（低度鳞状上皮内病变）或 ASCUS（没有明确诊断意义的不典型鳞状上皮细胞）伴高危型 HPV 阳性。

2. HPV 检查高危型阳性如 16、18 型阳性者。

3. 其他宫颈手术如宫颈锥切、LEEP 术术前确定切除范围。

4. 可疑外阴、阴道病变。

5. 外阴、阴道及宫颈病变治疗后复查。

【禁忌证】

阴道镜检查无绝对禁忌证，下生殖道急性炎症、受检部位有活动性出血、挫伤等情况不宜行检查。

【用物准备】

阴道窥器 1 个，无菌棉签、棉球若干，宫颈钳、宫颈活检钳、无齿卵圆钳各 1 把，尖手术刀 1 把，弯盘 1 个，纱布 4 块，标本瓶 4 个，3%~5%醋酸溶液，复方碘溶液，阴道镜。诊室要求配备基本急救设备。

【操作步骤】

检查前排除急性、亚急性盆腔生殖器炎症，检查前 24 小时内禁性生活、阴道冲洗、上药和宫颈检查。

1. 病人排尿后取膀胱截石位，充分暴露宫颈及阴道，拭净分泌物后肉眼观察宫颈形态。

2. 阴道镜物镜距宫颈 25~30 cm，对准病变部位后打开光源，调整物镜使图像清晰。

3. 醋酸试验 用3%~5%醋酸棉球浸湿宫颈 1 分钟，组织中核质比增加的细胞会出现醋白，通常病变级别越高，醋白出现越快，持续时间也越长，而周围正常的鳞状上皮则保持原来的粉红色。必要时用绿色滤光镜片放大 20 倍观察血管成像。

4. 碘试验 用复方碘溶液棉球浸湿宫颈，富含糖原的成熟鳞状上皮细胞被染成棕褐色，而其他上皮细胞不含糖原，涂碘后不着色。

5. 醋酸试验及碘试验异常部位取活检送病理检查。

【护理要点】

1. 检查前完善 HbsAg、RPR、HIV 及白带常规（一周内）。

2. 检查时间 怀疑宫颈癌或 CIN 没有时间限制，非月经期即可；了解宫颈管内病变应选择接近排卵期或排卵期；其他疾病则在月经干净后 2 周内。

3. 放置阴道窥器时勿使用润滑剂，使用生理盐水拭净分泌物。

4. 充分暴露宫颈管，注意转化区内移病人，避免漏诊。

5. 有可疑病变应在阴道镜下取病变部位行活组织检查，保持会阴清洁，活检后 2 周内禁盆浴、性生活。

6. 细胞学检查与阴道镜检查联合使用降低漏诊率。

7. 阴道流血异常及时就诊。

八、宫颈环形电切除术

【概述】

宫颈环形电切除术（loop electrosurgical excision procedure，LEEP）是采用环形金属丝传导高频交流电，接触身体时由组织本身产生阻抗，吸收电波产生高热以完成各种切割、止血的操作，该技术对组织破坏小，可保留完整、连续的标本进行病理检查，是目前先进的治疗各种宫颈疾病的手段，可有效预防宫颈癌，具有疼痛小、疗效好、手术时间短、花费少、更安全等特征。

【适应证】

1. 怀疑 CIN Ⅱ 和 CIN Ⅲ。

2. 持续 CIN Ⅰ。

【禁忌证】

1. 可疑宫颈浸润癌。

2. 病变累及宫颈管>1 cm。

3. 宫颈感染或盆腔炎性疾病。

4. 异常子宫出血。

5. 妊娠或产后 12 周内。

【用物准备】

阴道窥器 1 个，手套 1 副，无菌棉签和棉球若干，纱布 4 块，长镊子 2 把，宫颈钳、宫颈活检钳各 1 把，带尾线棉球或纱布卷 1 个，装有 4% 甲醛固定液的标本袋数个，高频电波刀仪器 1 台，环形电刀 1 把，电凝球 1 个。

【术前准备】

1. 检查时间　月经干净后 3~7 日内禁止性生活。

2. 体检及阴道准备　仔细询问病史，排除禁忌证，行全身检查、妇科检查及常规白带联检、TCT、HPV、阴道镜及活组织检查。

【操作步骤】

1. 病人取膀胱截石位，暴露宫颈后拭去分泌物观察宫颈形态。

2. 消毒宫颈后行局部麻醉。

3. 调节高频电刀输出频率，控制好电环刀的速度和角度进行目标部位的切除、清理，止血时改用球形电极以达到电凝止血效果。

4. 无明显活动性出血后阴道填塞纱布一块。

5. 所切除的组织送活组织检查。

【护理要点】

1. 做好术前准备，讲解操作目的、步骤及可能出现的不适，给予心理支持。

2. 术中观察生命体征变化，发现异常及时处理。

3. 阴道填塞纱布病人 1 日后自行取出。

4. 术后使用抗生素预防感染，一周后复查，追病检结果。

5. 术后出血时间长（＞19 日）出血多及时就诊。

6. 术后禁盆浴、性生活 3 个月。

7. 保持外阴清洁，不擅自阴道用药及阴道冲洗。

8. 术后第一次月经干净后复查，了解创面修复情况。

九、达芬奇手术机器人

【概述】

达芬奇手术机器人（Leonardo Da Vinci surgical robot）是使用微创的方法实施复杂外科手术的高级机器人平台，由外科医师控制台、床旁机械臂系统、成像系统三部分组成，可用于成人与儿童的普通外科、胸外科、泌尿外科、妇产科、头颈外科及心脏手术，是一种高级的腹腔镜系统。

【平台组成】

1. 外科医师控制台　位于手术室无菌区之外，主刀医师坐于控制台，使用双手和脚控制器械（两个主控制器、脚踏板）和一个高清三维内镜进行手术操作，需要机械臂穿过胸部、腹壁等，器械尖端与主刀医师的双手同步运动。

2. 床旁机械臂系统（patient cart）　位于无菌区内，为器械臂和摄像臂提供支撑的操作部件，助手医师在床旁器械臂系统边操作，负责更换器械和内镜，协助主刀医师。从病人安全角度出发，助手医师比主刀医师对器械臂系统具有更高优先控制权。

3. 成像系统（video cart）　位于无菌区外，系统内装有机器人的核心处理器及图像处理设备，可由巡回护士操作。其内镜为高分辨率三维（3D）镜头，可将术野放大 10 倍以上，病人体腔内三维立体高清影像立现，较普通腹腔镜手术主刀医师对操作距离的把握、解剖结构的辨认等更准确，提高了手术精确度。

【临床应用】

达芬奇手术机器人于 2005 年被美国 FDA 批准用于妇科微创手术，目前该技术在全球已普及。由于大部分妇科手术需要在狭窄的盆腔内完成，手术操作的视野和空间非常有限，限制了传统腹腔镜手术在复杂妇科手术中的应用，而达芬奇手术机器人精确性更高、操控性更好，能在盆腔中完成精细操作，有利于功能重建和盆腔淋巴结清扫。以宫颈癌根治手术为例，国外报道较多，如韧带切断、输尿管游离、淋巴结清扫运用机器人精确的分离技术可达到理想的手术效果。另外如复杂的子宫肌瘤切除等需要进行复杂缝合技术的手术，运用手术机器人灵巧的手术臂进行高质量的缝合，可有效减少术后并发症的发生。此外，据报道的手术机器人手术还有子宫全切术、输卵管吻合术、卵巢切除和盆底重建等，但腹腔镜机器人手术也有一定的局限，如不能通过器械触摸病灶，肿瘤分期术中不能同时完成上腹部与下腹部的手术，必须术中更换体位与系统方向，手术操作者需经特殊训练，且价格昂贵。

十、腹腔热灌注化疗

【概述】

腹腔热灌注化疗（hyperthermic intraperitoneal chemotherapy，HIPEC）是将大容量灌注液或是含有化疗药物的灌注液加热到一定温度，并持续循环恒温灌注入病人体腔（胸腔、腹腔、盆腔、膀胱）内，维持一定时间，通过热化疗的协同增敏作用和机械冲刷杀灭和清除体腔内残留癌细胞及微小病灶的一种新的腹腔恶性肿瘤治疗方法。

HIPEC 作用原理：肿瘤细胞在 43 ℃持续 1 小时即可出现不可逆损害，而正常组织可耐受 47 ℃持续 1 小时，加温可破坏细胞膜的稳定状态，使细胞的通透性增加。热疗与化疗药物可发挥协同抗肿瘤作用，热化疗增敏作用使局部药物浓度高，全身反应小，机械冲洗、过滤清除游离癌细胞。这其中包括精准控温、精准定位和精准清除三大理念。

1. 精准控温　测温精度≤±0.1 ℃，控温精度≤±0.5 ℃，流速控制精度≤±5%。

2. 精准定位　"X"腹腔内交叉放置灌注管至膈下和盆底，使热灌注液体充盈整个腹腔，不留治疗盲区，发挥 HIPEC 的最佳效果。

3. 精准清除　容量清除游离癌细胞、亚临床病灶和微小癌结节。

耗材工作原理：通过构建两个水循环，水箱循环和灌注内循环。水箱加热，通过热交换器将热量传导到灌注系统内循环，两个循环的水不接触。

【适应证】

1. 卵巢癌。

2. 腹膜假性黏液瘤。

3. 伴有腹腔积液或播散性腹膜腔转移的其他恶性肿瘤：宫颈癌、子宫内膜癌、子宫肉瘤、外阴癌和阴道癌等。

4. 妇科恶性肿瘤引起的难治性胸腹腔积液。

【禁忌证】

1. 肠梗阻。

2. 腹膜腔内广泛粘连。

3. 腹腔明显炎症。

4. 吻合口愈合不良。

5. 心脏、肾脏、肝脏和脑等功能障碍。

6. 肺、肝、大脑或骨转移。

7. 严重凝血功能障碍。

8. 胆汁阻塞及输尿管梗阻。

【用物准备】

三条干毛巾及一套干净衣服，热灌注化疗仪及管道组件、记录单，治疗盘（备聚维酮碘、棉签、弯盘、排气管、网套）、灌注液体、无菌手套、一次性小棉垫、体温枪、化疗废物垃圾袋等。

【操作步骤】

1. 术前准备

（1）医师谈话签字，开具医嘱，准备好化疗药物。

（2）向病人及家属说明操作目的、步骤、时间，取得配合，保证治疗顺利进行。

（3）全面评估病人情况，了解有无热灌注治疗的禁忌证。

（4）治疗前予以低流量吸氧、心电监护及血氧饱和度监测。

（5）灌注前予以镇静止痛处理，交代药物可能出现的不良反应，严防坠床、跌倒。

（6）在病人可耐受状态下选择最大灌注量，常用灌注液体为生理盐水，有明显腹水病人可用灭菌注射用水，腹水可直接参与循环；有吻合口病人使用生理盐水；使用奥沙利铂等需要用糖水溶解的化疗药时灌注液应使用糖水；有明显腹水的可使用 5% 葡萄糖液体；无腹水的使用 5% 葡萄糖与等量灭菌注射用水兑为 2.5% 葡萄糖作为灌注液。

2. 开机准备

（1）检查水箱液位：请确保水箱液位处于最高液位刻度和最低液位刻度之间。当液位计液位低于最低液位刻度时，请及时补充液体（补充液体可为蒸馏水、灭菌注射用水，不可使用生理盐水）。

（2）水箱加水：将水管插入水箱进水口，并通过管子的另一端加水。

（3）设定治疗参数：治疗温度为 43 ℃；治疗时间为 60～90 分钟；循环流速为 400～600 mL/min；充盈液量为 2000～4000 mL，遵循从慢逐渐加速的原则，以便病人逐渐适应。

（4）设置灌注参数后点击"确定"，进入"治疗信息"窗口，其中：住院号、病人姓名、诊断、热疗医师 4 个蓝色选项为必填项目，需要填写后才能点击下方灰色"确定"按键。

3. 连接组件

（1）拆开耗材外包装纸盒，拿出耗材，检查耗材密封是否完好，EO 灭菌指示是否为黄褐色，是否在有效期内。

（2）接通管道、机器、消毒、连接引流管。

4. 预热液体　将外循环通路打开，开始预热液体，当温度加热到 37 ℃ 左右，打开一个蓝色夹子（出水管夹）同时关闭药液袋前白色管夹阀进行反冲，反冲约 500 mL 液体后再反冲另一出水管约 500 mL 液体。反冲完后打开所有出、入水管夹子及药液袋前白色管夹阀，最后关闭外循环，建立灌注循环。

5. 开始治疗　当灌注液加热到 43 ℃时开始正式治疗。

6. 全程观察　密切观察呼吸、心率等生命体征；监测血氧饱和度。观察药液袋内水平面。尽量灌注至腹部膨隆，药液袋内剩余 1000 mL 左右。如发现液面逐渐下降，说明进得多、出得少，调整出水引流管使出水通畅。如发现液面逐渐升高，说明出得多、进得少，可加大蠕动泵流量或调整药液袋前白色管夹阀。

7. 治疗结束　退出热灌注治疗系统后关机，分离、消毒引流管，接上无菌引流袋挂于两侧床边，使腹腔内灌注余液自动引流出来。

8. 用物处置　一次性耗材，开封后不可重复使用，不可消毒使用，术前落实好病人谈话，术后全部垃圾处置，注意接触隔离病人则按隔离要求处置，其余按医疗垃圾分类处置。

【护理要点】

1. 主动关心病人，注重主诉，加强心理护理。

2. 密切观察呼吸、心率等生命体征，监测血氧饱和度。灌注时病人心率变化一般不大，若心率增快但无不适，则密切关注病人心率变化；出现心律失常的应立即告知医师进行处理并暂停治疗。灌注过程应给予病人低流量吸氧，若灌注过程中发现病人血氧饱和度下降明显低于 95%，应先检查血氧仪是否夹紧，询问病人是否有不适；检查鼻导管及供氧是否通畅，若没问题，血氧过低，应密切关注血氧是否稳定。若血氧继续下降应马上告知医师处理并暂停治疗。

3. 发现堵管及时处理，常见堵管原因

（1）置管位置不佳：置管时应避免引流管末端置于肠管、肠系膜、大网膜中间，避免灌注时侧孔堵塞。

（2）腹腔容量不足：耐受差的病人，在腹腔欠充盈状态即出现腹痛、腹胀。给予镇静、止痛药物，并耐心与病人沟通配合治疗，使腹腔灌注量至少在 2000 mL 以上。

（3）凝血块、坏死组织堵塞：反复挤压引流管或测温管处，利用负压将堵塞物冲出。

（4）引流管皮肤固定处渗水：若该处为进水则改进水为出水，用无菌敷料敷盖，拉紧缝合口、再次缝紧。

（5）皮下水肿：调节出水，使出水通畅，适当减轻腹压。

（6）病人疼痛、不适：安抚病人，根据病人具体情况适当调节进水速率以及进水量，必要时请示医师处理。灌注前予以镇静镇痛类的药物。耐受性差的病人在腹腔欠充盈状态下即出现腹痛腹胀或在灌注到 5～10 分钟时出现，一般与病人耐心沟通，安抚即可，必要时可加用镇静止痛药。

4. 并发症的观察与护理　病人可出现低热、恶心呕吐、腹胀腹痛、胃排空障碍、肠麻痹等并发症，应予退热、止吐、解痉、止痛等对症治疗。

5. 置管处若有渗液、渗血，应及时更换渗湿的敷料。

6. 灌注完后协助病人擦汗、擦身、更衣，注意保暖，严防受凉。

7. 指导病人翻身，左右侧卧位，增加灌注液与腹腔的接触面积。指导病人进食高蛋白、易消化食物，少量多餐。

8. 监测灌注后 2 小时指尖血糖，跟踪血常规，防低蛋白、电解质紊乱。

【注意事项】

1. 注意病人体温变化，一般术后 30 分钟后恢复正常。

2. 注意水电解质平衡失调，HIPEC 过程中，病人体温会升高 0.5 ℃～1 ℃，排汗较多，注意补充水和电解质，一般比正常补液增加 500～1000 mL。

3. 有吻合口的病人，应使用生理盐水作为灌注液，且不宜使用靠近吻合口的引流管为入水管以防吻合口裂开。

4. 大量腹水病人第一次治疗后不要放完灌注液。

5. 注意病人的热耐受度，两次治疗时间间隔应在 24 小时以上。

6. 注意人文关怀，合理掌握指征，保证医疗安全。

（龚小兰　李丽慧　柳红艳）

———————— 本章测试题扫二维码可见 ————————

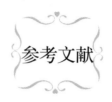

参考文献

[1] 安力彬，陆虹．妇产科护理学［M］.6版．北京：人民卫生出版社，2017.

[2] 余艳红，陈叙．助产学［M］．北京：人民卫生出版社，2017.

[3] 谢幸，孔北华，段涛．妇产科学［M］.9版．北京：人民卫生出版社，2018.

[4] 谢幸，苟文丽．妇产科学［M］.8版．北京：人民卫生出版社，2013.

[5] 郑修霞．妇产科护理学［M］.5版．北京：人民卫生出版社，2013.

[6] 王玉琼，莫洁玲．母婴护理学［M］.3版．北京：人民卫生出版社，2017.

[7] 王玉琼．母婴护理学［M］.2版．北京：人民卫生出版社，2012.

[8] 魏碧蓉．高级助产学［M］.2版．北京：人民卫生出版，2010.

[9] 苟文丽．分娩学［M］．北京：人民卫生出版社，2003.

[10] 张银萍．妇产科护理学［M］．北京：人民卫生出版社，2008.

[11] 丰有吉，沈铿．妇产科学［M］.2版．北京：人民卫生出版社，2010.

[12] 任建华．产科护理手册［M］.2版．北京：科学出版社，2015.

[13] 任钰雯，高海凤．母乳喂养理论与实践［M］．北京：人民卫生出版社，2018.

[14] 黄荷凤．实用人类辅助生殖技术［M］．北京：人民卫生出版社，2018.

[15] 张学红，何方方．辅助生殖护理技术［M］．北京：人民卫生出版社，2015.

[16] 陈振文．辅助生殖男性技术［M］．北京：人民卫生出版社，2016.

[17] 黄荷凤．现代辅助生殖技术［M］．北京：人民军医出版社，2003.

[18] 陈信孚，冯容莊，王子芳，等．实用产科护理［M］．台北：华杏出版股份有限公司，2008.

[19] 冯素文．妇科护理转科实践［M］．北京：人民卫生出版社，2019.

[20] 周雨桦，何美华，林淑玲，等．产科护理学［M］.5版．台北：新文京开发出版股份有限公司，2008.

[21] 卢碧瑛，顾惠珍，杨琪华，等．产科护理学［M］．台北：华杏出版股份有限公司，2010.

[22] 王满凤，熊永芳．实用专科护士丛书·妇科、产科［M］．长沙：湖南科学技术出版社，2013.

[23] 任建华．临床护理指南丛书·产科护理手册［M］.2版．北京：科学出版社，2015.

[24] John Kattwinkel，M D FAAP．新生儿复苏教程［M］.6版．叶洪瑁，虞人杰．

译. 北京：人民卫生出版社，2013.

　　[25] 金汉珍，黄德珉，官希吉. 实用新生儿学［M］.2 版. 北京：人民卫生出版社，1996.

　　[26] 费秀珍，王立新. 新生儿护理技术［M］. 北京. 人民军医出版社，2010.

　　[27] 潘放鸣，于海英. 母婴护理学［M］. 上海：第二军医大学出版社，2012.

　　[28] 崔炎，仰曙芬. 儿科护理学［M］.5 版. 北京：人民卫生出版社，2017.

　　[29] 中国新生儿复苏项目专家组. 中国新生儿复苏指南（2016 版）［J］. 中华围产医学杂志，2018，21（2）：73-80.

　　[30] 中华医学会妇产科学分会产科学组. 新产程标准及处理的专家共识（2014）［J］. 中华妇产科杂志，2014，49（7）：486.

　　[31] 张小松，周敏，杨慧霞. 世界卫生组织推荐：产时管理改进分娩体验［J］. 中华围产医学杂志，2018，21（9）：645-647.

　　[32] 张慧琳，李乐之. 三种国外产后抑郁量表应用的比较分析［J］. 中华护理杂志，2007，42（2）：186-188.

　　[33] 王晓怡，陈晴晴，陈敦金. 产科快速反应团队的建立和演练［J］. 中国实用妇科与产科杂志，2019，35（09）：996-999.

　　[34] 田飒，贾俊龙，莫少康，等. 经济因素对体外受精胚胎移植妊娠结局的影响［J］. 西北国防医学杂志，2018，39（7）：484-485.

　　[35] 郭艺红，胡俊平，赵金珠. 对高龄妇女实施辅助生殖技术的护理干预效果观察及 SAS、SDS 评分影响分析［J］. 名医，2020，1：147.

　　[36] 张秋珍. 家属参与护理模式对辅助生殖技术助孕病人心理状态的影响［EB］. 实用临床护理学电子杂志，2019，4（50）：133.

　　[37] 雷金娥，王守红. 认知护理干预在高龄不孕病人辅助生殖技术中的应用观察［EB］. 实用妇科内分泌电子杂志，2019，6（34）：168.

　　[38] 喻莉，姚文超. 综合护理干预对辅助生殖技术治疗的不孕症病人焦虑及受孕情况的影响［J］. 现代中西医结合杂志，2019，28（32）：3625.

　　[39] Denise Both, Kerri Frischknecht. Breastfeeding：an illustrated guide to diagnosis and treatment［M］. Australia：Reed International Books Australia Pty Ltd，2008.

　　[40] Jodis Dashe Eva K. Pressman, Judith U. Hibbard. SMFM Consult Series ♯46：Evaluation and managementof polyhydramnios［J］. Am JObstet Gynecol，2018，219：B2-B8.

　　[41] Machado M R，Cecatti J G，Krupa F，et al. Curve of amniotic fluid index measurements in lowrisk pregnancy［J］. Acta Obstet Gynecol Scand，2007，86：37-41.